utb 4402

Eine Arbeitsgemeinschaft der Verlage

Böhlau Verlag · Wien · Köln · Weimar
Verlag Barbara Budrich · Opladen · Toronto
facultas · Wien
Wilhelm Fink · Paderborn
A. Francke Verlag · Tübingen
Haupt Verlag · Bern
Verlag Julius Klinkhardt · Bad Heilbrunn
Mohr Siebeck · Tübingen
Nomos Verlagsgesellschaft · Baden-Baden
Ernst Reinhardt Verlag · München · Basel
Ferdinand Schöningh · Paderborn
Eugen Ulmer Verlag · Stuttgart
UVK Verlagsgesellschaft · Konstanz, mit UVK/Lucius · München
Vandenhoeck & Ruprecht · Göttingen · Bristol
Waxmann · Münster · New York

Heike Englert, Sigrid Siebert (Hrsg.)

Vegane Ernährung

Mit Beiträgen von Heike Englert, Franziska Heine, Alwine Kraatz, Julia Mai, Theresia Schoppe, Sigrid Siebert, Corinna Tigges und Alexandra Tölke

HAUPT VERLAG

Prof. Dr. Heike Englert, MPH lehrt Ernährungsmedizin, Ernährungsberatung und Public Health im Fachbereich Oecotrophologie und Facility Management an der Fachhochschule Münster.

Dipl. oec. troph. Sigrid Siebert ist Oecotrophologin, staatlich geprüfte Diätassistentin und seit 1995 Dozentin an der Akademie Gesundes Leben in der Stiftung Reformhaus-Fachakademie in Oberursel.

Corinna Tigges, M.Sc., ist Ernährungs- und Lebensmittelwissenschaftlerin und forscht im Rahmen ihrer Doktorarbeit über den Einfluss gesunder Lebensstile auf mentale und physische Erkrankungen.

Dipl. oec. troph. Alwine Kraatz ist seit 2002 wissenschaftliche Mitarbeiterin mit den Schwerpunkten Lebensmittelzusatzstoffe und Funktionelle Lebensmittel an der Fachhochschule Münster.

1. Auflage 2016

Information der Deutschen Nationalbibliothek
Die Deutsche Nationalbibliothek verzeichnet diese Publikation in der
Deutschen Nationalbibliografie; detaillierte bibliografische Angaben
sind im Internet über http://dnb.dnb.de abrufbar.

Copyright © 2016 Haupt Bern

Das Werk ist einschließlich aller seiner Teile urheberrechtlich geschützt.
Jede Verwertung außerhalb der engen Grenzen des Urheberrechtsgesetzes ist
ohne Zustimmung des Verlags unzulässig und strafbar. Das gilt insbesondere für
Vervielfältigungen, Übersetzungen, Mikroverfilmungen und die Einspeicherung
und Verarbeitung in elektronischen Systemen.

Umschlagsgestaltung: Atelier Reichert, Stuttgart
Umschlagsbild: Fotolia #85150896
Satz: Die Werkstatt Medien-Produktion, Göttingen

Printed in Germany

UTB-Band-Nr.: 4402
ISBN: 978-3-8252-4402-6

Inhaltsverzeichnis

Vorwort 7

1 Einführung: Vegane Ernährung – Entwicklungen und Aspekte der pflanzlichen Ernährung 11
Heike Englert in Zusammenarbeit mit Alexandra Tölke
   1.1 Die Veganer 13
   1.2 Schritte zur veganen Ernährung 18
   1.3 Warum vegan? Individuelle und gesellschaftliche Aspekte einer pflanzlichen Ernährung 21

2 Nährstoffversorgung im Lebenszyklus vegan lebender Menschen 27
Sigrid Siebert in Zusammenarbeit mit Franziska Heine und Julia Mai
   2.1 Nährstoffversorgung vegan lebender Erwachsener 28
   2.2 Vegane Ernährung im (Leistungs-)Sport 67
   2.3 Vegane Ernährung in Schwangerschaft und Stillzeit 73
   2.4 Vegane Ernährung im ersten Lebensjahr 80
   2.5 Vegane Ernährung bei Kindern und Jugendlichen 87
   2.6 Vegane Ernährung bei Frauen in der Menopause 91
   2.7 Vegane Ernährung bei Senioren 97
   2.8 Abschlussbeurteilung 102

3 Einfluss der veganen Ernährung auf Gesundheit und Krankheit 105
Corinna Tigges
   3.1 Einleitung und Hintergrund 105
   3.2 Forschungsmethoden und Interpretation 107
   3.3 Lebenserwartung von Veganern 112
   3.4 Übergewicht und Adipositas 114
   3.5 Kardiovaskuläre Erkrankungen 124
   3.6 Diabetes mellitus 143
   3.7 Das Mikrobiom 153
   3.8 Krebs 160
   3.9 Epigenetische Modifikationen durch Nahrungsinhaltsstoffe 172
   3.10 Entzündungs- und Autoimmunerkrankungen 179
   3.11 Fettleber 183
   3.12 Osteoporose 185
   3.13 Nephrologische Erkrankungen 188
   3.14 Psychische und neurodegenerative Erkrankungen 191
   3.15 Abschlussbeurteilung 196

4	**Integrative Therapiekonzepte und Best-Practice-Beispiele auf der Basis veganer Ernährung**........................	199
	Heike Englert	
	4.1 Lebensstilmedizin......................	201
	4.2 Mind-Body-Medizin...................	208
5	**Vegane Lebensmittel/funktionelle Lebensmittel – lebensmittelrechtliche Aspekte, Kennzeichnungen und Zertifizierungen**..................	215
	Alwine Kraatz	
	5.1 Kennzeichnung von veganen Produkten......................	215
	5.2 Funktionelle Lebensmittel in der veganen Ernährung..............	217
6	**Vegane Ernährung in der Beratungspraxis**.......................	233
	Sigrid Siebert in Zusammenarbeit mit Theresia Schoppe	
	6.1 Das Modell des «Veganen Tellers» – Empfehlungen zur Lebensmittelauswahl.................	233
	6.2 Die Vielfalt veganer Alternativprodukte.....................	243
	6.3 Vegane Ernährungstrends.................	255
	6.4 Tierische Bestandteile in Lebensmitteln.....................	263
	6.5 Schlussfolgerung........................	265
7	**Anhang**............................	266
	7.1 Lebensmitteltabellen.....................	266
	7.2 Vegane Tagespläne.......................	275
	7.3 Rezepte............................	284
	Hauptmahlzeiten mit Fleischersatz...................	284
	Weitere vegane Mahlzeiten...................	286
	Vegane Desserts.......................	289
	Vegane Brotbeläge.......................	290
	Smoothies...........................	291
	Pflanzliche Drinks und Brotaufstriche.................	293
	Rezepte mit Wildkräutern und Wildpflanzen..................	295

Abkürzungsverzeichnis.......................... 297

Literaturverzeichnis........................... 301

Register................................ 333

Vorwort

Liebe Leserin, lieber Leser,

Veganismus liegt im Trend. Die Zahl derer, die sich vegan ernähren, hat in den letzten Jahren in den westlich geprägten Gesellschaften stark zugenomme. Marktforscher beschreiben die Entwicklung als *New Veganism*. Veganismus ist nicht länger nur eine Lebensart von traditionellen Veganern mit hohen ethischen, zeitweilen aber auch dogmatischen Ansprüchen, die schnell auch mit Eigenschaften wie «Entbehrung» oder «Lustfeindlichkeit» in Verbindung gebracht wurden. Das Image des Veganers hat sich stark gewandelt und wird heute vielmehr mit Begriffen wie «trendy» und «lifestyle» assoziiert (EYMANN 2014). Der Ernährungsmarkt reagiert auf das neue Renommee und entwickelt eine Fülle von Produkten rund um die vegane Ernährung: von Kochbüchern und Lifestylemagazinen mit Rekordauflagen, veganen Supermarktketten mit explodierenden Umsatzzahlen, Produkten wie Tofuschnitzeln und veganem Fleischsalat bis hin zu tierfreier Mode (vegane Lederhose) und veganen Beauty-Produkten. Es vergeht kaum ein Tag ohne einen veganen Medienimpuls.

Der rapide Anstieg des Interesses an der veganen Ernährung erklärt sich durch unterschiedliche Entwicklungen, die alle mit dem übermäßigen Verzehr tierischer Produkte in Verbindung gebracht werden: Gesundheitsstatistiken zeigen eine stetig steigende Anzahl von Patienten mit ernährungsbedingten Zivilisationskrankheiten. Berichte in den Medien über Massentierhaltung, Umweltkatastrophen, Klimawandel, Hungerkatastrophen oder Ressourcenverschwendung bringen wachsende Teile der Gesellschaft zum Nachdenken über die eigene Ernährungsweise und sensibilisieren für einen verantwortungsbewussten Lebensstil. Dabei ist zu beobachten, dass sich die vegane Ernährung für einen Teil der Gesellschaft zu einer Weltanschauung und/oder zum Statussymbol entwickelt. So wird sie Ausdruck einer persönlichen Lebensweise und soll Gesundheit, Schönheit, Anerkennung, «gutes Gewissen» und/oder Sinnstiftung garantieren und wird durch das Weglassen tierischer Produkte von vielen nicht als Einschränkung, sondern als Reduktion von Komplexität in einer multioptionalen Gesellschaft empfunden.

Mit der zunehmenden gesellschaftlichen Bedeutung des Themas steigt die Zahl kontroverser, zeitweilig emotional geführter Diskussionen. Besonders nachdem die WHO vermehrten Fleischkonsum als gesundheitsgefährdend eingestuft hat, fühlen sich «überzeugte Fleischesser» bedroht und wehren sich mehr oder weniger vehement gegen Entwicklungen hin zu einem fleischfreien Leben (WHO 2015). Verstärkt wird diese Reaktion durch die Sorge vor einer nicht ausreichenden Nährstoffversorgung bei veganer Ernährung.

Verbraucher stehen heutzutage vor komplexen Fragen. Sie sind herausgefordert, eine eigene Haltung zum Essen zu entwickeln, individuellen Anforderungen (eigenes Gewissen) und den unterschiedlichen gesellschaftlichen Fragestellungen (Arbeitsbedingungen, Tierschutz, steigende Prävalenz Übergewichtiger und chronisch Erkrankter, Klimawandel und Umweltzerstörung) gerecht zu werden. Ist Veganismus der Weg zu einer zukunftsfähigen Ernährung mit hilfreichen Antworten? Auch im Internet (Food Blogs, Social Media) ist die vegane Ernährung ein stark diskutiertes Thema. Eine Gefahr liegt bei diesen Quellen jedoch darin, dass interessierte Verbraucher sich über Chancen und Risiken einer veganen Ernährung nicht unbedingt adäquat informieren können. Gerade bei der Frage nach der richtigen Umsetzung der veganen Ernährung sind wissenschaftlich fundierte Angaben und Hinweise jedoch wichtig. Voraussetzung für die Entfaltung des Potenzials einer veganen Ernährung auf individueller und/oder gesellschaftlicher Ebene, ist eine umfassende Aufklärung und ggf. professionelle Beratung, damit eine bedarfsgerechte Ernährung gewährleistet werden kann.

Dieses Buch richtet sich an Ernährungsexperten, Berater und Akteure im Gesundheitswesen sowie Studierende. Es dürfen sich ebenfalls die interessierten Verbraucher angesprochen fühlen – das Buch soll auch ihnen Möglichkeit zur Information, Reflexion und Auseinandersetzung mit dem Thema geben. Es kommen *Wissenschaftler und Experten* aus der Praxis zu Wort, die wichtige Aspekte einer veganen Ernährung kritisch, fundiert und wissenschaftlich aufgearbeitet haben. Schwerpunkte des Buches sind:

- Die Entwicklung und Beweggründe für eine vegane Ernährung,
- die Nährstoffversorgung in unterschiedlichen Lebensphasen,
- der Einfluss veganer Ernährung auf Gesundheit und Krankheit,
- Integrative Therapiekonzepte und Best-Practice-Beispiele auf der Basis veganer Ernährung,
- Vorstellung von veganen und funktionellen Lebensmitteln, deren lebensmittelrechtlichen Aspekten, Kennzeichnungen und Zertifizierungen sowie
- Veganismus in Praxis und im Beratungsalltag.

Den Autorinnen ist bewusst, dass vegane Ernährung auch im Rahmen der Nachhaltigkeitsdebatte eine Rolle spielt. Dieser Aspekt konnte in der vorliegenden Arbeit keine Berücksichtigung finden. Aus Gründen der Lesbarkeit werden in diesem Buch für die Bezeichnung männlicher und weiblicher Personen nur maskuline grammatikalische Formen verwendet.

Die Herausgeberinnen möchten mit diesem Buch grundlegende Informationen für eine faktenbasierte Debatte über die vegane Ernährungsweise liefern und freuen sich über Anregungen und kritische Bemerkungen zum Thema.

Wir möchten an dieser Stelle allen Mitautorinnen danken, die diesen manchmal schwierigen Prozess mitgetragen haben, Herrn Lind vom Haupt Verlag für das Lektorat sowie Hartmut Bäumer und Lutz Augustin für die mentale Unterstützung.

Münster, im Februar 2016
Heike Englert und Sigrid Siebert

1 Einführung: Vegane Ernährung – Entwicklungen und Aspekte der pflanzlichen Ernährung

Heike Englert in Zusammenarbeit mit Alexandra Tölke

Indien hat weltweit mit 40 % den größten Bevölkerungsanteil an Vegetariern und Veganern. Dies erklärt sich aus der Geschichte des Landes: In der klassischen Hochkultur (ab 500 v. Chr.) wurden die religiösen Tieropfer kritisch hinterfragt und revolutionäre philosophische Grundüberzeugungen entwickelt, die auch ein unabhängiges ethisches Denken mit sich brachten (KAMLESH 2010). Der Verzicht auf getötete Tiere in der Ernährung geht dabei auf das Konzept der Gewaltlosigkeit (Ahimsa) zurück und wurde in den großen Religionen Indiens (Hinduismus, Buddhismus und Jainismus) aufgegriffen (STATISTA 2015; PLETCHER 2010). Die fleischlose Ernährung setzte sich daraufhin im ostasiatischen Raum nahtlos bis in die heutige Zeit fort.

Die ersten Aufzeichnungen über eine fleischlose Ernährung im Mittelmeerraum finden sich in den Lehren der antiken Philosophen; so z. B. bei Pythagoras (6. Jahrhundert v. Chr), Platon (384–322 v. Chr.), Plutarch (ca. 45–120 n. Chr.) oder Porphyrios (ca. 233–305 n. Chr.), die vornehmlich aus ethischen/tierethischen Gründen auf Fleisch verzichteten (SPENCER 1993). Anders als in Ostasien, konnte sich eine fleisch- und tierfreie Ernährung in Europa aber nicht etablieren und wurde erst ab dem 19. Jahrhunderts wieder populärer. 1801 wurde in England der erste Vegetarier-Verein, 1847 die Vegetarian Society und 100 Jahre später die Vegan Society ins Leben gerufen. Die Industrialisierung mit ihren negativen Folgen für Umwelt und Bevölkerung lösten schließlich auch in Deutschland und der Schweiz Reformbewegungen aus, so z. B. die vegetarische Bewegung, die Abstinenz- und die Naturheilkundebewegung (vgl. LEITZMANN/KELLER 2013; GRUBE 2006; WOLFF 2010). Der Erste Weltkrieg, der Niedergang der Weimarer Republik und die Instrumentalisierung der «Volksgesundheit» auf der Grundlage des Rassendenkens durch die Nazidiktatur drängten die Lebensreformbewegungen vorübergehend zurück. Die wirtschaftlichen Folgen des Zweiten Weltkriegs und die daraus resultierende

Not führten zu einem neuen Pragmatismus – die Frage nach dem «Was sollte man essen?» wurde ersetzt durch die Frage «Was kann man sich leisten?» (SPIEKERMANN 2001). In der Folge dieser entbehrungsreichen Jahre wurde in der Nachkriegszeit der Fleischverzehr zu einem Statussymbol mit hohem Prestige. Erst mit der 1968er-Bewegung kam Kritik an diesem Lebensstil auf. Die skeptische Betrachtung der industrialisierten Produktionsweise von Nahrungsmitteln rückte dadurch wieder verstärkt in den Mittelpunkt des Interesses, die sich nicht zuletzt mit der Parteigründung der Grünen 1980 im öffentlichen Bewusstsein niederschlug (MEADOWS et al. 2004).

Zur Jahrtausendwende hin hat sich der Fokus sukzessive von dieser zunächst politischen hin zu einer vermehrt auf das Individuum ausgerichteten Perspektive verschoben. Vor allem Verbraucher, die sich verstärkt über Lebensstile definieren, begannen ihre Ernährungsweise zu optimieren, oftmals angetrieben durch verunsichernde Ereignisse wie z. B. Skandale im Lebensmittelbereich oder Seuchen wie die BSE-Krise. Hierbei zeigt sich die Gegenwart mehr und mehr vielschichtig, sodass unter den Konsumenten ein Bedürfnis nach Reduktion von Komplexitäten entsteht.

Heute ist der Verzicht auf Fleisch und tierische Produkte ein Trend, der immer stärker in den Mainstream westlicher Gesellschaften drängt. Eine mögliche Erklärung, warum gerade jetzt die vegane Ernährung einen solchen Aufschwung erlebt, mag darin zu finden sein, dass sie einer Folie gleicht, auf die sich die Komplexitäten des Lebens projizieren lassen. Hierbei steht die Ernährung (und die Beschäftigung mit ihr) stellvertretend für politische und gesellschaftliche Fragestellungen, Konsum- oder Genussstile (HIRSCHFELDER und WITTMANN 2015). Auch wenn zurzeit wenig zuverlässige, repräsentative Daten vorliegen, so lässt sich doch in vielen westlichen Ländern eine steigende Tendenz hin zur fleischlosen Ernährung erkennen. Der Vegetarierbund Deutschland geht mittlerweile von ca. 10 % Vegetariern und rund 1,1 % Veganern in Deutschland aus (VEBU 2015).

In Österreich wird laut einer Studie des Österreichischen Instituts für empirische Sozialforschung in den letzten Jahren ein Anstieg vegetarisch lebender Personen von 2,9 % auf 9 % verzeichnet, darunter ca. 1–1,5 % Veganer, und auch in der Schweiz kann ein steigender Trend in diese Richtung festgestellt werden (VEGANE GESELLSCHAFT ÖSTERREICH 2015; SWISS VEG 2015).

Einführung

> **Ursprung des Begriffs «vegan»**
>
> 1847 wurde in England die erste vegetarische Gesellschaft gegründet («Vegetarian Society of the United Kingdom»), bei deren konstituierenden Versammlung das Wort «vegetarian» (abgeleitet von lat. «vegetus»: lebendig, frisch, kraftvoll) als offizielle Bezeichnung für die fleischlose Ernährung eingeführt wurde (SPENCER 2000, S. 238). Mit der Gründung der Internationalen Vegetarian Union (IVO) 1908 wurden erstmals auch die ethischen Konsequenzen des Milchkonsums innerhalb der vegetarischen Bewegung diskutiert. Daraus entstand 1944 die erste Vegan Society, die von Elsie Shrigley und Donald Watson ins Leben gerufen wurde und die «milchfreie Vegetarier» zusammenführte. Bei einem weiteren Treffen wurde die Bezeichnung strenge Vegetarier durch die Wortneuschöpfung «vegan» (Abkürzung aus **veg**etari**an**) ausgetauscht, um sich nunmehr auch begrifflich vom klassischen Vegetarismus abzugrenzen (STEPANIAK und MESSINA 2000).
>
> Im Oxford English Dictionary erschien der Begriff «vegan» zum ersten Mal 1962 und wurde dort als «vegetarian who eats no butter, cheese, or milk» (Vegetarier, der keine Butter, keinen Käse und keine Milch verzehrt) erläutert. Diese Definition wurde Mitte der 1990er-Jahre erweitert. Demnach ist ein Veganer «a person who does not eat or use animal products», also eine Person, die keine tierischen Produkte isst oder verwendet (CONCISE OXFORD ENGLISH DICTIONARY 1995).
>
> Eine rechtsverbindliche Definition der Begriffe vegan und vegetarisch gibt es bisher im deutschsprachigen Raum nicht (SCHWINK 2014).

1.1 Die Veganer

Eine detaillierte soziodemografische und gesellschaftliche Beschreibung der Veganer fällt schwer. Die wenigen quantitativen Untersuchungen von Veganern (z. B. die Oxford Vegetarian Study, die Gießener Vegetarier Studie oder eine Studie des Marktforschungsinstituts YouGov) machen deutlich, dass Veganer im Gegensatz zu Vegetariern erst seit einiger Zeit als eigenständige Kohorte wahrgenommen werden (APPELBY et al. 1999; LEITZMANN/SCHÖNHOFER 1988; YOUGOV 2014). Laut YOUGOV 2014 ernähren sich vermehrt Frauen vegan (56 %). Veganerinnen und Veganer haben ein Durchschnittsalter von 35 bis 54 Jahren, leben vornehmlich in Singlehaushalten und zeigen einen höheren Bildungsstatus als der Rest der untersuchten Kohorte (YOUGOV 2014).

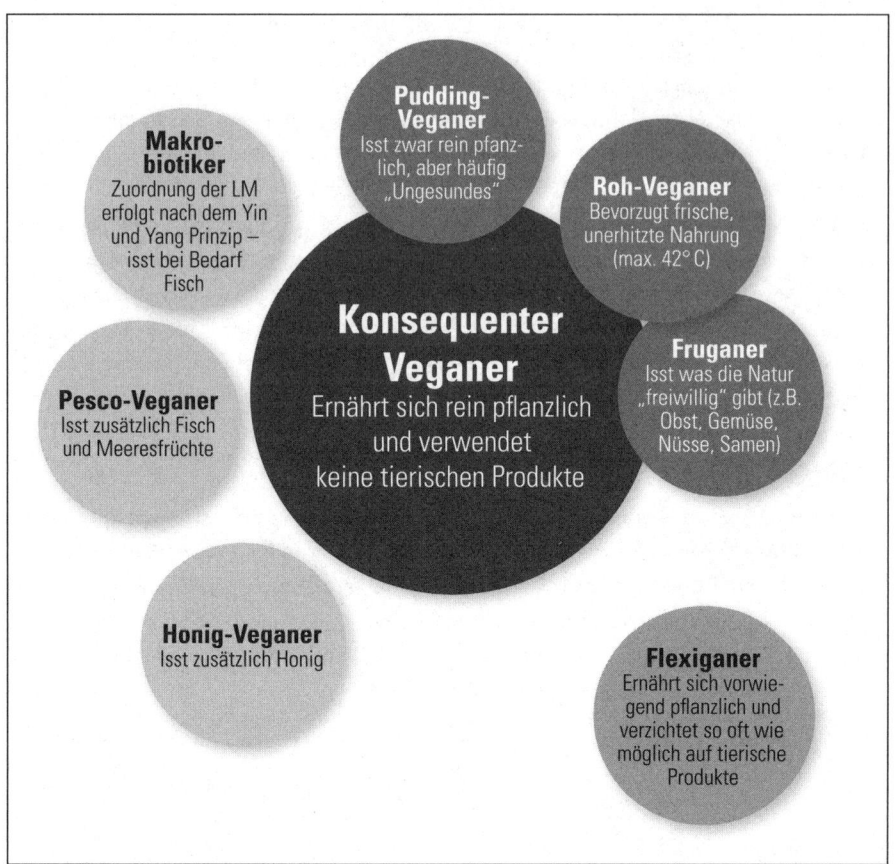

Abb. 1-1: Überblick möglicher Veganertypen.

«Es ist nicht leicht, die Gruppe der ‹Veganer› in einer ‹Multioptionsgesellschaft› zu beschreiben. Es handelt sich hier um einen neuen Konsumtypus, der sich in den unterschiedlichen Ausprägungen von ‹Cheety Veganer› über ‹Flexi-Veganer bis hin zum konsequenten ‹Roh-Veganer› darstellt» (YOUGOV 2014).

So unterschiedlich die Beweggründe für eine vegane Ernährung sein können, so breit ist auch das Spektrum an gelebtem Veganismus. Je nach Persönlichkeit und Motivation sind Variationen bei der Umsetzung der veganen Ernährungsweise denkbar, die zunächst auf einer pflanzlichen Ernährung basieren, ggf. aber auch einzelne tierische Nahrungskomponenten mit einschließen (sie-

Einführung

he Abb. 1-1). Die unterschiedlichen Bezeichnungen entstammen sowohl der populären als auch der wissenschaftlichen Literatur und sind auf unterschiedliche Trends zurückzuführen.

Konsequente Veganer
Konsequente Veganer, wie die traditionellen Veganer, ernähren sich zu 100 % vegan. Sie verzehren ausschließlich pflanzliche Lebensmittel und meiden Nahrung sowohl vom toten (Fleisch, Wurst) als auch vom lebenden Tier (z. B. Milch und Milchprodukte, Ei, Honig). Strenge Veganer sprechen sich zudem gegen die Haltung von Nutztieren aus und verzichten auf jegliche Gebrauchsgegenstände, die unter Verwendung von Tieren hergestellt werden (z. B. Leder, Fell, Wolle, Seide und Horn). Aber auch Produkte mit tierischen Zusätzen wie Bienenwachs, Chitin, Gelatine, Karmin, marinen Kollagen, Seidenextrakt und Kosmetikartikel, die durch Tierversuche getestet wurden, werden abgelehnt (REFORMHAUS EG 2015). Konsequente Veganer sind stark ethisch motiviert und beschäftigen sich über den Verzicht tierischer Lebensmittel hinaus mit Tierrecht, Umweltschutz, Gesundheit und den globalen Problemen der Gegenwart und Zukunft (RUBY et al. 2013).

Fruganer und Roh-Veganer zählen ebenfalls zu den konsequenten Veganern, befolgen jedoch weitere Kriterien bei der Lebensmittelauswahl. Die **Fruganer** (alternative Bezeichnungen: Frutarier oder Fruitarier) setzen eine vegane Ernährung auf Basis von Obst und Früchten um. Sie konsumieren, was die Natur ihnen aus «freien Stücken» zur Verfügung stellt. Gemeint sind Produkte, die ohne Beschädigung der Pflanze bei der Ernte gewonnen werden. Dazu zählen Früchte und Beeren, die bereits vom Baum bzw. Strauch gefallen sind, Gemüsefrüchte (Tomaten, Gurken, Auberginen, Paprika, Kürbis etc.), Hülsenfrüchte (Erbsen, Bohnen, Soja etc.), Blüten und Blätter, Samen und Nüsse. Eine Ausnahme bilden Knollen, Wurzeln und Blätter von Nahrungspflanzen, die bei der Ernte zerstört werden, wie Rote Bete, Möhren oder Kartoffeln und Getreidesorten wie Weizen oder Hafer, deren Stammpflanze bei der Ernte schon abgestorben ist. **Roh-Veganer** bevorzugen frische, nicht erhitzte Nahrung pflanzlichen Ursprungs. Nach der Gießener Rohkoststudie (1997) wird Rohkosternährung definiert als eine Ernährung «die weitgehend oder ausschließlich unerhitzte, pflanzliche Lebensmittel enthält». Hierzu zählen Obst und Früchte, Gemüse, Kräuter, Sprossen, Wildpflanzen, Avocado, Nüsse, Samen, Pilze, Öl und milchsauer vergorene Lebensmittel wie Gemüsemoste, Sauerkraut und Bohnen. Erlaubt sind auch Lebensmittel wie Trockenfrüchte oder kaltgepresste Pflanzenöle, bei deren Herstellung eine gewisse Hitzezufuhr (40–42 °C) erforderlich ist.

Befürworter einer veganen Rohkost gehen davon aus, dass so temperaturempfindliche Stoffe (z. B. einige sekundäre Pflanzenstoffe wie Chlorophyll, Vitamin C, Enzyme und ungesättigte Fettsäuren) erhalten bleiben und die unerhitzte Nahrung ihren Energiewert behält (KOEBNICK et al. 1997).

Zur Gruppe der konsequenten Veganer kann auch im weitesten Sinne der **Pudding-Veganer** gefasst werden, der sich zwar strikt vegan ernährt (Pudding aus Sojamilch oder Pommes in pflanzlichem Fett frittiert), dabei aber weniger auf eine ernährungsphysiologisch ausgewogene Zusammensetzung der Kost achtet. Bei ihm spielen hauptsächlich ethische Gründe eine Rolle, während die gesundheitlichen Aspekte eher untergeordnet sind (SCHWINK 2014).

Es bezeichnen sich durchaus auch Menschen als konsequent vegan lebend, wenn sie bestimmte tierische Produkte wie Honig, Fisch oder Meeresfrüchte etc. verzehren (ROTHGERBER 2014).

- **Honig-Veganer:** Als ein wichtiges bestäubendes Insekt kommt der Biene eine wichtige Aufgabe beim Erhalt der Vielfalt der Vegetation zu. Das Anliegen des Honig-Veganers ist es, durch den gezielten Konsum von Produkten der Biene (z. B. Bio-Honig) die ökologische Bienenhaltung zu unterstützen, weshalb er trotz veganer Motivation Honig konsumiert (SEELAY 2010).
- **Pesco-Veganer:** Sie leben strikt vegan; verzichten also konsequent auf tierische Produkte, machen aber bei Fisch und Meeresfrüchten eine Ausnahme.
- **Makrobiotiker:** Die Makrobiotik gründet auf den taoistischen Lehren und stellt das Prinzip der Gegensätze von Yin und Yang ins Zentrum. Ziel ist es, eine Harmonie zwischen den beiden Gegensätzen zu erreichen. Der makrobiotischen Ernährung kommt hierbei eine wichtige Rolle zu (vgl. KUSHI 2000). Sie besteht aus verschiedenen Vollkorngetreiden (50–60 % der Energiezufuhr), frischen Gemüsen (25 %) und Früchten (mehrfach pro Woche), Bohnen und Meeresgemüsen (5–10 %) sowie weiteren 5–10 % in Form von Suppen. Tierische Lebensmittel wie Fisch gibt es je nach Bedarf in kleinen Mengen (vgl. KUSHI 2000; ACUFF 1989, S. 32).

Flexiganer
Nicht jeder, der sich als Veganer bezeichnet, setzt eine vegane Ernährung auch konsequent um. Laut einer Umfrage von YouGov leben von den rund 900 000 Veganern in Deutschland etwas weniger als drei Viertel strikt vegan (YOUGOV 2014). Ungefähr ein Viertel ernährt sich nur in Teilen vegan und gehört daher zu den sogenannten moderaten Veganern oder Teilzeit-Veganern. In der Deutschen Vegan-Studie werden **moderate Veganer** als Personen bezeichnet, die weniger als 5 % ihrer täglich aufgenommenen Energie aus Lebensmitteln

tierischer Herkunft beziehen (WALDMANN et al. 2003). Es gibt keine klare Abgrenzung, ab wann sich ein Konsument Flexiganer nennen darf oder kann. Vegane Teilzeitmodelle reichen von 100 % tierfrei zu Hause, während außer Haus tierische Produkte verzehrt werden bis hin zu wochen- oder monatsweise konsequent vegan. Fakt ist, dass Flexiganer weniger tierische Produkte konsumieren als der Durchschnittsbürger. Je nach Motivation und individueller Alltagsrealität, werden die Ausnahmen sowohl quantitativ als auch qualitativ sehr flexibel gehandhabt. Unter den Flexiganern können Lifestyle-Gruppierungen mit unterschiedlichen Leitgedanken auftreten, die sowohl ihre persönlichen Lebensstile als auch gesellschaftliche und/oder politische Orientierungen mit der Ernährungsphilosophie des Veganismus kombinieren und individuell interpretieren.

Hedonisten und Selbstoptimierer: Im Gegensatz zum konsequenten, traditionellen Veganer entwickelt sich zunehmend eine neue Generation von Veganern, denen hedonistische und pragmatische Werte weitaus wichtiger sind als weltanschauliche Motive. Der gesundheitlich motivierte Lifestyle-Veganer lebt den veganen Lebensstil weniger streng. Vielmehr bilden sich unterschiedliche Formen von Teilzeit-Veganern heraus, die ihre Ernährung flexibel gestalten. Dieser Veganer-Typus präsentiert sich selbstbewusst und will nicht durch Moral und theoretische Argumente wirken, sondern durch die Darstellung der eigenen Selbstoptimierung. Er stellt Schönheit, körperliche und geistige Leistungsfähigkeit sowie das eigene Wohlbefinden als Lifestyle in den Mittelpunkt seines Lebens. Er praktiziert den Veganismus nach den Prinzipien von Spaß und Genuss und möchte, auch oft in einer Gruppe mit Gleichgesinnten, auf kulinarische Köstlichkeiten und gesellschaftliche Ereignisse nicht verzichten (vgl. YOUGOV 2014; EYMANN 2014).

LOHAS: Als LOHAs (Lifestyle of Health And Sustainability) werden Personen bezeichnet, die einen Lebensstil pflegen, der von Gesundheitsbewusstsein und -vorsorge sowie der Ausrichtung an Prinzipien der Nachhaltigkeit geprägt ist. LOHAS verstehen Essen als ein gestaltendes Moment der Gesellschaft – als ein politisches Instrument, mit dem jeder Konsument durch sein Einkaufsverhalten entscheidet, welchen Lebensmittelhersteller, welchen Landwirt oder welchen Lebensmittelanbieter er unterstützen will. Dabei geht es neben dem sensorischen Erleben um Werte, Anerkennung, Verantwortung und Ökologie (vgl. PAUL und ANDERSONS 2001, HORX 2010, VOIGT 2008).

Freeganer: Freeganer verzichten in erster Linie auf Produkte, die aus kommerziellem Handel stammen. Ihr Motiv für diese Haltung ist oft eine antikapitalistische, anarchistische Überzeugung und die Kritik an der westlichen Konsum- und Wegwerfgesellschaft. Sie greifen auf weggeworfene oder abgelaufene Waren und Supermarktabfälle zurück (sogenanntes «Containern») sowie auf geschenkte, selbst angebaute, gefundene oder gesammelte Lebensmittel. Freeganer wollen so auf Lebensmittelverschwendung und eine ungerechte Ressourcenverteilung aufmerksam machen und einen Beitrag zur Reduktion von Lebensmittelüberproduktion und -abfall leisten (COYNE 2011; MORÉ 2011).

«Clean Eater» (= reiner Esser): Clean Eating ist ein Ernährungskonzept, welches zwischen erlaubten und verbotenen Lebensmitteln unterscheidet. Erlaubt sind *reine* Lebensmittel, d. h. natürliche, unverarbeitete und vollwertige Lebensmittel; – verboten sind dagegen jene mit einem hohen Verarbeitungsgrad wie z. B. Weißmehlprodukte, Zucker, Fast Food, Süßigkeiten sowie koffeinhaltige Getränke und Alkohol. Außerdem sollen Lebensmittel mit künstlichen Konservierungsstoffen, Farb- und Aromastoffen sowie künstlichen Süßstoffen vermieden werden (RENO 2011). Clean Eater verzichten auf Fertiggerichte und Produkte mit mehr als fünf Zutaten, da diese meist nicht «clean» sind und den Körper daher mit unnatürlichen bzw. chemischen Substanzen belastet, (vgl. KÜHNE 2014; RENO 2011). Diese Ernährungsform entspricht in den meisten Punkten der klassischen Vollwert-Ernährung. Während die traditionelle vegane Ernährung mit frischen, regionalen, saisonalen, ökologisch und klimaneutral erzeugten Lebensmitteln von vielen Clean Eatern als die Ernährung der Wahl umgesetzt wird, wird der neue vegane Trend mit seinen zahlreichen, oft stark verarbeiteten Milch- und Fleischersatzprodukten den Ansprüchen des Clean Eatings nicht gerecht (KÜHNE 2014).

1.2 Schritte zur veganen Ernährung

Die Entwicklung hin zu einer veganen Lebensweise mit ihren vielfältigen Ausprägungen ist ein sehr individueller Weg. Meist beginnt die Umstellung mit einer kritischen Betrachtung der bisherigen Essgewohnheiten. Sie werden als Folge einer intensiven Selbstreflexion und eines Bewusstwerdungsprozesses infrage gestellt und in einem anschließenden Umsetzungsprozess modifiziert (BEARDSWORTH und KEIL 1991 a; RUBY 2012). Hierbei spielen zum einen intrinsische Faktoren wie individuelle Moralvorstellungen, die eigene Gesundheit, Geschmack oder Abneigung gegenüber Fleisch, aber auch extrinsische Faktoren wie Freunde, Peer Groups, die Familie oder soziale Medien eine wichtige Rolle (GUERIN 2014).

Der Weg zum Veganismus wird durch die Biografie und die Erlebnisse des Einzelnen wesentlich mitbestimmt. Dabei können die bewusst wahrgenommenen positiven und negativen Erfahrungen stimulierend bzw. inhibierend auf die Ernährungsumstellung wirken (LARSSON et al. 2003). MC DONALD (2000) sieht die Verhaltensveränderung als Resultat eines Lern- und Erfahrungsprozesses, der auch mit der Frage nach der eigenen Identität und dem Kohärenzgefühl einhergeht (vgl. Kap. 4). Der Lernprozess wird dabei von verschiedenen Eindrücken und Erfahrungen beeinflusst, die katalytische Wirkung haben können. Berichte über Massentierhaltung können z. B. das Bewusstsein für die mitunter brutale Behandlung von Nutztieren sensibilisieren und entweder Verdrängungsreaktionen oder den Wunsch nach mehr Information und möglichen Gegenmaßnahmen auslösen (MC DONALD 2000).

Die vegane Ernährungsumstellung kann schrittweise oder abrupt erfolgen (vgl. Abb. 1-2). Meist handelt es dabei jedoch um einen schrittweisen Prozess mit einer sukzessiven Veränderung der Ernährungsgewohnheiten; meist ausgehend von einem moderaten Fleischkonsum über den vollständigen Verzicht auf Fleisch (Vegetarismus), dem teilweisen Verzicht auf tierische Produkte (Teilzeit-Veganismus) bis hin zur Entscheidung, gänzlich auf tierische Produkte zu verzichten (Veganismus). Anfänglich wird der Fleischkonsum über einen Zeitraum von 6 Monaten bis 3 Jahren reduziert und später je nach Konsequenz teilweise oder ganz vom Speiseplan gestrichen. In dieser Umstellungsphase wird das Fleisch oft durch einen erhöhten Konsum von Milchprodukten bzw. Fleischersatzprodukten kompensiert. Danach folgt das Weglassen von Fisch und letztendlich aller Produkte tierischen Ursprungs (vgl. BECVAR und RADOJICIC 2008; MACNAIR 2001). Eine abrupte Umstellung erfolgt in der Regel in zwei Schritten und wird häufig durch ein bestimmtes einschneidendes Erleben, wie z. B. die Konfrontation mit dem Leid von Tieren in der Massentierhaltung, ausgelöst (JABS, DEVINE und SOBAL 1998; BEARDSWORTH und KEIL 1991b). Auch die Diagnose einer lebensbedrohlichen Erkrankung, bei der die vegane Ernährung als sinnvolle Therapiealternative und/oder Ergänzung angesehen wird, kann zu einem plötzlichen Lebenswandel führen (RUBY 2012; CAMPBELL und CAMPBELL 2011). Vornehmlich ethisch motivierte Personen verzichten zunächst auf Fleisch (Vegetarismus) und treffen schon bald danach die Entscheidung, vollständig auf tierische Produkte zu verzichten.

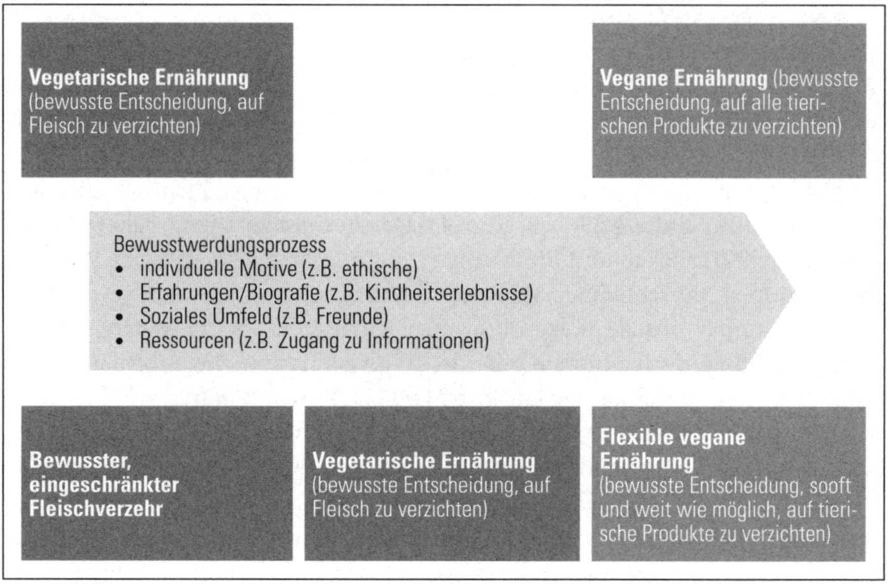

Vegetarische Ernährung (bewusste Entscheidung, auf Fleisch zu verzichten)		Vegane Ernährung (bewusste Entscheidung, auf alle tierischen Produkte zu verzichten)

Bewusstwerdungsprozess
- individuelle Motive (z.B. ethische)
- Erfahrungen/Biografie (z.B. Kindheitserlebnisse)
- Soziales Umfeld (z.B. Freunde)
- Ressourcen (z.B. Zugang zu Informationen)

Bewusster, eingeschränkter Fleischverzehr	Vegetarische Ernährung (bewusste Entscheidung, auf Fleisch zu verzichten)	Flexible vegane Ernährung (bewusste Entscheidung, sooft und weit wie möglich, auf tierische Produkte zu verzichten)

Abb. 1-2: Wege zur veganen Ernährung.

Bewusstwerdungsprozess und Verhaltensänderung

Wichtigste Voraussetzung für eine stabile Verhaltensveränderung ist die Information und Motivation.

In den Veränderungsstadien der Bewusstwerdung und Handlungsvorbereitung suchen die Klienten zunächst kognitive Strategien der Wissens- und Informationsvermittlung. Hier ist die Ernährungsberatung gefordert, professionelle Anleitung zu nutritiven, wissenschaftlich fundierten Maßnahmen zu liefern, um möglichen Mangelerscheinungen einer veganen Ernährung vorzubeugen.

Um eine verstetigte Veränderung mit neuen neuronalen Verhaltensmustern zu bewirken, reicht eine verbal geäußerte Bereitschaft nicht aus. Jede einzelne Erfahrung, ob gut oder schlecht, ist in den Synapsen des menschlichen Gehirns als neuronales Erregungsmuster abgespeichert. Je häufiger diese abgerufen werden, desto stabiler sind sie (*«our brain becomes who we are»*). Veränderungsprozesse benötigen «neue Spuren» im menschlichen Gehirn. Studien bestätigen, dass Nervenzellen bei «angemessener Stimulation» neue Gensequenzen abschreiben bzw. nicht benutzte stilllegen. Dies geschieht bis ins hohe Alter und bildet die Basis für ein lebenslanges Veränderungspotenzial. Untersuchungen haben gezeigt, dass Sicherheit und Vertrauen (sichere Bindung) bei gleichzeitiger Motivation (emotionaler Beteiligung) einen optimalen Mix an Neurotransmittern evoziert, welcher über bildgebende Verfahren nachweisbare, strukturelle Umbauprozesse im Gehirn hervorruft (HÜTHER 2006).

In den Veränderungsstadien der Handlung und Aufrechterhaltung suchen die Betroffenen vermehrt nach «behavioralen Strategien» als «Motoren» des Veränderungsprozesses. Der salutogene Ansatz nach Antonovsky stellt Veränderungsprozesse, wie die Veränderung der Lebensstil- und Essgewohnheiten, in einen übergreifenden, positiven biografischen Zusammenhang und verfolgt das Ziel der Bewusstseinsbildung und Mobilisierung eigener Ressourcen zur aktiven Bewältigung der momentanen Lebenssituation. Dabei spielt die vertrauensvolle Orientierung im Leben (Kohärenz), die sich aus der Verstehbarkeit (ich weiß, wieso ich etwas tue), der Handhabbarkeit (ich weiß, was ich tun muss) und der Sinnhaftigkeit (z. B. ich nehme nicht ab, weil der Arzt es mir angeordnet hat, sondern weil ich für meine Enkel fit sein möchte ...) eine wichtige Rolle.

1.3 Warum vegan? Individuelle und gesellschaftliche Aspekte einer pflanzlichen Ernährung

Die drei häufigsten Motive, sich vegan zu ernähren, sind ethische bzw. tierethische Überlegungen (Stichwort: Massentierhaltung), ökologische Überlegungen (Stichwort: Klimawandel) und die eigene Gesundheit (KERSCHKE-RISCH 2015). Das Spektrum der Motive unterscheidet sich bei den Veganern nicht wesentlich von jenem der Vegetarier, jedoch variiert die Interpretation und Konsequenz bei der Umsetzung. Für die meisten Veganer ist der Vegetarismus ein erster Schritt, um das Tierleid etc. zu mindern, aber als finale Ernährungsform nicht konsequent genug. Auch lässt sich beobachten, dass sich der primäre Beweggrund im Laufe einer individuellen fleischlosen Karriere verändern kann bzw. unterschiedlich gewichtet wird. So können z. B. Personen, die sich aufgrund ethischer Bedenken für den Veganismus entschieden haben, zu einem späteren Zeitpunkt feststellen, dass für sie gesundheitliche Gründe für die Fortführung der veganen Ernährung immer bedeutender geworden sind (HOFFMANN et al. 2013). PRIBIS, PENCAK und GRAJALES (2010) konstatierten, dass die Motive zwischen Generationen oft unterschiedlich bewertet werden. Ihre Studienergebnisse zeigen, dass junge Menschen sich eher mit ethischen Motiven identifizierten, während ältere Menschen vornehmlich gesundheitliche Beweggründe für ihre Ernährungsumstellung nannten. Zudem spielten umweltbezogene Aspekte für jüngere Menschen eine wichtigere Rolle als für Ältere (PRIBIS, PENCAK und GRAJALES 2010).

Ethische Aspekte
Ethische bzw. tierethische Aspekte stellen für viele Veganer das Hauptmotiv für eine konsequent vegane Lebensweise dar und sind vor allem von der Empathie gegenüber Tieren und der Ablehnung des Tötens geprägt (vgl. WOSCHNAK 2012). Dabei steht das Verhältnis zwischen Mensch und Tier im Mittelpunkt der Betrachtung. Seit den 1970er-Jahren wird eine angeregte tierethische Debatte geführt (vgl. RIETHER und WEISS 2012; GRUBE 2006) und werden moralische Fragen formuliert und diskutiert wie etwa «Wie ist die Legitimität der Nutzung von Tieren für menschliche Interessen?», «Dürfen Tiere getötet werden?», «Wiegen viele Tötungsakte (z. B. Fische und Kücken) schwerer als ein einziger (z. B. Rind)?» etc. (vgl. RIETHER und WEISS 2012; BECVAR und RADOJICIC 2008; KAPLAN 2011). Für viele Veganer sind Berichte über Massentierhaltung ausschlaggebend für eine vegane Ernährung. Medien, Tierschutzorganisationen oder gemeinnützige Vereine leisten durch Informationen über nicht artgerechte Tierhaltung, Mastverfahren, Tiertransporte und Tiertötungen einen großen Beitrag zum steigenden Bewusstsein in der breiten Bevölkerung (BECVAR und RADOJICIC 2008). Nicht zuletzt sprechen sich viele Veganer mit der Entscheidung für eine tierfreie Kost gegen kapitalistische Systeme und industrielle Nahrungsmittelproduktion aus und wollen Unternehmen, die für die Massenproduktion tierischer Lebensmittel verantwortlich sind, nicht unterstützen (vgl. GUERIN 2014).

> **Karnismus**
>
> Die amerikanische Sozialpsychologin Melanie Joy prägte den Begriff «Karnismus», der das Gegenteil von Vegetarismus und Veganismus verkörpert. Fleischkonsum als natürlich und notwendig anzusehen, ist für den Karnismus charakteristisch. Durch diese Überzeugung gelingt es Fleisch essenden Menschen, ihren Fleischverzehr zu legitimieren und sich von der empfundenen Empathie für die betroffenen Tiere zu distanzieren (JOY 2010).

Gesundheitliche Aspekte

CAMPBELL und CAMPBELL (2011) kritisieren die Entwicklung der Ernährungsgewohnheiten in der industrialisierten Welt und konstatieren, dass der verstärkte Verzehr tierischer Lebensmittel die Morbidität und Mortalität ernährungsbedingter Krankheiten in der Bevölkerung erhöht. Sie stützen sich dabei auf die Ergebnisse der *China-Study*, einer bereits in den 1990er-Jahren durchgeführten Untersuchung zum Thema «vegane Ernährung und Gesundheit», welche zeigt, dass mithilfe einer Ernährungsumstellung hin zu einer rein pflanzlichen Ernährung das Risiko zahlreicher ernährungsabhängiger Gesundheitsprobleme gesenkt werden kann (z. B. Krebs, Herzkrankheiten, Übergewicht, Diabetes oder Osteoporose). Im Zusammenhang mit der Gesundheit sind auch Hygiene-Aspekte zu nennen: Fleisch und andere tierische Lebensmittel sind häufige Quellen für Lebensmittelvergiftungen. Auch Lebensmittelskandale, «food borne diseases» (z. B. BSE) oder der Einsatz von Masthilfen, Antibiotika und Hormonen in der Intensivtierhaltung sind für einige Verbraucher Grund genug, sich ausschließlich pflanzlich zu ernähren (DYETT et al. 2013; RADNITZ et al. 2015).

Religion und Spiritualität

Das religiöse Motiv einer veganen Ernährung kann, ähnlich wie das ethische, an das Leid der Tiere gebunden sein. Als Ausdruck von Mitgefühl, Liebe und Gnade gegenüber der gesamten Schöpfung – also auch gegenüber den Tieren – wird auf den Verzehr von Fleisch verzichtet. Es treten aber auch andere Aspekte, wie das eigene Seelenheil, hinzu, welches man durch Abtöten von Begierden und eine asketische Lebensweise (z. B. Fleischverzicht) zu finden versucht (SZÜCS et al. 2012; GUERRAIN 2014; NATH 2010).

Vegane Ernährung als Ersatzreligion?

Nicht selten beschreiben Veganer den Übergang von der omnivoren zur veganen Ernährung als eine Art *Erwachen* (GUERIN 2014). Der Veganismus wird dabei als sinn- und strukturgebendes Element erfahren; als Teil einer philosophischen, ideologischen und spirituellen Weltanschauung. Malcolm Hamilton beschreibt den Veganismus daher als quasireligiöses Phänomen. Viele Aspekte des Veganismus zeigen seiner Meinung nach Parallelen zu Religionen wie etwa hinsichtlich Verboten, Vermeidungsverhalten, Einhaltung von Disziplin oder Ehrfurcht vor dem Leben (HAMILTON 2000; HAMILTON 2006). Helmut Kaplan kritisiert in seinem Buch *Vegan soll keine Religion sein*, dass es den religiös motivierten Veganern nicht unbedingt um die Tiere geht, sondern vielmehr um das persönliche psychische Gleichgewicht und die Bekehrung anderer, eine vegane Glaubenshaltung anzunehmen. Nach Kaplan sehen viele Veganer ihren Lebensstil als Inbegriff ihrer eigenen Existenz an. Er ist der Ansicht, dass «Religions-Veganer» durch ihr extremes Verhalten das größte Hindernis für eine unvoreingenommene Auseinandersetzung der allgemeinen Bevölkerung mit dem Veganismus darstellen (vgl. KAPLAN 2013).

Ökologie

Ökologische Motive werden selten als primäre Gründe für die Hinwendung zu einem veganen Ernährungsstil genannt und sind oft eng mit ethisch bzw. moralischen Ansichten verknüpft (FOX und WARD 2008). Die Ernährungsumstellung hin zur veganen Ernährung wird von ökologisch motivierten Veganern als Beitrag zum Erhalt des Planeten gesehen, da eine vegane Kost, die auf Produkten ökologischer Herkunft beruht, im Vergleich zur omnivoren und (in geringerem Ausmaß) zur vegetarischen Ernährung mit der geringsten Umweltbelastung verbunden ist (BARONI et al. 2007). Zudem wird die Welt mit Nahrungsknappheit und Welthunger konfrontiert.

Verteilungsgerechtigkeit

Fast 800 Millionen Menschen leiden weltweit unter Hunger, und bis zum Jahr 2050 wird ein Bevölkerungswachstum um weitere zwei bis drei Milliarden Menschen erwartet. Zeitgleich gibt es eigentlich mehr als genug Nahrung auf der Welt, um die gesamte Erdbevölkerung ausreichend zu ernähren. Je mehr tierische Produkte produziert werden, desto weniger Nahrung steht den Menschen zur Verfügung. Durch den Verzicht auf tierische Produkte könnte die gesamte derzeitige Weltbevölkerung angemessen ernährt werden, ohne dass eine Steigerung der landwirtschaftlichen Produktion erforderlich ist (vgl. FAO 2015; WORLD WATCH INSTITUTE 2004).

Identität

Nach FOX und WARD (2008) ist Veganismus für die Praktizierenden ein zentraler Aspekt ihrer Identität, und die oft ideologisch geprägte Lebensmittelwahl ist eng mit der individuellen Persönlichkeit verknüpft (SNEIJDER und TE MOLDER 2009). Die Hinwendung zum Veganismus wird oft als eine sehr wichtige Entscheidung im Leben angesehen und kann als identitätsstiftendes Moment betrachtet werden (vgl. GRUBE 2006; LINDQUIST 2013). Mit der Wahl pflanzlicher Lebensmittel/Produkte bzw. dem Verzicht tierischer Lebensmittel/Produkte wird zum einen eine bestimmte Wertehaltung ausgedrückt, zum anderen definiert die Person damit, wer sie ist, sein möchte und wie sie vom Umfeld wahrgenommen werden will. Die vegane Ernährungsweise reproduziert und stabilisiert die persönlichen Werte und somit auch die eigene Identität. Hierbei spielen Eigenverantwortlichkeit und Selbstoptimierung eine wichtige Rolle. Sie kann so auch zum Symbol des Selbstmanagements werden und spiegelt wider, wie sehr die Person an sich arbeitet (LINDQUIST 2013).

2 Nährstoffversorgung im Lebenszyklus vegan lebender Menschen

Sigrid Siebert in Zusammenarbeit mit Franziska Heine und Julia Mai

Vegane Ernährung schließt die Verwendung tierischer Produkte weitestgehend aus. Im Vergleich zu anderen Kostformen ist die Lebensmittelauswahl daher verhältnismäßig stark eingeschränkt. Aufgrund der pflanzenbasierten Lebensmittelauswahl weisen Veganer ein charakteristisches Bild der Nährstoffversorgung auf (BERKOW und BARNARD 2006; CLARYS et al. 2014; DAVEY et al. 2003). Einige Nährstoffe, wie zum Beispiel Vitamin C und Folsäure, sind durch eine rein pflanzliche Lebensmittelauswahl sehr gut abzudecken, während andere, vor allem Vitamin B_{12}, vor dem Hintergrund eines potenziellen Mangels kritisch diskutiert werden. Hinzu kommt, dass sich der Nährstoffbedarf im Lebenszyklus des Menschen verändert: Jede Lebensphase ist durch eine bestimmte Entwicklung gekennzeichnet, aus der sich spezifische Nährstoffbedarfe ergeben. Besonders die Zeit im Mutterleib und das erste Lebensjahr sowie die Wachstumsphasen in Kindheit und Jugend sind mit einem erhöhten Nährstoffbedarf verbunden. Durch Hormonelle Umstellungsphasen der Pubertät und der Wechseljahre können sich spezielle Bedürfnisse entwickeln. Auch im höheren Alter verändern sich die Bedarfe aufgrund körperlicher Einschränkungen sowie Resorptions- und Verwertungsstörungen. Besondere Anforderungen stellt auch der (Leistungs-)Sport an den menschlichen Körper. Eine optimale Nährstoffversorgung hat entscheidenden Einfluss auf die Leistungsfähigkeit. Vor diesem Hintergrund stellt sich die Frage, ob eine vegane Ernährungsweise eine adäquate Nährstoffversorgung in allen Lebensphasen gewährleistet und ob sie den Empfehlungen der Fachgesellschaften für eine gesunde Ernährungs- und Lebensweise entspricht.

2.1 Nährstoffversorgung vegan lebender Erwachsener

Hintergrund: Wie Abb. 2-1 zeigt, erreichen Veganer im Durchschnitt die Empfehlungen zur Nährstoffzusammensetzung der Ernährung. Sowohl Männer als auch Frauen mit veganer Ernährung erreichen die Empfehlungen für die Kohlenhydrataufnahme, während die Anteile für Fett und Protein nur sehr geringfügig von den Empfehlungen abweichen. Das Nährstoffprofil kann daher grundsätzlich als ausreichend bewertet werden. Die in Abb. 2-1 verwendeten Daten entstammen der EPIC-Studie (European Prospective Investigation into Cancer and Nutrition). Dabei handelt es sich um eine der größten epidemiologischen Studien weltweit, die den Nahrungsmittelverzehr von über 500 000 Teilnehmern aus zehn europäischen Ländern erfasste. Als Referenzwerte werden diesen Daten die Richtwerte der Deutschen, Österreichischen und Schweizerischen Gesellschaften für Ernährung, DGE, ÖGE und SGE, gegenübergestellt.

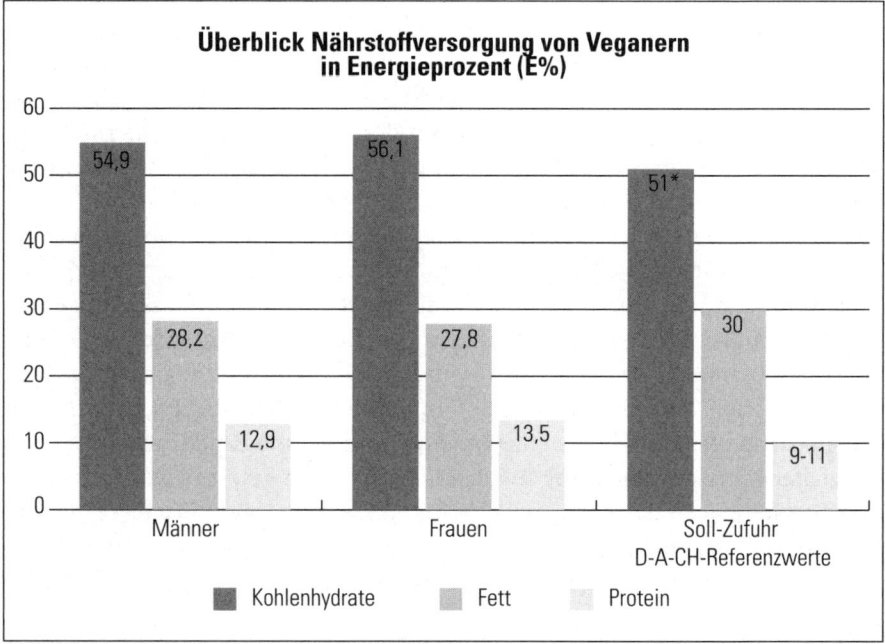

Abb. 2-1: Prozentuale Zufuhr der Makronährstoffe bei Veganern. Exemplarisch dargestellt sind die Werte der EPIC-Oxford-Studie im Vergleich zur empfohlenen Zufuhr gemäß den D-A-CH-Referenzwerten. E% = Energieprozent der täglichen Energiezufuhr; *Verzehrsempfehlung von über 50 E% Kohlenhydraten (DAVEY et al. 2003; vgl. DGE, ÖGE und SGE 2015).

Energie: Der Energiebedarf setzt sich aus dem Grundumsatz (GU), dem Energiebedarf für körperliche Aktivität, der Wärmebildung nach Nahrungsaufnahme und, je nach Lebensphase, dem Energiebedarf für Wachstum, Schwangerschaft und Stillzeit zusammen. Die Höhe des GU ist von Alter, Geschlecht, Ethnie, Körperzusammensetzung, Körperoberfläche, Hormon- und Ernährungsstatus, Klima und Höhenlage abhängig. Bei vielen Menschen macht der GU bis zu 75 % des gesamten Energieumsatzes aus (vgl. KOFRANYI 2013, S. 72).

Richtwerte für die Energiezufuhr (vgl. DGE, ÖGE und SGE 2015): Der Energiebedarf für Erwachsene (25 bis 51 Jahre) bei geringer körperlicher Aktivität (PAL-Wert 1,4*)

Männer: 2300 kcal/Tag

Frauen 1800 kcal/Tag

*PAL-Wert = Physical Activity Level, Kennwert für die körperliche Aktivität

---

Versorgung bei Veganern: Je mehr tierische Lebensmittel aus der Ernährung ausgeschlossen werden, desto weniger Energie wird im Durchschnitt aufgenommen. Das belegen viele Kohortenstudien, die zeigen, dass vegane Ernährung im Vergleich zu Ernährungsweisen mit tierischen Produkten zu einer geringeren Energieaufnahme führt (BERKOW und BARNARD 2006; CLARYS et al. 2014). Die durchschnittliche Energieaufnahme von Veganern liegt für einige Nährstoffe über, für andere unter den Richtwerten für die Energiezufuhr (s. Tab. 2-1). Grundsätzlich ist eine ausreichende Energiezufuhr durch vegane Ernährung jedoch durchaus zu erreichen. Die Ergebnisse der Deutschen Vegan-Studie zeigen jedoch, dass 78 % der Männer und 84 % der Frauen die empfohlene Kalorienaufnahme nicht erreichten (WALDMANN et al. 2003). Dieses Ergebnis spiegelt sich auch im Body Mass Index (BMI) der Probanden wider: Ein Viertel der an der Untersuchung teilnehmenden Veganer/innen war untergewichtig (= BMI $\leq$ 20 kg/m^2 bei den Männern und 19 kg/m^2 bei den Frauen). Im Durchschnitt betrug der BMI 21,3 kg/m^2 (vgl. Kap. 3) (WALDMANN et al. 2003).

Tab. 2-1 Durchschnittliche Energieaufnahme von Veganern im Vergleich zur empfohlenen Zufuhr; * = Referenzwert hier 2000 kcal/Tag; ⇧ = über der Empfehlung; ⇩ = unter der Empfehlung; ᵅ = rein pflanzliche Ernährung; ᵝ = weniger als 5 % der Gesamtenergie aus Milchprodukten und Eiern; ᵞ = kein oder weniger als 1x/Monat Verzehr tierischer Produkte.

		Durchschnittliche kcal-Aufnahme/Tag	
		Frauen	Männer
Empfehlung (vgl. DGE, ÖGE, SGE, 2015)	Mischköstler	1800	2300
EPIC-Oxford-Studie (DAVEY et al., 2003)	Veganer	1665 ⇩	1914 ⇩
Oxford Vegetarian Study (APPLEBY et al., 1999)	Veganer	1912 ⇧	2581 ⇧
Deutsche Vegan Studie (WALDMANN et al., 2003)	strenge Veganerᵅ (n = 98)	1728 ⇩	2390 ⇧
	moderate Veganerᵝ (n = 56)	1623 ⇩	2194 ⇩
AHS-2 (RIZZO et al., 2013)	strikte Vegetarierᵞ (n = 5694)	1894 (beide Geschlechter*) ⇩	
CLARYS et al., 2014	Veganer (n = 104)	2383 (beide Geschlechter*) ⇧	

Durch den Verzehr größerer Mengen Gemüse und Obst wird aufgrund der geringeren Energiedichte dieser Lebensmittel weniger Energie aufgenommen. Veganer nehmen zudem durchschnittlich große Mengen Ballaststoffe auf. Ballaststoffreiche Lebensmittel zeichnen sich durch eine geringere Energiedichte aus. Zudem scheint die Bioverfügbarkeit der in pflanzlichen Lebensmitteln enthaltenen Energie aufgrund verschiedener Mechanismen beeinträchtigt zu sein (vgl. Kap. 3). Eine Studie, die verschiedene Kostformen (Mischkost, vegane und vegetarische Diäten) miteinander verglich, kommt zu dem Fazit, dass eine vegane Kost, verglichen mit vegetarischen Kostformen, am effektivsten Gewicht zu reduzieren hilft (CHAVARRO et al. 2015).

2.1.1 Nährstoffe

Unkritische Mikronährstoffe
Funktion und Vorkommen: Pflanzliche Lebensmittel enthalten eine Vielzahl an Nährstoffen, die diverse unterschiedlichste Funktionen im menschlichen Stoffwechsel einnehmen. Eine Versorgung mit einigen dieser Nährstoffe ist in einer veganen Ernährung als unkritisch anzusehen. Eine Übersicht über deren Funktionen und ihr Vorkommen in Lebensmitteln gibt Tab. 2-2.

Tab. 2-2: Mikronährstoffe, die mit pflanzlicher Kost in größeren Mengen aufgenommen werden, ihre biologischen Funktion und Vorkommen in pflanzlichen Lebensmitteln (vgl. DGE, ÖGE und SGE 2015; BLS 3.01).

Nährstoff	Überblick zu den Funktionen	relevante Lebensmittelquellen
Vitamin B_1 (Thiamin)	Kohlenhydratstoffwechsel	Weizenkeime, Erbsen, Hafer
Vitamin B_6 (Pyridoxin)	Aminosäurestoffwechsel, Immunsystem, Hämoglobinsynthese	Weizenkeime, Hafer, Avocado, Bohnen, Linsen, Bananen
Folat	Zellteilung und Zellneubildung	Weißkohl, grüne Blattgemüse wie z. B. Spinat, Nüsse
Vitamin C (Ascorbinsäure)	Antioxidans, Eisenresorption, Enzymaktivität	Hagebutten, Johannisbeeren (schwarz), Rosenkohl
Vitamin E (Tocopherole)	Antioxidans, Immunsystem, Zellmembran	Weizenkeimöl, Sonnenblumenöl
Niacin (Nicotinamid, Nicotinsäure)	Kohlenhydrat-, Fett- und Proteinstoffwechsel, Zellteilung, Zellreparatur, Calciumhaushalt	Hefeflocken, Erdnüsse, Erbsen
Magnesium	Enzymaktivität, Energiestoffwechsel, DNA-Bildung, Knochenstoffwechsel, Reizübertragung, Muskelkontraktion	Kürbiskerne, Sojabohnen, Naturreis

Versorgung bei Veganern: Die Ergebnisse von Studien aus Deutschland, Großbritannien und den USA/Kanada zeigen, dass die durchschnittliche Aufnahme von Vitamin B_1, B_6, Folat, Vitamin C und E sowie Niacin und Magnesium die Empfehlungen der Fachgesellschaften bei einer veganen Ernährung z. T. weit überschreiten (DAVEY et al. 2003; WALDMANN et al. 2003). Insbesondere fallen die hohen Durchschnittswerte der nordamerikanischen Adventisten in der Adventist-Health-Study-2 (AHS-2), auf. Sie verzehrten als «strikte Vegetarier» einen kleinen Anteil tierischer Produkte (RIZZO et al. 2013).

Tab. 2-3 ist zu entnehmen, dass die Vitamin B_6-Aufnahme bei allen untersuchten Veganern ausreichend war. Die Autoren der Deutschen Vegan-Studie stellten aber auch fest, dass trotz dieser guten Versorgung der Studienteilnehmer keine zufriedenstellende Vitamin B_6-Versorgung im Plasma nachgewiesen werden konnte (WALDMANN et al. 2006). Strikte Veganer waren hiervon häufiger betroffen als moderate Veganer. Ein schlechter Vitamin B_6-Status im Plasma ist jedoch mit einem höheren Risiko für Herz-Kreislauf-Erkrankungen und Pankreaskrebs in Verbindung gebracht worden (MAJCHRZAK et al. 2006). Veganer sollten vor diesem Hintergrund also darauf achten, pyridoxinreiche Lebensmittel mit einer hohen Bioverfügbarkeit zu essen; geeignet sind z. B. Bohnen, Linsen und Bananen (WALDMANN et al. 2006).

Tab. 2-3: Durchschnittliche Aufnahme unkritischer Nährstoffe bei veganer Ernährung. Die dargestellten Werte stellen die jeweils niedrigste und höchste ermittelte Aufnahmemenge der wichtigsten Kohortenstudien dar; ⇧ die durchschnittliche Zufuhr bei Veganern liegt über den Empfehlungen (DAVEY et al. 2003; RIZZO et al. 2013; WALDMANN et al. 2003).

	Durchschnittliche Aufnahme			Empfehlung	
	EPIC-Oxford-Studie und Deutsche Vegan-Studie		AHS-2 (beide Geschlechter)	beide Geschlechter	
	Frauen	Männer			
Vitamin B_1	1,99–2,14	1,44–2,29	nicht erhoben	1,0–1,3 mg/Tag	⇧
Vitamin B_6	2,42–2,55	2,42–2,95	14,4 (Median = 3,2)	1,2–1,5 mg/Tag	⇧
Folat	412–482	430–571	888 (Median = 723)	300 µg/Tag	⇧
Vitamin C	169–358	155–353	531 (Median = 293)	95–100 mg/Tag	⇧
Vitamin E	14–19,8	16,1–31,8	18,5	12–15 mg/Tag	⇧
Niacin	20,3–23,7	23,9–29,7	nicht erhoben	11–16 mg/Tag	⇧
Magnesium	391–585	440–706	652 (Median = 591)	300–400 mg/Tag	⇧

Tab. 2-3 zeigt auch, dass die Folatversorgung bei Veganern sehr gut ist und die empfohlene Aufnahmemenge übersteigt. Dennoch empfiehlt die Deutsche Gesellschaft für Ernährung (DGE) Frauen, die schwanger werden wollen, zusätzlich die Aufnahme von 400 µg synthetischer Folsäure pro Tag als Nahrungssupplement zur Vorbeugung von Neuralrohrdefekten (vgl. DGE, ÖGE und SGE 2015).

Schlussfolgerung: Die Aufnahme der Vitamine B_1, B_6, Folat, C, E und Niacin sowie von Magnesium übersteigt die empfohlene Zufuhrmenge teilweise deutlich. Anhand des Pyridoxins (Vitamin B_6) zeigt sich, dass eine hohe alimentäre Aufnahmemenge nicht immer mit einem guten Versorgungsstatus einhergeht.

Kohlenhydrate
Funktion und Bedarf: Die wichtigste ernährungsphysiologische Aufgabe der Kohlenhydrate ist die Energieversorgung der Körperzellen. Kohlenhydrate sollten mengenmäßig die wichtigste Energiequelle darstellen.

Neben der Höhe der Kohlenhydratzufuhr kommt vor allem der Qualität eine entscheidende Bedeutung zu. Kohlenhydrate liegen in der Nahrung als Einfach-, Zweifach- oder Mehrfachzucker (Mono-, Di- und Polysaccharide) in verschiedener Komplexität vor. Empfohlen wird, komplexe Polysaccharide, Ballaststoffe und Lebensmittel mit einem geringeren glykämischen Index (GI) bzw. einer niedrigen glykämischen Last (GL) zu bevorzugen. Ballaststoffe können von menschlichen Verdauungsenzymen nicht abgebaut werden. Daher gelangen sie unverdaut ins Colon, in dem sie von den Darmbakterien verstoffwechselt werden. Die dabei entstehenden Metabolite beeinflussen wiederum die Aufnahme anderer Nährstoff (z. B. Glukose und Cholesterin). Sie wirken über unterschiedliche Mechanismen auf Verdauungsprozesse und das Immunsystem und damit auf Gesunderhaltung und Krankheit. So erhöhen sie z. B. das Stuhlvolumen, verringern die Transitzeit des Stuhls und binden Gallensäuren. Weitere gesundheitliche Einflüsse werden in Kap. 3 beschrieben. **Bedarf: Richtwerte für die Kohlenhydratzufuhr** (vgl. DGE, ÖGE und SGE 2015): Über 50 % der aufgenommenen Energie aus Kohlenhydraten; mindestens 30 g Ballaststoffe/Tag.

Glykämischer Index (GI) und glykämische Last

Der GI gibt an, wie sich die Kurve des Blutzuckeranstiegs eines Lebensmittels im Vergleich zu einem Referenzlebensmittel verhält. Als Referenz dienen üblicherweise 50 g Kohlenhydrate in Form von Glukose oder Weißbrot (JENKINS et al., 2002). Je komplexer die aufgenommenen Kohlenhydrate sind, desto niedriger ist der glykämische Index. Der GI kann neben einzelnen Lebensmitteln auch für ganze Mahlzeiten oder die gesamte Ernährung angegeben werden (WILLETT et al. 2002). Die glykämische Last (GL) ist das Produkt aus dem GI und der Menge an Kohlenhydraten pro Portion oder pro 100 g und spiegelt letztendlich die gesamte glykämische Belastung einer Mahlzeit wider. Es fällt auf, dass auch Lebensmittel mit einem hohen glykämischen Index, wie zum Beispiel Karotten oder Wassermelonen, bei realistischen Verzehrmengen eine nur geringe glykämische Last aufweisen.

Tab. 2-4: Glykämischer Index und glykämische Last ausgewählter Nahrungsmittel (HAHN, STRÖHLE und WOLTERS 2006).

Lebensmittel	GI	übliche Portionsgröße (g)	verwertbare Kohlenhydratmenge (g pro Portion)	GL
Wassermelone	72 +/− 13	120	7	4
Äpfel	38 +/− 2	120	15	9
Karotten (roh und gekocht)	47 +/− 16	120	6	3
Weizenbrot, weiß	70 +/− 0	80	14	10
Vollkornweizenbrot	71 +/− 2	30	13	9
Kartoffeln (gebacken)	85 +/− 12	150	30	26
Kartoffeln (gekocht)	56 +/− 101	150	17–26	11–18
Langkornreis (gekocht)	56 +/− 2	150	41	23
brauner Reis (gekocht)	55 +/− 5	150	33	18
Bananen	52 +/− 4	120	24	12
Orangen	42 +/− 3	120	11	5
Spaghetti, weiß (gekocht)	44 +/− 3	180	48	21
Vollkornspaghetti	37 +/− 5	180	42	16

Vorkommen: Ballaststoffe kommen nur in pflanzlichen Lebensmitteln vor und lassen sich in wasserlösliche und wasserunlösliche differenzieren.

Tab. 2-5: Nicht lösliche und lösliche Ballaststoffe und ihre Vorkommen in pflanzlichen Lebensmitteln (modifiziert nach ELMADFA und LEITZMANN 2015, S. 205; LEITZMANN et al. 2009, S. 40).

	Ballaststoffe	**Vorkommen**
nicht lösliche Ballaststoffe	Zellulose, Hemizellulose, Lignin	pflanzliche Zellwand
lösliche Ballaststoffe	Pektin, β-Glucan	pflanzliche Zellwand z. B. in Apfel, Möhre, Quitte, Zitronenschale
	Carubin	Johannisbrotkernmehl (Carob)
	Leinsamenschleim	Leinsamen
	Flosine-Schleimpolysaccharide	Flohsamen
	Guar (Guarkernmehl)	Guarbohne
	Gummi arabicum	Akazien
	Carrageen, Furcelleran, Agar	Rotalgen
	Inulin/Oligofruktose	Zichorien, Topinambur, Chicorée, Löwenzahn
	Alginate	Braunalgen

Versorgung bei Veganern: Mit einer veganen Ernährungsweise werden durchschnittlich mehr als 50 % der aufgenommenen Energie über Kohlenhydrate zugeführt. In großen europäischen Kohortenstudien wurden Werte zwischen 51 und 58 Energieprozent ermittelt (APPLEBY et al. 1999; CLARYS et al. 2014; DAVEY et al. 2003; WALDMANN et al. 2003), während die Adventisten aus den USA und Kanada mit 62 % auch bei den Kohlenhydraten einen höheren Wert erreichten (RIZZO et al. 2013). Neben dem Kohlenhydratanteil ist insbesondere auch die Qualität der Kohlenhydrate von ernährungsphysiologischer Bedeutung. Eine wünschenswerte Ballaststoffzufuhr von mindestens 30 g/Tag wird durch eine vegane Ernährung üblicherweise deutlich überschritten. Ballaststoffe wirken protektiv gegen diverse Erkrankungen und haben einen positiven Einfluss auf das Lipidprofil (vgl. Kap. 3). Je mehr Ballaststoffe aufgenommen werden, desto geringer ist z. B. das Risiko für Herz-Kreislauf-Erkrankungen. Dieser Zusammenhang wurde auch noch für Mengen > 60 g/Tag nachgewiesen (THREAPLETON et al. 2013).

Tab. 2-6: Durchschnittliche Ballaststoffaufnahme von Veganern.

Studie		Durchschnittliche Aufnahme (g/Tag)	
		Frauen	Männer
Deutsche Vegan-Studie (Waldmann et al., 2003)	strikte Veganer (n = 98)	41	66
	moderate Veganer (n = 56)	50	60
Oxford Vegetarian Studie (Appleby et al., 1999)	Veganer (n = 114)	43	55
(Clarys et al., 2014)	Veganer (n = 104)	41 (beide Geschlechter)	
Adventist Health Study (Rizzo et al., 2013)	strikte Vegetarier (n = 5694)	46 (beide Geschlechter)	

Schlussfolgerung: Der Kohlenhydratanteil einer veganen Ernährung entspricht typischerweise mit mehr als 50 Energieprozent der Empfehlung. Die Ballaststoffaufnahme liegt deutlich über der Empfehlung von mindestens 30g/Tag.

Fette und essenzielle Fettsäuren
Funktion: Nahrungsfette nehmen mit durchschnittlich 9,3 kcal/g eine wichtige Funktion bei der Energieversorgung ein. Darüber hinaus wirken Lipide als strukturelle Bausteine der Zellmembranen, als Metabolite und Mediatoren. Je nach chemischer Struktur lassen sie sich in gesättigte (Saturated Fatty Acids, SAFA), einfach ungesättigte (Mono Unsaturated Fatty Acids, MUFA) und mehrfach ungesättigte Fettsäuren (Poly Unsaturated Fatty Acids, PUFA) einteilen. Diese unterscheiden sich wiederum nach Anzahl und Lage ihrer Doppelbindungen.

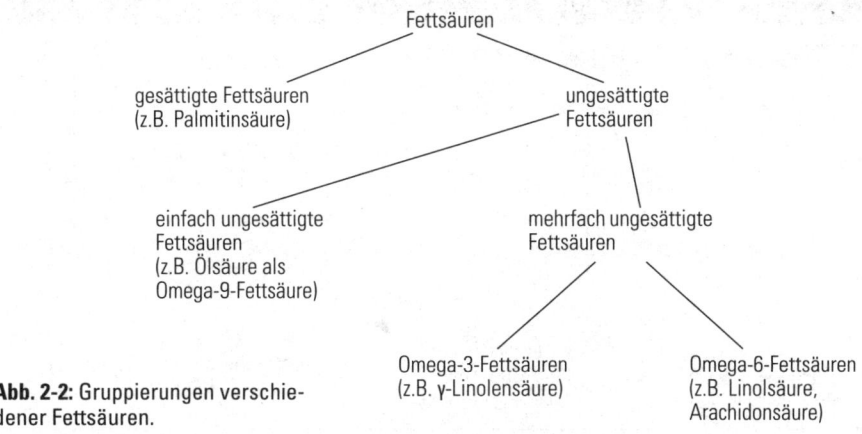

Abb. 2-2: Gruppierungen verschiedener Fettsäuren.

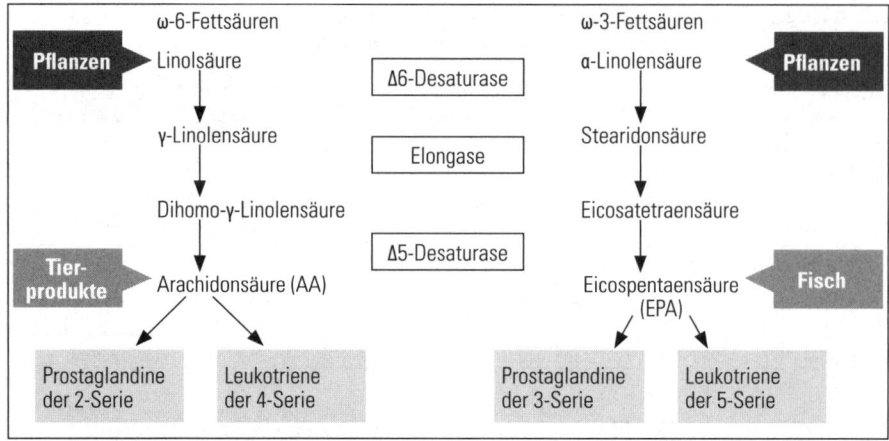

Abb. 2-3: Stoffwechselwege der Fettsäuren.

Während die meisten Fettsäuren durch Enzyme im menschlichen Körper synthetisiert werden können, sind die beiden Fettsäuren Linolsäure (LA) und α-Linolensäure (ALA) essenziell und müssen mit der Nahrung aufgenommen werden. Wie die Abb. 2-3 und 2-4 zeigen, dienen sie als Ausgangssubstanzen für die langkettigen Fettsäuren Arachidonsäure (AA; 20:4 ω-6), Docosahexaensäure (DHA; 22:6 ω-3) und Eicosapentaensäure (EPA; 20:5 ω-3). Da ihre Synthese von der Anwesenheit essenzieller Fettsäuren (ALA und LA) abhängig ist, werden sie als semi-essenzielle Fettsäuren bezeichnet. Die Umwandlungsrate von ALA zu EPA beträgt bei Erwachsenen mit einer Mischkost etwa 5 %, die von EPA weiter zu DHA < 0,5 % (WILLIAMS und BURDGE 2006).

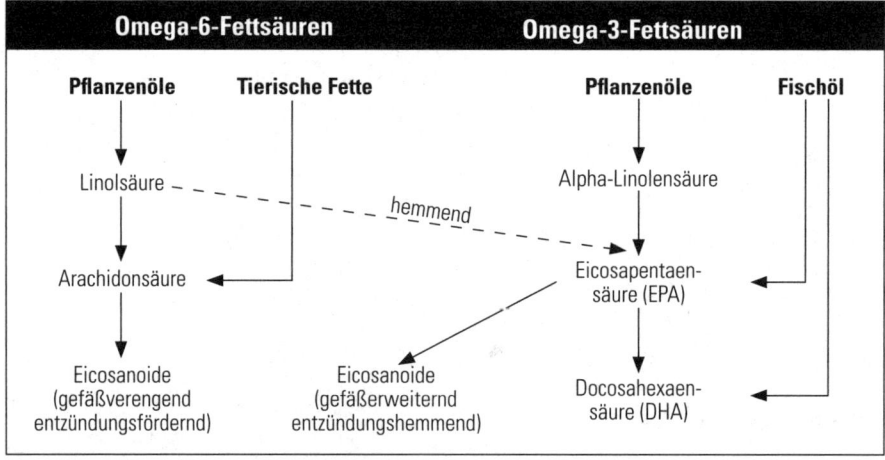

Abb. 2-4: Konkurrenz der Fettsäurefamilien.

Die mehrfach ungesättigten Fettsäuren AA und EPA dienen als Vorstufen für Prostaglandine und Leukotriene (vgl. Abb. 2-3). Hierbei handelt es sich um Mediatoren, die an Entzündungsprozessen beteiligt sind. Während aus AA die proinflammatorischen Botenstoffe gebildet werden, entstehen aus EPA antiinflammatorische Eicosanoide, die unter anderem antithrombotisch wirken und den Blutfluss verbessern. Eine geringe Aufnahme und niedrige Plasmakonzentrationen an EPA und DHA sind verbunden mit einem erhöhten Risiko für Herz-Kreislauf- und entzündliche Erkrankungen sowie neurologische Störungen und psychische Erkrankungen (MUSKIET et al. 2004).

Bedarf: Aufgrund der beschriebenen gesundheitlichen Vorteile von EPA und DHA sind erhöhte Plasmakonzentrationen wünschenswert. Die ohnehin schon limitierte Umwandlung der essenziellen ALA zu EPA und DHA wird durch erhöhte Konzentrationen von LA und Trans-Fettsäuren weiter reduziert, da die Fettsäuren um die zuständigen Enzymsysteme konkurrieren (BRENNA 2002). Daraus ergibt sich die Empfehlung, ω-6-Fettsäuren und ω-3-Fettsäuren in einem Verhältnis von maximal 5:1 aufzunehmen. Es gilt, dass eine geringere Aufnahme an LA mit einer erhöhten endogenen Bildung von EPA verbunden ist und eine höhere Zufuhr an ALA die Synthese von DHA begünstigt (SANDERS 2009a).

Richtwerte für die Fettzufuhr (vgl. DGE, ÖGE und SGE 2015):
- Gesamtfettzufuhr: 30 Energieprozent
- SAFA ≤ 10 Energieprozent
- MUFA 7 – 10 Energieprozent
- PUFA ≈ 10 Energieprozent
- LA: 2,5 Energieprozent (etwa 6,5 g/Tag)
- ALA: 0,5 Energieprozent (etwa 1 g/Tag)
- EPA und DHA: 250 mg/Tag
- Trans-Fettsäuren ≤ 1 Energieprozent
- Cholesterin ≤ 300 mg/Tag

Zufuhr bei Veganern: Drei große Kohortenstudien zeigen, dass Veganer den Empfehlungen der Fachgesellschaften für die Fettzufuhr genügen: Im Durchschnitt machte Fett 28–31 % der aufgenommenen Energie aus (DAVEY et al. 2003; RIZZO et al. 2013; WALDMANN et al. 2003). Die Oxford Vegetarian Study kommt mit 34 Energieprozent bei den Männern und 36 Energieprozent bei den Frauen sogar zu höheren Werten, während eine belgische Kohorte mit nur 25 Energieprozent deutlich darunter liegt (APPLEBY et al. 1999; CLARYS et al. 2014).

Besonders interessant ist das Fettsäuremuster der veganen Ernährung. Durch den Ausschluss tierischer Produkte beinhaltet diese Ernährungsform kein Cholesterin und fast keine Quelle für Arachidonsäure. Auch die Zufuhr von gesättigten Fettsäuren überschreitet den empfohlenen Anteil von 10 Energieprozent typischerweise nicht (APPLEBY et al. 1999; CLARYS et al. 2014; DAVEY et al. 2003; ELORINNE et al. 2016). Damit unterscheidet sich die Aufnahme an SAFA von jener der Durchschnittsbevölkerung in Deutschland, Österreich und der Schweiz, die mit z. B. 16 Energieprozent bei den deutschen Männern (Median) (vgl. MRI 2008, S. 53) deutlich darüber liegt (vgl. BAG 2012, S. 65; ELMADFA 2012, S. 131). Wie Tab. 2-9. zeigt, sind die Fettsäuren EPA und DHA vor allem in tierischen Lebensmitteln enthalten, welche Veganer bekanntlich nicht zu sich nehmen. Entsprechend wurde bei Veganern eine verringerte Aufnahme an ω-3 Fettsäuren beobachtet.

In einer Kohorte, die in der EPIC-Norfolk-Studie gesondert ausgewertet wurde, wurde die Versorgung der Veganer mit ω-3 PUFA untersucht (WELCH et al. 2010):

Tab. 2-7: Aufnahme von ω-3 Fettsäuren bei Veganern (WELCH et al. 2010).

	Ohne Supplemente (n = 10)		Mit Supplementen (n = 28)	
	Männer	Frauen	Männer	Frauen
ω-3 PUFA	0,87 g	0,72 g	1,04 g	0,91 g
ALA	0,84 g	0,71 g	1,02 g	0,86 g
LA	8,53 g	10,89 g	12,79 g	11,91 g
EPA und DHA	< 0,1 g	< 0,1 g	< 0,1 g	< 0,1 g

Die EPIC-Norfolk-Studie zeigt deutliche Unterschiede bei der Zufuhr von mehrfach ungesättigten ω-3-Fettsäuren in Abhängigkeit zur Kostform. Gleichzeitig werden jedoch nur geringe Unterschiede der Plasmakonzentration gemessen. Teilweise waren diese bei den Veganern sogar höher als bei den Fischessern (vgl. Tab. 2-8).

Tab. 2-8: Plasmakonzentration ungesättigter Fettsäuren bei Veganern und Fischessern (WELCH et al. 2010).

	Ohne Supplemente (n = 10)		Fischesser (n = 4148)	
	Männer	Frauen	Männer	Frauen
ω-3 PUFA	327,4 µmol/L	426,8µmol/L	364,5 µmol/L	407,7 µmol/L
ALA	15,8 µmol/L	13,71 µmol/L	10,9 µmol/L	12,4 µmol/L
LA	1337,7 µmol/L	1406,0 µmol/L	1164,1 µmol/L	1236,9 µmol/L
EPA	65,1 µmol/L	50,0 µmol/L	57,5 µmol/L	64,7 µmol/L
DHA	195,0 µmol/L	286,4 µmol/L	239,7 µmol/L	271,2 µmol/L

Möglicherweise führt eine geringe Aufnahme der Fettsäuren EPA und DHA zu einer kompensatorischen Steigerung der Umwandlungsrate, sodass die physiologischen Wirkungen auch bei einer geringeren Zufuhr gewährleistet sind (WELCH et al. 2010). Ob die gebildete Menge an EPA und DHA darüber hinaus für die Prävention von Krankheiten ausreicht, ist jedoch fraglich (WILLIAMS und BURDGE 2006). Veganer, die in der EPIC-Norfolk-Studie sowie in der AHS-2 untersucht wurden, überschritten mit 11,9–19,5 g/Tag die Zufuhrempfehlung für die ω-6-Fettsäure LA von 6,5/Tag deutlich (RIZZO et al. 2013; WELCH et al. 2010). Entsprechend lag das ω-6:ω-3-Vehältnis mit 14–20:1 ebenfalls über dem empfohlenen Wert (WELCH et al. 2010).

Tab. 2-9: Vorkommen gesättigter und ungesättigter Fettsäuren in ausgewählten Lebensmitteln.

Name	Vorkommen
SAFA	
Palmitinsäure, Stearinsäure u. a.	Butter, Fleisch, Wurst, Sahne, Käse, Palmöl
MUFA	
Ölsäure	Olivenöl, Rapsöl, Haselnüsse, Avocado, Schmalz
PUFA	
LA (ω-6)	Distelöl, Sonnenblumenöl, Weizenkeimöl, Maiskeimöl, Kürbiskernöl, Sojaöl, Walnussöl
AA (ω-6)	Schmalz, Eigelb, Leberwurst, Schweinefleisch, Käse, Lachs, Makrele, Innereien, Sahne
ALA (ω-3)	Leinöl, Hanföl, Walnussöl, Walnüsse, Sojaöl, Chiasamenöl, Rapsöl
EPA (ω-3)	Hering, Lachs, Makrele, Thunfisch
DPA (ω-3)	Thunfisch, Lachs, Hering, Makrele, Mikroalgen (*Schizochytrium* sp. und *Ulkenia* sp.)

Schlussfolgerung: Der Fettanteil der Ernährung entspricht bei vielen Veganern den Empfehlung von DGE, ÖGE und SGE. Insbesondere die Versorgung mit den essenziellen Fettsäuren LA und ALA ist bei einer veganen Ernährung hoch. Darüber hinaus ist positiv zu bewerten, dass weniger gesättigte Fettsäuren und nahezu kein Cholesterin aufgenommen werden. Da die wichtigsten Quellen für DHA und EPA – Fisch(-öle) und Meeresfrüchte – bei einer rein pflanzlichen Ernährung ausgeschlossen werden, ist die Zufuhr entsprechend gering. Eine kompensatorisch erhöhte Umwandlungsrate aus ALA scheint jedoch für eine ausreichende Plasmakonzentration zu sorgen. Dennoch kann es sinnvoll sein, dass Veganer ihre Versorgung mit ω-3-Fettsäuren durch eine erhöhte Aufnahme an ALA und Mikroalgenöl bei gleichzeitiger Verringerung der Aufnahme an LA optimieren.

Proteine
Funktion: Proteine sind komplexe Moleküle und bestehen aus Aminosäuren. Neben den nicht essenziellen Aminosäuren, die der Körper selbst synthetisieren und ineinander umwandeln kann, sind einige essenziell und müssen mit der Nahrung aufgenommen werden. Aus den Proteinen werden Strukturbestandteile des Körpers (z. B. Kollagen, Hormone, Enzyme, Immunzellen etc.) gebildet. Bei einer negativen Energiebilanz können sie außerdem zur Energieversorgung herangezogen werden.
Bedarf und Bioverfügbarkeit: Um die Proteinqualität für die Ernährung zu beschreiben, kann die biologische Wertigkeit (BW) herangezogen werden. Die biologische Wertigkeit von Proteinen gibt an, wie gut sie vom Körper verwertet, also in körpereigenes Protein eingebaut werden können. Hierbei spielen essenzielle Aminosäuren eine besondere Rolle. Die essenzielle Aminosäure, die im Protein in geringster Menge vorkommt, wird als limitierende Aminosäure bezeichnet. Das bedeutet, dass sie die Wertigkeit des Eiweißlieferanten begrenzt. Grundsätzlich gilt: Je mehr essenzielle Aminosäuren ein Protein enthält, desto hochwertiger ist es (vgl. HORN 2012, S. 67). Durch sinnvolle Kombination verschiedener Eiweißträger kann die Limitierung durch eine essenzielle Aminosäure aufgehoben werden. So kann z. B. der geringe Gehalt an Lysin in Getreide durch Verzehr von Sojaprodukten, Hülsenfrüchten und Ölsamen wie Sesam und Sonnenblumenkernen ausgeglichen werden.

Die biologische Wertigkeit von Vollei wurde definitionsgemäß auf 100 festgelegt und dient als Referenz. Grundsätzlich haben tierische Proteinquellen eine höhere BW als pflanzliche. Durch sinnvolle Kombinationen können auch pflanzliche Proteinquellen eine Wertigkeit von mehr als 100 Referenzpunkten erreichen. So kann z. B. die Kombination von Bohnen und Mais die Wertigkeit der einzelnen Proteinquellen erhöhen (vgl. Tab. 2-10). Um den Kombinationseffekt nutzen zu können, kann die Aufnahme der essenziellen Aminosäuren durch verschiedene Lebensmittel über den Tag verteilt stattfinden und muss nicht innerhalb einer Mahlzeit erfolgen (YOUNG und PELLETT 1994).

Tab. 2-10: Biologische Wertigkeit (BW) von reinen Proteinen und Proteingemischen (modifiziert nach KRAUT & KOFRANYI 1981).

BW von Nahrungsmitteln	
Vollei	100
Kartoffeln	98–100
Sojaprotein	84–86
Grünalgen	81
Reis	81
Roggenmehl (82 % Ausmahlung)	76–83
Bohnen	72
Mais	71–72
Weizenmehl (82 % Ausmahlung)	56–59
Trockenhefe	48
BW der günstigsten Mischung zweier Nahrungsmittel, prozentuales Mengenverhältnis	
52 % Bohnen + 48 % Mais	99

Eine weitere Methode zur Bestimmung der Proteinqualität ist der Protein Digestibility Corrected Amino Acid Score (PDCAAS). Der PDCAAS berücksichtigt neben den enthaltenen Aminosäuren auch die Proteinverdaulichkeit. Das Sojaprotein stellt die einzige pflanzliche Proteinquelle dar, die der Qualität tierischer Eiweiße nahekommt (vgl. Tab. 2-11). Ältere Untersuchungen zum Süßlupinenprotein lassen vermuten, dass deren biologische Wertigkeit jener von Soja ähnlich ist. Aktuelle Untersuchungen liegen dazu allerdings nicht vor.

Tab. 2-11: Werte für die Verdaulichkeit von Proteinen und Protein Digestibility Corrected Amino Acid-Score (modifiziert nach ELMADFA und LEITZMANN 2015).

Proteinquelle	PDCAAS %
Sojamehl	100
Eier	100
Fleisch und Fisch	100
Bohnen	68
Erdnussbutter	52
Weizen, Vollkorn	40

Richtwerte für die Proteinzufuhr: 0,8 g/kg Körpergewicht pro Tag (bzw. 47–57g) resp. 9–11 Energieprozent gemäß DGE, ÖGE, SGE 2015 bzw. 1,0 g/kg Körpergewicht pro Tag gemäß KNISKERN und JOHNSTON, 2011. Bei der Berechnung des Richtwerts für die Proteinzufuhr wurden neben individuellen Schwankungen auch die reduzierte Verfügbarkeit des Proteins von 90–95 % aus üblicher Mischkost berücksichtigt (vgl. ELMADFA und LEITZMANN 2015, S. 200). Da pflanzliche Proteinträger in ihren Zellwänden größere Mengen unverdaulicher Substanzen mit Ballaststoffcharakter enthalten und dadurch eine noch geringere Verdaulichkeit aufweisen, legen Studienergebnisse eine Aufnahme von 1,0 g Protein/kg Körpergewicht bei einer auf pflanzlichen Lebensmitteln basierenden Kost nahe (KNISKERN und JOHNSTON 2011).

Versorgung bei Veganern: Veganer nehmen im Durchschnitt 11–15 % ihrer Energie über Protein auf (vgl. Tab. 2-12). Sie kommen somit den Zufuhrempfehlungen von 9–11 % der Energiezufuhr und einem Richtwert von 15 Energieprozent nahe. Dieser Richtwert ergibt sich aus den durchschnittlich hohen Verzehrsmengen von Protein bei Mischköstlern (vgl. DGE, ÖGE und SGE 2015).

Tab. 2-12: Proteinzufuhr bei Veganern; * nach (vgl. LEITZMANN und KELLER 2013, S. 273), µ DGE, ÖGE und SGE 2015.

		Relative durchschnittliche Proteinzufuhr (Energieprozent)		Absolute durchschnittliche Proteinzufuhr (g/Tag)		Referenzwerte (g/Tag)µ	
		Frauen	Männer	Frauen	Männer	Frauen	Männer
EPIC-Oxford-Studie (Davey et al., 2003)	Veganer	13,5	12,9	55*	60*	47–48	55–57
Deutsche Vegan-Studie (Waldmann et al., 2003)	strikte Veganer	12,4	11,4	53,6	68,2		
	moderate Veganer	10,8	11,4	43,8	62,5		
Oxford Vegetarian Study (Appleby et al., 1999)	Veganer	12,2	11,3	58*	73*		
(Clarys et al., 2014)	Veganer	14,0		83,4			
AHS-2 (Rizzo et al., 2013)	strikte Vegetarier	14,5		68,7			

Zwar liegt die relative Proteinaufnahme im Verhältnis zur Gesamtenergie im Rahmen der Empfehlungen. Aufgrund der geringeren Gesamtenergieaufnahme bedeutet dies jedoch auch, dass Veganer eine niedrigere absolute Eiweißaufnahme haben (KNISKERN und JOHNSTON 2011). Eine etwas ältere US-amerikanische Studie zeigte, dass 40 % der teilnehmenden Veganerinnen die

Empfehlungen zur Proteinaufnahme nicht erfüllten (HADDAD et al. 1999). Auch in der Deutschen Vegan-Studie blieben 41 % der Frauen und 31 % der Männer hinter den Empfehlungen zurück (WALDMANN et al. 2003).

Für eine ausreichende Proteinversorgung sind die geringere biologische Wertigkeit und Verdaulichkeit von pflanzlichem Protein – mit Ausnahme des Sojaproteins – zu berücksichtigen. Entsprechend ist im Rahmen der veganen Ernährung besonders auf die Proteinqualität und eine sinnvolle Kombination der Eiweißquellen zu achten, um eine ausreichende Versorgung mit essenziellen Aminosäuren zu gewährleisten.

Auf der anderen Seite geht der Verzehr tierischer Proteinquellen wie Milch, Milchprodukte und Fleisch oft mit einer hohen Aufnahme gesättigter Fettsäuren und Cholesterin einher. Veganer können durch den Verzehr pflanzlicher Proteinquellen also auch ernährungsphysiologische und gesundheitliche Vorteile haben (vgl. Kap. 3). Naturbelassene pflanzliche Proteinquellen enthalten kaum gesättigte Fettsäuren, sind frei von Trans-Fettsäuren und Nahrungs-Cholesterin. Zudem sind proteinreiche pflanzliche Lebensmittel eine wichtige Quelle für Eisen, Zink, Ballaststoffe, resistente Stärke, Antioxidantien und sekundäre Pflanzenstoffe (z. B. Isoflavone und Saponine) (SAUNDERS 2014). Im Austausch von Milchprodukten nutzen Veganer häufig Alternativen wie Soja- und Mandel«milch». Ob Veganer durch eine ergänzende Aufnahme solcher Produkte mit essenziellen Aminosäuren ausreichend versorgt sind, ist unklar. Alternativprodukte bzw. angereicherte Produkte (vgl. Kap. 5) werden bei Verzehrserhebungen häufig nicht berücksichtigt (CLARYS et al. 2014).

Schlussfolgerung: Veganer kommen den DGE-, ÖGE- und SGE-Empfehlung für die Proteinzufuhr nahe. Da Veganer insgesamt energieärmer essen, liegt die absolute Proteinaufnahme jedoch unter den Empfehlungen. Erschwerend für eine ausreichende Proteinversorgung kommt hinzu, dass die Bioverfügbarkeit aus pflanzlichen Quellen geringer als aus tierischen Quellen ist. Auf Basis dieser Ergebnisse ist es bei einer veganen Ernährungsweise von besonderer Bedeutung auf eine hohe Proteinqualität und sinnvolle Kombination der Eiweißquellen zu achten.

Vitamin B_2 (Riboflavin)
Funktion: Riboflavin (Vitamin B_2) ist als Baustein von Coenzymen wesentlich am oxidativen Stoffwechsel beteiligt. Hier wirkt es beim Fettsäureabbau, in der Atmungskette und dem Citratzyklus mit und spielt somit eine Rolle bei der Energiegewinnung. Außerdem ist Riboflavin essenziell für das embryonale Wachstum, den Abbau der Purinbasen der DNA und den Erhalt der Myelin-

scheiden, die als Schutz der Nervenzellen dienen. Als Bestandteil des Coenzyms Flavin-Adenin-Dinukleotids (FAD) unterstützt es die Wirkung der Glutathion-Reduktase und wirkt damit antioxidativ. Ein Mangel führt zu Wachstumsstörungen sowie zu Haut- und Schleimhautveränderungen, wodurch es z. B. zu Mundwinkelrhagaden und Entzündungen im Mundraum kommen kann. Ein schwerer Mangel kann zudem den Stoffwechsel anderer Vitamine (Pyridoxin und Niacin) stören. Als schlecht wasserlösliches und hitzestabiles Vitamin ist Riboflavin lichtempfindlich (vgl. DGE, ÖGE und SGE 2015).

Bedarf: Richtwerte für die Riboflavinzufuhr (vgl. DGE, ÖGE und SGE 2015): 1,0–1,4 mg/Tag.

Tab. 2-13: Vorkommen von Vitamin B_2 in ausgewählten Lebensmitteln; * während der Keimung des Getreides steigt der Vitamin B_2-Gehalt (BLS 3.01).

Pflanzliche Lebensmittel	Tierische Lebensmittel
Weizen(keime)*	Innereien
Champignons	Fleisch
Grünkohl	Fisch
Spinat	Milch und Milchprodukte
Sojabohnen	
Nüsse	

Versorgung bei Veganern: Die durchschnittliche Riboflavinaufnahme von Veganern liegt im Bereich der Empfehlungen (vgl. Tab. 2-14). In einer etwas älteren US-amerikanischen Studie übertrafen die vegan lebenden Männer die Empfehlungen deutlich (HADDAD et al. 1999) Gleichzeitig zeigen andere Studien aber auch, dass der Riboflavinstatus, welcher über die Aktivität des Enzyms Glutathion-Reduktase gemessen wird, bei 30–48 % der Veganer unzureichend ist (MAJCHRZAK et al. 2006; WALDMANN et al. 2003).

Tab. 2-14: Durchschnittliche Riboflavinaufnahme.

		Durchschnittliche Aufnahme (mg/Tag)	
		Frauen	Männer
EPIC-Oxford Studie (Davey et al., 2003)		2,13	2,26
Deutsche Vegan Studie (Waldmann et al., 2003)	strikte Veganer	1,26	1,53
	moderate Veganer	1,20	1,44

Schlussfolgerung: Es gibt Hinweise darauf, dass die Riboflavinzufuhr durchschnittlich ausreichend ist, jedoch zeigen Untersuchungen einen eher unzureichenden Riboflavin-Status. Vitamin-B_2-reiche Lebensmittel sollten bewusst im veganen Speiseplan berücksichtigt werden.

Vitamin B_{12} (Cobalamin)

Funktion: Aufgrund seiner chemischen Struktur wird das Vitamin B_{12} auch Cobalamin genannt, denn das Molekül besteht aus einem Kobalt-Atom und mehreren Aminogruppen. Neben seiner Rolle im Abbau von Fettsäuren ist das Vitamin durch seine Funktion bei der Synthese der DNA-Basen für Zellwachstum und -teilung sowie die geistige Entwicklung essenziell (vgl. Kap. 3). Bei mangelhafter Versorgung mit Cobalamin liegen unzureichende Mengen metabolisch aktiven Folats vor, sodass ein Mangel zu einer megaloblastischen Anämie und zur Schädigung des Nervensystems führt. Aufgrund dieses Zusammenhangs ähneln sich die Symptome des Vitamin B_{12}- und des Folatmangels. Infolgedessen wird versucht, die Symptome durch die alleinige Supplementation von Folat zu beheben. Dadurch besteht aber das Risiko, dass ein eigentlicher Mangel an Vitamin B_{12} maskiert wird, unbemerkt bleibt und es infolgedessen zu irreparablen Schädigungen am Nervensystem kommt. Bei unzureichendem Cobalaminstatus kommt es außerdem zu einer Anreicherung der Aminosäure Homocystein, da diese ohne Vitamin B_{12} nicht abgebaut werden kann. Erhöhte Homocysteinwerte stehen wiederum mit einem Risiko für Herz-Kreislauf-Erkrankungen in Verbindung (vgl. Kap. 3). Da Vitamin B_{12} während 3–5 Jahren gespeichert werden kann, treten bei unzureichender Aufnahme Mangelerscheinungen erst spät auf. Weltweit besteht eine hohe Prävalenz des Cobalaminmangels (GREEN 2009). In Mitteleuropa werden durch Mischkost allerdings Cobalamin-Mengen zugeführt, die über dem täglichen Bedarf liegen (vgl. DGE, ÖGE und SGE 2015). Für Veganer besteht aufgrund fehlender pflanzlicher Vitamin-B_{12}-Quellen eine besondere Gefahr eines klinischen Mangels, wenn keine Supplemente zugeführt werden.

Bedarf: Aufgrund des großen Speichervermögens liegt der Bedarf an Vitamin B_{12} nur bei 0,5–1 µg/Tag (vgl. KOFRANYI und WIRTHS 2013, S. 129). Unter Berücksichtigung der dosisabhängigen Resorptionsrate (bei einer höheren Zufuhr kann weniger des Vitamins absorbiert werden), der biologischen Variabilität und von Sicherheitszuschlägen, wird in den deutschsprachigen Ländern eine Zufuhr von 3 µg/Tag empfohlen (vgl. DGE, ÖGE und SGE 2015). Um Vitamin B_{12} optimal aufnehmen zu können, wird die Einwirkung von Magensäure, von proteinspaltenden Enzymen und des in der Magenwand gebildeten Intrinsic

Factor benötigt. So kann neben einer unzureichenden Zufuhr auch eine eingeschränkte Absorption des Vitamins zu einer schlechten Versorgung führen. Die Aufnahme des Cobalamins erfolgt im Dünndarm (BAIK und RUSSELL 1999).
Richtwerte für die Cobalaminzufuhr (vgl. DGE, ÖGE und SGE 2015): 3 µg/Tag.
Vorkommen und Bioverfügbarkeit: Vitamin B_{12} wird ausschließlich von Mikroorganismen gebildet. Während verschiedene Tierarten in der Lage sind, das von ihren Darmbakterien gebildete Cobalamin zu nutzen, ist der Mensch auf eine alimentäre Zufuhr angewiesen (PIETZRIK, GOLLY und LOEW 2008; WATANABE 2007). Hauptlieferanten für das Vitamin sind tierische Lebensmittel wie Fleisch, Innereien und Fisch. Pflanzliche Lebensmittel können Spuren des Vitamins enthalten, wenn sie durch Bakterien kontaminiert bzw. durch Fermentation hergestellt wurden; dazu zählen z. B. Sauerkraut und fermentierte Bohnen (z. B. Sojabohnen). Der Gehalt an Vitamin B_{12} variiert dabei von vernachlässigbaren Mengen weit unter 0,1 µg/100g in Kimchi (fermentiertes Gemüse aus Korea) bis zu 12,5 µg/100 ml im Saft aus fermentierten Blättern des Bockshornklees (WATANABE et al. 2013). Aufgrund der starken Schwankungen können diese Lebensmittel nicht als zuverlässige Vitamin-B_{12}-Quellen angesehen werden. Möglicherweise können Rotalgen wie *Porphyra*, die auch als «Nori» bekannt sind, und die Grünalge *Chlorella* zur Versorgung mit Cobalamin beitragen (WATANABE et al. 2013; CROFT et al. 2005). Zwar liegt das Vitamin hier offenbar in bioverfügbarer Form vor, bislang wurde die Nutzbarkeit für den Menschen jedoch nicht nachgewiesen. Zudem enthalten einige Algen teilweise große Mengen an Jod, welches bei Überdosierung toxisch wirkt. Aufgrund dieser Umstände ist auch die Nutzung von Algen als Cobalaminquelle umstritten (WATANABE et al. 2002; AMERICAN DIETETIC ASSOCIATION 2009). Neben echten Cobalaminen kommen in manchen Lebensmitteln strukturverwandte Analoga vor, die keine Vitaminwirksamkeit besitzen (vgl. LEITZMANN und KELLER 2013, S. 251f.). Möglicherweise trägt auch die Kontamination von Lebensmitteln mit Mikroorganismen zur Vitamin-B_{12}-Versorgung bei. Studien zu diesem Zusammenhang liegen jedoch bislang nicht vor.

Tab. 2-15: Vorkommen von Vitamin B_{12} in ausgewählten Lebensmitteln (BLS 3.01); [1]in pflanzlichen Lebensmitteln nur in Spuren enthalten.

Pflanzliche Lebensmittel/100 g	Tierische Lebensmittel/100 g
< 0,1 µg[1]: Sauerkraut	> 20 µg: Innereien
	> 5 µg: Makrele
	< 5 µg: Camembert

Versorgung bei Veganern: Da tierische Lebensmittel die Hauptquelle für Vitamin B_{12} sind, besteht für Veganer ein erhöhtes Risiko für eine ungenügende Versorgung. Entsprechend weisen sie oft eine unzureichende Aufnahme an B_{12} auf (GILSING et al. 2010; WOO et al. 2014). Ohne eine zusätzliche Supplementation weisen Veganer mit durchschnittlich 0,25 bis 0,78 µg/Tag eine unzureichende Vitamin-B_{12}-Zufuhr auf (DAVEY et al. 2003; WALDMANN et al. 2003). Die AHS-2-Studie ermittelte zwar Durchschnittswerte von 23,3 µg/Tag bzw. eine mediane Aufnahmemenge von 6,3 µg/Tag, jedoch nahmen auch hier 5 % der untersuchten Veganer weniger als 0,4 µg/Tag auf. Die extrem hohen Durchschnittswerte in dieser Kohorte sind auf angereicherte Lebensmittel zurückzuführen (RIZZO et al. 2013). Veganer weisen zudem oftmals eine marginale Cobalamin-Versorgung bei gleichzeitig hohen Serumfolat-Werten auf (LARSSON und JOHANSSON 2002). Wie oben beschrieben, kann dieser Zustand zu einer Maskierung des Vitamin-B_{12}-Mangels führen, was für Veganer von besonderer Bedeutung ist (AMERICAN DIETETIC ASSOCIATION 2009). Eine Bestimmung des Vitamin-B_{12}-Status im Blut kann daher sinnvoll sein (vgl. DGE, ÖGE und SGE 2015). Verschiedene Blutparameter geben Aufschluss über den Versorgungsstand an Cobalamin. Der Gesamt-Vitamin-B_{12}-Gehalt im Serum zeigt erst spät und wenig sensitiv einen Vitamin-B_{12}-Mangel an. Der wichtigste Marker ist daher das Holo-Transcobalamin (Holo-TC), welches die aktive Form des Vitamins B_{12} darstellt und als zuverlässiger Marker auch einen leichten Mangel früh erkennen lässt (NEXO und HOFFMANN-LÜCKE 2011). Darüber hinaus sind erhöhte Spiegel an Methylmalonsäure (MMA) und Homocystein wichtige Parameter für einen Cobalaminmangel (AMERICAN DIETETIC ASSOCIATION 2009). Daten aus Deutschland und den Niederlanden zeigen einen klinischen Vitamin-B_{12}-Mangel bei einem Großteil der Veganer (vgl. Tab. 2-16). Die dargestellten Parameter können auch zur Überprüfung des Versorgungsstatus in der Praxis angewandt werden. Risikogruppen wird empfohlen, diesen alle zwei bis drei Jahre bestimmen zu lassen (HERRMANN und OBEID 2008). Der Test für den Holo-TC wird allerdings aufgrund des hohen Preises nicht standardmäßig in der klinischen Praxis angewandt (NEXO und HOFFMANN-LÜCKE 2011).

Tab. 2-16: Versorgungsstatus mit Vitamin B_{12} bei Veganern (HERRMANN et al. 2003; HERRMANN und OBEID 2008; WALDMANN et al. 2004b).

Blutwert	Ausreichende Vitamin-B_{12}-Versorgung	Anteil der Veganer mit einem Mangel	
		(Herrmann & Obeid, 2008) & (Herrmann et al. 2003)	(Waldmann et al., 2004b)
Vitamin B_{12}	> 156 pmol/l	83 %	strikte Veganer: 65 % moderate Veganer: 38 %
Holo-TC	> 35 pmol/l	92 %	-
MMA	< 271 nmol/l	83 %	-
Homocystein	< 12 µmol/l	67 %	strikte Veganer: > 15 µmol/l: 45 % > 10 µmol/l: 71 % moderate Veganer: > 15 µmol/l: 24 % > 10 µmol/l: 62 %

Nur 43 % Veganer nehmen mit Vitamin B_{12} angereicherte Lebensmittel und/oder Supplemente zu sich (GILSING et al. 2010) (vgl. Kap. 5). Diese können zu einer ausreichenden Versorgung beitragen (vgl. BAG 2012, S. 27). So wiesen Veganer, die in der EPIC-Oxford-Studie untersucht wurden und welche Supplemente einnahmen, eine Zufuhr von 3,17 µg auf und konnten ihren Versorgungsstatus damit verbessern (GILSING et al. 2010). Zur Anreicherung von Lebensmitteln und für die Herstellung von Vitamin-B_{12}-Präparaten wird Cyanocobalamin, die synthetische Form des Vitamin-B_{12}, verwendet. Zur Supplementierung eignen sich eine mit Vitamin-B_{12} angereicherte Zahncreme, Nahrungsergänzungsmittel als Tropfen oder Tabletten oder mit Vitamin B_{12} angereicherte Lebensmittel wie z. B. Soja-Drinks, Fleischalternativen oder Nährhefeprodukte. Zu beachten ist, dass eine Anreicherung mit Vitamin B_{12} bei der Herstellung von Bio-Lebensmitteln gesetzlich untersagt ist (EU KOMMISSION 2008).

Schlussfolgerung: Vitamin B_{12} ist fast ausschließlich in tierischen Produkten enthalten, sodass bei einer veganen Ernährung ein besonderes Risiko für einen Mangel besteht. Dieser kann zudem durch die bei Veganern oftmals durch eine gute Folatversorgung maskiert sein. Eine zusätzliche Aufnahme von Cobalamin über Supplemente und angereicherte Lebensmittel wird neben einer regelmäßigen ärztlichen Kontrolle ausdrücklich empfohlen.

Vitamin D
Funktion: Aktives Vitamin D ist an der Calciumhomöostase und dem Phosphatstoffwechsel beteiligt. Zudem spielt es eine wichtige Rolle im Immunsystem. Ein Mangel führt u. a. zu Mineralisationsstörungen der Knochen. Im Kindesalter zeigen sich diese im Krankheitsbild einer Rachitis, deren Folgen eine Deformierung des Skeletts, Muskelschwäche und erhöhte Infektanfälligkeit sind (HOLICK 2007; vgl. DGE, ÖGE und SGE 2015). Zudem wird der Einfluss von Vitamin D auf die Prävention von Herz-Kreislauf-Erkrankungen, Diabetes mellitus und Krebs diskutiert (HOLICK 2007).
Bedarf: Der tägliche Bedarf an Vitamin D liegt bei 20 µg/Tag. Ist der Körper keiner Sonneneinstrahlung ausgesetzt, kann keine Eigensynthese stattfinden und eine ergänzende Versorgung über die Nahrung bzw. Supplementen ist erforderlich (vgl. DGE, ÖGE und SGE 2015).
Richtwerte für die Vitamin-D-Zufuhr (vgl. DGE, ÖGE und SGE 2015):
- 2–4 µg/Tag über die Nahrung + Sonnenbestrahlung/Supplement
- 20 µg/Tag bei fehlender endogener Synthese

Vorkommen und Bioverfügbarkeit: Die Vitamin-D-Gruppe beschreibt die Wirkstoffe der Calciferole. Differenziert wird zwischen dem Ergocalciferol (Vitamin D_2) aus pflanzlicher Quelle und dem Cholecalciferol tierischer Herkunft (Vitamin D_3). Nur wenige tierische Lebensmittel wie fetter Fisch, Hühnereigelb, Käse oder Leber(-tran) enthalten Vitamin D (vgl. Tab. 2-17). Der Gehalt an Vitamin D in pflanzlichen Quellen wie Champignons, Pfifferlingen oder Steinpilzen ist mit Ausnahme von jenem in der Avocado nur sehr gering (vgl. KOFRANYI 2013, S. 112). Der Einfluss der Ernährung auf den Vitamin-D-Status ist generell als gering einzuschätzen. Wichtiger sind hier die Versorgung über Supplemente und der Grad der Hautpigmentierung (CHAN et al. 2009).

Tab. 2-17: Vorkommen von Vitamin D in ausgewählten Lebensmitteln (BLS 3.01).

Pflanzliche Lebensmittel	Tierische Lebensmittel
Avocado	Leber(-tran)
Pilze	Fettreiche Fischarten
	Hühnereigelb
	Käse

Der Mensch ist in der Lage, Vitamin D_3 mithilfe der UV-Strahlen in der Haut zu bilden. Die gebildete Menge ist abhängig von der Expositionsdauer, der Pigmentierung, dem Alter, der Hautdicke und der Verwendung von Sonnenschutzmitteln. Aus dem in der Haut gebildeten Prä-Pro-Hormon entsteht in Leber und Niere durch Hydroxylierung mithilfe von Enzymen das wirksame Vitamin-D-Hormon (25-Hydroxyvitamin-D; 25(OH)D). Berechnungen zufolge genügt für eine ausreichende Vitamin-D-Synthese pro Woche eine zwei- bis dreimalige Sonnenexposition. Dabei reicht es aus, etwa 18 Prozent der Körperoberfläche (z. B. Hände, Arme und Gesicht) mit der Hälfte der minimalen sonnenbrandwirksamen UV-Dosis dem Licht auszusetzen (0,5 MED) (HOLICK 2007). Dieser Richtwert entspricht der Hälfte der Zeit, in der sonst ungeschützt ein Sonnenbrand entstehen würde. Tab. 2-18 zeigt, dass die Eigensynthese in den Wintermonaten nur durch sehr lange Aufenthalte im Freien ausreichend ist. Daher wird eine Supplementation vor allem für diese Zeit empfohlen. Auch Sonnencremes reduzieren z. B. bei einem Lichtschutzfaktor 15 die Vitamin-D-Bildung bereits um bis zu 100 % (STRÖHLE 2009).

Tab. 2-18: Hinreichende Sonnenexpositionsdauer in Mitteleuropa (42,5° nördliche Breite) je nach Hauttyp, Jahreszeit und Uhrzeit, um 25 µg Vitamin D zu bilden (WEBB und ENGELSEN 2006).

Hauttyp (nach Fitzpatrick)	9 Uhr			10:30 Uhr			12 Uhr		
	21.12. (Min.)	21.03. (Min.)	21.06. (Min.)	21.12. (Min.)	21.03. (Min.)	21.06. (Min.)	21.12. (Min.)	21.03. (Min.)	21.06. (Min.)
Typ I	131	26	8	75	11	4	70	8	4
Typ II	148	31	10	91	14	6	94	10	5
Typ III	165	36	12	107	16	7	127	12	6
Typ IV	213	49	17	161	24	10	–	19	8
Typ V	214	60	22	–	31	13	–	25	11
Typ VI	–	86	35	–	49	21	–	41	19

Typ I: Keltischer Typ (sehr helle Hautfarbe; rötliches/hellblondes Haar; blaue Augen; keine Bräunung, Bildung von Sommersprossen; hohe Sonnenbrandgefahr).
Typ II: Nordischer Typ (helle Hautfarbe; blonde/hellbraune Haare; blaue, graue/grüne Augen; Sommersprossen; langsame, geringfügige Bräunung; häufig Sonnenbrand).
Typ III: Mischtyp (mittlere Hautfarbe; dunkelbraunes, hellbraunes, blondes/schwarzes Haar; braune, grüne/graue Augen; kaum Sommersprossen; langsame, aber fortschreitende Bräunung; manchmal Sonnenbrand).
Typ IV: Mediterraner Typ (bräunliche/olivfarbene Haut; braune Augen; braunes/schwarzes Haar; keine Sommersprossen; schnelle Bräunung; selten Sonnenbrand).
Typ V: Dunkler Hauttyp (dunkle Haut; dunkle Augen; schwarzes Haar; keine Sommersprossen; schnelle Bräunung; kaum Sonnenbrand).
Typ VI: Schwarzer Hauttyp (dunkelbraune bis schwarze Haut; schwarze Augen; schwarzes Haar; keine Sommersprossen; praktisch nie Sonnenbrand).

Versorgung bei Veganern: Bei einer veganen Ernährung ist Vitamin D ein kritischer Nährstoff. Veganer haben aufgrund des Ausschlusses tierischer Vitamin-D-Quellen ein hohes Risiko, unzureichend mit dem Vitamin versorgt zu sein

(CROWE et al. 2011). Ergebnisse von Studien aus England und Deutschland zeigen, dass Veganer weniger als 1 µg Vitamin D/Tag mit der Nahrung aufnehmen (CROWE et al. 2011; DAVEY et al. 2003; WALDMANN et al. 2003). Es ist daher sinnvoll, neben der alimentären Zufuhr die Konzentration an Vitamin D im Serum zu messen, um den Versorgungsstatus zu bestimmen. Ernährungserhebungen können die tatsächliche Versorgung mit Vitamin D nur unzureichend wiedergeben, da die Eigensynthese in der Haut bei der Auswertung nicht erfasst wird. Diese stellt jedoch insbesondere bei Veganern eine bedeutsame Vitamin-D-Quelle dar: Gesundheitlich motivierte Veganer halten sich vergleichsweise häufig und lange im Freien auf. Die intensivere Sonnenexposition führt bei ihnen daher zu einer höheren Vitamin-D-Produktion (FONTANA et al. 2005). Kritisch zu betrachten sind allerdings die Wintermonate. Im Vergleich zu Mischköstlern weisen Veganer in diesem Fall schlechtere Werte auf (SMITH 2006; AMERICAN DIETETIC ASSOCIATION 2009). Ergebnisse der EPIC-Oxford-Studie zeigen, dass nur 20 % der Veganer im Winter und Frühling, bzw. 45 % im Sommer und Herbst den 25(OH)D-Zielwert von ≥75 nmol/l erreichten (CROWE et al. 2011). Als ausreichende Versorgung der Knochen gilt eine Serumkonzentration von mindestens 50 nmol 25(OH)D/l (vgl. DGE, ÖGE und SGE 2015). Entsprechend kann eine Supplementierung sinnvoll sein (BISCHOFF-FERRARI 2008). Pro 1 µg ergänztem Vitamin D steigt das 25(OH)D im Blutserum zwischen 0,7 nmol/l und 2 nmol/l an (HEANEY et al. 2003; CASHMAN et al. 2008).

Schlussfolgerung: Die dargestellten Studien zeigen, dass Veganer nicht die empfohlene Menge von 20 µg Vitamin D/Tag aufnehmen. Der Vitamin-D-Status sollte entsprechend regelmäßig kontrolliert und das Vitamin bei einer unzureichenden Versorgung durch angereicherte Lebensmittel und/oder Supplemente ergänzt werden. Vitamin D zählt zu den allgemein kritischen Nährstoffen und ist kein spezifisches Problem vegan lebender Menschen.

Vitamin A
Funktion: Vitamin A ist für das Wachstum, das Immunsystem und die Entwicklung von Zellen und Geweben von Bedeutung. Darüber hinaus regt es das Wachstum und den Aufbau von Haut und Schleimhäuten an und spielt eine zentrale Rolle beim Sehvorgang. ß-Carotin und alle anderen Carotinoide wirken, anders als Vitamin A, antioxidativ. Ein schwerer Vitamin-A-Mangel äußert sich durch Nachtblindheit, Störungen des Immunsystems, der Schleimhäute und führt zu Funktionseinbußen der Augen bis hin zur Erblindung.
Bedarf: Das fettlösliche Vitamin A steht für die Bezeichnung einer Gruppe

verschiedener Substanzen mit Vitamin-A-Aktivität. Das eigentliche Vitamin A (Retinol) kommt nur in tierischen Lebensmitteln vor, während die Provitamine A (Carotinoide) aus pflanzlichen Quellen stammen. Carotinoide können im Körper zu Vitamin A umgewandelt werden. Für den Menschen ist das Carotinoid-β-Carotin am besten verwertbar. Mit einer durchschnittlichen Rate von maximal 15 % wird jedoch lediglich ein kleiner Teil des resorbierten β-Carotins zu Vitamin A umgewandelt (vgl. DUNKELBERG et al. 2012, S. 9). Die Umwandlung erfolgt in Abhängigkeit zur Bedarfssituation, wobei die Umwandlungsrate mit steigender Zufuhrmenge sinkt. Die Vitamin-A- und Provitamin-A-Aktivität sowie alle Substanzen mit Vitamin-A-Aktivität werden als «Retinol-Äquivalent» (RÄ) zusammengefasst. Z.B. entspricht 1 mg RÄ = 6 mg β-Carotin (vgl. ELMADFA und LEITZMANN 2015, S. 365, 376ff).

Richtwerte für die Vitamin-A-Zufuhr (vgl. DGE, ÖGE und SGE 2015): 0,8–1,0 mg Retinol-Äquivalent/Tag.

Vorkommen und Bioverfügbarkeit: Die Bioverfügbarkeit von ß-Carotin unterliegt sehr großen Schwankungen. Durch die gleichzeitige Anwesenheit von Fett in der Nahrung (z. B. ölhaltigen Salatdressings) kann die Aufnahme der Carotinoide im Dünndarm gesteigert werden (TYSSANDIER et al. 2003). Die Gießener Rohkost-Studie zeigte, dass die gleichzeitige Aufnahme von Fett oder Öl die Carotin-Konzentration im Blutserum maßgeblich beeinflusst (GARCIA et al. 2008). Hier führte eine geringere Zufuhr an Fett bzw. Öl zu einem geringeren Plasmaspiegel an β-Carotin und anderen Carotinoiden (GARCIA et al. 2008). Zudem hat die Zubereitungsart eines Lebensmittels Einfluss auf die Verfügbarkeit von β-Carotin. Durch den mechanischen Aufschluss der Pflanzenzellen beim Zerkleinern und Kochen ist es besser verfügbar als beim Rohverzehr (vgl. DGE, ÖGE und SGE 2015). Gemüse hat im Allgemeinen einen höheren Carotinoidgehalt als Obst (vgl. DUNKELBERG et al. 2012, S. 5).

Tab. 2-19: Vorkommen von Vitamin A in ausgewählten Lebensmitteln (BLS 3.01).

Pflanzliche Lebensmittel (ß-Carotin)	Tierische Lebensmittel (Vitamin A)
Karotten	Lebertran
Paprika	Innereien
Aprikosen	Aal
Spinat	Butter
Sauerkirschen	Camembert

Versorgung bei Veganern: Unter anderem zeigt die Deutsche Vegan-Studie, dass Veganer eine sehr gute Versorgung mit RÄ aufweisen (WALDMANN et al. 2003). Anhand der AHS-2, in der sowohl die Aufnahme des ß-Carotins als auch der Retinoläquivalente bestimmt wurden (vgl. Tab. 2-20), lässt sich nachvollziehen, dass die gute Versorgung durch die hohe Zufuhr an ß-Carotin zu erklären ist (RIZZO et al. 2013).

Tab. 2-20: Zufuhrmengen von Retinol, ß-Carotin und Retinol-Äquivalent (RÄ).

			Durchschnittliche Aufnahme (mg/Tag)	
		Gemessen wurde	Frauen	Männer
EPIC-Oxford-Studie (Davey et al., 2003)	Veganer	Retinol	0,7	0,7
Deutsche Vegan-Studie (Waldmann et al., 2003)	strikte Veganer	RÄ	1,8	2,0
	moderate Veganer	RÄ	2,1	1,9
AHS-2 (Rizzo et al., 2013)	strikte Vegetarier	ß-Carotin	13,3	
		RÄ	2,2	

Schlussfolgerung: Obwohl die Hauptquellen für Vitamin A tierischen Ursprungs sind, stellt dieses Vitamin keinen kritischen Nährstoff für Veganer dar. Durch die hohe Aufnahme pflanzlicher Lebensmittel kann der Bedarf durch Pro-Vitamine (ß-Carotin) gedeckt werden.

Eisen
Funktion: Eine besondere Rolle spielt Eisen als Bestandteil des Hämoglobins für den Sauerstofftransport im Blut. Zudem hat es eine wichtige Funktion bei der Genexpression, der Synthese von Enzymen und der Zellbildung. Durch Eisenmangel kann es zu Organstörungen und Anämie kommen. Eisenmangelanämie äußert sich häufig durch abnehmende Leistungsfähigkeit und erhöhte Infektanfälligkeit (vgl. EKMEKCIOGLU und MARKTL 2006, S. 1f). Überversorgung mit Häm- und Speichereisen wurde auch mit chronischen Erkrankungen wie koronaren Herzerkrankungen, Diabetes und Krebs in Verbindung gebracht (vgl. Kap. 3).
Bedarf: Die Richtwerte basieren auf der Absorptionsrate aus Mischkost. Da pflanzliches Eisen weniger gut verfügbar ist (siehe unten), wird in den USA die 1,8-fache Aufnahmemenge empfohlen (FOOD AND NUTRITION BOARD 2002).
Richtwerte für die Eisenzufuhr für Jugendliche und Erwachsene (vgl. DGE, ÖGE und SGE 2015): 10–15 mg/Tag.
Vorkommen und Bioverfügbarkeit: Während das aus tierischen Lebensmitteln stammende zweiwertige Häm-Eisen zu 15–35 % resorbiert werden kann,

weist das dreiwertige Nicht-Häm-Eisen eine schlechtere Bioverfügbarkeit auf. Es wird zu 2–20 % resorbiert. Die Absorptionsrate wird außerdem vom individuellen Eisenstatus beeinflusst. Im Falle eines Eisenmangels kann sie auf das Zwei- bis Dreifache ansteigen (HOODA et al. 2014; vgl. EKMEKCIOGLU und MARKTL 2006, S. 3f.).

Faktoren, die die Verfügbarkeit von Eisen fördern (LÖFFLER und PETRIDES 2002, S. 702ff; LEITZMANN et al. 2009, S. 78ff; KASPER 2014, S. 60; SCHMIDT und SCHMIDT 2004, S. 266; HAHN 2001, S. 170; NISTROIJ 2000, S. 412):

Vitamin C fördert die Absorption von Nicht-Häm-Eisen, indem Ascorbinsäure durch die Reduktion von schlecht löslichen dreiwertigen Eisen die Bildung zu zweiwertigem Eisen steigert. Die Aufnahme von bereits 25 mg Vitamin C führt zu einer signifikanten Absorptionssteigerung.

Schwefelhaltige Aminosäuren (begünstigen die Reduktion des dreiwertigen Eisens in die zweiwertige Form), organische Säuren wie Zitronensäure, Wein- und Milchsäure.

Faktoren, die die Verfügbarkeit von Eisen hemmen, indem sie unlösliche und nicht resorbierbare Komplexe bilden, sind: Phytinsäure (Phytate) in Getreide, Mais, Reis sowie Vollkorn- und Sojaprodukten, Ballaststoffe (nicht Zellulose), Oxalate im Gemüse (vor allem Spinat, Rhabarber und Kakao), Polyphenole (unter anderem Tannine, z. B. in Kaffee, schwarzem Tee, Hirse, Spinat und Rotwein), exzessive Zufuhr anderer Metallionen (z. B. Mangan (Mn^{2+}), Kobalt (Co^{2+}), Kupfer (Cu^{2+}), Zink (Zn^{2+}), Blei (Pb^{2+}) und Sojaprotein.

Tab. 2-21: Vorkommen von Eisen in ausgewählten Lebensmitteln (BLS 3.01).

Pflanzliche Lebensmittel	Tierische Lebensmittel
Hirse	Innereien
Kichererbsen	Fleisch
Sojabohnen	
Pfifferlinge	
Haselnüsse	
Aprikosen, getrocknet	
Spinat	
Vollkorngetreide	

Versorgung bei Veganern: Wissenschaftliche Ergebnisse zeigen, dass Veganer insgesamt eine ausreichende Eisenzufuhr aufweisen (vgl. Tab 2-22). Trotz ausreichender Zufuhr im Durchschnitt wiesen jedoch einige der in der Deutschen Vegan-Studie untersuchten Frauen einen Eisenmangel (gemessen am Ferritinwert) auf (WALDMANN et al. 2004a). Das Ferritin gibt den Status des im Körper gespeicherten Eisens an. In der Gruppe der jüngeren Veganerinnen (< 50 Jahren) hatten 40 %, in der älteren Gruppe (ab 50 Jahren) 12 % einen Ferritinmangel (< 12 ng/ml). Entsprechend sollten vor allem Risikogruppen ihren Serum-Ferritinwert regelmäßig überprüfen lassen und gegebenenfalls auf Supplemente zurückgreifen.

Tab. 2-22: Zufuhrmengen von Eisen (mg/Tag).

		Durchschnittliche Aufnahme (mg/Tag)	
		Frauen	Männer
EPIC-Oxford-Studie (Davey et al., 2003)	Veganer	14,1	15,3
Deutsche Vegan-Studie (Waldmann et al., 2003)	strikte Veganer	20,1	24,8
	moderate Veganer	18,5	23,0
AHS-2 (Rizzo et al., 2013)	strikte Vegetarier	31,6	
(Clarys et al., 2014)	Veganer	23,0	

Schlussfolgerung: Eine ausreichende Eisenversorgung ist mit einer veganen Ernährung möglich. Hierbei ist neben einer ausreichend hohen Zufuhr vor allem auf die Kombination mit resorptionsfördernden Substanzen wie organischen Säuren und die Vermeidung der gleichzeitigen Aufnahme hemmender Substanzen wie Phytinsäure zu achten. Ein Eisenstatus im unteren Normbereich kann von Vorteil sein, da bei hohen Eisenvorräten durch Bildung freier Radikale Oxidationsvorgänge beschleunigt werden.

Calcium
Funktion: Calcium dient als Bausubstanz für Knochen und Zähne, ist ein wichtiger Faktor bei der Blutgerinnung und hat eine bedeutende Funktion als Neurotransmitter im Nervensystem.
Bedarf: Richtwerte für die Calciumzufuhr für Jugendliche und Erwachsene (vgl. DGE, ÖGE und SGE 2015) 1000 mg/Tag.
Vorkommen und Bioverfügbarkeit: Calcium ist ein bedeutender Mineralstoff, dessen Hauptlieferanten in der westlichen Ernährung tierischen Ursprungs sind. Die Absorptionsrate von Calcium ist von unterschiedlichen Faktoren abhängig und schwankt zwischen 15–60 % (HAHN, STRÖHLE und WOLTERS 2006). So nimmt sie z. B. bei erhöhtem Bedarf, etwa während der Schwangerschaft, zu. Im Säuglingsalter und in der Pubertät wird Calcium am effektivs-

ten resorbiert (≈ 60 %), um danach auf 15–20 % im Erwachsenenalter abzusinken (ABRAMS et al. 1997; MATCOVIC 1991). Milch- und Milchprodukte sind reich an Calcium. Zu den pflanzlichen Quellen zählen Gemüsesorten wie Broccoli, Grünkohl sowie Hülsenfrüchte, Samen und Nüsse. Weitere relevante Quellen für Calcium sind Getränke. In Deutschland werden etwa 25 % des aufgenommenen Calciums über alkoholfreie Getränke aufgenommen (MRI 2008). Die Bioverfügbarkeit verschiedener Calciumquellen variiert (vgl. Tab. 2-24). Besonders geeignet sind Mineralwässer mit einem Calciumgehalt von mehr als 150 mg Calcium/l. (HEANEY 2006).

Tab. 2-23: Vorkommen von Calcium in ausgewählten Lebensmitteln (BLS 3.01).

Pflanzliche Lebensmittel	Tierische Lebensmittel
Grünkohl	Käse
Brennnessel	Milch
Sesam	Joghurt
Broccoli	Barsch (Fisch)

Tab. 2-24: Bioverfügbarkeit ausgewählter veganer Calciumquellen (WEAVER und HEANEY 2006, S. 137).

Lebensmittel	Resorption (%)
Pak Choi	54
Grünkohl	50
Broccoli	61
Brot (angereichert)	43
Chinakohl	40
Sojamilch (angereichert)	24
Orangensaft (angereichert)	36
Tofu (angereichert)	31
Kidneybohnen/rote Bohnen	24
Süßkartoffeln	22
weiße Bohnen	22
Rhabarber	9
Spinat	5
Vergleich: Kuhmilch	32

Einige Substanzen in pflanzlichen Lebensmitteln fördern oder hemmen die Calciumabsorption (AMERICAN DIETETIC ASSOCIATION 2009). Der wichtigste Hemmstoff ist hier die Oxalsäure. In Tab. 2-25 sind Oxalsäuregehalte verschiedener Lebensmittel aufgeführt. Auch Phytate können die Calciumverfügbarkeit hemmen. Es bilden sich schwer lösliche Verbindungen wie Calcium-Oxalate und Calcium-Phytate, die nicht resorbiert werden können (vgl. ELMADFA und LEITZMANN 2015, S. 279f). Ähnliches gilt für Ballaststoffe wie Pektin und Zellulose.

Tab. 2-25: Oxalsäuregehalt verschiedener Lebensmittel (MASSEY 2007).

Lebensmittel (100g/ml)	Menge an Oxalat (mg)
Spinat	400–900
Rhabarber	260–1235
Sternfrucht	80–730
Rote Bete	76–675
Schwarztee	48–92
Grüner Tee	6–26
Kräutertee	0–8
Mandeln	431–490
Cashewkerne	231–262
Haselnuss	167–222
Walnuss	74
Pecannüsse	64
Pistazien	49–57
Macadamianüsse	42
Weizen	457
Bohnen	8–91
Erdnüsse	96–705
Sojabohnen (getrocknet)	82–214
Tofu	3–280

Faktoren, die die Calciumaufnahme fördern (BIESALSKI 2010; HAHN, STRÖHLE und WOLTERS 2006; SCHMIDT und SCHMIDT 2004; WEAVER 2001; KASPER 2014; BUSHINSKY 2001):
- Verteilung auf mehrere Einzeldosen am Tag
- Vitamin D
- leicht resorbierbare Zucker wie Laktose (Milchzucker)
- Milchsäure
- Zitronensäure
- Aminosäuren
- Caseinphosphopeptide
- nicht resorbierbare Kohlenhydrate wie Inulin, Fructooligosaccharide und Lactulose

Faktoren die die Calciumaufnahme hemmen:
- Oxalsäure
- Phytinsäure
- (Langkettige gesättigte) Fettsäuren, z. B. Stearinsäure in Pflanzenfett
- Phosphorsäure, z. B. in Softdrinks
- Gerbsäure, z. B. in Kaffee, schwarzem Tee und einigen Kräutertees
- Ballaststoffe wie Pektin und Zellulose, z. B. in Vollkornprodukten, Gemüse und Obst

Faktoren, die die renale Calciumausscheidung fördern:
- Natrium: pro 2 g Natrium gehen 30–40 mg Calcium mit dem Urin verloren
- erhöhte Proteinzufuhr (sowohl tierisches als auch pflanzliches Protein): 1 g Protein steigert die renale Calciumausscheidung um 0,5–1,5 mg
- erhöhte Alkoholaufnahme
- chronische Azidose (Blut-pH < 7,35)
- erhöhte Phosphatzufuhr (Calcium-Phosphat-Verhältnis 1:1–1:1,2 optimal)

Versorgung bei Veganern: Calcium ist kann bei Veganern ein kritischer Nährstoff sein (vgl. BAG 2012, S. 27). Einige große Kohortenstudien zeigen, dass die Calciumaufnahme bei einer veganen Ernährung im Durchschnitt unter den Empfehlungen liegt (vgl. Tab. 2-26)

Tab. 2-26: Durchschnittliche Aufnahme an Calcium (mg/Tag).

		Durchschnittliche Aufnahme (mg/Tag)	
		Frauen	Männer
EPIC-Oxford-Studie (DAVEY et al., 2003)	Veganer	582	610
Deutsche Vegan-Studie (WALDMANN et al., 2003)	strikte Veganer	790	915
	moderate Veganer	784	889
AHS-2 (RIZZO et al., 2013)	strikte Vegetarier	1156	
CLARYS et al., 2014	Veganer	738	
Crowe et al. 2011	Veganer	557	

In Bezug auf die Calciumversorgung und die Knochenmineralisation konnte gezeigt werden, dass Veganer im Durchschnitt und verglichen mit Mischköstlern ein etwa 30 % höheres Frakturrisiko haben (APPLEBY et al. 2007). Dies betraf allerdings nur Veganer mit einer Calciumaufnahme von weniger als 525 mg/Tag (vgl. Kap. 3). Andere Studien zeigten hingegen keinen Zusammenhang zwischen einer vergleichbar deutlich verringerten Calciumaufnahme und der Knochenmineralisationsdichte sowie der Frakturhäufigkeit bzw. dem Knochenumsatz (HO-PHAM et al. 2012; FONTANA et al. 2005). Dabei spielt auch eine ausreichende Versorgung mit Vitamin D eine große Rolle, da dieses für die Calciumaufnahme unerlässlich ist. Für die Knochengesundheit sind außerdem weitere Ernährungsfaktoren von Bedeutung.

Schlussfolgerung: Veganer nehmen durchschnittlich weniger Calcium als 1000 mg/Tag zu sich und bleiben damit unter der Empfehlung der Fachgesellschaften. Eine eingeschränkte Knochenmineralisation sowie ein erhöhtes Frakturrisiko scheinen jedoch erst bei Zufuhrmengen von unter 525 mg/Tag aufzutreten. Beim Verzicht auf tierische Calciumquellen sollte insbesondere auf eine hohe Bioverfügbarkeit der pflanzlichen Quellen geachtet und die gleichzeitige Aufnahme absorptionshemmender Substanzen, wie Oxalat, Phytat und Gerbstoffe, vermieden werden.

Zink

Funktion: Neben seiner Funktion als Bestandteil bzw. Aktivator zahlreicher Enzyme fördert Zink das Wachstum und die Proteinsynthese und wirkt antioxidativ. Als essenzielles Spurenelement übernimmt es eine bedeutende Rolle bei der Zellteilung, beeinflusst Hormone und das Immunsystem. Ein Zinkmangel kann daher zu unterschiedlichen Symptomen führen. Als Mangelerscheinungen eines schweren Zinkmangels sind u. a. Wachstumsstörungen, eine gestörte Wundheilung, Nachtblindheit, Geschmacksstörungen und eine gestörte Spermatogenese bekannt (vgl. EKMEKCIOGLU und MARKTL 2006, S. 40, 47f).

Bedarf: Richtwerte für die Zinkzufuhr für Jugendliche und Erwachsene (vgl. DGE, ÖGE und SGE 2015): 7–10 mg/Tag.

Vorkommen und Bioverfügbarkeit: Pflanzliche Quellen wie Haferflocken, Weizenkeime, Kürbiskerne, Buchweizen, Sojabohnen und Paranüsse sind im Vergleich mit tierischen Quellen gute Zinklieferanten. Brot gilt in Deutschland neben tierischen Quellen als Hauptlieferant für Zink.

Tab. 2-27: Vorkommen von Zink in ausgewählten Lebensmitteln (BLS 3.01).

Pflanzliche Lebensmittel	Tierische Lebensmittel
Buchweizen	Austern
Hafer	Käse
Nüsse	Fleisch
Sojabohnen	
Kürbiskerne	

Zu beachten ist die geringere Bioverfügbarkeit aus pflanzlichen gegenüber tierischen Zinkquellen. Komplexbildner wie die Aminosäuren Histidin und Cystein können die Zinkaufnahme steigern, Ballaststoffe, Tannine (z. B. Kaffee, Tee) und Phytinsäure (Phytat) hemmen hingegen die Absorption (vgl. DUNKELBERG et al. 2012, S. 289f). Bei hohem Verzehr von Getreide und Hülsenfrüchten wird durchschnittlich ein hohes Phytat-Zink-Verhältnis (> 15 : 1) erreicht. Dadurch ist die intestinale Zinkabsorption herabgesetzt, wodurch der Zinkbedarf um bis zu 50 % erhöht sein kann (IOM 2002, SCHMIDT 2004). Durch einige Untersuchungen konnte jedoch festgestellt werden, dass bei der Zufuhr phytatreicher Lebensmittel über einen längeren Zeitraum eine Adaptation der intestinalen Resorptionsleistung des Organismus erfolgt, sodass eine ausreichende Resorption von Zink möglich ist (vgl. LEITZMANN 2009, S.110). Durch die Zubereitungsart zahlreicher Lebensmittel kann der Gehalt an Phytinsäure vermindert und damit die Bioverfügbarkeit von Zink verbessert werden (GIBSON 2015). Eine dazu zielführende Möglichkeit sind beispielsweise, rohes Getreide, Nüsse, Samen sowie Hülsenfrüchte vor dem Verzehr für mehrere Stunden in Wasser einzuweichen resp. keimen (6 bis 38 Stunden) oder fermentieren lassen.

Phytinsäure

Phytinsäure ist eine bioaktive Substanz. Sie kommt natürlicherweise z. B. in Hülsenfrüchten sowie in den Randschichten von Getreide und Ölsaaten vor. Sie dient der Pflanze als Speicher für Phosphat und Kationen (z. B. Kalium oder Magnesium), die der Keimling zum Wachstum benötigt. Aufgrund ihrer komplexbildenden Eigenschaften kann sie mit der Nahrung aufgenommene Mineralstoffe wie Eisen, Calcium und Zink im Verdauungstrakt unlöslich binden, sodass diese dem Körper nicht mehr zur Verfügung stehen. Entsprechend sinkt deren Bioverfügbarkeit. Die Wirkung der Phytinsäure ist jedoch von mehreren Faktoren abhängig, so z. B. von ihres Konzentration, von der Zubereitungsart einer Mahlzeit sowie von Phytase (vgl. WATZL und LEITZMANN 2005, S. 46). Durch das Enzym Phytase kann die Bioverfügbarkeit erhöht werden. Phytase kommt natürlicherweise in Pflanzen, unter anderem im Keim und der Kleie von Getreidekörnern sowie in Mikroorganismen vor. Nach Aktivierung durch physikalische Einwirkungen (mahlen, quellen) bzw. durch Mikroorganismen (Milchsäurebakterien und Hefen, die der Gärung dienen) führt Phytase zur hydrolytischen Spaltung der Phytinsäure im Lebensmittel (z. B. bei der Herstellung von Sauerteig) (SCHLEMMER 2009). Zudem können einige organische Säuren den aufnahmehemmenden Effekt der Phytinsäure positiv beeinflussen (z. B. Vitamin C, Zitronen-, Äpfel-, Wein- und Milchsäure) (vgl. LEITZMANN und KELLER, 2013, S.222, 240).

Versorgung bei Veganern: Die durchschnittliche Zinkaufnahme entspricht den Empfehlungen von 7 bis 10 mg/Tag. Einen zuverlässigen Marker für den Zinkstatus im Plasma gibt es derzeit nicht, sodass die physiologische Versorgung nicht hinreichend bestimmt werden kann (FOSTER et al. 2013).

Tab. 2-28: Durchschnittliche Zinkzufuhr von Veganern (mg/Tag).

		Durchschnittliche Aufnahme (mg/Tag)	
		Frauen	Männer
EPIC-Oxford-Studie (vgl. Davey et al. 2003)	Veganer	7,22	7,99
Deutsche Vegan-Studie (vgl. Waldmann et al. 2003)	Strikte Veganer	10,5	13,5
	Moderate Veganer	9,26	12
AHS-2 (Rizzo et al. 2013)	Strikte Vegetarier	16,3	

Schlussfolgerung: Untersuchungen zeigen, dass der Zinkbedarf bei Veganern im Durchschnitt entsprechend der Empfehlungen der Fachgesellschaften gedeckt ist. Hemmende Effekte durch Ballaststoffe und Phytate sollten vermindert werden, um eine möglichst hohe Resorption zu gewährleisten.

Jod

Funktion: Jod ist ein zentraler Bestandteil der Schilddrüsenhormone Trijodthyronin (T3) und Thyroxin (T4). Die Schilddrüsenhormone sind am Kohlenhydrat-, Eiweiß-, und Fettstoffwechsel beteiligt und beeinflussen u. a. das Nervensystem, die Herzfrequenz und den Grundumsatz. Jod hat auch eine essenzielle Bedeutung für Wachstum und Entwicklung (vgl. EKMEKCIOGLU und MARKTL 2006, S. 116f). Bei einer unzureichenden Jodversorgung treten als Mangelerscheinung Struma (pathologische und kompensatorische Vergrößerung der Schilddrüse) und Kretinismus auf (vgl. BÖCKER und AGUZZI 2008, S. 392). Auch eine Überversorgung mit einer täglichen Menge von > 500 µg/Tag kann zu einer gestörten Schilddrüsenfunktion, Hyper- oder Hypothyreose und Strumabildung führen (vgl. BfR 2007).
Bedarf: Richtwerte für die Jodzufuhr für Jugendliche und Erwachsene (vgl. DGE und ÖGE 2015: 180–200 µg Jod/Tag; SGE 2015: 150 µg Jod/Tag).
Vorkommen und Bioverfügbarkeit: Mit Jod angereichertes Salz ist die wichtigste Jodquelle in Deutschland (Arbeitskreis Jodmangel 2015) und den angrenzenden Ländern. Seit Anfang der 1990er-Jahre trägt die Jodierung von Lebens- und Futtermitteln dazu bei, die Versorgung der Bevölkerung zu optimieren. Nahrungsmittel wie Salz, Öle, Brot und Wasser werden entsprechend

mit Jod angereichert (vgl. BFR 2012). Ein Großteil des Salzverzehrs, schätzungsweise 80 %, erfolgt jedoch nicht über im Haushalt zubereitete Speisen, bei deren Herstellung das mit Jod angereicherte Salz zum Einsatz kommen würde, sondern über industriell oder handwerklich gefertigte Lebensmittel, bei deren Herstellung jedoch selten mit Jod versetztes Satz verwendet wird. Da Fertiglebensmittel aber von der Bevölkerung immer häufiger verzehrt werden, ergeben sich auf diese Weise Versorgungslücken (Arbeitskreis Jodmangel 2015). Feldsalat, Champignons, Broccoli und Karotten enthalten natürlicherweise Jod. Der Jodgehalt der Pflanzen unterliegt jedoch Schwankungen, da er vom Gehalt des Bodens abhängt. Felder im Inneren der Kontinente sowie in Gebirgsregionen weisen einen deutlich geringeren Jodgehalt als küstennahe Regionen auf. Getrocknete Algen und Seetang enthalten Jod in relevanten, teilweise sogar sehr hohen Mengen. Die Jodgehalte schwanken je nach Algenart stark. Daher wird empfohlen, die Produkte zu verwenden, auf deren Verpackung Angaben zu Verzehrsmengen gegeben werden, um eine Überdosierung zu vermeiden (vgl. BfR 2007). Mit einer Konzentration von bis zu 720 µg/l kann jodhaltiges Mineralwasser einen Beitrag zur alimentären Versorgung leisten.

Tab. 2-29: Vorkommen von Jod in ausgewählten Lebensmitteln (BLS 3.01).

Pflanzliche Lebensmittel	Tierische Lebensmittel
Algen	Fisch
Seetang	Meeresfrüchte
Feldsalat	
Champignons	

Versorgung bei Veganern: Die durchschnittliche Jodaufnahme der Veganer, die im Rahmen der Deutschen Vegan-Studie untersucht wurden, lag deutlich unter der Empfehlung von 180–200 µg Jod/Tag (vgl. Anhang, Tab.13).

Tab. 2-30: Durchschnittliche Jodaufnahme von Veganern (µg/Tag).

		Durchschnittliche Aufnahme (mg/Tag)	
		Frauen	Männer
Deutsche Vegan-Studie (Waldmann et al. 2003)	strikte Veganer	82	87,6
	moderate Veganer	78	93,7

Schlussfolgerung: Veganer erreichen die empfohlene Zufuhrmenge von Jod im Durchschnitt nicht. Da bei der Verzehrerhebung nicht immer erfasst wird, ob mit Jod angereicherte Lebensmittel verzehrt werden oder nicht, könnte die tatsächliche Versorgung jedoch über den hier dargestellten Werten liegen. Dennoch ist eine adäquate alimentäre Jodaufnahme generell, aber insbesondere auch bei einer veganen Ernährung schwierig, sodass eine Supplementation sinnvoll sein kann. Jod zählt zu den allgemein kritischen Nährstoffen und ist kein spezifisches Problem vegan lebender Menschen.

Sekundäre Pflanzenstoffe
Funktion: Sekundäre Pflanzenstoffe (SPS) sind bioaktive Substanzen. Bei ihnen handelt es sich um Nahrungsinhaltsstoffe, die als nicht nutritive Stoffe bezeichnet werden und denen eine gesundheitsfördernde Wirkung zugeschrieben wird (vgl. Kap. 3). Neben den primären Pflanzenstoffen (Kohlenhydraten, Proteinen, Fetten), zählen schätzungsweise 100 000 chemische Verbindungen zu den sekundären Pflanzenstoffen. Sie werden von Pflanzen gebildet und da sie nur in geringen Mengen vorkommen, werden ihre Funktionen als pharmakologische Wirkungen bezeichnet (vgl. WATZL und LEITZMANN 2005, S. 15). Gegenwärtig sind bereits viele gesundheitsfördernde Wirkungen der sekundären Pflanzenstoffe auf den Menschen bekannt (vgl. Kap. 3). Sekundäre Pflanzenstoffe erfüllen durch ihre z. B. antikanzerogene, antioxidative, antiphlogistische und blutdruckbeeinflussende Wirkung einen therapeutischen Zweck.
Vorkommen und Bioverfügbarkeit: In Tab. 2-31 sind eine Reihe ausgewählter sekundärer Pflanzenstoffe aufgeführt. Neben ihren physiologischen Funktionen werden der Gehalt in Lebensmitteln und die geschätzten Aufnahmemengen angegeben.

Tab. 2-31: Sekundäre Pflanzenstoffe; Vorkommen und Aufnahme mit der Nahrung und Funktionen (vgl. ELMADFA und LEITZMANN 2015, S. 520ff; vgl. WATZL und LEITZMANN 2005, S. 23, 27–30; vgl. STEHLE 2012, S. 336; WATZL 2001; WATZL und RECHKEMMER 2001; vgl. DGE, ÖGE und SGE 2015).

Sekundärer Pflanzenstoff	Gehalt in Lebensmitteln (max. Menge an g/100g)	Geschätzte Aufnahme (mg/Person/Tag)	Funktionen
Carotinoide		6	– farbgebende Komponenten in orangefarbenem Obst/Gemüse und grünem Gemüse – immunmodulierend, antioxidativ, antikanzerogen, senkt den Cholesterinspiegel
Aprikose	4		
Nektarine	0,1		

Sekundärer Pflanzenstoff	Gehalt in Lebensmitteln (max. Menge an g/100g)	Geschätzte Aufnahme (mg/Person/ Tag)	Funktionen
Phytosterine		150–400	– Bestandteile fettreicher Pflanzenteile – antikanzerogen, senkt den Cholesterinspiegel
Getreide	200		
Sonnenblumenkerne	530		
Sesamsamen	700		
Speiseöle raffiniert/nicht raffiniert	600/900		
Saponine		10	– Bitterstoffe – antikanzerogen, antimikrobiell, senkt den Cholesterinspiegel, immunmodelierend, entzündungshemmend
Hülsenfrüchte	5		
Spinat	0,6		
Haferflocken	0,1		
Glukosinolate (Senfölglycoside)		40–110	– geschmacksgebende Komponenten – antikanzerogen, antimikrobiell
Broccoli	60		
Kohlrabi	110		
Gartenkresse	120		
Phenolsäuren (Polyphenole)		6*	– Struktur der Zellwände – antikanzerogen, antimikrobiell, antioxidativ, antithrombotisch, immunmodulierend, entzündungshemmend, beeinflusst den Blutdruck und den Blutglukosespiegel
Grünkohl	150		
Weizenvollkorn	50		
Radieschen	10		
Hülsenfrüchte	7		
Flavonoide (Quercetin)		23	– farbgebende Komponenten – antioxidativ, antikanzerogen, antimikrobiell, immunmodulierend, entzündungshemmend
Zwiebeln	35		
Grünkohl	11		
Hülsenfrüchte	4		
Protease Inhibitoren		295–330	– antioxidativ, antikanzerogen
Sojabohnen	2000		
Kartoffeln	200		
Getreidekorn	300		
Monoterpene (z. B. Menthol, Limonen)	–	150	– antikanzerogen, antimikrobiell
Phytoöstrogene (Lignane)		0,6–1,8**	– antioxidativ, antikanzerogen
Leinsamen	80		
Roggenmehl	0,6		
Maismehl	0,04		

Sekundärer Pflanzenstoff	Gehalt in Lebensmitteln (max. Menge an g/100g)	Geschätzte Aufnahme (mg/Person/Tag)	Funktionen
Sulfide (Alliin)		–	– antioxidativ, antikanzerogen, immunmodulierend, antithrombotisch, verdauungsfördernd, entzündungshemmend, senkt den Cholesterinspiegel, antimikrobiell, blutdruckmodulierend
Knoblauch	400	–	
Phytinsäure		–	– antikanzerogen, antioxidativ, immunmodulierend, beeinflusst den Blutglukosespiegel
Weizenkeimflocken	1800***		
Vollkorngetreide, Dinkel, Grünkern, Buchweizen, Quinoa, Amaranth	1500***		
Reis, Graupen	200***		

* nur Ellagsäure
** Gesamtphytoöstrogene, westliche Populationen (Deutschland, Niederlande, USA), Mediane
*** in 100 g Trockensubstanz
– keine Daten verfügbar

Die unterschiedlichen Wirkungen sekundärer Pflanzenstoffe und ihre Bioverfügbarkeit sind von zahlreichen Faktoren abhängig; so hängt z. B. die Nutzung aus Gemüse in hohem Maße von der Art der Zubereitung ab. Einige sekundäre Pflanzenstoffe sind durch Hitze leicht zerstörbar (z. B. Glukosinolate), und/oder sie werden nur in geringer Menge resorbiert (z. B. Saponine) (vgl. WATZL und LEITZMANN 2005, S. 35f, 433).

Versorgung bei Veganern: Beim Verzehr einer großen Menge Obst und Gemüse, Vollkorngetreide und Hülsenfrüchten kann die Versorgung mit verschiedenen sekundären Pflanzenstoffen hoch sein. Dadurch, dass Veganer häufiger biologisch produzierte Lebensmittel kaufen, die höhere Gehalte an z. B. antioxidativ wirksamen Inhaltsstoffen aufweisen (BARANSKI et al. 2014), nehmen sie unter Umständen auch mehr sekundäre Pflanzenstoffe auf. Eine Studie aus Finnland liefert Hinweise auf eine erhöhte Serumkonzentration an Polyphenolen bei Veganern (ELORINNE et al. 2016). Ergebnisse der Adventisten Health Study 2 zeigen, dass Veganer, verglichen mit Anhänger anderer Ernährungsformen, die größten Mengen pflanzlicher Lebensmittel wie Gemüse und Obst aufnehmen.

Tab. 2-32: Aufnahme von Lebensmitteln bei verschiedenen Kostformen (g/Tag) (www.adventisthealthstudy.org).

Lebensmittel	Veganer	Ovo-Lacto-Vegetarier	Pesco-Vegetarier	Mischköstler
Obst	483	357	400	299
Gemüse	424	347	386	320
Nüsse und Samen	36	28	25	19

Fermentierte Lebensmittel

Fermentierte Lebensmittel gelten wie sekundäre Pflanzenstoffe und Ballaststoffe als bioaktiv. Mit dem Begriff «Fermentation» wird die Umwandlung organischen Materials durch Mikroorganismen wie Bakterien oder andere Einzeller, Pilze bzw. deren Enzyme bezeichnet. Ursprünglich fungierte die Fermentation als Möglichkeit, erntefrisches Obst und Gemüse zu konservieren; heute stehen auch die gesundheitlichen Vorteile im Fokus. Zahlreiche physiologische Wirkungen fermentierter Lebensmittel gelten als wissenschaftlich erwiesen (vgl. WATZL und LEITZMANN 2005, S. 9). Nach FARNWORTH (2008) kann der physiologische Nutzen fermentierter Lebensmittel entsprechend ihren Eigenschaften wie folgt eingeteilt werden:
- verbesserte Verdaulichkeit
- Entstehung von erwünschten mikrobiellen Produkten (z. B. Enzymen)
- erhöhte Bioverfügbarkeit
- probiotische und prebiotische Wirkungen
- erhöhter Mikronährstoffgehalt (z. B. Vitamine)

Eine verbesserte Verdaulichkeit ist dadurch begründet, dass durch die von Mikroorganismen gebildeten Enzyme die Aufspaltung der Nährstoffe unterstützt wird. Ähnlich wirkt sich der Verzehr fermentierter Lebensmittel auf die Bioverfügbarkeit von Nährstoffen aus: Die Mikroflora des Darms wird durch Mikroorganismen bzw. Enzyme ergänzt und durch Prebiotika und Probiotika (vgl. Kap. 3) positiv beeinflusst (vgl. FARNWORTH 2008, S. 501ff). Neben der Fähigkeit von Mikroorganismen, Folsäure zu bilden (ROSSI et al. 2011; HUGENHOLTZ und SMID 2002), produzieren Milchsäurebakterien auch Vitamin B_2 und B_{12} (CAPOZZI et al. 2012).

2.2 Vegane Ernährung im (Leistungs-)Sport

Die richtige Ernährung ist für jeden Sportler von großer Bedeutung. Sie ist Voraussetzung für optimale Leistungsentwicklung und Regeneration nach Belastungssituationen. Dies gilt vor allem für (Leistungs-)Sportler mit großem Trainingspensum. Die optimale Ernährung ermöglicht es ihnen, ihre Leistungsfähigkeit bei Wettkämpfen voll auszuschöpfen. Eine einheitliche Definition dafür, wer als Leistungssportler gilt, gibt es allerdings nicht. Als Richtwert kann man aber davon ausgehen, dass jemand dann als Leistungssportler zu klassieren ist, wenn der zeitliche Trainingsaufwand bis zu zwei Stunden pro Tag an mindestens fünf Tagen die Woche umfasst, und der sportbedingte Energieumsatz 4000 kcal oder mehr beträgt (vgl. SCHEK 2014, S. 371).

Eine ausreichende Zufuhr an Makro- und Mikronährstoffen ist wichtig für eine optimale Stoffwechselleistung. Internationale Organisationen wie die International Society of Sports Nutrition, das American College of Sports Medicine sowie das Internationale Olympische Komitee empfehlen Sportler/innen mit einer veganen Ernährungsweise, auf eine adäquate Energie- und Proteinzufuhr zu achten. Zudem besteht bei ihnen das Risiko einer unzureichenden Versorgung mit Eisen, Calcium, Vitamin D, Vitamin B_2, Zink und Vitamin B_{12}, die mit Einbußen hinsichtlich Leistungsfähigkeit und Gesundheit verbunden sind (ADA 2009b; POTGIETER 2013; BORRIONE et al. 2009).

2.2.1 Nährstoffe

Energie: Für die optimale Leistungsfähigkeit des Sportlers ist eine adäquate Energiezufuhr wichtig. Der Bedarf ist von der Sportart, der Trainingsbelastung (Intensität, Dauer, Frequenz) und dem Geschlecht abhängig. Je häufiger und intensiver trainiert wird, desto höher ist der Energiebedarf.

Die vegane Ernährung zeichnet sich durch eine vergleichsweise geringe Energiedichte aus. Durch den erhöhten Energiebedarf bei sportlicher Aktivität sollten vegan lebende Sportler insbesondere darauf achten, ein längerfristiges Energiedefizit zu vermeiden und die beim Training verbrauchte Energie wieder zuzuführen. In der Erholungsphase nach einer intensiven (Ausdauer-)Belastung kann es zu einer verringerten Wahrnehmung des Appetits kommen, sodass die verbrauchte Energie nicht wieder ausreichend zugeführt wird (vgl. SCHEK 2013, S. 72). Der hohe Gehalt an sättigenden Ballaststoffen in der veganen Ernährung kann eine ausreichende Energiezufuhr zusätzlich erschweren. Energiereiche Lebensmittel wie z. B. Pflanzenöle, Avocado, Nüsse und Samen können gezielt genutzt werden, um den Energiebedarf des veganen Sportlers zu decken.

In Sportarten, die mit einem niedrigen Körpergewicht und starker Gewichtskontrolle des Sportlers assoziiert sind (z. B. Turnen, Gymnastik, Ballett), kann eine vegane Ernährung aufgrund der geringen Energiedichte ein Risiko darstellen. Bei einer stark restriktiven Durchführung der Gewichtskontrolle kann sie auch ein Hinweis für eine Essstörung sein. Trainer und Betreuer sollten insbesondere bei den genannten Risikosportarten entsprechend aufmerksam sein (ADA 2009a).

Fett: In der Sporternährung ist neben einer ausreichenden Fettmenge als Energielieferant eine gute Fettzusammensetzung von Bedeutung. So können Immunkompetenz und Leistungsfähigkeit positiv beeinflusst werden. Vegane Sportler sollten insbesondere auf ein Zufuhrverhältnis der ω-6- zu ω-3-Fettsäuren von 5:1 achten, um ein proinflammatorisches Milieu zu vermeiden. Samen und Nüsse (z. B. Lein-, Chia-, Hanfsamen, Walnüsse und daraus hergestellte Öle) sind reich an ω-3-Fettsäuren und können entsprechend eingesetzt werden. Nüsse und Samen sind zudem wertvolle Proteinquellen (FUHRMAN und FERRERI 2010).

Laut der International Federation of Sports Medicine (FIMS) haben Leistungssportlerinnen ein erhöhtes Risiko für eine Amenorrhöe (BORRIONE 2009). Ein Übersichtsartikel von BENSON et al. gibt Hinweise darauf, dass Energieaufnahme, Fettzufuhr, starker Gewichtsverlust sowie eine vegetarische Ernährungsweise hierbei eine Rolle spielen (BENSON et al. 1996). Ob sich dies auch auf die vegane Ernährungsweise übertragen lässt, ist bisher nicht untersucht worden, erscheint aber durchaus plausibel. Deshalb sollten auch vegane Leistungssportlerinnen auf eine ausreichende Energie-, Fett- und Eisenzufuhr achten. Eine Amenorrhöe ist reversibel. Die Bedarfsdeckung von Energie kann das Hormonprofil normalisieren und das Wiedereinsetzen der Menstruation bewirken (BORRIONE 2009).

Protein: Sportler haben einen erhöhten Proteinbedarf, da Aminosäuren zur Energiegewinnung und für den Aufbau von Muskelprotein genutzt werden (vgl. SCHEK 2013, S. 71). Um die Regeneration zu beschleunigen und Muskelschäden zu reduzieren, können Proteine mit Kohlenhydraten kombiniert im Verhältnis 1:3-4 direkt im Anschluss an eine intensive Belastung aufgenommen werden (vgl. SCHEK 2013, S. 75). Dafür eignen sich pflanzliche Proteinquellen wie z. B. Soja-, Süßlupinen-, Hanf-, Erbsen-, Reis-, Kürbis- und Sonnenblumenprotein in Kombination mit Obstsaft und/oder Wasser bzw. pflanzlichen Milchalternativen auf Nussbasis. Einige Sportler supplementieren verzweigtkettige Aminosäuren (BCAA = branched chain amino acid) wie Valin, Leucin und Isoleucin. Diese sollen die trainingsbedingten Muskelschäden abschwächen und die Muskelproteinsynthese fördern (vgl. SCHEK 2013, S. 98). Einem Übersichtsartikel zufolge stehen wissenschaftliche Nachweise für diese Wirkung noch aus, sodass keine entsprechende Empfehlung ausgesprochen werden kann (NEGRO et al. 2008). Nahrungsergänzungsmittel aus isolierten Proteinen sind in veganer Form zu erwerben, sie haben jedoch im Vergleich zu natürlichen proteinreichen Lebensmitteln Nachteile; zum einen enthalten Präparate mit Isolaten nur wenige für den Sportler wichtige Mikronährstoffe, zum anderen können sie den krebsfördernden Insulin-like growth factor 1 (IGF-1) enthalten (FUHRMAN und FERRERI 2010). Somit sollte eine ausgewogene Ernährung den Isolaten vorgezogen werden. Für Kraftsportler ist die Empfehlung für die Proteinzufuhr erhöht, da Protein die Grundlage für die Muskelproteinsynthese darstellt. Oft wird dabei jedoch die benötigte Menge für den optimalen Muskelaufbau überschätzt. Da ein Kilogramm Muskel nur zu etwa 22 % aus Protein, dagegen zu 70 % aus Wasser und zu 7 % aus Fett besteht, werden zum Aufbau von 4 kg Muskulatur im Lauf eines Jahres täglich nur 2,41 g mehr Protein benötigt. Ob durch eine vegane Ernährung genügend Protein für einen optimalen Aufbau der Muskelmasse geliefert werden kann, wird von wissenschaftlicher Seite als noch nicht ausreichend geklärt angesehen (FUHRMAN und FERRERI 2010). Fallberichte zeigen jedoch, dass mit einer ausgewogenen Lebensmittelauswahl und einer ausreichenden Proteinzufuhr auch mit einer veganen Ernährungsweise gute Leistungen im Leistungssportbereich zu erbringen sind. Durch eine abwechslungsreich und gut geplante vegane Ernährung mit adäquatem Energiegehalt können Sportler ihren Proteinbedarf auch ohne Supplemente decken. Hierbei ist eine sinnvolle Kombination der Eiweißquellen notwendig, um alle – insbesondere die essenziellen – Aminosäuren zuzuführen (ADA 2009a). Es können z. B. Proteinshakes, je nach Bedarf auf Basis von Hülsenfrüchten wie Soja, Erbse und Süßlupine oder Getreide wie Reis, Amaranth, Quinoa und Hafer mit Nüssen, Samen und (Wild-)Pflanzen hergestellt werden. **Zufuhrempfehlung** (International Federation of Sports Medicine (FIMS); BORRIONE et al. 2009): Ausdauersportler: 1,2–1,6 g/kg Körpergewicht; Kraftsportler: 1,6–1,7 g/kg Körpergewicht.

Vitamin B$_2$: Der Bedarf an Vitamin B$_2$ steht im Zusammenhang mit dem Energiebedarf und kann demnach bei Sportlern erhöht sein. Bei einer unzureichenden Aufnahme kann die Leistungsfähigkeit vermindert sein, da das Vitamin an der Energiegewinnung aus Makronährstoffen beteiligt ist (vgl. BIESALSKI und ADOLPH 2010, S. 163f). Vitamin B$_2$ ist überwiegend in tierischen Lebensmitteln enthalten. Vegane Sportler können Vitamin-B$_2$-Quellen wie Pilze, grüne Gemüse, Nährhefen und Keimlinge in die Ernährung einbauen und auf eine nährstoffschonende Zubereitungsform achten (vgl. Tabellen im Anhang). **Zufuhrempfehlung** (vgl. BIESALSKI und ADOLPH 2010, S. 163f): 0,6 mg Riboflavin pro 1000 kcal/Tag.

Vitamin B$_{12}$: Der Vitamin-B$_{12}$-Bedarf ist bei Sportlern nicht erhöht. Da Vitamin B$_{12}$ als kritischer Nährstoff gilt, sollten vegane Sportler auf eine ausreichende Zufuhr achten. Die Zufuhrempfehlung für Sportler entspricht den allgemeinen Empfehlungen für Erwachsene.

Vitamin D: Vitamin D beeinflusst die Resorption und den Serumspiegel von Calcium und ist darüber hinaus an der Muskelkontraktion beteiligt (vgl. RASCHKA et al. 2012, S. 109). Da Vitamin D einen potenziell kritischen Nährstoff darstellt, sollten insbesondere vegan lebende Sportler auf eine ausreichende Versorgung achten und gegebenenfalls zusätzlich supplementieren. Die Bestimmung des Vitamin-D-Status ist insbesondere für Sportler relevant, die sich wenig im Freien aufhalten (z. B. überwiegendes Hallentraining), eine dunkel pigmentierte Haut haben oder aus religiösen/kulturellen Überzeugungen die Haut verdecken (BORRIONE et al. 2009).

Eisen: Eisen ist einer der wichtigsten Nährstoffe für den Sportler, da es am Sauerstofftransport in die Muskeln und an der Energiebereitstellung beteiligt ist (vgl. BIESALSKI und ADOLPH 2010, S. 381). Ein guter Eisenstatus ist Grundlage für eine gute Leistungsfähigkeit. Gefüllte Eisenspeicher können die kardiovaskuläre Fitness fördern (FUHRMAN und FERRERI 2010). Da Sportler einen erhöhten Eisenumsatz haben, entwickeln sie entsprechend häufiger einen Eisenmangel. Mögliche Ursachen sind:
- starkes Schwitzen
- Hämolyse (vor allem im Fußballen bei Läufern)
- Sportler in der Wachstumsphase
- Verletzungen

- höheres Blutvolumen
- höhere Blutneubildungsrate

Hinzu kommen sportlerunspezifische Ursachen, wie gastrointestinale Blutungen (oft stressbedingt während der Wettkampfphase), Menstruationsverluste sowie die bei einer veganen Ernährung besonders zu berücksichtigende geringe Bioverfügbarkeit pflanzlichen Eisens (vgl. RASCHKA et al. 2012, S. 117f; BORRIONE et al. 2009; ADA 2009a). Besonders Sportlerinnen in der Altersgruppe von 14 bis 19 Jahren haben durch die Menstruation ein höheres Risiko für einen Eisenmangel und sollten ihren Eisenstatus regelmäßig kontrollieren lassen (ADA 2009a). Bei Vorliegen einer Anämie oder bei Frauen mit starken Menstruationsblutungen kann eine Supplementation in Absprache mit einem Arzt erfolgen (FUHRMAN und FERRERI 2010). Ob die adäquate Versorgung mit Eisen für Leistungssportler durch eine vegane Ernährungsweise erfolgen kann, ist bisher nicht untersucht worden. Bei einer veganen Kost sollten Sportler insbesondere eine sinnvolle Lebensmittelauswahl treffen sowie die Wirkung absorptionsfördernder und -hemmender Substanzen berücksichtigen. **Zufuhrempfehlung** (vgl. RASCHKA et al. 2012, S. 119): Ausdauersportler und Kraftsportler 30–40 mg/Tag.

Zink: Zink ist für die Funktion des Immunsystems und für Reparaturen der Muskeln essenziell. Besonders bei Ausdauersport wird Zink vermehrt über den Urin ausgeschieden. Zinkmangelsymptome wie Wundheilungsstörungen, Appetitlosigkeit und Immunschwäche können leicht mit dem Übertrainingssyndrom verwechselt werden und heben die Bedeutung einer adäquaten Zinkzufuhr hervor (vgl. BIESALSKI und ADOLPH 2010, S. 381). Vegan lebende Sportler haben ein erhöhtes Risiko für einen Zinkmangel (DE BORTOLI und COZZOLINO 2009). Die International Federation of Sports Medicine (FIMS) empfiehlt veganen Sportlern eine Supplementation mit Zink im Umfang der täglichen Empfehlung (BORRIONE et al. 2009). Das Bundesinstitut für Risikobewertung (BfR) stuft die Supplementation von Zink in einer mehrfachen Menge des täglichen Bedarfs aufgrund möglicher Gefährdung durch Nebenwirkungen und des Risikos einer Überdosierung in die höchste Risikoklasse ein (vgl. DOMKE und BfR 2004). Daher wird empfohlen, die Notwendigkeit einer Supplementierung von einem fachkundigen Arzt einschätzen und bestätigen zu lassen, und die Dosierung strikt zu beachten. **Zufuhrempfehlung** (vgl. RASCHKA et al. 2012, S. 119): Ausdauersportler: 15–20mg/Tag; Kraftsportler: 20–30mg/Tag.

Antioxidantien: Durch die intensive Belastung wird der Organismus des Sportlers, insbesondere der eines Leistungssportlers, oxidativem Stress ausgesetzt. Die gesteigerte Bildung reaktiver Sauerstoffverbindungen schädigt Zellbestandteile wie Proteine, Fett und Nukleinsäuren. Die Zufuhr von Antioxidantien kann die Auswirkungen des oxidativen Stresses reduzieren. Dagegen spricht, dass der sportbedingte oxidative Stress vorübergehend ist und regelmäßiges Training den Körper dazu veranlasst, vermehrt enzymatische und nicht enzymatische Antioxidantien in den Muskelfasern bereitzustellen, um Schäden vorzubeugen (NIESS et al. 2002, POWERS et al. 2011). In einer Studie wurde Untrainierten sowie trainierten Männern über den Zeitraum von einem Monat täglich entweder 1000 mg Vitamin C und 400 I.E. Vitamin E oder ein Placebo verabreicht (RISTOW et al. 2009). Durch die Zufuhr der hoch dosierten Antioxidantien in Form von Supplementen wurde entsprechend die Bildung reaktiver Sauerstoffspezies (ROS) gehemmt, welche Signalmoleküle für die körpereigenen, antioxidativ wirksamen Enzyme darstellen. Diese waren folglich weniger aktiv. Die Supplementation mit hoch dosierten Antioxidantien könnte entsprechend den gesundheitsförderlichen Effekt sportlicher Aktivität hemmen (RISTOW et al. 2009). Das American Collage of Sports Medicine (ACSM) schlussfolgerte daraus, dass die Zufuhr von Antioxidantien in Form von Supplementen nicht uneingeschränkt positiv sei (FUHRMAN und FERRERI 2010). Einige der in der ACSM-Review berücksichtigten Studien wiesen sogar auf Nebenwirkungen wie erhöhte Lipidperoxidation und einen verringerten Level des antioxidativ wirksamen Enzyms Glutathion-Peroxidase hin. Bei Aufnahme von Antioxidantien aus natürlichen Quellen ist dieser negative Effekt nicht zu verzeichnen (RISTOW et al. 2009). Eine vegane Ernährung enthält besonders viel antioxidativ wirksame sekundäre Pflanzenstoffe, natürliches Vitamin C, E und ß-Carotin. Es ist daher für Sportler eine diesbezüglich ausgewogene und gut geplante Ernährung zu empfehlen (FUHRMAN und FERRERI 2010).

Kreatin: Kreatin wird vor allem für die Muskelkontraktion, aber auch für Hirn- und Nervenfunktionen in Form von Kreatinphosphat benötigt. Es liefert der Zelle schnell verfügbare und kurzfristig wirkende Energie. Bei intermittierenden, hochintensiven Belastungen von weniger als 30 Sekunden Dauer kann Kreatin die Laktatakkumulation und damit die Ermüdung hinauszögern. Hierdurch wiederum lässt sich das Trainingspensum erhöhen (vgl. SCHEK 2013, S. 93). Die körpereigene Synthese von Kreatin erfolgt aus den Aminosäuren Glycin, Arginin und Methionin, welche vorwiegend in tierischen Lebensmitteln enthalten sind. Die Fachgesellschaften International Federation of Sports Medicine (FIMS) und American Dietetic Association (ADA) betrachten eine Supplementation jedoch lediglich für Kraftsportler als sinnvoll (BORRIONE et al. 2009; ADA 2009a). Da Kreatin ein kurzzeitig wirkendes Energiesubstrat ist, werden Ausdauerleistungen davon nicht beeinflusst.

2.3 Vegane Ernährung in Schwangerschaft und Stillzeit

Eine gesunde Lebensführung in Schwangerschaft und Stillzeit ist wichtig für die Mutter und die Entwicklung des Kindes. Das rasche Wachstum und die schnelle Entwicklung des ungeborenen Kindes stellen besondere Anforderungen. In den Phasen der Schwangerschaft und der Stillzeit wird für einige Nährstoffe daher eine erhöhte Zufuhr empfohlen, um die Entwicklung des Kindes optimal zu unterstützen und den Bedarf der Mutter weiterhin zu decken. Wie Abb. 2-5 zeigt, sind die Nährstoffbedarfe während der Schwangerschaft und der Stillzeit erhöht. Eine erhöhte Zufuhr an den Nährstoffen Folat, Jod und Eisen wird schon vor Beginn der Schwangerschaft empfohlen (vgl. DGE, ÖGE und SGE 2015).

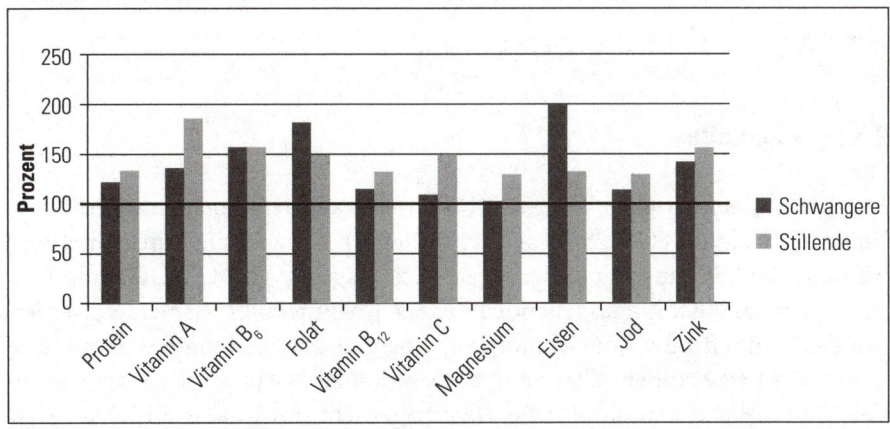

Abb. 2-5: Erhöhte Nährstoffbedarfe während der Schwangerschaft und der Stillzeit im Vergleich zu den Referenzwerten für die Nährstoffzufuhr von weiblichen Erwachsenen im Alter von 25 bis 51 Jahren (Linie) (vgl. DGE, ÖGE und SGE 2015).

Bei vegan lebenden Frauen kann zudem aufgrund der Lebensmittelauswahl die Versorgung mit ω-3-Fettsäuren, Calcium und Vitamin D kritisch sein.

Tab. 2-33: Referenzwerte ausgewählter Nährstoffe für prämenopausale, schwangere und stillende Frauen. [1] ab dem vierten Monat der Schwangerschaft; [2] RÄ: Retinol-Äquivalent; [3] FÄ: Folat Äquivalente; * zusätzlich: ω-3-Fettsäuren, Calcium und Vitamin D (vgl. DGE, ÖGE und SGE 2015).

Nährstoffe	Empfehlungen Frauen (25–51 Jahre)	Empfehlungen Schwangere	Empfehlungen Stillende	Bei Veganerinnen evtl. kritisch*
Energie kcal/Tag	2300 (PAL-Wert: 1,4)	2550	2800	
Protein g/Tag	48	58[1]	63	×
Vitamin A in mg RÄ[2]	0,8	1,1[1]	1,5	
Vitamin B_6 in mg	1,2	1,9[1]	1,9	×
Folat in μg FÄ[3]	300	550	450	
Vitamin B_{12} in μg	3	3,5	4,0	×
Vitamin C in mg	95	110[1]	150	
Magnesium in mg	300	310	390	
Eisen in mg	15	30	20	×
Jod in μg	200	230	260	×
Zink in mg	7	10[1]	11	

2.3.1 Nährstoffe

Energie: Ab dem zweiten Trimester haben schwangere Frauen einen erhöhten Energiebedarf von etwa 250 kcal/Tag. Im letzten Schwangerschaftsdrittel und während der Stillzeit steigt dieser auf 500 kcal/Tag an (vgl. DGE, ÖGE und SGE 2015). Eine darüber hinausgehende Energieaufnahme sollte vermieden werden, um das Risiko für die Entwicklung von Übergewicht während der Schwangerschaft nicht zu erhöhen. Dies ist u. a. auch deshalb wichtig, weil Übergewicht der Mutter das durchschnittliche Geburtsgewicht des Kindes ansteigen lässt, und dies wiederum mit einem erhöhten Risiko für Übergewicht und chronische Erkrankungen des Kindes im Erwachsenenalter verbunden ist (KOLETZKO 2012). Frauen mit Kinderwunsch sollten daher vor Beginn der Schwangerschaft Normalgewicht anstreben.

Wie in Kap. 2.1 beschrieben, ist die Prävalenz von Untergewicht bei Veganern erhöht und eine ausreichende Energieversorgung nicht immer gewährleistet. Eine zu geringe Gewichtszunahme der Mutter während der Schwangerschaft ist mit einem negativen Einfluss auf Wachstum und Entwicklung des Fötus verbunden (vgl. STREULING et al. 2011, S. 123). Ein niedriges Ausgangsgewicht der Frau zu Beginn der Schwangerschaft erhöht das Risiko für eine Frühgeburt und ist verbunden mit einem niedrigen Geburtsgewicht des Kindes (vgl. KÖRNER und RÖSCH 2014, S. 29).

Stillende haben einen erheblich höheren Mehrbedarf von etwa 635 kcal/Tag. Dieser reduziert sich zwar mit dem Ende des ausschließlichen Stillens und zu Beginn der Beikosteinführung auf ca. 285 kcal/Tag. (vgl. DGE, ÖGE und SGE 2015). Es ist jedoch auch in der ersten Zeit nach dem Stillen wichtig, den Mehrbedarf an Energie zu decken. Das gilt vor allem für Frauen mit einem niedrigen Gewicht vor der Schwangerschaft. Lebensmittel mit hoher Nährstoffdichte sind dabei zu empfehlen, da der Kalorienbedarf in Relation zum erhöhten Bedarf der meisten essenziellen Nährstoffe geringer ist (vgl. LEITZMANN und KELLER, S. 89).

Geburtsgewicht und -risiken

Eine Metaanalyse untersuchte den Einfluss einer veganen Ernährung auf die Schwangerschaft. In keiner der untersuchten Studien zeigte sich ein erhöhtes Risiko für Schwangerschaftskomplikationen wie Präeklampsie oder Fehlbildungen des Säuglings (mit Ausnahme eines höheren Risikos für Hypospadie in einer Studie). Hinsichtlich des Geburtsgewichts waren die Ergebnisse unterschiedlich. In fünf von neun Studien hatten die Säuglinge vegan ernährter Mütter ein geringeres, in zwei Studien ein höheres Geburtsgewicht. Ein weiteres Ergebnis war ein erhöhtes Risiko für einen Mangel an Eisen und Vitamin B_{12}, was eine Empfehlung für eine Supplementation vegan ernährter schwangerer Frauen rechtfertigt (PICCOLI 2015).

Essenzielle Fettsäuren: Die Blutfettwerte von Schwangeren sind durch hormonelle Einflüsse erhöht, um Fettreserven für die letzten Schwangerschaftswochen und die Stillzeit aufzubauen. Die ω-3-Fettsäure Docosahexaensäure (DHA) ist von besonderer Bedeutung für den Fötus. DHA ist wichtig für eine gesunde Entwicklung des Gehirns, des Nervensystems und des Sehvermögens (vgl. KÖRNER und RÖSCH 2014, S. 19). Durch eine vegane Ernährung wird keine DHA zugeführt, da die Hauptquellen wie Fisch und Meeresfrüchte tierischen Ursprungs sind. DHA kann jedoch bis zu einem gewissen Grad durch körpereigene Synthese aus Alpha-Linolensäure (ALA) hergestellt werden. Die Umwandlungsrate von ALA zu EPA beträgt bei Erwachsenen und einer Mischkost etwa 5 %, die von EPA weiter zu DHA < 0,5 %. Beim Fötus und bei neugeborenen Kindern ist die Fähigkeit der Umwandlung deutlich reduziert. Schwangere dagegen haben eine um etwa 9 % höhere Umwandlungsrate von EPA zu DHA, um den zusätzlichen Bedarf des Kindes zu decken (WILLIAMS und BURDGE 2006). Mehrere Studien zeigen übereinstimmend, dass die DHA-Konzentration in der Milch von Veganerinnen niedriger liegt als bei Frauen mit anderen Kostformen, während Linolsäure (LA) einen höheren Anteil ausmacht (SANDERS 2009b). Bei schwangeren und stillenden Veganerinnen kann die Eigensynthese von DHA durch eine vermehrte Zufuhr an ALA bei zugleich verringerter Zufuhr an LA gesteigert werden (vgl. Kap. 2.1). Empfohlen wird die Aufnahme von 2–4 g ALA/Tag bei gleichzeitiger Verringerung der Aufnahme an LA. Geeignet ist die Zufuhr von pflanzlichen Ölen wie z. B. aus Raps, Leinsamen, Walnüssen und Sojabohnen mit einem günstigen ALA/LA-Verhältnis. Studien zufolge hat jedoch die Supplementation von ALA während der Schwangerschaft bei Mischköstlerinnen keinen Einfluss auf den DHA-Status der Mutter und des neugeborenen Kindes (De GROOT et al. 2004). Studienergebnisse zeigen, dass schwangere Veganerinnen deutlich höhere Serumkonzentrationen an LA aufweisen (SANDERS 2009b). Eine Supplementation von täglich mind. 200 mg DHA durch Mikroalgenöl oder der Verzehr von Lebensmitteln mit Mikroalgenöl stellen daher einen sichereren Weg dar, den Versorgungsstatus von Mutter und Kind zu verbessern (ADA 2009a, KOLETZKO et al. 2008).

Proteine: Während Schwangerschaft und Stillzeit erhöht sich der Proteinbedarf aufgrund der Gewebeneubildung sowie des Wachstums und der Entwicklung des Kindes um etwa 10–15 g/Tag. Besonders schwangere und stillende Veganerinnen sollten neben einer ausreichenden Protein- auch auf eine ausreichende Energiezufuhr achten, um einem Abbau von Körperprotein (Muskeln) zur Energiegewinnung vorzubeugen und ein optimales Wachstum des Fötus zu gewährleisten. Zur Versorgungssituation von schwangeren Veganerinnen liegen bisher keine Daten vor. Um eine adäquate Zufuhr sicherzustellen, sollten schwangere und stillende Veganerinnen ausreichend hochwertige pflanzliche Proteinquellen wie Sojaerzeugnisse, Hülsenfrüchte, Produkte aus Vollgetreide, Samen und Nüsse in Kombination miteinander verzehren (z.B. Getreide und Soja).

Vitamin B_6: Da der Bedarf an Pyridoxin vom Proteinbedarf abhängig ist, erhöht er sich mit dem gesteigerten Proteinbedarf während Schwangerschaft und Stillzeit entsprechend um etwa 60 % (vgl. Tab. 2-34). Veganerinnen weisen grundsätzlich eine gute Vitamin B_6-Zufuhr auf. Dennoch kommt es bei vielen zu einem schlechten Pyridoxinstatus, da das Vitamin aus pflanzlichen Quellen eine schlechtere Bioverfügbarkeit aufweist als jenes, welches aus tierischen Quellen stammt. Schwangere und stillende Veganerinnen sollten entsprechend besonders auf die Aufnahme pyridoxinreicher Lebensmittel mit guter Bioverfügbarkeit achten.

Folat: Folat ist durch seine essenzielle Rolle bei der Zellteilung und Zellneubildung bereits in der frühen Schwangerschaft von zentraler Bedeutung. Daher wird Frauen mit Kinderwunsch und schwangeren Frauen unabhängig von der Ernährungsweise eine zusätzliche Einnahme von 400 µg synthetischer Folsäure zur Primärprävention empfohlen (KOLETZKO und PIETRZIK 2004). Eine ausreichende Versorgung mit Folat in den ersten Schwangerschaftswochen beugt einem Mangel und damit einem erhöhten Risiko für das Auftreten eines Neuralrohrdefekts des Kindes sowie Fehl- oder Frühgeburten vor (vgl. KÖRNER und RÖSCH 2014, S. 50). Während der Schwangerschaft steigt der Folatbedarf von 300 auf 550 µg/Tag an und bleibt auch während der Stillzeit mit 450 µg/Tag erhöht. Veganerinnen weisen meist eine sehr gute Folatversorgung auf (DAVEY et al. 2003; MAJCHRZAK et al. 2006). Bei Folat handelt es sich um ein sehr licht- und hitzeempfindliches Vitamin. Daher sollte die Aufnahme durch Lebensmittel in frischer Form bzw. nach nährstoffschonender Zubereitung erfolgen.

Vitamin B_{12}: Vitamin B_{12} stellt bei veganer Ernährung einen potenziellen Mangelnährstoff dar. Der Bedarf steigt während Schwangerschaft und Stillzeit auf 3,5 bzw. 4,0 µg/Tag an. Da die Vitamin B_{12}-Speicher im Laufe der Schwangerschaft abnehmen, sind optimal gefüllte Speicher bereits vor Beginn der Schwangerschaft wichtig (vgl. DGE, ÖGE und SGE 2015). Ein schlechter Versorgungsstatus während der Schwangerschaft erhöht das Risiko für Neuralrohrdefekte und Schwangerschaftskomplikationen. Die durch einen guten Folatstatus mögliche Maskierung eines Mangels kann mit unbemerkt fortschreitenden und irreversiblen neurologischen Schäden des Kindes einhergehen. Die durch einen Vitamin-B_{12}-Mangel erhöhten Homocysteinwerte haben außerdem einen negativen Einfluss auf das Geburtsgewicht. Auch Spontanaborte und Herzfehler können Folgen eines Vitamin-B_{12}-Mangels sein (vgl. LEITZMANN und KELLER 2013, S. 282). Der Vitamin-B_{12}-Status der Mutter ist außerdem für die pränatale Programmierung relevant: Vorgeburtliche Einflüsse und Ereignisse wirken sich über epigenetische Prozesse (vgl. Kap. 3) auf die Gesundheit des Fötus aus (vgl.

KÖRNER und RÖSCH 2014, S. 30). So hat der mütterliche Vitamin-B_{12}-Status Auswirkungen auf die intrauterine Entwicklung, er beeinflusst auch das Geburtsgewicht, und bei Untergewicht kann dies zu einer kompensatorischen Gewichtszunahme im Kindesalter führen. Zudem steigt für das Kind das Risiko für die Entwicklung eines Diabetes mellitus Typ 2. Gehirnentwicklung und kognitive Funktionen können ebenfalls beeinträchtigt werden (VARVARIGOU 2010; YAJNIK et al. 2008). Da in der Stillzeit Vitamin B_{12} ungenügend aus der Muttermilch aufgenommen wird, muss der Fötus mit ausreichend Vitamin B_{12} gefüllten Speichern geboren werden (ALLEN 1994). Das Risiko für einen Säugling, einen Vitamin-B_{12}-Mangel zu entwickeln, ist zwischen dem zweiten und 12. Lebensmonat, unabhängig vom Versorgungsstatus der stillenden Mutter, erhöht (VAN WINCKEL et al. 2011). Fallstudien berichten, dass gestillte Säuglinge von Veganerinnen mit schlechtem Vitamin-B_{12}-Status ausgeprägte Mangelsymptome aufwiesen. Es wurden schwere Störungen des körperlichen Wachstums und der Entwicklung sowie Blutbildungsstörungen und irreversible neurologische Symptome beobachtet (DROR und ALLEN 2008). Eine Beobachtungsstudie aus den USA zeigt, dass die Milch makrobiotisch ernährter Mütter signifikant weniger Vitamin B_{12} enthält als die von Mischköstlerinnen (231 vs. 378 pmol/L). Der Gehalt an Vitamin B_{12} korrelierte hier mit der mütterlichen Serum-Konzentration und der Dauer der makrobiotischen Ernährung (SPECKER et al. 1990). Schwangeren und stillenden Veganerinnen wird aus diesen Gründen empfohlen, Vitamin B_{12} zu supplementieren, um Entwicklungs- und Wachstumsstörungen zu vermeiden (vgl. BÜHRER et al. 2014a, S. 536; ADA 2009a; AGOSTONI 2009). Durch regelmäßige Kontrollen des Vitamin-B_{12}-Status können Defizite erkannt und Schäden vermieden werden.

Vitamin D: Ein optimaler Vitamin-D-Status in der Schwangerschaft beugt Störungen im Calciumstoffwechsel von Mutter und Kind vor. Vor allem die Konzentration von 25-Hydroxy-Vitamin D im Serum der Mutter hat unmittelbaren Einfluss auf den fötalen Status (vgl. KÖRNER und RÖSCH 2014, S. 59). Die Versorgung von Veganerinnen ist, wie bei einem Großteil der Gesamtbevölkerung, vor allem in den Wintermonaten bzw. im Frühling unzureichend. Der mütterliche Vitamin-D-Status sollte regelmäßig überprüft werden. Schwangere und stillende Veganerinnen können, um ihren Status vor allem in den Wintermonaten zu verbessern, auf Supplemente und angereicherte Lebensmittel zurückgreifen. Der mütterliche Vitamin D-Status korreliert mit dem Vitamin-D-Gehalt in der Muttermilch. Dennoch ist dieser üblicherweise auch bei gutem Versorgungsstatus der Mutter für die Bedarfsdeckung des Kindes unzureichend.

Daher wird Vitamin D üblicherweise während der ersten beiden Winter, die das Kleinkind erlebt, supplementiert (vgl. BIESALSKI und ADOLPH 2010, S. 741).

Eisen: In der Schwangerschaft wird zusätzlich Eisen für die vermehrte Blutbildung, den Einbau von Eisen in die Plazenta und die Abgabe an den Fötus benötigt. Dadurch entsteht ein erhöhter Bedarf von 30 mg/Tag (vgl. DGE, ÖGE und SGE 2015). Ein Eisenmangel kann zu einer Anämie führen und erhöht das Risiko für Schwangerschaftskomplikationen wie Spontanaborte und Frühgeburten sowie Fehlentwicklungen und ein geringes Geburtsgewicht (vgl. KÖRNER und RÖSCH 2014, S. 34). Veganerinnen weisen generell eine hohe Eisenzufuhr auf. Aufgrund der schlechteren Bioverfügbarkeit pflanzlichen Eisens ist jedoch insbesondere auf eine ausreichende Zufuhr und die Aufnahme absorptionsfördernder Stoffe (organischer Säuren) sowie die Vermeidung von absorptionshemmenden Substanzen wie Phytinsäure und Polyphenolen zu achten. Der Eisenstatus sollte regelmäßig kontrolliert werden und eine Supplementierung nur bei einem Mangel erfolgen (vgl. KÖRNER und RÖSCH 2014, S. 34). Der Säugling erhält im Laufe der Schwangerschaft genügend Speichereisen, das bis zum 4. Lebensmonat ausreicht. Die Muttermilch enthält kaum Eisen. Dennoch ist der Bedarf mit 20 µg/Tag erhöht. Stillende sollten auch deshalb auf eine gute Versorgung achten, damit die entleerten Speicher nach der Schwangerschaft wieder aufgefüllt werden können (vgl. DGE, ÖGE und SGE 2015).

Calcium: Während der Schwangerschaft werden insgesamt 30 g Calcium von der Mutter auf den Fötus übertragen. Auch während der Stillzeit findet die Calciumversorgung des Säuglings unabhängig vom Status der Mutter in ausreichender Menge über die Muttermilch statt. Dazu wird auch bei ausreichender alimentärer Zufuhr Calcium aus den Knochen der Mutter mobilisiert. Beim dadurch verursachten Knochenabbau während der Schwangerschaft handelt es sich um eine Anpassungsreaktion des Körpers. Die Knochendichte nimmt durch die hormonelle Umstellung während der Stillzeit weiter ab, was auch durch eine erhöhte Calciumzufuhr nicht gänzlich ausgeglichen werden kann (DGE, ÖGE und SGE 2015). Um das Osteoporoserisiko für die Mutter in späteren Lebensabschnitten zu verringern, sollte ein anhaltender Mangelzustand vermieden werden (vgl. KÖRNER und RÖSCH 2014, S. 36). Calciumverluste können nach dem Abstillen durch Veränderungen im Hormonhaushalt und mit einer adäquaten Zufuhr in der Höhe des Referenzwerts ausgeglichen werden (vgl. DGE, ÖGE und SGE 2015). Die durchschnittliche Calcium-Aufnahmemengen von Veganerinnen liegen unter den Empfehlungen. Für eine langfristige Knochengesundheit sollten sie daher während Schwangerschaft und Stillzeit auf eine bedarfsdeckende Zufuhr über calciumreiche Lebensmittel wie grüne Gemüse, Sojaprodukte, Nüsse, Samen und Mineralwässer sowie eine gute Vitamin-D-Versorgung achten.

Jod: Ein Jodmangel kann gravierende Folgen für den Fötus nach sich ziehen. Darunter fallen eine gestörte Gehirnreifung, Fehlbildungen, Fehl- und Totgeburten. Daher sollte bereits bei Kinderwunsch ein guter Versorgungsstatus bestehen. Für den Fötus ist mit dem Einsetzen der Hormonbildung in der Schilddrüse Jod ab der 12. Schwangerschaftswoche essentiell (vgl. KÖRNER und RÖSCH 2014, S. 34f). Ein Jodmangel ist bei Veganerinnen häufig. Infolge eines Jodmangels während der Schwangerschaft wurden bei sich vegan ernährenden Müttern und deren Neugeborenen Jodmangelstruma und Störungen der Schilddrüsenfunktion beobachtet (SHAIKH et al. 2003). Der Jodgehalt der Muttermilch ist abhängig von der Versorgung der Mutter (vgl. DGE, ÖGE und SGE 2015). Schwangeren und stillenden Frauen wird eine Zufuhr von 230 bzw. 260 µg Jod pro Tag empfohlen. In Deutschland, der Schweiz und Österreich ist jodiertes Salz eine gute Quelle für Jod. Schwangeren und Stillenden wird darüber hinaus eine ergänzende Supplementation empfohlen (vgl. KÖRNER und RÖSCH 2014, S. 35). Der Arbeitskreis Jodmangel empfiehlt Schwangeren, bereits vor und dann auch während der Schwangerschaft zusätzlich zu einer jodreichen Ernährung 150 µg Jodid pro Tag zu supplementieren. Dies gilt auch für die Stillzeit, da der Säugling von der Jodversorgung über die Muttermilch abhängig ist (Arbeitskreis Jodmangel 2015). Hierbei müssen laut dem Bundesinstitut für Risikobewertung (BfR) insbesondere Schwangere und Stillende darauf achten, eine Überdosierung zu vermeiden. Eine Supplementation sollte demnach unter Beobachtung eines Arztes erfolgen, besonders wenn zusätzlich Algenpräparate eingenommen werden (vgl. BFR 2014).

2.4 Vegane Ernährung im ersten Lebensjahr

Hintergrund: Als «Säugling» werden Kinder von ihrer Geburt an bis zum 12. Lebensmonat bezeichnet. Sie haben durch ihr schnelles Wachstum einen hohen Nährstoffbedarf. Um eine normale und gesunde Entwicklung zu gewährleisten, ist es wichtig, diesen Bedarf zu decken. Bei einer veganen Ernährung des Säuglings kommt einigen Nährstoffen eine besondere Bedeutung zu. Mit

Einführung von Beikost und dem Übergang in die Familienkost sollten sie in ausreichender Menge zugeführt werden.

Säuglingsnahrung als Alternativen zum Stillen: Das Forschungsinstitut für Kinderernährung (FKE), die Deutsche Gesellschaft für Kinder- und Jugendmedizin sowie internationale Organisationen wie die European Society for Paediatric Gastroenterology, Hepatology and Nutrition (ESPGHAN) empfehlen industriell hergestellte Säuglingsnahrung auf Basis von Kuhmilcheiweiß. Vegane Varianten einer Säuglingsnahrung auf Basis von Sojaeiweiß werden als nicht empfehlenswerte Alternativen für Kuhmilchprodukte eingestuft, und nur in Ausnahmefällen, z. B. bei einer bestehenden Stoffwechselstörung (z. B. angeborene Laktoseintoleranz und Galaktosämie) des Säuglings empfohlen (KOLETZKO 2006; AGOSTONI et al. 2006). Grund dafür sind die in Sojaprodukten enthaltenen Isoflavone, welche in ihrer chemischen Struktur dem weiblichen Hormon Östrogen ähneln und damit Einfluss auf verschiedene Stoffwechselwege haben könnten. Wie sich eine langfristig erhöhte Zufuhr an Isoflavonen bei Säuglingen auswirkt, ist nicht abschließend geklärt (vgl. BfR 2007; AGOSTONI et al. 2006; KOLETZKO 2006). Entgegen bestehenden Vermutungen weist Säuglingsanfangsnahrung auf Sojabasis keinen präventiven Effekt auf Allergien und Unverträglichkeiten und keinen Nährstoffmehrwert auf. Sie kann jedoch größere Konzentrationen an Phytinsäure und Aluminium enthalten (AGOSTONI et al. 2006). Eine Übersichtsarbeit von Vandenplas et al. (2014) vergleicht anthropometrische und biochemische Parameter von Säuglingen, die mit Muttermilchersatz auf Kuhmilchbasis ernährt wurden, mit denen, die Muttermilchersatz auf Sojabasis erhielten. Der Hb-Wert, das Serumprotein sowie die Zink- und Calcium-Konzentrationen beider Gruppen waren miteinander vergleichbar. Zwar wurden bei den Säuglingen mit der sojabasierten Milch höhere Konzentrationen der Phytoöstrogene Genistein und Daidzein nachgewiesen. Für diese wurde jedoch keine Beeinträchtigung der reproduktiven und endokrinen Aktivität festgestellt. Auch Immunmarker und neurokognitive Parameter glichen sich in den beiden Versuchsgruppen. Zudem wurden keine Nachteile im Wachstum und der Knochengesundheit festgestellt. Die Autoren kommen daher zum Ergebnis, dass Säuglinge, die aufgrund einer Intoleranz darauf angewiesen sind, sojabasierte Ersatznahrung erhalten zu können, dies auch ohne Probleme erhalten sollen (VANDENPLAS et al. 2014).

Eine Säuglingsanfangsnahrung auf Basis von Sojaeiweiß ist die einzige vegane Alternative zur herkömmlichen Säuglingsanfangsnahrung. Die European Society for Paediatric Gastroenterology, Hepatology and Nutrition (ESPGHAN) und die Deutsche Gesellschaft für Kinder- und Jugendmedizin (DGKJ) sehen diese vegane Nahrung mangels Alternativen dann als akzeptabel an, wenn die Eltern vorab über mögliche Risiken aufgeklärt werden.

Es gibt Hinweise auf ein erhöhtes Risiko einer Hypothyreose sowie einen Zusammenhang mit Autoimmunerkrankungen, dem Risiko für eine Erdnussallergie, längere Dauer der Monatsblutung im Erwachsenenalter und stärkere Menstruationsbeschwerden (KOLETZKO 2006; AGOSTONI et al. 2006). Diese Befunde beruhen jedoch auf einer unsicheren Datenlage, weshalb sich eine abschließende Beurteilung nicht treffen lässt. Selbst hergestellte Ersatzmilch aus pflanzlichen Rohstoffen (z. B. Mandeln) werden hingegen klar als ungeeignete Alternativen zur Muttermilch eingestuft. Unzureichende Hygiene der selbst zubereiteten Milch sowie unausgewogene Nährstoffgehalte stellen hier ein Risiko dar. Proteine, Mikronährstoffe und Energie sind bei diesen Alternativen nicht dem Bedarf des Säuglings angepasst und können Entwicklungsrückstände durch eine Mangelversorgung verursachen (BÜHRER et al. 2014a).

Beikost: Beikost sollte frühestens mit Beginn des fünften und spätestens mit Beginn des siebten Monats eingeführt werden, da der erhöhte Bedarf dann durch die Muttermilch nicht mehr ausreichend gedeckt werden kann (DGE, ÖGE und SGE 2015). Auch nach Einführung der Beikost sollte aber weitergestillt werden. Das Forschungsinstitut für Kinderernährung empfiehlt, die Beikost mit einem eisenreichen Brei einzuführen. Als vegane Variante zur Einführung der Beikost empfiehlt das FKE einen Gemüse-Kartoffel-Getreide-Brei. Eine Empfehlung für eine vegane Variante des standardmäßig empfohlenen Milch-Getreide-Breis spricht das FKE jedoch nicht aus, da das Institut eine vegane Ernährungsweise im Säuglings- und Kindesalter generell als ungeeignet einstuft (FKE 2013; FKE 2012).

2.4.1 Nährstoffe

Energie: Im ersten Lebensjahr ist der Energiebedarf hoch. Der Säugling kann dabei in der Regel intuitiv selbst die Menge der notwendigen Nahrungsaufnahme und somit der benötigten Energie steuern. Bei Bedarf kann die Beikost mit Pflanzenfetten, Avocado, Nussmusen und Pflanzenölen (Rapsöl, Leinöl, Walnussöl) angereichert werden, um die benötigte Energiezufuhr zu sichern (VAN WINCKEL et al. 2011).

Kohlenhydrate: Im ersten Lebensjahr sind verträgliche Obst-, Gemüse- und Getreideprodukte mit geringem bis moderatem Ballaststoffgehalt für den

Übergang zur Familienkost zu empfehlen. Zum einen sind Verdauungstrakt und Darmflora des Säuglings noch nicht imstande, komplexe Kohlenhydrate und Ballaststoffe zu verarbeiten. Zum anderen kann der Energiegehalt der Beikost durch einen verminderten Ballaststoffgehalt optimiert werden.

Fett: Eine gute Versorgung mit der ω-3-Fettsäure DHA kann zur Entwicklung der Sehschärfe und der Gehirnfunktion des Säuglings beitragen (ADA 2009a). Die Muttermilch vegan ernährter Frauen enthält mehr als doppelt so viel der essenziellen Fettsäuren Linol (LA)- und α-Linolensäure (ALA) wie die Muttermilch von Mischköstlerinnen. Dagegen enthält sie weniger als die Hälfte der semiessenziellen DHA (DAVIS und KRIS-ETHERTON 2003). Eine Supplementation des Säuglings mit ALA erzielt keine Verbesserung des DHA-Status, da die körpereigene Synthese in diesem Alter noch unzureichend ist. Hier bietet sich z. B. DHA-reiches Mikroalgenöl, angereicherte Muttermilchersatznahrung oder eine Anreicherung der frühkindlichen Babynahrung mit DHA an (KOLETZKO et al. 2008). Eine hochkalorische Fettzufuhr unterstützt zusätzlich den Energiebedarf des schnell wachsenden Säuglings.

Proteine: Eltern, die ihre Kinder vegan ernähren möchten, sollten hochwertige pflanzliche Proteinquellen und Kombinationen aus verschiedenen Getreidesorten, Hülsenfrüchten, Nüssen und Samen wählen, um die Zufuhr aller essenziellen Aminosäuren sicherzustellen. Dazu eignet sich z. B. ein Esslöffel pürierte rote bzw. gelbe Linsen oder Kichererbsenmehl als Breizugabe zu Kartoffeln oder Haferbrei. Größere Nüsse, Samen und Hülsenfrüchte sollten im ersten Lebensjahr in pürierter Form angeboten werden, da sie beim Schlucken leicht in die Luftröhre gelangen können.

Vitamin B_{12}: Von Geburt an haben Säuglinge einen geringen Speicher an Vitamin B_{12}. Die Konzentration des Vitamins B_{12} in der Muttermilch ist zudem so gering, dass damit lediglich der Tagesbedarf des Säuglings gedeckt werden kann. Eine Erhöhung des vorhandenen Speichervolumens ist nicht möglich (VAN WINKEL et. al 2011). Der B_{12}-Gehalt der Muttermilch ist stark vom Vitamin-B_{12}-Status der Mutter abhängig. Ein niedriger Vitamin-B_{12}-Status der Mutter kann bei voll gestillten Säuglingen Mangelsymptome hervorrufen. Mehrere Studien weisen auf einen Zusammenhang zwischen einem Vitamin-B_{12}-Mangel im Säuglingsalter und einem verringerten kognitiven Leistungsvermögen im Kindesalter hin (PEPPER und BLACK 2011). Um schwere irreversible neurologische Störungen des Säuglings zu vermeiden, empfehlen internationale Organisationen wie die ADA, ESPGHAN und DGKJ stillenden Veganerinnen oder gestillten Säuglingen von Veganerinnen übereinstimmend die Supplementation mit Vitamin B_{12} (vgl. BÜHRER et al. 2014a, S. 536; ADA 2009a; AGOSTONI et al. 2009). Die Einnahme eines Vitamin-B_{12}-Supplements kann z. B. in Tropfenform erfolgen. **Zufuhrempfehlung** (vgl. DGE, ÖGE und SGE 2015): 0,8 µg/Tag.

Vitamin D: Die Muttermilch enthält unabhängig von der Ernährungsweise der stillenden Mutter unzureichende Mengen an Vitamin D. Ihr Gehalt unterliegt, zum Teil bedingt durch die in Mitteleuropa niedrigere Eigensynthese in der Haut, starken Schwankungen (vgl. GAHR und SPEER 2013, S. 61). Einer direkten Sonneneinstrahlung kann der Säugling nicht ausgesetzt werden, da körpereigene Schutzmechanismen noch nicht voll entwickelt sind (vgl. BIESALSKI und ADOLPH 2010, S. 741). Vitamin D wird üblicherweise bei allen Säuglingen in Deutschland prophylaktisch supplementiert, um eine optimale Versorgung zu gewährleisten, dem Risiko einer Rachitis vorzubeugen und die Mineralisation des im ersten Lebensjahr stark wachsenden Skeletts zu ermöglichen (vgl. BIESALSKI und ADOLPH 2010, S. 741). **Zufuhrempfehlung** (vgl. DGE, ÖGE und SGE 2015): 10 µg/Tag.

Eisen: Während der Schwangerschaft legt der Fötus einen Eisenspeicher an, der etwa bis zum 4. Lebensmonat einen ausreichenden Eisenstatus gewährleistet (BÜHRER et al. 2014a). Bei Einführung der Beikost sollte deshalb auf eine adäquate Eisenzufuhr geachtet werden. Das Forschungsinstitut für Kinderernährung (FKE) empfiehlt dafür im ersten Brei eine Fleischkomponente als Eisenquelle (vgl. FKE 2013, S. 43). Als vegane Alternative wird ein eisenhaltiges Getreide wie (gekeimter) Hafer oder Hirse und Vitamin-C-haltiges Gemüse als Komponente des Breis empfohlen (vgl. FKE 2013, S. 43). Auch Vitamin C aus Früchten kann die Resorption des pflanzlichen Eisens erhöhen. Dazu kann der Brei mit 2–3 Esslöffeln Vitamin-C-reichem Obstsaft/-brei angereichert werden oder nach dem Essen kleine Mengen Saft oder Obstpüree verabreicht werden (BÜHRER et al. 2014a). **Zufuhrempfehlung** (vgl. DGE, ÖGE und SGE 2015): 8 mg/Tag ab dem 4. Lebensmonat.

Calcium: Eine optimale Bedarfsdeckung mit Calcium ist für die Entwicklung eines stabilen Knochengerüstes und eines gesunden Wachstums von Bedeutung. Der gestillte Säugling ist durch die Muttermilch optimal mit Calcium versorgt. Nach Einführung der Beikost und einer Reduktion der aufgenommenen Muttermilch nimmt die Bedeutung der Calciumzufuhr über Lebensmittel entsprechend zu. Bei einer veganen Beikost müssen calciumreiche bzw. calciumangereicherte Lebensmittel verwendet werden. Dazu zählen Sojaprodukte, Sesammus, Gemüsesorten wie Spinat, Brennnessel und Broccoli sowie Hülsenfrüchte wie gegarte Kichererbsen und gelbe bzw. rote Linsen. Hierbei ist zu beachten, dass Hülsenfrüchte aufgrund des hohen Ballaststoffgehalts von Säuglingen noch nicht gut vertragen werden. Eine gute Bioverfügbarkeit von Calcium wird gewährleistet, indem ein hoher Gehalt an Oxalsäure durch geeignete Küchentechniken wie Kochen, Dämpfen, Keimen oder Blanchieren vermieden wird (WEISS 2009). Phytinsäure, die mit Calcium ebenfalls unlösliche Komplexe bildet, kann durch Erhitzen, Einweichen und Keimen reduziert werden. Als gute vegane Calciumquelle mit einer Bioverfügbarkeit, vergleichbar mit jener aus Kuhmilch, eignet sich calciumreiches Mineralwasser (> 150 mg Ca/l) (HEANEY 2006). Dies gilt auch für calciumangereicherte Sojadrinks, die laut der American Dietetic Association (*ADA*) erst nach dem ersten Lebensjahr als Nahrungsmittel eingesetzt werden sollten (ADA 2009a). **Zufuhrempfehlung** (vgl. DGE, ÖGE und SGE 2015): 330 mg/Tag ab dem 4. Lebensmonat.

Jod: Der Jodgehalt in der Muttermilch hängt von der Jodversorgung der Mutter ab. Veganerinnen können ihren Jodbedarf durch angereicherte Lebensmittel und Supplemente decken. Industriell hergestellte Babybreie haben durch eine entsprechende Anreicherung einen zur Bedarfsdeckung ausreichenden Jodgehalt. Da selbst hergestellte Breie gänzlich ohne (Jod-)Salz zubereitet werden sollten, liefern sie kein bzw. zu wenig Jod. Es wird entsprechend empfohlen, selbst zubereitete Breie mit 50 µg Jod anzureichern (BÜHRER et al. 2014a). Dafür eignen sich jodhaltiges Mineralwasser (vgl. Lebensmitteltabellen im Anhang), kleine Mengen Norialge mit definiertem Jodgehalt sowie Algentabletten bzw. -präparate mit definiertem Jodgehalt. **Zufuhrempfehlung** (vgl. DGE, ÖGE und SGE 2015): 80 µg/Tag ab dem 4. Lebensmonat.

Bewertung veganer Kostformen in Schwangerschaft, Stillzeit und Kindesalter

Die Deutsche Gesellschaft für Ernährung (DGE 2016) hält

«eine rein pflanzliche Ernährung in Schwangerschaft, Stillzeit sowie im gesamten Kindesalter für nicht geeignet, um eine adäquate Nährstoffversorgung und die Gesundheit des Kindes sicherzustellen».

Sie widerspricht damit einem Positionspapier der Academy of Nutrition and Dietetics (A.N.D.) (früher American Dietetic Association, ADA) und der DIETITIANS OF CANADA (2009):

«Gut geplante vegetarische Ernährungsformen sind für alle Lebensphasen geeignet, einschließlich der Schwangerschaft.» Zu beachten ist, dass sich die Angaben auf Nordamerika beziehen, wo ein Großteil der Lebensmittel mit kritischen Nährstoffen wie Vitamin B_{12} angereichert ist.

Die DGE beruft sich bei ihren Empfehlungen unter anderem auf bereits 1989 und 1990 durchgeführte Untersuchungen an makrobiotisch ernährten Babys und Kleinkindern (DAGNELIE et al. 1989c; DAGNELIE 1990). Die teilnehmenden Kinder waren für ihr Alter zu leicht und körperlich weniger gut entwickelt als mit Mischkost ernährte Kinder. Ursache war eine zu geringe Nahrungsenergie- und Proteinzufuhr durch die Muttermilch und vor allem durch die Beikost sowie durch Defizite bei den Vitaminen B_2, B_{12} und D sowie bei Eisen und Calcium. Eine makrobiotische Kost ist allerdings nicht gleichzusetzen mit einer veganen Kost, da sie den Verzehr einer Vielzahl von Gemüsen sowie von Kartoffeln untersagt und einen hohen Getreideanteil enthält. Bei Aufnahme eines hohen Anteils an Vollkorn können einige Nährstoffe von kleinen Kindern jedoch möglicherweise nicht optimal genutzt werden. Zudem fehlen Kartoffeln als ergänzendes Lebensmittel zur Verbesserung der biologischen Wertigkeit pflanzlicher Eiweißquellen. Eine vegane Ernährung ist vielseitiger als eine makrobiotische Ernährung und kann bei entsprechendem Wissen der Eltern optimal zusammengestellt werden. Kinder, die eine optimal zusammengestellte vegane Kost erhielten, waren in Studien zwar leichter und kleiner, aber ihre Werte lagen im Normbereich der nationalen Referenzstandards für die entsprechenden Altersgruppen (HEBBELINCK und CLARYS 2001, S. 186). Die aktuell laufende VECHI-Studie (Vegetarian and Vegan Children Study) untersucht den Ernährungs- und Gesundheitsstatus von vegetarisch und vegan lebenden Kindern.

2.5 Vegane Ernährung bei Kindern und Jugendlichen

Hintergrund: Eine gesunde Kinderernährung hat das Ziel, ausreichend Energie zu liefern, die Versorgung mit essenziellen Nährstoffen sicherzustellen und vor möglichen ernährungsbedingten Krankheiten zu schützen. Ernährungsmuster in der Kindheit haben Einfluss auf das Ernährungsverhalten im Erwachsenenalter. Individuelle Geschmacksvorlieben und -abneigungen, das Speiseangebot, z. B. durch Außer-Haus-Verpflegung, der kulturelle Hintergrund und die Entwicklung des Hunger- und Sättigungsgefühls spielen eine wichtige Rolle bei der Prägung des Essverhaltens. Bis zum zehnten Lebensjahr verlaufen das Wachstum und die Zunahme des Gewichts relativ gleichmäßig. Aufgrund des pubertären Wachstumsschubs ändert sich dies etwa ab dem 14. Lebensjahr, wodurch sich der Energie- und Proteinbedarf erheblich erhöht. Neben dem Bedarf an Makronährstoffen steigt auch der einiger Mikronährstoffe an (vgl. BIESALSKI und ADOLPH 2010, S. 344). In Tab. 2-34 sind die aktuellen Referenzwerte für die Nährstoffzufuhr für Kinder und Jugendliche, und damit auch für vegan ernährte Kinder und Jugendliche aufgeführt. Sie werden im Folgenden erläutert. Dabei werden die Nährstoffe aufgeführt, denen im Rahmen einer veganen Ernährung besondere Bedeutung zukommt.

Tab. 2-34: Zufuhrempfehlungen ausgewählter Nährstoffe für Kinder (1–12 Jahre) und Jugendliche (13–19 Jahre). [1] Schätzwert; [2]FÄ = Folat-Äquivalent (DGE, ÖGE und SGE 2015).

Nährstoff	Empfehlungen für unterschiedliche Altersgruppen (Jahre)											
	1–4		4–7		7–10		10–13		13–15		15–19	
	♂	♀	♂	♀	♂	♀	♂	♀	♂	♀	♂	♀
Energie kcal/Tag (PAL-Wert von 1,4)	1200	1100	1400	1300	1700	1500	1900	1700	2300	1900	2600	2000
Protein g/Tag	1		0,9		0,9		0,9		0,9		0,9	0,8
Essenzielle Fettsäuren												
Linolsäure (E %)	3		2,5		2,5		2,5		2,5		2,5	
Alpha-Linolensäure (E %)	0,5		0,5		0,5		0,5		0,5		0,5	
Calcium mg	600		750		900		1100		1200		1200	
Vitamin D µg[1]	20		20		20		20		20		20	
Eisen mg	8		8		10		12	15	12	15	12	15

Nährstoff	Empfehlungen für unterschiedliche Altersgruppen (Jahre)											
	1–4		4–7		7–10		10–13		13–15		15–19	
	♂	♀	♂	♀	♂	♀	♂	♀	♂	♀	♂	♀
Zink mg	3		5		7		9	7	9,5	7	10	7
Vitamin B$_{12}$ µg	1		1,5		1,8		2		3		3	
Folat µg FÄ²	120		140		180		240		300		300	

2.5.1 Nährstoffe

Energie: Aufgrund des Wachstums ist besonders die Energieaufnahme für Kinder und Jugendliche von großer Bedeutung. Einer bereits etwas älteren prospektiven Beobachtungsstudie zufolge gibt es Hinweise darauf, dass vegan ernährte Kinder normales Wachstum und normale Entwicklung aufweisen. Die Studie umfasste 20 vegan ernährte Kinder im Alter von 5–13 Jahren. Die Energiezufuhr entsprach den Durchschnittswerten der Altersgruppe, während die Ballaststoffzufuhr deutlich darüber lag. Die vegan ernährten Kinder waren leichter und dünner als die Gleichaltrigen, lagen jedoch nicht im Bereich des klinisch relevanten Untergewichts. Eine verringerte Energieausnutzung aufgrund der hohen Ballaststoffzufuhr scheint dabei einen Einfluss auf Gewicht und Körpergröße gehabt zu haben (SANDERS 1992). Eine ältere Beobachtungsstudie aus den USA erhob Gewicht und Größe von 295 vegan ernährten Kindern zwischen 4 Monaten und 10 Jahren (O'CONNELL et al. 1989). Im Durchschnitt entsprach die Entwicklung der Kinder derjenigen von Gleichaltrigen; die unter 5-Jährigen waren jedoch signifikant kleiner (0,24–2,06 cm) und auch das Gewicht der 9- und 10-Jährigen lag unter dem Altersdurchschnitt (–1,11 kg). Mehreren Fallberichten zufolge hatten Kinder, die sich vegan ernährten, Schwierigkeiten, die Energiezufuhr adäquat zu decken, jedoch lag auch hier kein klinisch relevantes Untergewicht vor (HEBBELINCK und CLARYS 2001, S. 186). Zusammenfassend ist bisher nicht eindeutig geklärt, ob eine vegane Ernährungsweise den Energiebedarf von Kindern adäquat decken kann. Vegan ernährten Kindern und Jugendlichen sollten Lebensmittel mit einer hohen Energie- und Nährstoffdichte angeboten werden, um einer unzureichenden Energieversorgung vorzubeugen. Besonders ballaststoffreiche, voluminöse und sehr sättigende Speisen mit einer niedrigen Energiedichte können die Energieaufnahme reduzieren.

Essenzielle Fettsäuren: ω-3-Fettsäuren fördern die kognitive Entwicklung (PORTILLO-REYES et al. 2014). Durch eine vegane Ernährung kann die Zufuhr der essenziellen Fettsäuren ALA und LA weitgehend ausreichend erfolgen. Die Aufnahme der semiessenziellen Fettsäuren DHA und EPA kann jedoch kritisch sein. Die Fähigkeit der Eigensynthese von DHA durch Umwandlung von ALA nimmt während der Wachstumsphase stetig zu. Da die körpereigene Synthese bzw. Umwandlungsrate aus LA und ALA limitiert ist, sollte sie durch eine zu hohe Zufuhr von ω-6-Fettsäuren nicht weiter beeinträchtigt werden (AMIT et al. 2010). **Zufuhrempfehlung** (vgl. DGE, ÖGE und SGE 2015): 250 mg EPA und DHA/Tag.

Proteine: Proteine aus pflanzlichen Quellen können zu ca. 85 % verdaut werden und haben mit Ausnahme von Soja eine im Durchschnitt niedrigere biologische Wertigkeit als tierisches Eiweiß. Die Proteinzufuhr sollte aufgrund dessen für vegan ernährte Kinder und Jugendliche erhöht werden. Kinder sollten 20–30 % und Jugendliche 15–20 % mehr Protein aufnehmen als Mischköstler und auf eine möglichst gute Kombinationen verschiedener Eiweißquellen achten (MESSINA und MANGELS 2001). Bei einer ausreichenden Energiezufuhr sowie einer vielfältigen Lebensmittelauswahl kann der Proteinbedarf von Kindern und Jugendlichen im Wachstum gedeckt werden (ADA 2009a). **Zufuhrempfehlung** (vgl. DGE, ÖGE und SGE 2015): 0,8–1 g Protein/kg KG/Tag.

Folat: Die Zellneubildungsrate ist in der Wachstumsphase erhöht, und das Blutvolumen steigt. Während der Pubertät sollte die Folatversorgung adäquat sein, um optimale Voraussetzungen für eine Schwangerschaft im jungen Erwachsenenalter zu schaffen (vgl. BIESALSKI und ADOLPH 2010, S. 185). Das Risiko eines Spinalrohrdefekts beim Embryo, besonders bei einer ungeplanten Schwangerschaft, kann dadurch gesenkt werden. **Zufuhrempfehlung** (vgl. DGE, ÖGE und SGE 2015): 120–300 μg/Tag.

Vitamin B_{12}: Vitamin B_{12} ist auch bei vegan ernährten Kindern und Jugendlichen ein kritischer Nährstoff. Ein Mangel an Vitamin B_{12} im Kindesalter gefährdet eine normale kognitive und motorische Entwicklung (PEPPER und BLACK 2011). Die Canadian Paediatric Society (CPS) und ADA empfehlen den Verzehr von mit Vitamin B_{12} angereicherten Lebensmitteln oder eine entsprechende Supplementation (AMIT 2010; ADA 2009a). **Zufuhrempfehlung** (vgl. DGE, ÖGE und SGE 2015): 1–3 μg/Tag.

Vitamin D: Vitamin D ist neben Calcium besonders während der Wachstumsphase wichtig für den Aufbau der Knochensubstanz. Die Versorgung über Lebensmittel spielt durch das hohe Potenzial der Eigensynthese in der Haut eine untergeordnete Rolle. Durch Lebensmittel können bei Kindern lediglich 1–2 µg/Tag Vitamin D und bei Jugendlichen 2–4 µg/Tag Vitamin D zugeführt werden (vgl. DGE, ÖGE und SGE 2015). Somit kommt der Eigensynthese durch regelmäßige Aufenthalte im Freien und einer Sonnenexposition der Haut eine besondere Bedeutung zu. Trotzdem wird insbesondere vegan ernährten Kindern und Jugendlichen empfohlen, vor allem in den Wintermonaten auf angereicherte Lebensmittel oder auf Supplemente zurückzugreifen. **Zufuhrempfehlung** (vgl. DGE, ÖGE und SGE 2015): 20 µg/Tag.

Eisen: Besonders bei Jugendlichen ist eine ausreichende Eisenzufuhr aufgrund des gesteigerten Blutvolumens während des Wachstums und der bei den Mädchen einsetzenden Menstruation von Bedeutung (vgl. DGE, ÖGE und SGE 2015). Ein Eisenmangel ist unabhängig von der Ernährungsweise im Kindesalter weit verbreitet. Einem Übersichtsartikel von MESSINA und MANGELS zufolge wiesen fünf Studien mit vegan ernährten Kindern einen Eisenstatus oberhalb der Referenzwerte auf. Das Risiko einer Anämie durch eine vegane Ernährungsweise bei Kindern scheint aufgrund eines Eisenmangels also nicht höher zu sein als bei einer Mischkosternährung (MESSINA und MANGELS 2001). Während einer intensiven Wachstumsphase kann eine Supplementation dennoch sinnvoll sein. Sie sollte von einem Kinderarzt dosiert und beobachtet werden (AMIT 2010). **Zufuhrempfehlung** (vgl. DGE, ÖGE und SGE 2015): 8–15 mg/Tag.

Calcium: Die Calciumzufuhr bei Kindern wird mit ca. 600–900 mg/Tag angegeben. Jugendliche haben, bedingt durch das intensive Wachstum, einen höheren Bedarf, der zeitweise über dem von Erwachsenen liegt (1200 mg/Tag) (vgl. DGE, ÖGE und SGE 2015). Calcium ist essenziell für das Wachstum und die Festigkeit der Knochen. Die Knochenmineraldichte erreicht zwischen dem 25. und 30. Lebensjahr ihren Höchstwert. Eine optimale Versorgung mit Calcium in Verbindung mit Vitamin D im Kindes- und Jugendalter ist Voraussetzung für eine gute Knochengesundheit und beugt Osteoporose im Erwachsenenalter vor. Bewegung und Sport tragen ebenfalls zu einer gesunden Knochendichte bei (vgl. BIESALSKI und ADOLPH 2010, S. 739). Nach Ergebnissen der Beobachtungsstudie von LARSSON und JOHANSSON (2002) lag die Calciumzufuhr von 30 vegan ernährten Jugendlichen (14–17 Jahre) signifikant unter den

Empfehlungen (158–538 mg) (LARSSON und JOHANSSON 2002). **Zufuhrempfehlung** (vgl. DGE, ÖGE und SGE 2015): 600–1200 mg/Tag.

> **Ernährungsverhalten Jugendlicher**
>
> Eine plötzliche Umstellung Jugendlicher von der Familienernährung zur veganen Ernährung ist oftmals psychosozial motiviert. Wird durch die pflanzliche Ernährung ein Gewichtsverlust angestrebt und besteht nur unzureichendes Wissen über die benötigte Nährstoffzusammensetzung und die Lebensmittelauswahl, besteht ein erhöhtes Risiko für Mangelzustände und Wachstumsdefizite. Durch eine Erhebung der Nährstoffaufnahme und Fragen zur Motivation einer Ernährungsumstellung des/der Jugendlichen können Hinweise auf eine Essstörung erhoben werden (ZLOTKIN 2002). Das soziale Umfeld kann Ernährungsgewohnheiten, die zu einer Essstörung führen, forcieren und stabilisieren (MARTINS et al. 1999). In jedem Fall sollte eine plötzliche Ernährungsumstellung die Wahrnehmung der Eltern für die Ernährungsgewohnheiten ihres Kindes schärfen. Ein sensibler und offener Umgang mit dem Thema kann die Beziehung zum Jugendlichen stärken und Missverständnisse vermeiden.

2.6 Vegane Ernährung bei Frauen in der Menopause

Hintergrund: Im Durchschnitt kommen Frauen im Alter von etwa 50 Jahren in die Wechseljahre (Klimakterium). Diese sind durch eine hormonelle Umstellung charakterisiert: Die Eierstöcke produzieren weniger Sexualhormone, und es kommt seltener zum Eisprung (Prämenopause). Während des Klimakteriums kann es aufgrund des hormonellen Ungleichgewichts zu Beschwerden wie Schlafstörungen, Hitzewallungen, Gefühlsschwankungen, Scheidentrockenheit oder Kreislaufproblemen kommen.

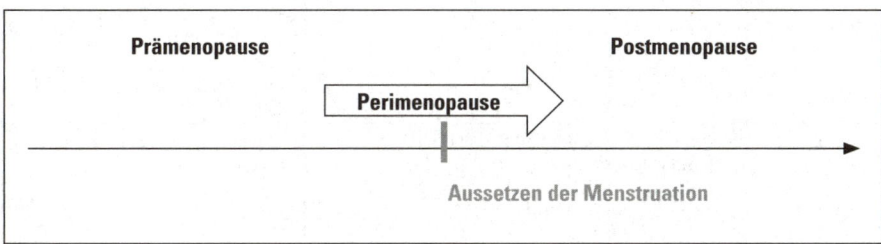

Abb. 2-6: Definition «Phasen der Menopause» (STUTE 2011).

Die Internationale Menopause Gesellschaft teilt die Menopause in drei Phasen ein (vgl. Abb. 2-6). Die Prämenopause ist die Vorstufe der eigentlichen Menopause. Sie umfasst etwa fünf bis sieben Jahre bis zur letzten Monatsblutung. In dieser Zeit verändern sich nach und nach die Konzentration und Wirkung der Hormone. Während der Perimenopause setzt die Menstruation aus. Diese tritt in den westlichen Ländern im Durchschnitt im Alter von 51,4 Jahren ein und umfasst das erste Jahr ohne Menstruation. Darauf folgt die Postmenopause, in der sich der Körper nach der letzten Menstruation an die neue hormonelle Situation gewöhnt (STUTE 2011).

Tab. 2-35: Menopausale Symptome, physiologische Ursachen und Empfehlungen. ([1] vgl. DGGG 2009, [2] vgl. LEIDENBERGER, STROWITZKI, ORTMANN 2009, S.526)

Konsistenz[1]	Symptome	Physiologische Ursache[2]	Empfehlung
konsistent	Hitzewallungen und Schweißausbrüche	Theorie: Anstieg der Körperkerntemperatur durch sinkende Serumkonzentration von Östrogen, Schwankungen des Blutzuckerspiegels (Östrogen: Einfluss auf Blutzuckerregelung) Überflutung des Temperaturregulationszentrum durch follikel-stimulierendes Hormon (FSH) aus der Hypophyse	Regelmäßige Zwischenmahlzeiten (vgl. Dormire und Howharn 2007) Wenig Alkohol, Koffein, scharfe Gewürze Entspannungsübungen, regelmäßige Bewegung (vgl. Archer et al. 2011) Hormonersatztherapie (vgl. DGGG 2009)
konsistent	Scheidentrockenheit	Hormonbedingte und altersbedingte Gewebeveränderungen, abnehmende Durchblutung	Behandlung durch Frauenarzt Hormonersatztherapie (vgl. DGGG 2009)
inkonsistent	Schlafstörungen	Hormonelle Veränderungen, evtl. Hitzewallungen während der Nacht	Ab dem Mittag keine koffeinhaltigen Getränke mehr (Kaffee, schwarzen/grünen Tee); leicht Verdauliches zur Abendmahlzeit Naturheilkunde: Heilpflanzenpräparate mit Baldrian, Hopfen, Lavendel, Johanniskraut und Passionsblume Hormonersatztherapie (vgl. DGGG 2009)
inkonsistent	Stimmungsänderung (depressive Verstimmung, Reizbarkeit, Angst, Stress)	Hormonelle Veränderungen	Entspannungsübungen, Bewegung (im Freien)

Konsistenz[1]	Symptome	Physiologische Ursache[2]	Empfehlung
inkonsistent	Heißhunger	Evtl. Östrogen (Östrogen: Einfluss auf Blutzuckerregelung)	Regelmäßige Zwischenmahlzeiten, ballaststoffreiche Kost
inkonsistent	Haut- und Haarveränderungen	Altersbedingte Veränderungen, (Östrogen: Wassereinlagerung in Unterhautbindegewebe, Bildung von Kollagen)	Ausreichende Proteinzufuhr, ausgewogene Ernährung
inkonsistent	Gewichtszunahme	Verringerter Grundumsatz durch altersbedingte Veränderungen	Verringerte Kalorienaufnahme, Bewegung und Muskelaufbau

Die Produktion von Sexualhormonen, vor allem Östrogen und Gestagen, wird verringert und verursacht zusätzlich zur verminderten Empfängnisbereitschaft körperliche Veränderungen. In der postmenopausalen Phase treten Veränderungen der Konzentrationen der Blutlipide und der Insulinsensitivität auf. Außerdem verlagern sich die Fettdepots zum Abdomen (vgl. RENSING und RIPPE 2014, S. 190).

2.6.1 Nährstoffe

Energie: Im Klimakterium kommt es, unter anderem durch den Rückgang der Östrogenproduktion zu einer Zunahme des abdominellen Fettanteils und einer Verringerung von Muskelmasse und -kraft. Der Grundumsatz sinkt aufgrund der Reduktion der Muskelmasse, wodurch das Risiko für Übergewicht steigt (MALTAIS et al. 2009). Frauen während und nach den Wechseljahren sollten sich entsprechend kalorienbewusst ernähren. Übergewichtige Frauen in der Menopause leiden doppelt so häufig unter Hitzewallungen und Schweißausbrüchen wie normalgewichtige Frauen. Zudem ist das Risiko für Herz-Kreislauf-Erkrankungen und Diabetes mellitus Typ 2 erhöht (THURSTON 2009). Eine Gewichtsabnahme innerhalb eines halben Jahres ging in einer Studie bei 338 übergewichtigen und adipösen Frauen entsprechend mit einer Abnahme der Hitzewallungen einher (HUANG et al. 2010). Die vegane Ernährung kann Frauen in der Menopause helfen, Gewicht zu reduzieren oder zu stabilisieren. In einer Interventionsstudie (n = 64) nahmen postmenopausale Frauen mit einer fettarmen veganen Ernährung innerhalb eines Jahres durchschnittlich 4,9 kg ab. Die Gewichtsabnahme war signifikant höher als in der Vergleichsgruppe mit der Diät des amerikanischen National Cholesterol Education Program (TURNER-MCGRIEVY 2007). Wenn schon in den Jahren vor der Menopause eine ausgewogene vegane Ernährung umgesetzt wurde, war das Risiko für Übergewicht zusätzlich reduziert. Nach HUANG et al. wiesen prä- und postmenopausale Vegetarierinnen und Veganerinnen niedrigere HDL-Konzentrationen auf als Mischköstlerinnen. Darüber hinaus war das Verhältnis der Triglyzeride zum HDL-Cholesterin bei prä- und postmenopausalen Veganerinnen signifikant höher als bei Mischköstlerinnen, was mit einem erhöhten Risiko für Herz-Kreislauf-Erkrankungen verbunden ist. Die Autoren der Studie kommen daher zum Schluss, dass eine ovolacto-vegetarische Ernährung für prämenopausale Frauen gesundheitlich von größerem Nutzen ist als eine vegane Ernährungsweise (HUANG et al. 2014).

Proteine: Einige Studienergebnisse weisen auf einen möglichen Zusammenhang zwischen einem niedrigen Östrogenspiegel und einer Abnahme der Muskelmasse und -kraft hin (MALTAIS et al. 2009). Eine adäquate Proteinzufuhr und regelmäßige Bewegung sowie gezieltes Muskeltraining kann die Abnahme von Muskelmasse und -kraft, die mit der hormonellen Umstellung während des Klimakteriums einhergehen, verringern bzw. verlangsamen (KOOPMAN und VAN LOON 2009). Die ADA empfiehlt, besonders bezüglich der Knochengesundheit, auf eine moderate und gleichzeitig bedarfsdeckende Proteinzufuhr zu achten (ADA 2009a). Proteine wirken sich positiv auf den Erhalt der Hautstruktur aus (COSGROVE et al. 2007). Die Eiweißzufuhr wird nach den D-A-CH-Empfehlungen jedoch auch für ältere Menschen mit 0,8 g Protein/kg Körpergewicht angegeben (vgl. DGE, ÖGE und SGE 2015).

Vitamin B_{12}: Auch Veganerinnen in der Menopause wird eine Supplementation mit Vitamin B_{12} empfohlen (TURNER-MCGRIEVY et al. 2004). Eine adäquate Vitamin-B_{12}-Versorgung während der Menopause wirkt sich positiv auf die Knochendichte aus. Laut mehreren Studien besteht ein Zusammenhang zwischen einem Vitamin-B_{12}-Mangel und einer verminderten Knochendichte (DHONUKSHE-RUTTEN et al. 2005; MCLEAN et al. 2008). Eine Zufuhr oberhalb des Referenzwertes zur Prävention von Osteoporose ergab jedoch keinen zusätzlichen Nutzen (ZHANG et al. 2014).

Calcium: Östrogen fördert die Aktivität der knochenaufbauenden Osteoblasten und hemmt die Aktivität der knochenabbauenden Osteoklasten. Aufgrund der sinkenden Östrogenkonzentration in der Menopause wird entsprechend der Abbau der Knochensubstanz gefördert, wodurch das Frakturrisiko steigt (RENSING und RIPPE 2014). Calcium ist für die Struktur des Knochens essenziell, weshalb eine ausreichende Aufnahme zur Prävention von Frakturen sinnvoll ist. Der tatsächliche Calciumbedarf für eine Reduktion des Frakturrisikos liegt einem Studienergebnis der EPIC-Oxford-Studie zufolge bei mindestens 525 mg Calcium pro Tag (APPLEBY et al. 2007). In einer vietnamesischen Studie mit postmenopausalen Frauen, die sich überwiegend vegan ernährten, konnte trotz geringerer Calciumzufuhr (300–330 g/Tag gegenüber 590–682 g/Tag) kein signifikanter Unterschied in der Frakturhäufigkeit und in der Knochendichte im Vergleich zu Mischköstlerinnen festgestellt werden (HO-PHAM et al. 2009; HO-PHAM et al. 2012).

Neben der Calciumzufuhr haben außerdem ein niedriger BMI und eine unzureichende Proteinaufnahme einen negativen Einfluss auf die Knochenstabilität (CHIU 1997). Diese Untersuchung hebt die Bedeutung der adäquaten Nährstoffzufuhr und das Zusammenspiel verschiedener Nährstoffe hervor, welche besonders in der Menopause gesundheitliche Auswirkungen haben können. Eine Supplementation kann bei einer niedrigen alimentären Calciumzufuhr sinnvoll sein. Aufgrund der unterschiedlichen Studienergebnisse sollten menopausale Veganerinnen zur Sicherheit auf ihre Calciumzufuhr achten und sich nach der D-A-CH-Empfehlung von 1000 mg/Tag richten (vgl. DGE, ÖGE und SGE 2015). Ob und in welcher Höhe Calcium supplementiert wird, sollte ärztlicherseits festgelegt werden. Eine Meta-Analyse konnte keinen zusätzlichen präventiven Effekt einer über den empfohlenen 1000 mg pro Tag liegenden Dosis feststellen (BISCHOFF-FERRARI et al. 2007).

Isoflavone: Isoflavone gehören zu den Phytoöstrogenen. Diese haben eine östrogenähnliche Wirkung, da sie mit unterschiedlicher Affinität an körpereigene Östrogenrezeptoren binden können. Sie werden zur Minderung von Wechseljahresbeschwerden eingesetzt und sollen die sinkende Östrogenproduktion ausgleichen (JARGIN 2014; PATISAUL und JEFFERSON 2010). Die mengenmäßig wichtigsten Isoflavone in der Sojabohne sind Genistein und Daidzein. Auch die heimischen Hülsenfrüchte Linsen, Bohnen, Erbsen, Kichererbsen enthalten nennenswerte Mengen (KULLING und WATZL 2003).

Tab. 2-36: Isoflavongehalt von Sojabohnen und Sojaprodukten (FOTH 2003).

	Mittelwerte (Daidzein und Genistein) mg Isoflavone /100g Nahrungsmittel
Sojamehl	151,17
Sojaproteinkonzentrat (Wasserextraktion)	102,07
Sojabohnensprossen	40,71
Sojadrink	9,65
Seiden-Tofu	27,91

Asiatinnen leiden seltener an Hitzewallungen und Schweißausbrüchen als europäische und nordamerikanische Frauen. Als Grund wird der hohe Verzehr von Sojaprodukten und der damit verbundene hohe Isoflavongehalt in der Nahrung genannt (NAGATA et al. 1999; NAGATA 2001). In Japan und China werden täglich pro Person etwa 50–60 mg Phytoöstrogene aufgenommen. Mit einer Kost, die reich an Hülsenfrüchten, Sojaprodukten, Leinsamen und Nüssen ist, verzehren Veganer mehr Isoflavone als der Durchschnitt der deutschen Gesamtbevölkerung (MORTENSEN et al. 2009; ELORINNE et al. 2016). Bislang gibt es keine ausreichenden Nachweise der Wirkung von Isoflavon-Präparaten; dementsprechend sind Deklaration und Dosierung rechtlich nicht geregelt (MORTENSEN et al. 2009). Eine Analyse zeigte, dass der Gehalt an Isoflavonen in den untersuchten Supplementen niedriger war, als deklariert wurde (NURMI et al. 2002). Einer früheren Einschätzung zufolge, nach der bei hoch dosierten, isolierten Isoflavonen Nebenwirkungen beobachtet wurden (beschleunigtes Tumorwachstum (Tierversuch), Veränderung von Brustdrüsengewebe, Adenokarzinome der Gebärmutter (Tierversuch), genotoxisches Potenzial (in vitro), Veränderung der Schilddrüse; (KULLING und WATZL 2003), konnte von der Europäischen Behörde für Lebensmittelsicherheit (EFSA) nicht bestätigt werden. Die EFSA kommt zum Schluss:

«Aus den ausgewerteten Daten ergeben sich keine Hinweise auf schädliche Auswirkungen auf die drei für diese Bewertung berücksichtigten Organe Brustdrüse, Gebärmutter und Schilddrüse. Dosierungen von Isoflavonen/Extrakten von 100 mg/Tag bei einer Einnahmedauer von bis zu 10 Monaten können als Orientierung für eine als hinreichend sicher anzunehmende Verwendung für Frauen nach der Menopause dienen» (EFSA) EUROPEAN FOOD SAFETY AUTHORITHY (2015).

Die beobachteten Wirkungen von Isoflavonen auf die menopausalen Beschwerden können auf Basis der vorliegenden Studienlage nicht eindeutig belegt werden. Zudem fehlen Studienergebnisse mit Veganerinnen, die Wechselwirkungen mit anderen Stoffen und Bestandteilen der Ernährung ausschließen. Es ist jedoch anzumerken, dass postmenopausale Frauen, die sich vegan ernähren, seltener mit Hormonen behandelt werden (ORLICH et al. 2013). Ob dies auf eine niedrigere Prävalenz von Wechseljahresbeschwerden zurückzuführen ist, wird von den Autoren jedoch nicht erläutert. Auch die positive Wirkung von Isoflavonen auf menopausale Beschwerden kann mithilfe der derzeit vorhandenen Studien weder eindeutig belegt noch widerlegt werden (MORTENSEN et al. 2009). Einen belegbaren positiven Einfluss von Isoflavonen auf die Knochendichte zeigt hingegen die Meta-Analyse von MA et al. (2008). Dabei muss jedoch beachtet werden, dass Sojaprodukte natürlicherweise Protein und Calcium enthalten und zudem oft mit Vitamin D angereichert werden (Sojamilch/-drink). Ob die positive Wirkung auf die Knochendichte also allein auf die Isoflavone zurückzuführen ist oder auch auf die anderen eingenommenen Inhaltsstoffe, bedarf weiterer Untersuchungen (MORTENSEN et al. 2009).

Tab. 2-37: Bewertung verschiedener Institutionen zur Wirkung und zum Einsatz von Isoflavonen (aus natürlicher Quelle oder als Supplement) gegen menopausale Beschwerden.

Institution	Wirkung, möglicher Einsatz und Empfehlung von Isoflavonen für menopausale Frauen
The North American Menopause Society (SHIFREN und GASS, 2014)	Reduktion menopausaler Beschwerden, Prävention von Brustkrebs, hemmt Fortschreiten von Atherosklerose (mind. 5 Jahre dauernder regelmäßiger Verzehr von Isoflavonen nach der Menopause)
European Food Safety Authority (EFSA, 2012)	Nachweise der Wirkung von Isoflavonen auf Knochendichte und menopausale Symptome sind für eine Empfehlung unzureichend
Bundesamt für Risikobewertung (BFR, 2007/2015)	Bei Einnahme in und nach den Wechseljahren Orientierungswerte für Dosierung und Anwendungsdauer einhalten Wirkung nicht ausreichend gesichert

2.7 Vegane Ernährung bei Senioren

Hintergrund: Durch den Alterungsprozess verändern sich mehrere physiologische Prozesse im Körper. Die Intensität der Veränderungen und deren Eintreten sind individuell unterschiedlich. Tab. 2-38 listet physiologische und ernährungsabhängige Veränderungen alternder Menschen auf.

Die Empfehlungen für die Zufuhr an Mikronährstoffen unterscheiden sich kaum von den Empfehlungen für Erwachsene unter 65 Jahren. Das Risiko für eine unzureichende Versorgung steigt im Alter dennoch. Mögliche Ursachen sind ein reduzierter Energiebedarf bei gleichbleibendem Nährstoffbedarf. Weitere Ursachen sind ein im Alter nachlassendes Hungergefühl oder die Einnahme von Medikamenten, die sich negativ auf den Appetit auswirken. Daher sollten ältere vegan lebende Menschen regelmäßig Mahlzeiten zu sich zu nehmen und Speisen mit einer hohen Nährstoffdichte bevorzugen.

Tab. 2-38: Altersbedingte physiologische und ernährungsassoziierte Veränderungen; ↑ Zunahme; ↓ Abnahme (vgl. BIESALSKI und ADOLPH 2010, S. 360).

Körperzusammensetzung	Körperfettanteil: (Umverteilung: Peripher)	↑
	fettfreie Körpermasse: Muskelmasse	↓ ↓
	innere Organe	↓
	Knochenmasse	↓
	Körperwassergehalt	↓
Nahrungsaufnahme	Geschmacks- und Geruchsempfinden	↓
	Appetit	↓
Wasserhaushalt	Durstempfinden	↓
	Körperwassergehalt	↓
	Konzentrierungsfähigkeit der Nieren	↓
Magen-Darm-Trakt	Verdauungsleistung	↓
	Absorptionsleistung	↓
	Obstipationsneigung	↑
Vitamin D	Hautsynthese	↓
	Aktivierung von Vitamin D in den Nieren	↓

2.7.1 Nährstoffe

Energie: Der Energiebedarf ist in erster Linie vom Grundumsatz abhängig, der durch Abnahme der fettfreien Körpermasse (Muskelmasse und innere Organe) im Alter sinkt. Durch Bewegung und gezieltes Muskeltraining kann das Ausmaß der altersbedingt abnehmenden Muskelmasse verringert und verlangsamt werden (KOOPMAN und VAN LOON 2009). Neben dem Grundumsatz hat auch die tägliche Bewegung Einfluss auf den Energiebedarf. Sie sollte im Alter dem körperlichen Zustand angepasst werden (vgl. BIESALSKI und ADOLPH 2010, S. 36). Einer Querschnittsstudie zufolge war die Energieaufnahme von chinesischen vegan lebenden Frauen im Alter von 70–89 Jahren signifikant höher als die von lakto-vegetarisch lebenden Frauen (1247 kcal/Tag vs. 1048 kcal/Tag) (LAU et al. 1998). Die Empfehlung nach Recommended Dietary Allowance (RDA, 1980) liegt bei 1400 kcal/Tag; somit erreichten beide Gruppen die Empfehlungen nicht.

Bei einer Aufnahme von ballaststoffreichen pflanzlichen Lebensmitteln muss auf mögliche altersbedingte Kaubeschwerden und eine ausreichende Flüssigkeitszufuhr geachtet werden. Aufgrund des hohen Sättigungseffekts ballaststoffreicher Kost kann die Energiezufuhr verringert sein. Eine veränderte Zubereitung wie z. B. durch Pürieren, Mixen, Raspeln, Zerkleinern, Ankeimen und Entsaften kann Probleme beim Kauen und bei der Aufspaltung pflanzlicher Speisen verringern. Zusätzlich kann durch Anreicherung mit Ölen die Energiezufuhr erhöht werden. Da viele Veganer im Erwachsenenalter im unteren Bereich des Normalgewichts liegen, sollte besonders ab dem 65. Lebensjahr auf eine ausreichende Energiezufuhr und den Erhalt eines Normalgewichts geachtet werden. Im Falle einer Erkrankung sind dann Energiereserven vorhanden. Sie gelten als Vorteil für die Gesundheit und als Voraussetzung für eine schnelle Heilung.

Essenzielle Fettsäuren: ω-3-Fettsäuren wirken entzündungshemmend und haben einen präventiven Effekt auf Herz-Kreislauf-Erkrankungen. Eine vegane Ernährung enthält ω-3-Fettsäuren mit Ausnahme von EPA und DHA. Der Einfluss von DHA auf neurodegenerative Erkrankungen wird zurzeit kontrovers diskutiert. Dennoch sollten auch ältere Veganer auf eine ausreichende Zufuhr achten, da DHA überwiegend in tierischen Lebensmitteln vorkommt. Nachweislich ist ein hohes Risiko für den Abbau kognitiver Fähigkeit und Alzheimer-Demenz mit einem niedrigen Serum-DHA-Spiegel assoziiert (CUNNANE et al. 2009). Die Framingham Studie belegte, dass ein hoher Plasmaspiegel von DHA das Risiko für Demenz um 47 % senkt. Dies galt jedoch nicht für Alzheimer-Demenz (SCHAEFER et al. 2006). Epidemiologische Metaanalysen weisen jedoch keine oder nur eine sehr geringe statistisch relevante Wirkungen durch die Zufuhr von DHA-Supplementen auf neurodegenerative Erkrankungen auf. Ferner ist bisher nicht eindeutig bewiesen, inwiefern die DHA-Aufnahme über die Ernährung präventiv oder als Therapie bei Alzheimer-Demenz wirken kann (CUNNANE et al. 2009). Die Zufuhrempfehlung für DHA für ältere Menschen unterscheidet sich nicht von denen für jüngere Erwachsene. Eine Supplementation mit DHA wird für ältere Veganer nicht offiziell empfohlen. Von Nachteil ist jedoch dieser Zusatz für die Gesundheit nach heutigen Erkenntnissen nicht. Hierbei sollte jedoch die Höchstmenge von 3g/Tag nicht überschritten werden (vgl. DGE, ÖGE und SGE 2015; SCHAEFER et al. 2006) Zusätzlich sollte ein α-Linolensäure (ALA)- und Linolsäure (LA)-Verhältnis von 1:5 eingehalten werden, um die körpereigene Synthese von DHA zu fördern und den Versorgungsstatus zu verbessern. **Zufuhrempfehlung** (vgl. DGE, ÖGE und SGE 2015): Linolsäure: 2,5 % der Energie; α-Linolensäure: 0,5 % der Energie.

Proteine: Der Proteinbedarf bei älteren Menschen wird derzeit kontrovers diskutiert (BEAUFRÈRE et al. 2000). Die Deutsche Gesellschaft für Ernährungsmedizin (DGEM) und die Deutsche Gesellschaft für Geriatrie (DGG) bewerten eine erhöhte Zufuhr von 0,9–1,1 g/kg Körpergewicht für gesunde Ältere als günstig und begründen ihre Empfehlungen mit einem positiven Effekt von Protein auf die Erhaltung bzw. die Reduzierung des Abbaus der fettfreien Muskelmasse (VOLKERT 2004). Nach D-A-CH-Empfehlung bleibt der Referenzwert jedoch aufgrund der unklaren Datenlage unverändert bei 0,8 g/kg Körpergewicht (vgl. DGE, ÖGE und SGE 2015). Ein großer Anteil der über 65-jährigen Mischköstler nimmt weniger Protein zu sich, als empfohlen wird (HANLEY und WHITING 2013). Aufgrund der schlechteren Bioverfügbarkeit pflanzlichen Proteins wird daher insbesondere älteren Veganern empfohlen, auf ausreichende Aufnahme und sinnvolle Kombination unterschiedlicher Proteinquellen zu achten. Dabei kann auf Quellen zurückgegriffen werden, bei denen das Protein durch Verarbeitungsprozesse wie Mahlen, Pürieren oder Keimen besser verfügbar ist. **Zufuhrempfehlung** (vgl. DGE, ÖGE und SGE 2015): 0,8 g/kg KG.

Vitamin B_{12}: Vitamin B_{12} gehört, unabhängig von der Ernährungsform, im Alter zu den kritischen Nährstoffen. Besonders bei Vorliegen einer häufig vorkommenden atrophischen Gastritis reduziert sich die Bildung von Magensäure und damit die Absorption des Vitamins. Auch der für die Absorption essenzielle Intrinsic-Faktor wird vermindert produziert und freigesetzt (vgl. BIESALSKI und ADOLPH 2010, S. 361f). Ein Mangel kann besonders ab einem Alter von 65 Jahren aufgrund eines ohnehin schon erhöhten Erkrankungsrisikos irreversible Störungen wie Depressionen, Demenz oder Alzheimer hervorrufen. Der Vitamin-B_{12}-Status sollte regelmäßig untersucht werden, um eine schleichend eintretende Störung zu erkennen. Das Auftreten von Symptomen kann bereits irreversible Folgen für die kognitive Leistungsfähigkeit haben und das Risiko für neurodegenerative Erkrankungen erhöhen (MOORE et al. 2012). Prospektive Beobachtungsstudien zeigen darüber hinaus einen möglichen Zusammenhang zwischen einem Vitamin-B_{12}-Mangel und einer verminderten Knochendichte bei Menschen über 70 Jahren (DHONUKSHE-RUTTEN et al. 2005; MCLEAN et al. 2008; MANGELS 2014). Nach verschiedenen Studienergebnissen beträgt die Prävalenz eines Vitamin-B_{12}-Mangels bei älteren Vegetariern und Veganern zwischen 11 % und 90 %. Dabei werden besonders älteren Veganern höhere Prävalenzen zugewiesen (PAWLAK et al. 2013). **Zufuhrempfehlung** (vgl. DGE, ÖGE und SGE 2015): 3μg/Tag.

Vitamin D: Ein Mangel an Vitamin D ist kein spezifisches Problem einer veganen Ernährung, da im Alter die Eigensynthese bei allen Menschen abnimmt. Ursache dafür ist die verringerte Hautdicke und die damit verringerte Aufnahme von Vitamin D_3 mithilfe der UV-Strahlen. Zudem ist die Nierenleistung reduziert, wodurch die Aktivierung des Vitamins in der Niere ebenfalls abnimmt (vgl. Tab. 2-38) (vgl. RENSING und RIPPE 2014, S. 77). Älteren Personen wird empfohlen, die Vitamin-D-Bildung durch Sonnenlichtexposition zu optimieren und sich ausreichend im Freien zu bewegen, um die Knochengesundheit zu unterstützen. Eine Aufnahme an Vitamin D mit der Nahrung gewinnt durch die abnehmende Syntheseleistung bei älteren Personen an Bedeutung. Durch eine vegane Ernährung wird nur wenig Vitamin D zugeführt. Daher sollte der Bedarf an Vitamin D bei älteren Veganern vor allem in den Wintermonaten durch Supplemente abgesichert werden. Eine ausreichende Versorgung mit Vitamin D senkt das Frakturrisiko im Alter und verbessert die Funktionalität des Bewegungsapparates (LINSENEISEN et al. 2011). Eine optimale Vitamin-D-Versorgung ist somit ausschlaggebend für die Erhaltung der Mobilität. **Zufuhrempfehlung** (vgl. DGE, ÖGE und SGE 2015): 20 µg/Tag (Schätzwert).

Calcium: Calcium ist in dieser Lebensphase von besonderer Bedeutung für den Knochenstoffwechsel. Nach Erreichen der maximalen Knochendichte beginnt der Abbau der Knochenmasse ab ungefähr dem 30. Lebensjahr (ca. 1 % pro Jahr). Der altersbedingte Knochenabbau kann zwar nicht verhindert, aber verlangsamt werden. Für den Erhalt der Knochenmasse sind neben einer ausgeglichenen Calciumbilanz Erhalt und Aufbau von Muskulatur wichtig. Daher wird älteren Menschen neben einer optimalen Calciumzufuhr ausreichende Bewegung empfohlen (vgl. DGE, ÖGE und SGE 2015). Vegan lebende Frauen im hohen Alter (70–89 Jahren) wiesen in einer Querschnittstudie im Vergleich zu Frauen mit einer lakto-vegetabilen Kost keinen signifikanten Unterschied in der Knochendichte auf (LAU et al. 1998). Veganer haben im Allgemeinen ein höheres Frakturrisiko als Mischköstler. Dieses lag jedoch nur bei Veganern mit einer unzureichenden Energie- und Calciumaufnahme (<525 mg/Tag) vor (APPLEBY et al. 2007). Die Knochengesundheit kann somit durch eine ausreichende Calcium- und Energiezufuhr unterstützt werden, wobei sich ein hoher Verzehr von Gemüse, Obst und Ballaststoffen positiv auf den Knochenstatus auswirkt (LEVIS und LAGARI 2012). **Zufuhrempfehlung** (vgl. DGE, ÖGE und SGE 2015): 1000 mg/Tag.

Zink: Mit dem Alter steigt das Risiko für einen Zinkmangel, unabhängig von der Kostform. Zink ist wichtig für die Wundheilung und das Immunsystem. Zudem kann Zinkmangel zu einem beeinträchtigten Geschmacksempfinden und zu verringertem Appetit führen (vgl. DGE, ÖGE und SGE 2015). Die Zinkversorgung älterer Veganer wurde bisher nicht bestimmt, jedoch ist es wahrscheinlich, dass der Zinkbedarf ähnlich wie bei jüngeren Erwachsenen, im Durchschnitt gedeckt wird. **Zufuhrempfehlung** (vgl. DGE, ÖGE und SGE 2015): Männer: 10 mg/Tag; Frauen: 7 mg/Tag.

2.8 Abschlussbeurteilung

Die Zufuhr aller Nährstoffe, insbesondere der kritischen, sollte in ausreichender Form erfolgen. Dazu ist eine optimal zusammengesetzte Kost mit einer Ergänzung von Vitamin B_{12} Voraussetzung. Der Versorgungsstatus sollte regelmäßig überprüft werden, um Mangelzustände zu verhindern. Das gilt in erster Linie in Lebensphasen, die körperlich besonders anspruchsvoll sind (z. B. Schwangerschaft, Stillzeit, Kindheit) oder in denen die körperliche Belastung sonstwie erhöht ist (bei intensiver sportlicher Betätigung, während und nach Krankheiten). Bei ungünstiger Zusammensetzung der veganen Ernährung können weitere Supplemente zur Bedarfsdeckung notwendig sein (vgl. LEITZMANN und KELLER 2013, S. 346).

Tab. 2-39: Beurteilung der veganen Ernährung für die verschiedenen Lebensphasen gemäß den Fachbehörden verschiedener Länder ([1]ADA 2009a, [2]KELLER und BEER 2012, [3]BMEL 2015, [4]KOLETZKO et al. 2013, [5]AMIT et al. 2010, [6]DGE 2016, [7]ANGOSTONI 2009, [8]FKE 2013; FKE 2012, [9]BORRIONE et al. 2009, [10]FLEISCHER et al. 2003.

Organisation/Institution	Beurteilung vegane Ernährung
American Dietetic Association[1*]	In jeder Lebenslage bei guter Planung durchführbar.
Canadian Paediatric Society[5]	Bei einer guten Planung in jeder Lebenslange durchführbar.
Deutsche Gesellschaft für Ernährung[6]	Nicht für Schwangere, Stillende und im gesamten Kindesalter geeignet.
Deutsches Bundesministerium für Ernährung und Landwirtschaft Deutschland – IN FORM[3,4]	Keine adäquate Nährstoffversorgung in der Schwangerschaft und im Kleinkindalter.
European Society for Pediatric Gastroenterology, Hepatology and Nutrition[7]	Nicht für Säuglinge und Kleinkinder geeignet.
Forschungsinstitut für Kinderernährung (FKE)[8]	Vegane Ernährung in Schwangerschaft, Stillzeit, Kindes- und Jugendalter ungeeignet.
International Federation of Sports Medicine[9]	Gut geplante vegane Ernährung kann die Leistungsfähigkeit verbessern.
Schweizerisches Bundesamt für Gesundheit[2]	Risiko für Mangelversorgung in Schwangerschaft, Stillzeit, Wachstum und im Alter (keine Empfehlung).
World Health Organization[10]	Nicht für Säuglinge und während Beikost nicht geeignet.

3 Einfluss der veganen Ernährung auf Gesundheit und Krankheit

Corinna Tigges

3.1 Einleitung und Hintergrund

Die Ernährungsweise spielt bei der Entstehung zahlreicher Zivilisationskrankheiten wie Adipositas, Diabetes mellitus, Herz-Kreislauf-Erkrankungen und Krebs, aber bei auch Osteoporose sowie entzündlichen und degenerativen Erkrankungen eine entscheidende Rolle. Migrationsstudien zeigen, dass sich die Prävalenz und Mortalität chronischer Erkrankungen mit der Adaption eines westlichen Ernährungs- und Lebensstils erhöhen. Sehr deutlich wird dies am Beispiel einer japanischen Kohorte, die zwischen 1885 und 1923 nach Hawaii und Kalifornien auswanderten, um dort zu arbeiten (GORDON 1957). Japaner, die in dieser Zeit in ihrem Heimatland blieben, zählten zu der Bevölkerungsgruppe mit der weltweit höchsten Lebenserwartung. Jene, die nach Hawaii und Kalifornien migrierten und den dort üblichen Lebensstil annahmen, wiesen hingegen ein zwei- bis dreifach erhöhtes Risiko auf, an den Folgen atherosklerotischer Veränderung zu versterben (vgl. Abb. 3-1). Da die japanischen Auswanderer die gleichen genetischen Voraussetzungen hatten wie die in Japan lebende Vergleichsgruppe, konnte die Vererbung als Einflussfaktor ausgeschlossen werden. Anhand der Beobachtung dieser Gruppe wurde daher erstmals die entscheidende Rolle des (Ernährungs-)Verhaltens und Lebensstils auf die Krankheitsentstehung deutlich (GORDON 1957). Als zentrale Risikofaktoren wurden dort ein erhöhter Cholesterin- und Glukosespiegel im Serum sowie Bluthochdruck, Rauchen und Alkoholkonsum diskutiert (vgl. REED und YANO 1997, S. 281).

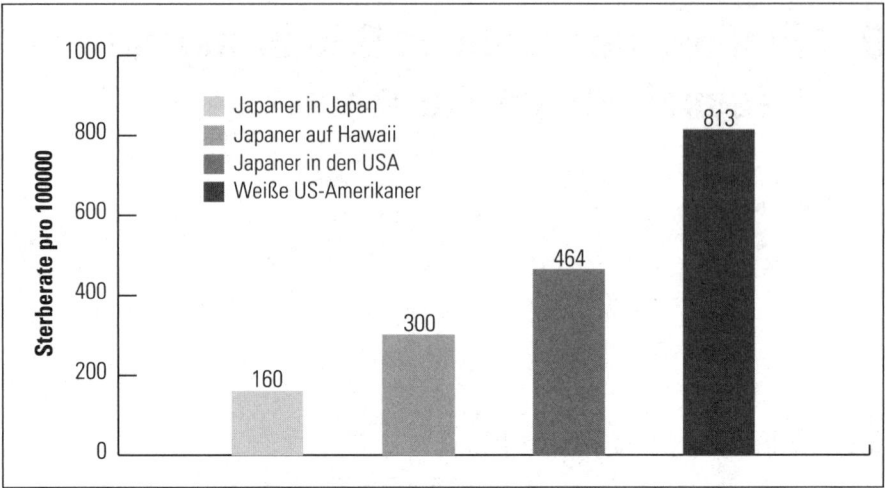

Abb. 3-1: Sterberate von japanischen Männern im Alter von 55–65 Jahren mit einer atherosklerotische Herzkrankheit; gruppiert nach Wohnsitz und Herkunftsland (in Anlehnung an REED und YANO 1997, S. 271).

> **Lebenserwartung und Sterberisiko**
>
> Die **Lebenserwartung** gibt an, wie lange ein Mensch (in Abhängigkeit seines Alters) durchschnittlich noch zu leben hat. Die Lebenserwartung für neugeborene Jungen liegt in Deutschland derzeit bei 78,1 Jahren und für Mädchen bei 83,1 Jahren. Bei den 65-jährigen Männern beträgt sie 17,7 und bei den gleichaltrigen Frauen 20,9 Jahre (BUNDESINSTITUT FÜR BEVÖLKERUNGSFORSCHUNG [BIB] 2015).
>
> Die Sterblichkeit (auch Sterblichkeits- oder Mortalitätsrate) bezeichnet die Anzahl der Todesfälle bezogen auf eine definierte Bevölkerung (z. B. Gesamtbevölkerung) in einem bestimmten Zeitraum. In epidemiologischen Studien wird z. B. erhoben, wie viele Veganer und wie viele Mischköstler der Untersuchungsgruppe in einem bestimmten Zeitraum (insgesamt oder an bestimmten Erkrankungen) gestorben sind. Werden die beiden Sterblichkeitsraten miteinander verglichen, kann das Sterberisiko von Veganern im Vergleich zu Mischköstlern berechnet werden (vgl. BEAGLEHOLE et al. 2013, o. S.).

Heute ist wissenschaftlich belegt, dass der in Industrienationen übliche übermäßige Fleischkonsum ein Hauptrisikofaktor für chronische Zivilisationskrankheiten ist. Insbesondere das rote Fleisch von Schwein, Rind, Kalb, Schaf, Lamm und Ziege sowie verarbeitete Fleisch- und Wurstwaren spielen dabei eine zentrale Rolle. Diese weisen sich üblicherweise durch eine hohe Energiedichte aus und enthalten viel Fett, vor allem gesättigte Fettsäuren. Auch andere Einflussfaktoren, wie etwa das enthaltene Häm-Eisen oder die bei der Produktion entstehenden Begleitstoffe wie Nitrit werden als risikofördernd beschrieben. Entsprechend positiv für die Gesundheit wird eine fleischfreie, also vegetarische Ernährung bewertet (vgl. LEITZMANN und KELLER 2013, S. 92ff).

Zunehmend rückt die vegane Ernährungsweise, die sich durch den strikten Ausschluss aller tierischen Lebensmittel auszeichnet, in den Mittelpunkt des wissenschaftlichen Interesses. Angetrieben von der Frage, ob die rein pflanzliche Ernährungsweise einen noch größeren gesundheitlichen Nutzen mit sich bringt als der bloße Fleischverzicht, hat sich die Anzahl der Studien zu diesem Thema in den vergangenen Jahren vervielfacht. Es gibt Hinweise, dass die vegane Ernährung mehr gesundheitsförderliche Faktoren und im Vergleich zu anderen Kostformen die höchste ernährungsphysiologische Qualität aufweist (CLARYS et al. 2014). Allerdings können mit dem vollständigen Ausschluss tierischer Lebensmittel auch Risiken, wie etwa Nährstoffmängel, verbunden sein (vgl. Kap. 2).

3.2 Forschungsmethoden und Interpretation

3.2.1 Studiendesigns

Um den Einfluss der Ernährungsweise auf die Krankheitsentstehung, Morbidität und Mortalität zu erforschen, können verschiedene Studiendesigns angewendet werden. Die Qualität und Aussagekraft der dabei gewonnen Erkenntnisse unterscheiden sich aufgrund der angewandten Methodik und Datengrundlage. In **Prospektiven Kohortenstudien** werden Bevölkerungsgruppen hinsichtlich einer vorher festgelegten Fragestellung untersucht. Diese Studienform eignet sich, um Beobachtungen zu Erkrankungen, Todesfällen und Ernährungsformen zu machen und Hypothesen zu möglichen (kausalen) Zusammenhängen zu generieren. Anhand von Kohortenstudien lässt sich die Bedeutung verschiedener Ernährungsmuster für das Auftreten von Erkrankungen bzw. den Erhalt der Gesundheit beurteilen. Es werden die Ernährungsweise und der Lebensmittelverzehr anhand verschiedener Methoden (z. B. 24-Stundenrecall oder Verzehrhäufigkeitsfragebögen) erfasst. Die Studienteilnehmer geben an, wie sie sich typischerweise ernähren, und werden auf Basis dessen einer Kostform zugeordnet, um verallgemeinerbare Aussagen abzuleiten. Darüber hinaus werden verschiedene Parameter, die für die Interpretation der Ergebnisse wichtig sein könnten, erhoben. Hierzu zählen anthropometrische und medizinische Daten (z. B. Körpergewicht, BMI, Medikamenteneinnahme), Lebensstilfaktoren (z. B. Tabak- und Alkoholkonsum, körperliche Aktivität, TV-Konsum, Schlafdauer) sowie soziodemografische Daten (z. B. Bildungsstand). Es wird erfasst, welchen Einfluss die Ernährungsweise auf das Morbiditäts- und Mortalitätsrisiko hat. Dieses wird zwischen den Kostformen verglichen und in Relation gesetzt.

Zur Erforschung des Einflusses einer veganen Ernährung auf Gesundheit und Krankheit eignen sich sogenannte «Blue Zones». Bei diesen handelt es sich um Regionen der Welt, in denen die Menschen am längsten gesund leben, weniger Herzinfarkte, Demenz und andere lebensstilabhängige Erkrankungen erleiden. Dazu gehört unter anderem die Gemeinde der Adventisten in Kalifornien (USA). Mitglieder der Siebenten-Tags-Adventisten haben einen sehr homogenen Lebensstil: Sie trinken keinen Alkohol, rauchen nicht, gehen wöchentlich in die Kirche und dank der strikten Einhaltung des Sabbats kommen sie mindestens einmal in der Woche zur Ruhe. Innerhalb der Gemeinde wird viel Wert auf Bildung, Gesundheit und Nächstenliebe gelegt. Adventisten ziehen eine vegetarische bzw. vegane Ernährung vor; zudem achten sie auf den Verzehr von möglichst geringfügig verarbeiteten Lebensmitteln. Infolgedessen leben 9 % der Adventisten vegan, 31 % ovo-lacto-vegetabil, 10 % zählen zu den Pescetariern und 44 % zu den Mischköstlern, wobei 6 % als Selten-Fleischesser gezählt werden. Daher bietet diese Kohorte die besondere Möglichkeit, den Einfluss einer pflanzenbasierten Ernährung und gesundheitsförderlichen Lebensweise auf chronische Erkrankungen zu untersuchen sowie deren Prävalenz mit der von Mischköstlern zu vergleichen. Deshalb wurde an dieser Glaubensgemeinschaft die größte Studie dieses Forschungsfeldes durchgeführt. Die 2002 begonnene Adventist Health Study 2 (AHS-2) schließt über 96 000 Probanden aus den USA und Kanada zwischen 30 und 112 Lebensjahren ein (BUTLER et al. 2008). Vor allem die verhältnismäßig große Gruppe von 4100 Veganern bietet die Möglichkeit, Erkenntnisse über die gesundheitlichen Vor- und Nachteile der pflanzlichen Ernährung zu gewinnen. In der AHS-2 werden fünf Kostformen (vegan, ovo-lacto-vegetabil, pesco-vegetabil, semivegetarisch und nicht vegetarisch) unterschieden, sodass eine verhältnismäßig feine Differenzierung zwischen den Kostformen und deren Einfluss auf verschiedene Gesundheits- bzw. Krankheitsparameter möglich wird.

Eine weitere wichtige Quelle für die in diesem Kapitel diskutierten Fragen ist die EPIC-Studie (European Prospective Investigation into Cancer and Nutrition). Sie ist eine der größten epidemiologischen Studien der Welt und umfasst insgesamt mehr als 500 000 Teilnehmer aus zehn europäischen Ländern. Hier wird der Einfluss der Ernährung auf chronische Erkrankungen – insbesondere Krebs – untersucht. In der EPIC-Oxford-Studie – einer Teilkohorte der EPIC-Studie – werden 65 000 Männer und Frauen aus Großbritannien entsprechend ihrer Kostform in Gruppen eingeteilt (DAVEY et al. 2003). Sie stellt damit die wichtigste europäische Kohorte im Bereich der veganen Ernährung dar. In die EPIC-Studie wurden etwa 2600 Veganer eingeschlossen und drei weitere Kostformen unterschieden: Fleischesser, Fischesser und Ovo-Lacto-Vegetarier.

Die Deutsche Vegan-Studie war die bislang größte Studie zur veganen Ernährung im deutschsprachigen Raum und untersuchte den Gesundheits- und Ernährungsstatus von 154 Veganern. Hier wurde die Gruppe weiter unterteilt in «strenge Veganer» (n = 98), die sich rein pflanzlich ernährten, und «moderate Veganer» (n = 56), welche weniger als 5 % der Gesamtenergie aus Milchprodukten und Eiern aufnahmen (WALDMANN et al. 2003).

Eine Übersicht der genannten und weiteren relevanten Kohortenstudien gibt Tab. 3-1.

Kontrollierte oder randomisiert kontrollierte Interventionsstudien eignen sich, um den Einfluss gezielt veränderter Einflussgrößen, wie z. B. der veganen Ernährung, auf den Krankheitsverlauf zu untersuchen. Die Ergebnisse werden mit denen einer Kontrollgruppe verglichen. Damit die Vergleichbarkeit der beiden Gruppen gewährleistet ist, ist bei der Studiendurchführung darauf zu achten, dass sich Kontroll- und Interventionsgruppe in den wesentlichen Charakteristika (z. B. Alter, Geschlechterverteilung, Anteil der Veganer), nicht unterscheiden. Zur Überprüfung kausaler Zusammenhänge gelten randomisiert kontrollierte Interventionsstudien als «Goldener Standard».

3.2.2 Limitationen der Studien

Störfaktoren
Neben der Ernährungsweise haben weitere Parameter einen Einfluss auf die Gesunderhaltung und Krankheitsentstehung. So spielt z. B. auch das Alter eine Rolle, denn ältere Menschen haben generell ein höheres Risiko für bestimmte Erkrankungen (z. B. Krebs) als jüngere Menschen. Somit muss das Alter als Störfaktor

Tab. 3-1: Wissenschaftliche Studien zum Einfluss vegetarischer/veganer Ernährungsweisen auf die Gesundheit; *Deutsches Krebsforschungszentrum; **davon etwa 10 % Veganer; ***European Prospective Investigation into Cancer and Nutrition | ****davon etwa 1 % Veganerinnen; FFQ = Food Frequency Questionnaire = Verzehrshäufigkeitsfragebogen.

Studie	Land	Beginn	Letzter Follow-up	Untersuchte Gruppen (Anzahl der Teilnehmer, gerundet)	Veganer definiert als...	Methode zur Erhebung der Ernährung
Adventist Health Study 2 (AHS-2) (BUTLER et al., 2008)	USA und Kanada	2002	– wird fortgeführt	Veganer (5500), Ovc-Lacto-Vegetarier (21200), Pescetarier (7200), Semi-Vegetarier (4000), Fleischesser (35400)	Verzehr von Eiern, Milchprodukten, Fisch und Fleisch weniger als 1x/Monat	24-Stunden-Recall
EPIC*** Oxford Study (DAVEY et al., 2003)	Großbritannien	1993	2007 wird fortgeführt	Veganer (2600), Lacto-Ovo-Vegetarier (18840), Pescetarier (10110), Fleischesser (33880)	Kein Verzehr von Fleisch, Fisch, Eiern und Milch-produkten	Semiquantitativer FFQ
Deutsche Vegan Studie (WALDMANN et al., 2003)	Deutschland	2003	–	Veganer (154); mindestens ein Jahr vor Studienbeginn	«strenge Veganer»: rein pflanzliche Ernährung; «moderate Veganer»: maximal 5 % der Gesamtenergie aus Milchprodukten und Eiern	FFQ
Adventist Mortality Study (AMS) (KAHN et al., 1984)	USA	1960	1986	Lacto-Ovo-Vegetarier (7920), Nichtvegetarier (6960)	–	FFQ
Vegetarier-Studie des DKFZ* (CHANG-CLAUDE et al., 2005)	Deutschland	1978	1999	Veganer (60), Lacto-Ovo-Vegetarier (1170), gesundheitsbewusste Nichtvegetarier (680)	Kein Verzehr von Fleisch oder anderen tierischen Lebensmitteln wie Eier oder Milch	Semiquantitativer FFQ
Oxford Vegetarian Study (APPLEBY et al., 1999)	Großbritannien	1980	2000	Veganer (114), Vegetarier** (1550), Pescetarier (415), Fleischesser (1198)	Kein Verzehr von Lebensmitteln tierischen Ursprungs	4-Tage-Ernährungsprotokoll

(Confounder) berücksichtigt werden. Veganer – insbesondere gesundheitlich motivierte – weisen insgesamt einen gesünderen Lebensstil auf als die Durchschnittsbevölkerung; d. h., sie bewegen sich mehr, rauchen seltener und trinken weniger Alkohol. Es ist daher nicht immer eindeutig, welche Effekte auf die Ernährungsweise und welche auf andere Faktoren des Lebensstils zurückzuführen sind. Um den Einfluss dieser Störfaktoren zu minimieren, werden sie bei der statistischen Auswertung durch entsprechende statistische Verfahren (Adjustierung) berücksichtigt – sofern sie bekannt sind. Es besteht immer auch die Möglichkeit, dass unbekannte Faktoren die Entstehung einer Krankheit beeinflussen, die bei der Datenerhebung nicht erfasst und entsprechend nicht berücksichtigt werden können.

Kleine Fallzahlen
Zwar nimmt die Zahl der Veganer tendenziell zu, doch stellen sie im Vergleich zu den Anhängern anderer Kostformen eine verhältnismäßig kleine Gruppe dar und sind daher in den Studien unterrepräsentiert. Die Aussagekraft der (Kohorten-) Studien ist hierdurch eingeschränkt, sodass die Ergebnisse lediglich als Hinweise für Kausalzusammenhänge zu werten sind und idealerweise durch kontrollierte Interventionsstudien überprüft werden müssen. Aufgrund der geringen Fallzahlen von Veganern werden Studien mit Vegetariern oder Studien, die die Kategorie «hauptsächlich pflanzliche» Ernährungsweise untersuchen, zu Hilfe genommen, um Erkenntnisse über die Vor- und Nachteile einer veganen Ernährung zu gewinnen (LE und SABATÉ 2014). Einige Studien unterscheiden entweder von vornherein nicht zwischen Veganern und Vegetariern oder fassen die beiden Gruppen bei der Auswertung zusammen. Bei der Interpretation der Daten legen die Autoren dann jedoch nahe, dass die berichtete vegetarische Ernährung «quasi»-vegan sei, nur sehr geringe Mengen tierischer Lebensmittel enthalte und die Ergebnisse für beide Gruppen Gültigkeit hätten (CHIU et al. 2014; LE und SABATÉ 2014).

Veganer ist nicht gleich Veganer
In den verfügbaren Studien werden Veganer nicht immer einheitlich definiert (vgl. Tab. 3-1). Es ist jedoch davon auszugehen, dass die Art und Weise der veganen Ernährung durchaus einen Einfluss auf die Lebensmittelauswahl und die gesundheitliche Wirkung hat. So verzehren z. B. «strikte» Veganer überhaupt keine tierischen Lebensmittel, während «moderate» Veganer diese in bestimmten Mengen konsumieren (vgl. Kap. 1) (WALDMANN et al. 2003).

Zudem scheint die Dauer der veganen Ernährung eine Rolle für den gesundheitlichen Nutzen zu spielen. Bei einer vergleichenden Auswertung von fünf großen prospektiven Kohortenstudien zu vegetarischer Ernährung zeigten KEY et al. (1999), dass die Dauer der Ernährungsweise einen Einfluss auf die Mortalität bestimmter Erkrankungen hat. In diesem Übersichtsartikel wurde zwar nicht zwischen Veganern und Vegetariern unterschieden. Das Risiko der Subgruppe, die weniger als fünf Jahre vegetarisch lebte, lag bei fast allen Todesursachen jedoch genauso hoch wie bei den Mischköstlern. Bei den Vegetariern, die über fünf Jahre auf Fleisch verzichteten, war das Mortalitätsrisiko für alle Todesursachen im untersuchten Zeitraum hingegen – mit der Ausnahme für ischämische Herzerkrankung – geringer als bei Mischköstlern. Bei anderen Studien wird die Dauer der Ernährungsweise hingegen nicht immer erhoben, sodass deren Einfluss bei der Auswertung der Daten nicht berücksichtigt und beurteilt werden kann.

Lebensmittelauswahl
Auch innerhalb der Gruppe der Veganer unterscheidet sich die Lebensmittelauswahl. So gab es z. B. zwischen den Veganern der EPIC-Oxford-Studie und der AHS-2 deutliche Unterschiede bezüglich der Vitamin-C- und Ballaststoffaufnahme: Die europäische Kohorte nahm von beidem weniger auf als die Mitglieder der Adventistengemeinde (DAVEY et al. 2003; RIZZI und FRASER 2014). Dies weist darauf hin, dass die beiden Gruppen – wenngleich beide vegan leben – unterschiedliche Lebensmittel auswählen. Eine Meta-Analyse zeigte auch, dass die für den Studienzeitraum beobachtete Gesamtmortalität der Siebenten-Tags-Adventisten geringer war als in sieben anderen vergleichbaren Kohortenstudien (KWOK et al. 2014). Der gesundheitsförderliche Effekt der veganen Ernährung scheint also in der Adventistengemeinde im Vergleich mit anderen Kohorten besonders ausgeprägt zu sein. Es lässt sich vermuten, dass die Motivation und Umweltbedingungen einen Einfluss auf die Lebensmittelauswahl und auch auf den gesundheitlichen Nutzen der veganen Ernährung haben (ORLICH et al. 2013). Der Nutzen einer veganen Ernährung ist daher schwer zu generalisieren (KWOK et al. 2014).

3.3 Lebenserwartung von Veganern

Die Lebenserwartung von Veganern in der AHS-2-Studie lag nach einem Untersuchungszeitraum von sechs Jahren über der von Mischköstlern: Sie wiesen für Todesfälle, die weder auf Krebs noch auf Herz-Kreislauf-Erkrankungen zurückzuführen waren (z. B. Diabetes mellitus), eine geringere Mortalitätsrate auf als Mischköstler (-26 %) (ORLICH et al. 2013). Dieser Effekt war bei Männern ausgeprägter als bei Frauen. Eine «gesunde», vegane und pflanzenbasierte Ernährungsweise scheint also durchaus einen positiven Einfluss auf die Lebenserwartung zu haben (BAMIA et al. 2007; BAZELMANS et al. 2006; FRASER und SHAVLIK 2001; KEY et al. 1999a; KNOOPS et al. 2006; WAIJERS et al. 2006). Als besonders günstig für die Gesundheit wurde der Verzehr von Nüssen (BAER et al. 2011; FRASER 2001; GOPINATH et al. 2011), Obst (CAI et al. 2007; GONZÁLEZ et al. 2008), Ballaststoffen (BAER et al. 2011) und mehrfach ungesättigten (ω-3-) Fettsäuren (BAER et al. 2011; GOPINATH et al. 2011) herausgestellt. Einen negativen Einfluss auf die Lebenserwartung können hingegen Nahrungsmittel mit einem hohen Glykämischen Index (BAER et al. 2011), der Verzehr von – insbesondere rotem und verarbeitetem – Fleisch (CAI et al. 2007; LARSSON und ORSINI 2014; PAN et al. 2012; SINHA et al. 2010), der Verzehr von Eiern (KAHN et al. 1984), eine zu hohe Energieaufnahme (WILLCOX et al. 2004) sowie eine auf tierischen Lebensmitteln beruhende Kost (FUNG 2011) haben. Das Gesundheitspotenzial der veganen Ernährung ergibt sich damit aus dem guten Verhältnis von Schutz- und Risikofaktoren (vgl. Abb. 3-2).

Tab. 3-2: Ernährungsassoziierte Einflussfaktoren bei der Lebenserwartung und ihre Ausprägung bei Veganern; (in Klammern) = Einfluss nicht gesichert; ⇧ Bei Veganern ausgeprägt; ⇩ bei Veganern weniger ausgeprägt; PUFA = Polyunsaturates Fatty Acids = mehrfach ungesättigte Fettsäuren.

Schutzfaktoren	Ausprägung bei Veganern	Risikofaktoren	Ausprägung bei Veganern
(kcal-Restriktion)	⇧	Übergewicht und hyperkalorische Ernährung	⇩
Obst und Gemüse	⇧	Fleisch, v. a. rotes und stark verarbeitetes	⇩
Nüsse	⇧	Ernährungsmuster mit Fokus auf tierischen Lebensmitteln	⇩
Ballaststoffe	⇧	(Eier)	⇩
ω-3-PUFA	⇧	Hoher Glykämischer Index	⇩

3.4 Übergewicht und Adipositas

Vergleicht man das Ernährungsprofil der Gesamtbevölkerung zu Beginn des 20. Jahrhunderts mit dem ab der Nachkriegszeit bis zum 21. Jahrhundert, so lässt sich ein Wandel beobachten: Während früher der Fokus auf einer ausreichenden Energie- und Nährstoffversorgung lag, steigt mit zunehmendem Wohlstand das Problem einer energetischen Überversorgung. Das breite Angebot und die ständige Verfügbarkeit hyperkalorischer, stark verarbeiteter Nahrungsmittel begünstigt per se eine Gewichtszunahme. Dies lässt sich nicht länger nur in der westlichen Welt, sondern auch in den Entwicklungs- und Schwellenländern beobachten, in denen – mit einer zunehmenden «Verwestlichung» der Ernährungsgewohnheiten und der Abkehr von traditionellen Verzehrsmustern – auch die Prävalenz von Übergewicht und damit verbundenen Erkrankungen steigt.

Die typisch westliche Ernährung zeichnet sich aus durch eine hohe Zufuhr von Energie – insbesondere über gesättigte Fette und raffinierte Kohlenhydrate (Zucker) –, Fleisch, stark verarbeitete Lebensmittel und Alkohol bei gleichzeitig geringer Aufnahme von Obst und Gemüse, komplexen Kohlenhydraten aus Vollkornprodukten, Ballaststoffen, Vitaminen, Mineral- und sekundären Pflanzenstoffen. Die vegane Ernährung steht dem, aufgrund des ausschließlichen Verzehrs pflanzlicher sowie oftmals unverarbeiteter und naturbelassener Lebensmittel, gegenüber.

3.4.1 Hintergrund

Epidemiologie: Die Häufigkeit von Übergewicht und Adipositas hat in den vergangenen Jahren weltweit kontinuierlich zugenommen – mit immer noch steigender Tendenz. Im Jahr 2014 waren 9 % der Weltbevölkerung adipös (WORLD HEALTH ORGANIZATION [WHO] 2014). Tab. 3-3 gibt eine Übersicht zur Prävalenz der deutschsprachigen Länder Europas.

Tab. 3-3: Übergewicht- und Adipositasprävalenz in Deutschland, Österreich und der Schweiz im Jahr 2010 (WHO 2014).

	Anteil übergewichtiger Erwachsener (%)	Anteil adipöser Erwachsener (%)
Deutschland	57,6	20,8
Österreich	54,6	18,2
Schweiz	53,2	19,4

Beschreibung des Krankheitsbildes: Die Entstehung von Übergewicht und Adipositas ist multifaktoriell bedingt. Eine dauerhaft den Bedarf übersteigende Energiezufuhr sowie der Mangel an körperlicher Aktivität sind die Hauptursachen für die Ansammlung von zu viel Fettgewebe (BERG et al. 2014). Laut der Deutschen Adipositasgesellschaft haben folgende Faktoren der Ernährung einen Einfluss auf die Entstehung von Übergewicht (BERG et al. 2014):
▸ Hoher Verzehr von energiedichten Nahrungsmitteln (z. B. Fleisch, fettreiche Milchprodukte, Süßigkeiten, fettreiche Snacks, zuckerhaltige Getränke, «Fast Food»).
▸ Geringer Verzehr von energieärmeren Nahrungsmitteln (z. B. Vollkornprodukte, Getreide, Obst, Gemüse, Salat).

Eine vermehrte Körperfettmasse beeinflusst die Organfunktion negativ und kann zu diversen Folge- und Begleiterkrankungen führen (vgl. Abb. 3-2).

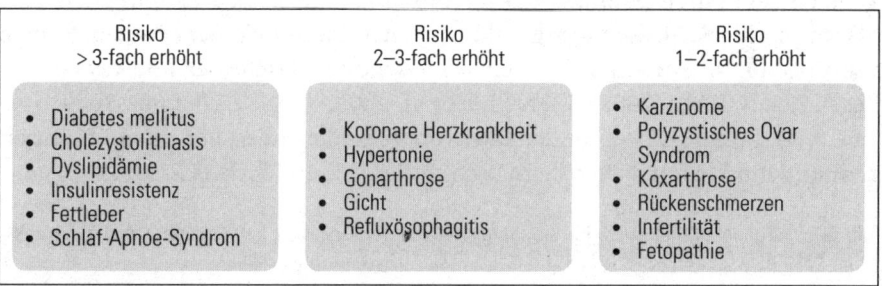

Abb. 3-2: Risiko für Komorbiditäten bei Adipositas (BERG et al. 2014).

Gebräuchlichster Parameter für die Erfassung und Einordnung von Übergewicht ist der Körpermassenindex (Body Mass Index; BMI), welcher das Körpergewicht ins Verhältnis zur Körpergröße setzt (kg/m^2).

Stoffwechselprodukte des Fettgewebes können auf vielfältige Art und Weise zu Funktionsstörungen und Organschäden führen (BERG et al. 2014). Das viszerale Fettgewebe, welches die Organe der Bauchhöhle umgibt, ist besonders stoffwechselaktiv und produziert unter anderem Entzündungsmediatoren und beeinflusst die Insulinsensitivität. Die viszerale Fettmasse korreliert eng mit kardiovaskulären Risikofaktoren und Komplikationen (BERG et al. 2014). Der Taillenumfang ist daher ein wichtiger diagnostischer Parameter. Studien zeigen, dass sich das metabolische Risiko bei Frauen ab einem Bauchumfang von 85 cm, bei Männern ab 90 cm erhöht. Bei Umfängen von über 88 cm bzw. 102 cm liegt eine abdominale Adipositas vor (BERG et al. 2014).

Tab. 3-4: Empfehlungen zur Prävention von Übergewicht und Adipositas (nach: S3-Leilinien der Deutschen Adipositas Gesellschaft e.V. (BERG et al. 2014)).

Empfehlung	Empfehlungsgrad
– bedarfsgerechte Ernährung – regelmäßige körperliche Bewegung – regelmäßige Gewichtskontrolle	A
– Verzehr von Lebensmitteln mit hoher Energiedichte reduzieren – Verzehr von Lebensmitteln mit geringer Energiedichte erhöhen	B
– Reduktion des Fastfood-Konsums	B
– Reduktion des Alkoholkonsums	B
– Reduktion des Konsums zuckerhaltiger Softdrinks	B
– Regelmäßige (ausdauerbetonte) Bewegung und Begrenzung sitzender Tätigkeiten	B

Die großen epidemiologischen Kohortenstudien AHS-2 und EPIC-Oxford zeigen, dass der durchschnittliche BMI abnimmt, je mehr Lebensmittel tierischer Herkunft ausgeschlossen werden. Entsprechend wiesen Veganer einen geringeren BMI auf als Mischköstler, Selten-Fleischesser, Fischesser und Ovo-Lacto-Vegetarier (CRAIG 2009; SPENCER et al. 2003, TONSTAD et al. 2009) (vgl. Tab. 3–5). In der AHS-2 lag der BMI von vegan lebenden Personen im Durchschnitt 5 Punkte unter dem der Mischköstler (LE und SABATÉ 2014).

Tab. 3-5: Durchschnittlicher BMI in Abhängigkeit von der Kostform; k.A. = keine Angabe (DAVEY et al. 2003; RIZZO et al. 2003; SPENCER et al. 2003; TONSTAD et al. 2009).

Kostform	BMI (kg/m²)			Anteil adipöser Menschen (BMI > 30 kg/m²) in %		
	AHS-2	EPIC-Oxford		AHS-2	EPIC-Oxford	
		Männer	Frauen		Männer	Frauen
Mischköstler	28,8	24,1	23,5	33,3	7,1	9,3
Pesco-Vegetarier	26,3	23,3	22,6	k. A.	3,0	4,4
Ovo-Lacto-Vegetarier	25,7	23,3	22,5	16,7	3,5	4,5
Veganer	23,6	22,3	21,7	9,4	1,6	2,5

Wie Tab. 3-5 zeigt, ist nicht nur der durchschnittliche BMI, sondern auch der Anteil adipöser Menschen mit einem BMI > 30 kg/m² in der Gruppe der Veganer deutlich geringer als bei Anhängern anderer Ernährungsweisen (DAVEY et al. 2003; RIZZO et al. 2003). Bei der Auswertung der amerikanischen Adventist Health Study (AHS) fällt zudem auf, dass sowohl der durchschnittliche BMI als auch der Anteil adipöser Menschen höher liegen als bei der europäischen EPIC-Studie. Dies könnte darauf hinweisen, dass die kulturell und sozioökonomisch geprägten Essstrukturen unabhängig von der Kostform einen Einfluss auf das Gewicht haben bzw. die US-amerikanischen Veganer andere Ernährungsmuster aufweisen als europäische.

Das Körpergewicht steigt üblicherweise mit dem Alter eines Menschen an. In der EPIC-Oxford-Studie wurde die Gewichtszunahme von fast 22 000 erwachsenen Menschen über fünf Jahre verfolgt (ROSELL et al. 2006). Bei jeder Kostform wurde ein Anstieg des Körpergewichts im Laufe der Zeit beobachtet. Nach der Adjustierung für mögliche Einflussfaktoren wie BMI und Alter fiel jedoch auf, dass Veganer (und auch Pescetarier) pro Jahr etwa 100 g weniger zunehmen als Mischköstler und Ovo-Lacto-Vegetarier (300 ggü. 400 g/Jahr). Die Gründe für den niedrigeren BMI und die geringere Gewichtszunahme bei Veganern lassen sich zwar nicht auf einzelne Aspekte der Ernährung zurückführen. Dennoch erscheint es plausibel, dass die Lebensmittelauswahl von Veganern einen Einfluss auf ihre Gewichtszunahme hat. Veganer verzehren mehr komplexe Kohlenhydrate, Ballaststoffe und pflanzliches Protein, jedoch naturgemäß weniger bzw. kein tierisches Protein und Fett (CHIU et al. 2014; DAVEY et al. 2003; RIZZO et al. 2013; SPENCER et al. 2003). Sie weisen damit ein Verzehrmuster auf, das vor der Entstehung von Übergewicht und Adipositas schützen kann (BERG et al. 2014).

Energiezufuhr bei Veganern: Die D-A-CH-Fachgesellschaften DGE, ÖGE und SGE empfehlen für gesunde Erwachsene (mit einem durchschnittlichen BMI von 22 kg/m^2) im Alter von 25–50 Jahren mit geringer körperlicher Aktivität eine tägliche Energiezufuhr von 2300 kcal bei Männern bzw. 1800 kcal bei Frauen. Diese Empfehlungen sind als Richtwerte zu verstehen. Der tatsächliche Bedarf verändert sich je nach Lebenssituation (z. B. Schwangerschaft, Alter, Gewicht und körperlicher Aktivität (DEUTSCHE GESELLSCHAFT FÜR ERNÄHRUNG [DGE] 2015).

Die durchschnittliche Energiezufuhr der Veganer in der AHS-2 lag bei 1894 kcal/Tag. Hier lag kein bedeutsamer Unterschied zu Mischköstlern, Vegetariern und Pescetariern vor (RIZZO et al 2013). Auch die Deutsche Vegan-Studie und die EPIC-Oxford-Studie stellten bei der Gruppe der sich vegan ernährenden Menschen mit einer durchschnittlichen Zufuhr von 1965 bzw. 1935 kcal/Tag eine Energieversorgung im Rahmen der Empfehlungen fest (DAVEY et al. 2003; WALDMANN et al. 2003). In der Oxford-Kohorte lag die Energiezufuhr mit 2192 kcal/Tag etwa 14 % unter dem Wert der Mischköstler (DAVEY et al. 2003). Zu beachten ist hier, dass die Datenerhebung in den erwähnten

Studien mittels Verzehrshäufigkeitsfragebögen (FFQ) und mit standardisierten Portionsgrößen erfolgte. Bei dieser Erhebungsmethode besteht jedoch die Gefahr, dass die Menge der aufgenommenen Lebensmittelmengen falsch berichtet wird. Da die Portionsgrößen auf der Grundlage einer Mischkost berechnet wurden, bedeutet das bei veganer, pflanzenbasierter Kost oft eine «Unterschätzung» der Zufuhr an Obst und Gemüse, die in der Mischkost üblicherweise als Beilagen und in verhältnismäßig geringen Mengen verzehrt werden (DAVEY et al. 2003). Zwar weisen die Durchschnittswerte darauf hin, dass Veganer eine vergleichbare Energiezufuhr haben wie Menschen mit anderen Kostformen. Allerdings zeigt die Deutsche Vegan-Studie auch, dass 78 % der Männer und 84 % der Frauen unter der Empfehlung der DGE für die Energiezufuhr blieben (WALDMANN et al. 2003).

Während es bei Veganern bezüglich der Dokumentation des Obst- und Gemüseverzehrs nicht selten zu einem «Underreporting» kommt, könnte es hingegen bei der Bemessung der nutzbaren Energie aus den pflanzlichen Lebensmitteln zu einer «Überschätzung» kommen: Der Energiegehalt von Lebensmitteln wird nämlich üblicherweise mittels der sogenannten Atwater-Faktoren berechnet. Demnach enthält 1 g Fett etwa 9 kcal, 1 g Proteine sowie Kohlenhydrate etwa 4 kcal und 1 g Alkohol etwa 7 kcal (NOVOTNY, GEBAUER und BAER 2012). Diese Angaben repräsentieren jedoch vermutlich nicht die vom Körper tatsächlich genutzte Energie: Studien weisen darauf hin, dass die Komplexität der humanen Verdauung, die Variation der Bioverfügbarkeit (beeinflusst durch Koch- und Verarbeitungsschritte), die Zellwandstrukturen der Lebensmittel, die mikrobielle Besiedelung des Darms sowie die individuellen Eigenschaften des Gastrointestinaltrakts die nutzbare Energie insbesondere bei pflanzlichen Lebensmitteln reduzieren (CARMODY, WEINTRAUB und WRANGHAM 2011; NOVOTNY, GEBAUER und BAER 2012; WOLLENSTONECROFT et al. 2012). Der hohe Verzehr pflanzlicher Lebensmittel in der veganen Ernährung führt daher möglicherweise zu einer Überschätzung der Energieaufnahme, wenn die Atwater-Faktoren als Berechnungsgrundlage dienen. Die für den Körper nutzbare Energie wäre unter diesen Umständen geringer als bei einer Mischkost, sodass eine rein pflanzliche Ernährung eher in einem Energiedefizit resultiert. Während eine kalorische Überernährung mit einer gesteigerten Mortalität verbunden ist, wird vermutet, dass eine Kalorienrestriktion einen positiven Einfluss auf die Gesundheit und Lebenserwartung haben könnte. Hinweise darauf, dass sich die Lebenserwartung durch die Reduktion der Nahrungsenergie erhöht, geben bislang vor allem Tierstudien mit Affen, Nagern und Fruchtfliegen (RIZZA, VERONESE und FONTANA 2014).

Einfluss der veganen Ernährung auf Gesundheit und Krankheit

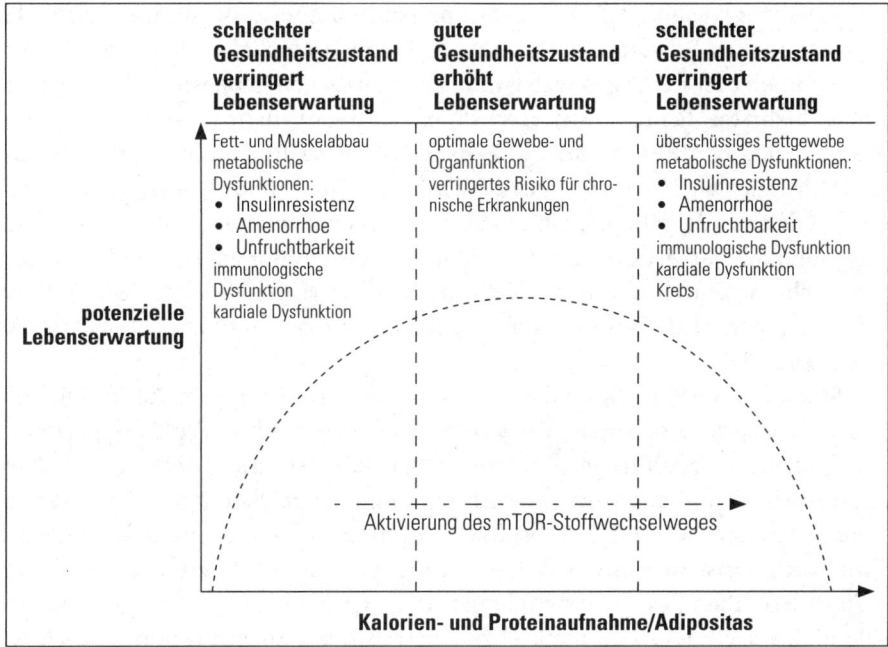

Abb. 3-3: Zusammenhang zwischen Lebensdauer und Energie- bzw. Proteinaufnahme und Gewicht (RIZZA et al. 2014).

Üblicherweise gilt, dass mit einer Einschränkung der Energiezufuhr auch eine verringerte Nährstoffaufnahme verbunden ist. Bei einer Energieaufnahme, die unter dem tatsächlichen Bedarf liegt, ist eine bedarfsdeckende Nährstoffversorgung jedoch von besonderer Bedeutung, da sich sonst das Risiko u. a. für metabolische und immunologische Dysfunktionen – ähnlich wie auch bei einer Überernährung – erhöht (vgl. Abb. 3-3). Vor diesem Hintergrund können die Vorteile einer Kalorienrestriktion nur zuverlässig erforscht werden, wenn der Einfluss eines Nährstoffmangels ausgeschlossen werden kann.

In diesem Zusammenhang sind die sogenannten «CRONies» (= **C**alorie **R**estriction with **O**ptimal **N**utrition) eine besonders interessante Kohorte, um den Einfluss einer dauerhaft geringen Energiezufuhr mit optimaler Nährstoffversorgung zu untersuchen. Auch wenn es sich bei der Gruppe nicht per se um Veganer handelt, können die Forschungsergebnisse Aufschluss über die potenziellen Mechanismen einer Energierestriktion im Rahmen einer veganer Ernährung geben. CRONies eliminieren typischerweise stark verarbeitete Lebensmittel (z. B. weniger raffinierte Kohlenhydrate, Salz, Trans-Fettsäuren) und nehmen dafür eine große Auswahl an pflanzlichen Lebensmitteln mit einer hohen Nährstoffdichte zu sich und ähneln so dem Ernährungsmuster von Veganern (RIZZA, VERONESE und FONTANA 2014). Im Durchschnitt nehmen CRONies nur ca. 1600–1800 kcal/Tag auf und sind damit kalorisch unterversorgt. Gleichzeitig gelingt es ihnen aber durch eine sinnvolle Lebensmittelauswahl eine adäquate Zufuhr von Nährstoffen zu gewährleisten. Sie haben im Vergleich zur Durchschnittsbevölkerung einen geringen BMI (19,6 ± 1,9 kg/m^2) und einen niedrigen Körperfettanteil von durchschnittlich 12 % (FONTANA et al. 2004).

Studien lassen vermuten, dass CRONies ein geringeres Risiko für Erkrankungen wie abdominale Adipositas, Diabetes mellitus Typ 2, Hypertonie, Dyslipidämie, Entzündungsprozesse, Atherosklerose und Krebs haben. Die Ergebnisse zeigen einen inversen Zusammenhang zu den genannten Erkrankungen (RIZZA, VERONESE und FONTANA 2014). Aufgrund der speziellen Ernährungsweise der CRONies lässt sich jedoch schwer differenzieren, ob die verminderte Energieaufnahme oder das günstige Nährstoffprofil (vgl. Proteine, Vitamine oder Phytochemikalien) für die positiven Effekte verantwortlich ist (RIZZA, VERONESE und FONTANA 2014). Vermutlich handelt es sich um eine synergistische Wirkung.

Es wurde beobachtet, dass sich unter Kalorienrestriktion einige Parameter, die sich normalerweise mit zunehmendem Alter verschlechtern, anders entwickeln, als es bei einer Durchschnittskost zu erwarten wäre: So wiesen CRONies eine höhere Gefäßelastizität, eine höhere Herzfrequenzvariabilität und bessere Funktionsfähigkeit des Herzmuskels auf. Das biologische Alter dieser Kohorte entsprach etwa dem von 20 Jahren jüngeren Menschen mit einer typisch westlichen Ernährungsweise (MEYER et al. 2006; RIZZA, VERONESE und FONTANA 2014; STEIN et al. 2012). Vermutet wird, dass der oxidative Stress durch die Reduktion der zu verarbeitenden Nährstoffe im Körper verringert wird und so Zellen und DNA geschützt werden (MERCKEN et al. 2013).

Oxidativer Stress

Bei vielen Stoffwechselprozessen entstehen im Körper sogenannte freie Radikale. Hierbei handelt es sich um Moleküle, die aufgrund ihrer Instabilität sehr reaktiv sind und auf diese Weise gesunde Körperzellen schädigen können. Antioxidantien bieten einen Schutz vor freien Radikalen, indem sie mit ihnen reagieren und damit ihre schädigende Wirkung abpuffern. Als oxidativen Stress bezeichnet man das Ungleichgewicht zwischen freien Radikalen und Antioxidantien, welches auf Dauer zu einer latenten Inflammation und den damit verbundenen Erkrankungen sowie Alterungsprozessen führt. Eine ungesunde Lebensmittelauswahl, Alkohol und Zigaretten führen zu einer vermehrten Bildung von freien Radikalen, während Bewegung, Obst und Gemüse ein antioxidatives Potenzial haben.

3.4.2 Vegane Ernährung in der Adipositastherapie

Eine Therapie bei Adipositas erfolgt nach den Leitlinien der Deutschen Adipositasgesellschaft üblicherweise in Abhängigkeit von der Indikation und richtet sich nach der Höhe des BMI und der Köperfettverteilung. Komorbiditäten, Risikofaktoren und Patientenpräferenzen sollen bei den Ernährungs- und Therapieempfehlungen berücksichtigt werden.

Im Fokus der Adipositastherapie steht eine Kalorienrestriktion. Die Fachgesellschaften DAG, DGEM und DGEM empfehlen eine Kalorienreduktion von mindestens 500 kcal/Tag, um eine erfolgreiche Gewichtsabnahme ohne gesundheitliche Risiken zu erreichen. Das Therapiekonzept soll individuell auf jeden Patienten angepasst werden. Eine bestimmte Zusammensetzung der Makronährstoffe wird nicht im Konsens empfohlen; eine Einschränkung der Fettaufnahme sei aber geeignet, um die Energiezufuhr zu senken (BERG et al. 2014).

Eine vegane Ernährung zeichnet sich typischerweise durch eine geringe Energiedichte aus. Sie entspricht außerdem der Empfehlung des häufigen Verzehrs von Obst, Gemüse und Getreideprodukten mit einem hohen Ballaststoffanteil. Lebensmittelgruppen, die bei Adipositas und Übergewicht eher gemieden werden sollen – wie etwa fettreiche Wurstwaren, Käse und Fleisch – finden sich in der veganen Ernährung nicht.

Studien zeigen, dass sich die rein pflanzliche Ernährung daher nicht nur zur Prävention, sondern auch zur Behandlung von Übergewicht und Adipositas eignet. Eine aktuelle randomisierte kontrollierte Interventionsstudie (Randomized Controlled Trial; RCT) verglich den Effekt von fünf verschiedenen Kostformen auf den Gewichtsverlust bei übergewichtigen und adipösen Erwachsenen (n = 64) (TURNER-MCGRIEVY et al. 2015). Alle Diäten hatten einen geringen Fettgehalt und einen niedrigen Glykämischen Index, unterschieden sich jedoch im Anteil tierischer Lebensmittel. Untersucht wurden eine vegane, ovo-lacto-, pesco- und semivegetabile sowie eine omnivore Diät. Nach einem

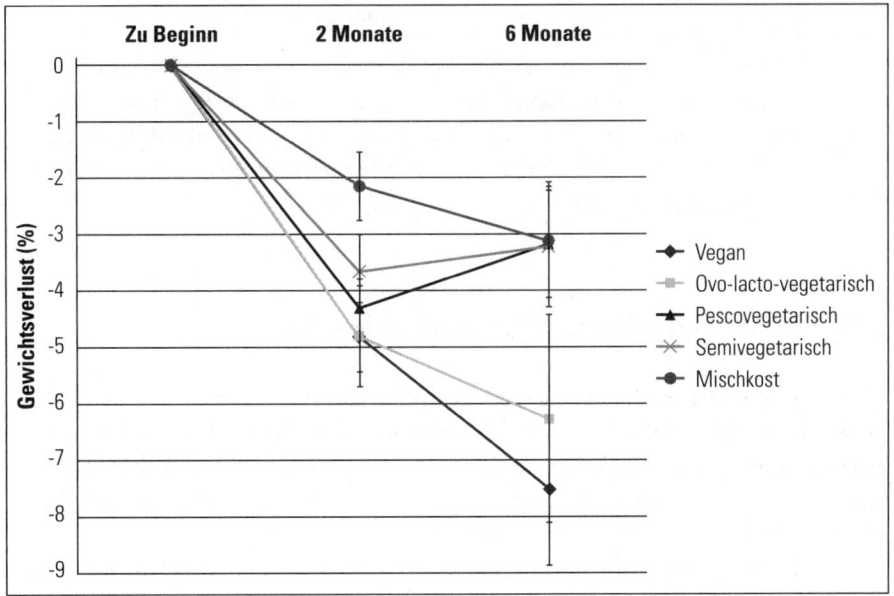

Abb. 3-4: Prozentuale Gewichtsreduktion (±SD) während einer sechsmonatigen Studie; Vergleich einer veganen, ovo-lacto-vegetarischen, pescovegetarischen, semivegetarischen Diät und Mischkost bei übergewichtigen und adipösen Erwachsenen (TURNER-MCGRIEVY et al. 2015).

halben Jahr, nahmen die Probanden mit einer veganen Diät durchschnittlich 7,5 % ihres Körpergewichts ab (vgl. Abb. 3-4). Diese Reduktion war deutlich ausgeprägter als bei einer omnivoren, semi- und pescovegetarischen Ernährung und auch mehr als mit einer ovo-lacto-vegetabilen Kost, wenngleich der Unterschied hier nicht so ausgeprägt war.

Mit der Adaption einer veganen Ernährung reduzierten die Probanden ihre tägliche Energieaufnahme durchschnittlich um mehr als 780 kcal. Die Gruppen unterschieden sich weder bezüglich ihrer körperlichen Aktivität noch soziodemografischer Daten (TURNER-MCGRIEVY, DAVIDSON und WILCOX 2014). Die Abnahme der Energiezufuhr war hier auf eine Reduktion der Fett- (vor allem gesättigter Fettsäuren) und Proteinaufnahme sowie den vermehrten Verzehr von Kohlenhydraten und Ballaststoffen zurückzuführen (TURNER-MCGRIEVY et al. 2015). Die Ergebnisse weisen darauf hin, dass eine vegane Ernährung größere Erfolge hinsichtlich einer Gewichtsreduktion aufweist als moderatere Ernährungskonzepte.

Tab. 3-6: Veränderung der täglich aufgenommenen Energiemenge in Abhängigkeit von der Interventions-Diät (TURNER-MCGRIEVY et al. 2015).

	Nach 2 Monaten	Nach 6 Monaten
vegan	786 ± 1043	903 ± 1238
ovo-lacto-vegetarisch	134 ± 729	223 ± 530
pescovegetarisch	401 ± 618	327 ± 921
semivegetarisch	481 ± 767	397 ± 650
omnivor	455 ± 517	194 ± 377

Adipöse postmenopausale Frauen verloren auch in einer längerfristigen Untersuchung mit einer veganen Kost mehr Gewicht als eine Vergleichsgruppe, die eine moderat fettarme Mischkost nach den Leitlinien des Nationalen Cholesterin-Schulungsprogramms der USA zu sich nahm (4,9 kg gegenüber 1,8 kg nach einem Jahr und 3,1 kg gegenüber 0,8 kg nach zwei Jahren) (TURNER-MCGRIEVY, BARNARD und SCIALLI 2007).

Auch eine Multicenterstudie aus den USA untersuchte die Wirksamkeit einer fettarmen veganen Ernährung als Therapiekost (MISHRA et al. 2013), wobei an der Studie Arbeitnehmer großer Unternehmen mit Übergewicht und/oder Diabetes mellitus Typ 2 teilnahmen. Die 142 Teilnehmer der Interventionsgruppe folgten der veganen Ernährung, während die 149 Probanden der Kontrollgruppe keine Veränderung ihrer Essgewohnheiten vornahmen. Auch hier führte die Umstellung nach 18 Wochen zu einer deutlichen Gewichtsreduktion bei veganer Ernährung (-4,6 kg ggü. 0,08 kg).

Für langfristige Erfolge ist es besonders wichtig, dass eine Ernährungsweise dauerhaft beibehalten und in den Alltag integriert werden kann. Mehrere Studien zeigen, dass sich die Adhärenz einer veganen Kost mit der anderer Ernährungsformen – etwa nach den Vorgaben der American Diabetes Association oder dem National Education Program – vergleichen lässt (BARNARD et al. 2009; TURNER-MCGRIEVY et al. 2015; TURNER-MCGRIEVY, BARNARD und SCIALLI 2007). Da sie im Vergleich aber zu größeren Erfolgen führt, stellt die Umstellung zu einer veganen Ernährung einen sinnvollen Weg dar, um Übergewicht und Adipositas zu behandeln. Hier kann unter Umständen der aktuelle Trend hin zu veganen Ernährung genutzt werden, um mehr übergewichtige Menschen bei einer Gewichtsreduktion zu unterstützen.

Tab. 3-7: Ernährungsassoziierte Einflussfaktoren bei der Entstehung von Übergewicht und ihre Ausprägung bei Veganern; (in Klammern) = Einfluss nicht gesichert; ⇧ Bei Veganern ausgeprägt; ⇩ bei Veganern weniger ausgeprägt.

(ernährungsassoziierte) Schutzfaktoren	Ausprägung bei Veganern	(ernährungsassoziierte) Risikofaktoren	Ausprägung bei Veganern
energiearme Lebensmittel (Vollkornprodukte, Getreide, Obst, Gemüse)	⇧	hohe Energiedichte	⇩
komplexe Kohlenhydrate und Ballaststoffe	⇧	tierisches Fett und Protein	⇩
geringer Glykämischer Index	⇧	Fleisch	⇩
		Alkohol	⇩
		hoher Glykämischer Index	⇩

Schlussfolgerung

Gewicht: Veganer sind im Mittel normalgewichtig und leiden deutlich seltener an Adipositas als Menschen mit anderen Ernährungsweisen. Beim Vergleich zwischen Mischköstlern, Vegetariern und Veganern zeigt sich, dass das Körpergewicht umso geringer ist, je mehr tierische Lebensmittel aus der Kost ausgeschlossen werden. Vor allem der hohe Anteil an komplexen Kohlenhydraten, Ballaststoffen und pflanzlichem Protein sowie der Ausschluss von tierischem Protein und Fett im Rahmen der veganen Ernährung schützen vor Übergewicht.

Energiezufuhr: Internationale Kohortenstudien zeigen, dass sich die durchschnittliche Energiezufuhr von Veganern nicht deutlich von jener von Mischköstlern und Vegetariern unterscheidet. Allerdings wurde bei einer deutschen Studiengruppe beobachtet, dass etwa 80 % der untersuchten Veganer unterhalb der Empfehlung für die Energiezufuhr blieben. Eine Kalorienrestriktion wird als Schutzfaktor vor metabolischen Erkrankungen diskutiert.

Ernährungstherapeutischer Nutzen: Im Rahmen der Adipositastherapie führt eine vegane Kost zu größeren Erfolgen in der Gewichtsreduktion als etablierte Diäten. Studien zeigen, dass sie zudem von Patienten gut akzeptiert und dauerhaft beibehalten wird.

3.5 Kardiovaskuläre Erkrankungen

Unter dem Begriff «kardiovaskuläre Erkrankungen» werden alle Erkrankungen des Herz-Kreislauf-Systems zusammengefasst. Dazu gehören z. B. die Herzinsuffizienz, die Koronare Herzkrankheit (KHK) und der Herzinfarkt.

3.5.1 Hintergrund

Epidemiologie: Weltweit stellen kardiovaskuläre Erkrankungen die Haupttodesursache von Menschen dar (WHO 2012). Obwohl in Westeuropa eine leicht sinkende Mortalitätsrate zu beobachten ist, sterben pro Jahr noch immer etwa 4 Mio. Europäer an Erkrankungen des Herz-Kreislauf-Systems. 51 % der Frauen und 42 % der Männern sterben an kardiovaskulären Erkrankungen (NICHOLS et al. 2014). Hauptsächlich handelt es sich um Todesfälle, die infolge einer ischämischen Herzkrankheit, eines akuten Herzinfarkts oder einer Herzinsuffizienz auftreten (vgl. TRAPPE 2010, S. 550). Tab. 3-8 zeigt die Lebenszeitprävalenz Koronarer Herzkrankheiten auf Basis der Studie zur Gesundheit der Erwachsenen in Deutschland (DEGS) (GÖSSWALD et al. 2013). Mit zunehmendem Alter steigt die Prävalenz, und Männer erkranken insgesamt häufiger als Frauen.

Altersgruppe	40–49 Jahre	50–59 Jahre	60–69 Jahre	70–79 Jahre	Gesamt
	Prävalenz in %	Prävalenz in %	Prävalenz in %	Prävalenz in %	Prävalenz in %
KHK gesamt					
Frauen (n = 3037)	1,6	1,8	10,8	15,5	6,4
Männer (n = 2745)	3,0	6,9	19,5	30,5	12,3
Gesamt (n = 5782)	2,3	4,4	15,1	22,3	9,3
Herzinfarkt					
Frauen (n = 3073)	0,6	0,1	4,7	6,0	2,5
Männer (n = 2766)	2,3	3,8	11,9	15,3	7,0
Gesamt (n = 5389)	1,5	2,0	8,2	10,2	4,7
Angina pectoris/andere kardiovaskuläre Erkrankungen					
Frauen (n = 3040)	1,6	1,8	9,1	13,8	5,7
Männer (n = 2744)	2,2	6,4	15,2	27,3	10,4
Gesamt (n = 5784)	1,9	4,1	12,1	19,9	8,0

Tab. 3-8: Lebenszeitprävalenzen bei der Koronaren Herzkrankheit (KHK), bei Herzinfarkt, Angina pectoris oder anderen kardiovaskulären Erkrankungen bei Erwachsenen im Alter von 40 bis 79 Jahren in DEGS1 nach Altersgruppe und Geschlecht (GÖSSWALD et al. 2013).

Beschreibung des Krankheitsbildes: Dem Pathomechanismus von Herz-Kreislauferkrankungen liegen meist atherosklerotische Veränderungen der Blutgefäße zugrunde (vgl. Tab. 3.9). Bei der Atherogenese handelt es sich um einen langjährigen und multifaktoriellen Prozess, bei dem sechs Stadien (Läsionstypen) unterschieden werden.

Stadium 1 – Endotheliale Dysfunktion: Durch schädigende Einflüsse wie erhöhte Cholesterin- und Glucosewerte, Hypertonie oder Tabakkonsum kommt es zu einer Schädigung des Endothels (innere Gefäßwand). Normalerweise ist das Endothel für Bestandteile des Plasmas undurchlässig. Die Läsion führt jedoch zu einer erhöhten Permeabilität der inneren Gefäßschicht und ermöglicht das Einwandern von Lipoproteinen geringer Dichte (Low Density Lipoprotein, LDL), in die Arterienwand. Enzyme (Peroxidasen) modifizieren das LDL, sodass es hier in oxidierter Form vorliegt (oxLDL). oxLDL wirkt stark entzündungsfördernd (proinflammatorisch): Es veranlasst die Endothelzellen vermehrt Adhäsionsmoleküle zu exprimieren, welche dazu führen, dass sich der Blutfluss an der Stelle der Endothelschädigung (Läsion) verlangsamt und Immunzellen am Endothel anhaften. Monozyten und T-Lymphozyten durchdringen schließlich die innere Gefäßschicht und migrieren ebenfalls in die Arterienwand (in den subendothelialen Raum). Die Einwanderung und Ansammlung der Monozyten in der Gefäßwand wird zusätzlich durch chemotaktische Substanzen wie oxLDL gefördert. Die Monozyten differenzieren im subendothelialen Raum zu reiferen Immunzellen (Makrophagen), welche wiederum – zusammen mit den eingewanderten T-Lymphozyten – Entzündungs- und Wachstumsfaktoren sezernieren.

Stadium 2 – Fatty Streak: Die Makrophagen im subendothelialen Raum nehmen das oxLDL über Rezeptoren auf und speichern es in Form von Lipidtropfen. Infolge der Aufnahme großer Fettmengen transformieren sich die Makrophagen zu Schaumzellen. Die Ansammlung dieser Schaumzellen in der Arterienwand ist makroskopisch als gelber Fleck oder Streifen zu erkennen und wird daher als «fatty streak» bezeichnet.

Stadium 3 – Präatherom: Aus den «fatty streaks» entsteht ein Präatherom, welches durch das erstmalige Auftreten von Lipidtropfen außerhalb von Zellen gekennzeichnet ist. Zur Herkunft dieser Lipidtropfen bestehen verschiedene Theorien: Einige Wissenschaftler gehen davon aus, dass sie von nekrotischen und/oder intakten Schaumzellen freigesetzt werden; andere vermuten, dass sie durch die Ansammlung von LDL im subendothelialen Raum entstehen.

Stadium 4 und 5 – Atherom und Fibroatherom: Im weiteren Verlauf kommt es zur Einwanderung glatter Muskelzellen aus der mittleren Gefäßschicht in den subendothelialen Raum. Induziert wird die Migration der Muskelzellen durch Wachstumsfaktoren, die von den eingewanderten Thrombozyten und Makrophagen sezerniert werden. Durch die Anreicherung der glatten Muskelzellen zwischen den extrazellulären Lipidtropfen und dem Endothel bildet sich ein sogenanntes Atherom. Hierbei handelt es sich um einen abgegrenzten nekrotischen

Lipidkern, welcher abgestorbene Schaumzellen und oxLDL enthält. Zusätzlich wandern weiter Makrophagen in die Gefäßwand ein und vergrößern die Läsion. In Stadium 5 kommt es zu einem bindegewebsartigen Umbau der Arterienwand, denn die glatten Muskelzellen bilden durch die Synthese von Kollagenen, Proteoglykanen und elastischen Fasern eine fibröse Kappe, die die Struktur des Atheroms stabilisiert. Man spricht in diesem Zustand von einem Fibroatherom.

Stadium 6 – Fortgeschrittene und komplizierte Läsionen: Der nekrotische Lipidkern der Plaques vergrößert sich im weiteren Verlauf der Atherosklerose und übt dadurch einen erhöhten Druck auf die fibröse Kappe aus. Dieser und andere Prozesse führen dazu, dass das Atherom zunehmend instabil wird und schließlich einreißt (Ruptur). Bei einer Ruptur tritt dann der nekrotische Inhalt (oxLDL, abgestorbene Schaumzellen etc.) der atherosklerotischen Plaques in das Arterienlumen aus. Es kommt zu Blutgerinnungsreaktionen wie Hämatomen oder Thrombosen, wodurch die Gefäße weiter verengt werden (Okklusion). Lösen sich die Blutgerinnsel, sind akute kardiovaskuläre Ereignisse wie Herz- oder Hirninfarkte die Folge (vgl. TRAPPE 2010, S. 551, ff.).

Tab. 3-9: Übersicht kardiovaskulärer Erkrankungen.

Erkrankung	Beschreibung
Herzinfarkt	Durch den plötzlichen Verschluss einer Arterie, die das Herz mit Blut versorgt, kommt es zum Infarkt des Herzmuskels (Myokard). Das hinter dem Verschluss liegende Gewebe wird nicht mehr durchblutet (Ischämie) und stirbt ab.
Koronare Herzkrankheit (KHK)	Die KHK (auch «ischämische Herzkrankheit») zeichnet sich durch verengte oder verschlossene Herzkranzgefäße (Koronararterien) aus. Die häufigste Ursache für KHK sind atherosklerotische Veränderungen.
Zerebrovaskuläre Erkrankungen	Hier kommt es zu einem rapiden Verlust der Hirnfunktionen durch die Störung der Durchblutung von Hirnarealen. Die extremste Form ist der Schlaganfall (Hirninfarkt), der in vielen Fällen zum Tode oder zu schweren Behinderungen führt.
Bluthochdruck (Hypertonie)	Der Druck, mit dem das Herz das Blut durch die Gefäße pumpt, ist pathologisch erhöht. Mit einer Hypertonie steigt das Risiko für andere kardiovaskuläre Ereignisse erheblich an.
Angina pectoris	Hier kommt es (u. a.) zu Brustenge, -schmerzen und Unwohlsein durch eine unzureichende Sauerstoffversorgung des Herzens infolge von Minderdurchblutung (siehe auch KHK).

Kardiovaskuläre Risikofaktoren: Die Entstehung atherosklerotischer Plaques wird neben unbeeinflussbaren Risikofaktoren (z. B. Alter und Geschlecht) von beeinflussbaren Faktoren, wie Übergewicht, Bewegungsarmut sowie einer westlichen Ernährungsweise und dem vermehrten Verzehr von gesättigten und Trans-Fettsäuren begünstigt. Diese Lebensstilfaktoren führen zu erhöhten Gesamt- und LDL-Cholesterinspiegeln, die in besonderem Maße die Entstehung von Herz-Kreislauferkrankungen fördern.

Auch die sogenannte latente Inflammation stellt ein kardiovaskuläres Risiko dar. Anders als bei kurzzeitigen Entzündungsprozessen, wie sie etwa bei einer Verletzung entstehen, führen einige Lebensstil- und Ernährungsfaktoren zu einem chronischen, subklinischen Entzündungsstatus (vgl. Tab. 3-10). Die Entzündungsprozesse betreffen vor allem die Blutgefäße, beeinträchtigen metabolische Funktionen und erhöhen nicht nur das Risiko für kardiovaskuläre Erkrankungen (LAMON und HAJJAR 2008), sondern auch für Diabetes mellitus (ESSER et al. 2014), Krebs, Alzheimer (HENEKA et al. 2010) und andere chronische Erkrankungen.

Tab. 3-10: Pro- und antiinflammatorische Lebensstilfaktoren (EGGER und DIXON 2010).

Proinflammatorisch wirken:	Antiinflammatorisch wirken:
Übergewicht	Obst und Gemüse
tierische und Trans-Fette	Kräuter und Gewürze
eine fettreiche Ernährung	hohe Ballaststoffaufnahme
Bewegungsmangel	körperliche Aktivität
erhöhter Alkoholkonsum	eingeschränkte Energieaufnahme
übermäßige Energiezufuhr	ausreichende Flüssigkeitsversorgung
geringe Ballaststoffaufnahme	
Salz	
zuckerhaltige Getränke	
Schlafmangel	
Stress	
Rauchen	

3.5.2 Einfluss einer veganen Ernährung auf kardiovaskuläre Erkrankungen

Der Vorteil einer vegetarischen Ernährung auf die Herzgesundheit gilt als gut belegt (vgl. LEITZMANN und KELLER 2013, S. 130ff). Eine darüber hinausgehende Risikoreduktion durch eine vegane Ernährung wird noch kontrovers diskutiert und ist Gegenstand vieler aktueller Forschungsaktivitäten.
Kardiovaskuläre Mortalität bei Veganern: Mehreren Studien zufolge sterben Veganer seltener an Herz-Kreislauf-Erkrankungen als Menschen, die Fleisch essen (APPLEBY et al. 1999; KEY et al. 1999a; KWOK et al. 2014; ORLICH et al. 2013). Die Auswertung von fünf prospektiven Langzeitstudien mit insgesamt

Einfluss der veganen Ernährung auf Gesundheit und Krankheit

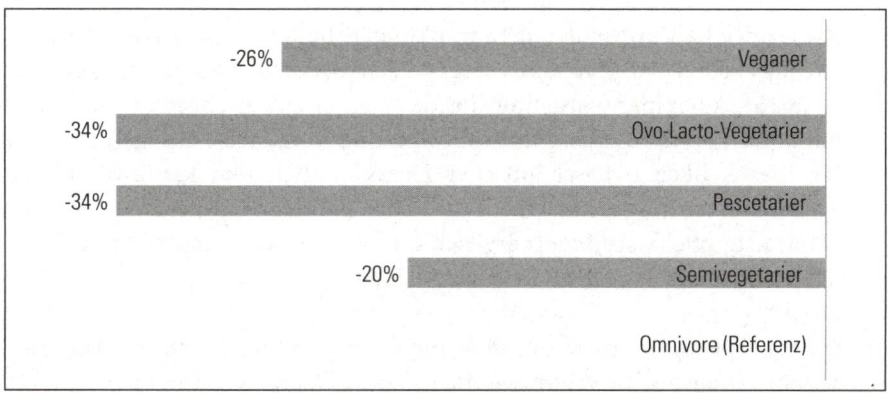

Abb. 3.5: Proportionale Sterberate bei ischämischen Herzkrankheiten bei Veganern und Nichtveganern (KEY et al. 1999).

etwa 76 000 Teilnehmern zeigt, dass Veganer ein geringeres Risiko haben, an einer ischämischen Herzkrankheit zu versterben als Mischköstler (vgl. Abb. 3-5) (KEY et al. 1999a). Die Studien zeigen allerdings auch, dass das erwähnte Risiko bei Ovo-Lacto-Vegetariern und Pescetariern noch geringer war als bei den Veganern. Zu beachten ist, dass die Anzahl der Veganer, die in die Analyse eingingen, mit nur 753 (68 Todesfälle) gering war. Möglicherweise wurde das Ergebnis hiervon beeinflusst, und eine größere Stichprobe hätte zu einer geringeren errechneten Sterberate geführt (KEY et al. 1999a).

Bei der genaueren Betrachtung der Daten fällt auf, dass die geringere Sterblichkeit der Veganer im Vergleich zu jener von Mischköstlern nicht mehr zu beobachten ist, wenn bei der Auswertung nach Geschlecht unterschieden wird. Nur bei Männern, nicht jedoch bei Frauen, konnte ein günstiger Einfluss der veganen Ernährung nachgewiesen werden:
▸ In einer Meta-Analyse wurden Daten acht großer Kohortenstudien mit insgesamt 183 321 Probanden ausgewertet. Es wurde errechnet, dass eine vegane Ernährung bei Männern während der Untersuchungszeiträume mit einer Senkung der Gesamtsterblichkeit (−18 %), der Mortalität infolge einer ischämischen Herzerkrankung (−19 %) und zerebrovaskulärer Erkrankungen (−22 %) verbunden war. Bei Frauen gab es jedoch keinen vergleichbaren Effekt (KWOK et al. 2014).
▸ In der AHS-2-Studie zeigte sich, dass dann, wenn beide Geschlechter zusammengenommen werden, kein größerer Schutzeffekt einer veganen gegenüber einer vegetarischen Ernährung vor ischämischer Herzerkran-

kung oder kardiovaskulären Erkrankungen besteht – dass ein solcher allerdings sehr wohl gegenüber einer Mischkost ersichtlich ist (ORLICH et al. 2013). Auch hier wurde nur für die Männer eine geringere Gesamtmortalität als bei der Durchschnittsbevölkerung festgestellt. Das galt auch für die Sterblichkeit bei ischämischer Herzkrankheit und kardiovaskulären Erkrankungen insgesamt (vgl. Tab. 3-11). Bei den Veganerinnen war die Gesamtsterblichkeit hingegen gleich und bei den kardiovaskulären Todesfällen sogar erhöht (ORLICH et al. 2013).

Diese Beobachtungen bestätigten sich auch dann, wenn der Einfluss von Bluthochdruck, Diabetes, Bewegungsverhalten und Übergewicht bei der Analyse herausgerechnet wird. Schon frühere Untersuchungen in der Adventistenkohorte kamen zum Ergebnis, dass der Effekt der veganen bzw. vegetarischen Ernährungsweise vom Geschlecht abhängt (FRASER 1992; FRASER 1999; SNOWDON, PHILLIPS und FRASER 1984). Ein Grund hierfür könnte mit dem Cholesterinspiegel zusammenhängen: Der LDL-Cholesterinspiegel wird bei Männern und Frauen zwar in ähnlichem Maße von der Ernährung beeinflusst, die Konzentrationen des HDL-Cholesterins im Blut reagieren hingegen bei Frauen sensibler gegenüber einer veränderten alimentären Fettzufuhr als bei Männern (FRASER 1999). Da eine vegane Ernährung typischerweise ein anderes Fettsäuremuster aufweist als andere Ernährungsformen, wird vermutet, dass die unterschiedlichen Mortalitätszahlen hierin begründet sein könnten. Möglich wäre zudem, dass Männer und Frauen – auch wenn sie sich vegan ernähren – unterschiedliche Ernährungsgewohnheiten haben (ORLICH et al. 2013). Nachgewiesen werden konnte dies bisher jedoch nicht (RIZZO und FRASER 2014). Möglicherweise sind hier auch unbekannte biologische Effekte oder Einflussfaktoren wirksam, die dafür verantwortlich sind, dass Lebensmittel und/oder Nährstoffe von Frauen anders verstoffwechselt werden als von Männern (ORLICH et al. 2013).

Tab. 3-11: Gesamtmortalität und spezifische Mortalität bei Veganern, die an der AHS-2-Studie teilgenommen haben, im Vergleich zur Durchschnittsbevölkerung insgesamt sowie nach Geschlecht; [a]adjustiert für Alter, Ethnie, Rauchverhalten, Bewegung, Einkommen, Bildungsniveau, Familienstand, Alkoholkonsum; [b]auch adjustiert für Geschlecht, bei Frauen: prä-/postmenopausal, Hormontherapie; [c]auch adjustiert für prä-/postmenopausal, Hormontherapie (ORLICH et al. 2013).

Gruppe	alle Gründe	ischämische Herzkrankheit	kardiovaskuläre Erkrankung
Veganer insgesamt[a,b]	–15	–10	–9
Männer[a]	–28	–55	–0,42
Frauen[a,c]	–3	+39	+18

Kardiovaskuläre Risikofaktoren bei Veganern: Zu den kardiovaskulären Risikofaktoren gehört neben dem Gewicht (BMI), einer Hypertonie und erhöhten LDL-Cholesterinwerten z. B. auch das Vorliegen eines Diabetes mellitus. Die zahl- und umfangreichen Untersuchungen mit den Siebenten-Tags-Adventisten zeigen, dass Veganer grundsätzlich ein geringeres kardiovaskuläres Risiko haben als Menschen, die tierische Lebensmittel verzehren (CRAIG 2009; LE und SABATÉ 2014; MCEVOY, TEMPLE und WOODSIDE 2012). Auch in anderen Kohorten-Studien wurden ähnliche Beobachtungen gemacht (siehe APPLEBY 1999).

Die Blutfettwerte (Konzentration des LDL-Cholesterins, das LDL-/HDL-Cholesterinverhältnis), der Blutdruck, der durchschnittliche Glukosespiegel im Blut und die Gefäßflexibilität, sind bei Veganern im Vergleich zu vergleichbaren Bevölkerungsgruppen, die einer typischen westlichen Ernährung folgen, deutlich verbessert (FONATNA et al. 2004).

Eine unzureichende Aufnahme an Vitamin B_{12} kann neben den in Kap. 2 beschriebenen Mangelerscheinungen auch zu einer Hyperhomocysteinämie (HHcy) und damit zu einem erhöhten kardiovaskulären Risiko führen. Der hier zugrunde liegende Mechanismus ist folgender: S-Adenosylmethionin (SAM) ist der wichtigste Methylgruppen-(CH_3)-Überträger des Stoffwechsels und Co-Substrat für diverse Enzyme. SAM ist z. B. an der DNA-Methylierung beteiligt, welche zu den epigenetischen Veränderungen des Erbguts gehört. SAM entsteht in einem Zyklus, in dem die B-Vitamine Folat (B_9), Pyridoxin (B_6) und auch Cobalamin (B_{12}) eine wichtige Rolle spielen. Während dieses Zyklus entsteht zwischenzeitlich Homocystein, welches unter physiologischen Umständen nach kurzer Zeit mithilfe der genannten Vitamine wieder abgebaut wird. Liegt ein Mangel der hierzu benötigten Vitamine vor, so wird das Homocystein in größeren Mengen an das Blut abgegeben wodurch es ab einer Konzentration von > 12 µmol/l zu einer Hyperhomocysteinämie kommt.

Obwohl alle drei B-Vitamine in diesem Zyklus wirksam sind, scheint ein Vitamin-B_{12}-Mangel in größerem Ausmaß zu einer Hyperhomocysteinämie beizutragen als ein Folatmangel (YAJNIK et al. 2005, 2006). Die Studienergebnisse zeigen, dass es bei einer roh-veganen Ernährung einen negativen Zusammenhang zwischen den Plasmakonzentrationen des Vitamin B_{12} und Homocystein gibt: Mit sinkender Cobalaminkonzentration steigt die Homocysteinkonzentration (KOEBNICK et al. 2005).

Auch subklinische – also symptomlose – Mangelzustände des Cobalamins haben einen negativen Einfluss und können die Homocysteinkonzentrationen im Serum erhöhen (GAMMON et al. 2012). Schon eine geringe HHcy ist mit der vaskulären Verschlusskrankheit und neurologischen Störungen assoziiert (ALLEN 2008; SELHUB et al. 2008b) und gilt mittlerweile als eigenständiger kardiovaskulärer Risikofaktor (MCNULTY et al. 2008; SELHUB et al. 2008a). Besonders Patienten, die bereits eine bekannte koronare Herzerkrankung aufweisen, haben durch eine HHcy ein erhöhtes Risiko für einen Herzinfarkt und andere kardiovaskuläre Ereignisse (WEISS et al. 2002).

Gemäß einigen Studien mehren sich die Hinweise darauf, dass ein geringer Cobalaminstatus besonders schädigend ist, wenn er in Kombination mit einem hohen Folatstatus auftritt. Dieses Ungleichgewicht kann zu kognitiven Defiziten (GEISEL et al. 2005), Anämien und epigenetischen Effekten führen (SMITH, KIM und REFSUM 2008). Kinder indischer Mütter etwa, die während der Schwangerschaft geringe Vitamin-B_{12}-Konzentrationen im Serum, aber eine gute Folatversorgung aufwiesen, hatten ein erhöhtes Risiko, eine Insulinresistenz, Diabetes, Adipositas und kardiovaskuläre Erkrankungen zu entwickeln (DESHMUKH, KATRE und YAJNIK 2013; YAJNIK 2008). Dies ist für Veganer insbesondere deshalb interessant, da pflanzliche Lebensmittel zwar eine gute Quelle für Folsäure darstellen, ein Mangel an Cobalamin aber aufgrund des Verzichts auf tierische Lebensmittel häufig ist (siehe Kap. 2). Veganer könnten daher durch den hier beschriebenen vermuteten Zusammenhang besonders gefährdet sein.

Cholesterin: Neben einer unzureichenden Aufnahme an Vitamin B_{12} spielen insbesondere auch zu hohe Cholesterinwerte eine zentrale Rolle bei kardiovaskulären Erkrankungen. Gesunde Veganer haben im Vergleich zu Mischköstlern, Ovo-Lacto-Vegetariern und Lacto-Vegetariern durchschnittlich geringere LDL- und Gesamtcholesterin- sowie TAG-Konzentrationen im Blut – auch unabhängig vom Rauchverhalten, Geschlecht und Alter. Anhand von Regressionsanalysen konnte gezeigt werden, dass der Effekt von der Ernährungsweise und keinem anderen untersuchten Faktor abhängt (DE BIASE et al. 2007). Je mehr tierische Lebensmittel ausgeschlossen werden, desto geringer liegen die Werte (APPLEBY et al. 1999; DE BIASE et al. 2007). Eine vegane Ernährung ist also bezüglich der Cholesterinwerte einer Mischkost überlegen. Untersuchungen zeigen, dass schon eine pflanzenbasierte Ernährung mit nur wenig Fleisch sowie eine fleischfreie ovo-lacto vegetabile Kost bei gesunden, normolipidämischen Probanden im Vergleich zu einer durchschnittlichen Mischkost mit 10–15 % geringeren Gesamt- und LDL-Cholesterinwerten einhergeht. Dieser Unterschied war bei Veganern mit 15–25 % jedoch noch größer (FERDOWSIAN und BARNARD 2009). Auch die Oxford Vegetarian Study kam zum

Schluss, dass der Gesamtcholesterinspiegel mit durchschnittlich 39 mg/dl unter dem der Omnivoren lag; und diese Reduktion war fast ausschließlich auf die Senkung des als schädlich eingestuften LDL-Cholesterins zurückzuführen (vgl. Tab. 3–12). Auch gegenüber Vegetariern hatte die vegane Gruppe ein besseres Lipidprofil (APPLEBY et al. 1999).

> **Antioxidativer Status und LDL-Cholesterin**
>
> Durch die vermehrte Aufnahme von Antioxidantien in einer (vernünftigen) veganen Ernährungsweise ist das LDL-Cholesterin besser vor Oxidation geschützt. Der Grad der Oxidation ist vom Antioxidativen Status (AOS) abhängig. Dieser wird durch eine hohe Aufnahme von Vitamin E und C, ß-Carotin und Polyphenolen bei Veganern günstig beeinflusst (SZETO, KWOK und BENZIE 2004).

Tab. 3-12: Plasma-Lipidkonzentrationen nach Ernährungsform; adjustiert für Alter und Geschlecht (APPLEBY et al. 1999).

Ernährungsform	Gesamtcholesterin	LDL-Cholesterin	HDL-Cholesterin
	mg/dl (Mittelwert + Standardabweichung)		
Veganer (n = 114)	77 ± 3	41 ± 2	26 ± 1
Vegetarier (n = 1550)	88 ± 2	49 ± 2	27 ± 1
Fischesser (n = 415)	90 ± 2	52 ± 2	28 ± 1
Fleischesser (n = 1198)	97 ± 2	57 ± 2	27 ± 1

Eine Querschnittstudie aus Deutschland verglich drei Gruppen gesunder Probanden (n = 201), die sich fast ausschließlich von rohen Lebensmitteln ernährten (95 %), wobei sich hiervon 21 % vegan und alle anderen entweder ovo-lacto-vegetarisch (21 %) oder omnivor (58 %) ernährten (KOEBNICK et al. 2005). In allen drei Gruppen machten pflanzliche Lebensmittel jedoch mit Abstand den größten Anteil (97 %) der Nahrung aus und ein hoher Obst- und Gemüsekonsum war negativ mit dem LDL-Cholesterinlevel korreliert (DJOUSSÉ et al. 2004).

Keiner der Probanden der Querschnittstudien hatte erhöhte LDL- oder Triglyzeridwerte, zudem sanken mit steigendem Anteil roher Lebensmittel die LDL-Werte (KOEBNICK et al. 2005). Gleichzeitig wurden jedoch auch geringere HDL-Konzentrationen beobachtet. Das Verhältnis von Gesamt- zu HDL-Cholesterin sowie jenes von LDL- zu HDL-Cholesterin wurden jedoch nicht von der Menge der roh konsumierten Lebensmittel beeinflusst. Das HDL-Cholesterin war in der Gruppe mit dem höchsten Anteil roher Lebensmittel am geringsten. Auch in anderen Studien wird berichtet, dass durch eine vegane Ernährung mit der Senkung des Gesamtcholesterins auch die Konzentration des HDL-Cholesterins einher geht (BARNARD et al. 2000; FERDOWSIAN und BARNARD 2009; KOEBNICK et al. 2005). Naheliegend wäre es, wenn dieser Effekt mit der Reduktion des protektiven Effekts des HDLs einhergehen würde. Die schützende Wirkung des HDL-Cholesterins erklärt sich nämlich – vereinfacht gesagt – damit, dass das Transportprotein Lipide aus der Peripherie zur Leber transportiert und somit atherosklerotischen Veränderungen vorbeugt. Zudem stimulieren die HDL-Partikel die NO-Synthase des Endothels und tragen auch über diesen Mechanismus zum Schutz der Gefäße bei (SHAUL und MINEO 2004). Durch die gleichzeitige Reduktion anderer kardiovaskulärer Risikoparameter, kann ein nachteiliger Effekt geringer HDL-Cholesterinwerte jedoch offenbar vernachlässigt werden (KOEBNICK et al. 2005). ORNISH et al. zeigten bei Patienten mit kardiovaskulären Erkrankungen, dass eine fettarme vegetarische Ernährung zu geringen HDL-Werten (18 ± 6 mg/dl) führt. Darüber hinaus wurde auch eine Reduktion atherosklerotischer Läsionen und kardiovaskulärer Ereignisse beobachtet (ORNISH et al. 1990). Ein schädigender Einfluss der geringeren HDL-Werte konnte hier also nicht festgestellt werden.

Beim Vergleich diverser Kostformen stellte sich heraus, dass eine sogenannte «Portfolio-Diät» mit einer bestimmten Lebensmittelzusammensetzung zur größten Senkung der Blutlipide führte (FERDOWSIAN und BARNARD 2009). Es wird vermutet, dass die Nahrungszusammensetzung sowie einzelne Nahrungskomponenten für den lipidsenkenden Effekt verantwortlich sind (MCEVOY, TEMPLE und WOODSIDE 2012) und eine sinnvolle Kombination bestimmter Lebensmittel einen besonderen Effekt hat. Hinweise darauf, welche Lebensmittel und Inhaltsstoffe für die lipidsenkende Wirkung verantwortlich sind, gibt eine Reihe kontrollierter Interventionsstudien mit hyperlipidämischen Probanden (JENKINS et al. 2003; 2005; 2006) (vgl. Kap. 3.5.3).

Bluthochdruck: Der Bluthochdruck ist ein weiterer wichtiger Risikofaktor für Herz-Kreislauf-Erkrankungen. In Deutschland haben etwa 60 % der Männer und 50 % der Frauen einen zu hohen Blutdruck (WOLF-MAIER et al. 2003). Zunächst bleibt der Bluthochdruck in den meisten Fällen symptomlos, kann aber mit Beschwerden wie Kopfschmerzen, Schwindel, Müdigkeit oder Sehstörungen sowie Herzschmerzen und Atemnot einhergehen. Die Spätfolgen einer Hypertonie sind als deutlich schwerwiegender einzuordnen, denn sie führt zu artherosklerotischen Veränderungen in Herz, Gehirn, Niere, Extremitäten und

Augen. So ist der Bluthochdruck einer der wichtigsten Risikofaktoren für Herz-Kreislauf-Erkrankungen und Schlaganfälle (CHOBANIAN et al. 2003).

Die Entstehung einer Hypertonie hängt mit genetischen Faktoren und Stress, aber auch mit ernährungsassoziierten Risikofaktoren zusammen. Einflussfaktoren, die einen zu hohen Blutdruck begünstigen, sind: eine zu hohe Salzzufuhr, Übergewicht, Alkohol, geringe Kaliumzufuhr, arterielle Plaques und Bewegungsmangel. In einer aktuellen Übersichtsarbeit legen YOKOYAMA et al. (2014b) dar, dass eine fleischlose Ernährung mit einem geringeren Blutdruck assoziiert ist als eine fleischhaltige. Recht eindeutig ist, dass der Verzehr tierischer Lebensmittel insgesamt das Risiko für einen Bluthochdruck steigert und dass das Risiko sinkt, je mehr pflanzliche Produkte gegessen werden (STEFFEN et al. 2005). Die INTERMAP-Studie und die Women's Health Study mit 4600 bzw. fast 29 000 Teilnehmern heben zudem auch die besondere Rolle des roten Fleisches und dessen risikoerhöhender Wirkung hervor: Die Menge des Fleischverzehrs korrelierte in beiden Studien mit der Höhe des Blutdrucks (TZOULAKI et al. 2008; WANG et al. 2008a).

Aufgrund des Verzichts auf tierische Produkte reduziert sich das Bluthochdruckrisiko bei Veganern. Im Vergleich zu Nichtvegetariern haben schon Ovo-Lacto-Vegetarier ein 55 % geringeres Risiko für eine Hypertonie; bei Veganern ist dieses Risiko um bis zu 75 % reduziert (LE und SABATÉ 2014). APPLEBY und Kollegen beobachteten in der EPIC-Oxford-Studie bei Veganern einen um 4,2 mmHG reduzierten systolischen Blutdruck im Vergleich zu Mischköstlern (APPLEBY, DAVEY und KEY 2002).

Eine Steigerung des Obst- und Gemüseverzehrs führt mit überzeugender Evidenz zu einer Senkung des Blutdrucks (BOEING et al. 2007). So kommt auch die DASH-Studie zu dem Ergebnis, dass etwa die Hälfte der in der Studie nachgewiesenen blutdrucksenkenden Wirkung auf den erhöhten Obst- und Gemüseverzehr zurückzuführen sei (SIERVO et al. 2015).

> **Die DASH-Diät**
>
> Üblicherweise wird zur Reduktion der Hypertonie die DASH-Diät (Dietary Approaches to Stop Hypertension) empfohlen (SIERVO et al. 2015). Bei dieser wird der Verzehr von tierischen Fetten eingeschränkt und durch die Wahl gesunder Fette – aus Nüssen, Ölsaaten und Fisch – ersetzt. Zudem steht der Verzehr von mindestens 5 Portionen Obst und Gemüse im Fokus. Die Zufuhr von Kochsalz wird schrittweise reduziert und stattdessen wird mit Kräutern gewürzt.

Neben dem positiven Einfluss pflanzlicher Lebensmittel insgesamt, könnte der Verzehr von Sojaprodukten einen eigenständigen Einfluss auf den Blutdruck haben. In einer dreijährigen Beobachtungsstudie aus China wurde anhand der Daten von 45 694 Frauen eine Assoziation zwischen dem Verzehr von Sojaprodukten und der Höhe des Blutdrucks festgestellt: Die Frauen, die die höchste Menge Soja verzehrten (> 25 g Tag), wiesen einen niedrigeren Blutdruck auf als Frauen mit dem geringsten Konsum (< 2,5 g/Tag). Diese negative Assoziation wurde mit steigendem Alter ausgeprägter (YANG et al. 2005). Ob diese Beobachtung auf die Wirkung von Sojaprotein oder Isoflavonen zurückzuführen ist, ist bislang nicht abschließend zu beurteilen (BARNARD et al. 2009).

In einer weiteren chinesischen Untersuchung wurde der kurzfristige Effekt von isoliertem Sojaprotein in Form eines Supplements untersucht. Hierzu nahmen 302 erwachsene Probanden an einer randomisierten, placebo-kontrollierten, doppelblinden Interventionsstudie teil. Nach der zwölfwöchigen Supplementation von 40 g isoliertem Sojaprotein wurde bei Gesunden eine Blutdruckreduktion von 2,34 mmHg (systolisch) und 1,28 mmHg (diastolisch) gemessen. Bei den Probanden mit einer leichten Hypertonie betrug die Senkung 7,88 mmHg bzw. 5,27 mmHg (HE 2005). Auch hier ist keine Aussagen darüber zu treffen, ob das Sojaprotein an sich oder die enthaltenen Isoflavone für die Wirkung verantwortlich sind (HE 2005). Dennoch ist der Effekt als positiv zu bewerten.

Ein Einfluss auf den Blutdruck wird auch in Hinblick auf andere Nahrungskomponenten diskutiert. So soll z. B. die Aufnahme von ω-3-Fettsäuren invers mit dem Blutdruck korreliert sein; wobei dieser Effekt eher als gering eingeschätzt wird (UESHIMA et al. 2007). Auch der Verzehr von Olivenöl wurde als blutdrucksenkend beschrieben. Hier wird die Wirkung auf den großen Anteil an Ölsäure zurückgeführt (TERÉS et al. 2008). Bei einer Fettzufuhr von > 37 Energieprozent hat dieser Effekt jedoch keine Relevanz mehr (vgl. LEITZMANN und KELLER 2013, S. 129).

Schutzfaktoren der veganen Ernährung: Das Nährstoffprofil und die Lebensmittelauswahl von Veganern können sich günstig auf das kardiovaskuläre Risiko auswirken. Im Allgemeinen nehmen vegan lebende Menschen mehr Vollkornprodukte, Nüsse, Obst und Gemüse, und damit mehr Ballaststoffe, Folat, Antioxidantien und Phytochemikalien zu sich, die allesamt als kardiovaskuläre Schutzfaktoren diskutiert werden (CRAIG 2009; JOHN et al. 2002; LARSSON und LARSSON 2005; MIRMIRAN et al. 2012). Veganer verzehren zudem häufig Sojaprodukte, deren wichtige Bestandteile die Isoflavone sind. Diese erhöhen die Ausschüttung von Stickstoffmonoxid (NO). Auf der anderen Seite verzehren Veganer keine tierischen Produkte, welche das kardiovaskuläre Risiko insgesamt erhöhen (KONTOGIANNA et al. 2008). Der Einfluss von Milch und Milchprodukten wird jedoch immer noch kontrovers diskutiert. Ältere epidemiologische Studien kommen hier zu widersprüchlichen Ergebnissen. Einige berichten von einem inversen Zusammenhang zwischen der Aufnahme von Milch und dem Auftreten von Schlaganfällen oder der Koronaren Herzkrankheit (ABBOTT et al. 1996; ELWOOD 2005; NESS 2001), andere wiederum zeigen einen positiven (APPLEBY et al. 1999; LARSSON et al. 2009) und wieder andere überhaupt keinen Zusammenhang (BOSTICK et al. 1999; ELWOOD et al. 2004; MANN et al. 1997; SHAPER et al. 1991). Möglicherweise ist hier eine Differenzierung der Milchprodukte, zum Beispiel nach Fettgehalt und Fermentationsgrad, notwendig. Grund dafür ist, dass es Anzeichen dafür gibt, dass es vor allem fettreiche Milchprodukte sind, die das Risiko für Herz-Kreislauferkrankungen steigern. In einigen prospektiven Kohortenstudien war ein Anstieg der Koronaren Herzkrankheit zu beobachten, wenn viele fettreiche Milchprodukte verzehrt wurden (HU et al. 1999; KELEMEN et al. 2005). Der Konsum fettarmer Milchprodukte hingegen wurde mit einem geringeren Risiko in Verbindung gebracht (HU et al. 1999; SAUVAGET 2003). Eine neuere Meta-Analyse, in die insgesamt 17 prospektive Kohortenstudien eingingen, konnte diese Beobachtung jedoch nicht bestätigen. Sie weist wiederum darauf hin, dass der Konsum von Milch einen moderaten positiven Einfluss auf die Entstehung kardiovaskulärer Erkrankungen insgesamt hat. Bei vier Studien sank das Risiko hier um durchschnittlich 6 % pro 200 ml Milch/Tag (SOEDAMAH-MUTHU et al. 2011). Eine differenzierte Auswertung für Koronare Herzkrankheit, Schlaganfall und Gesamtmortalität zeigte keine Verbindung zur verzehrten Menge von Milch, Milchprodukten insgesamt oder von fettarmen bzw. fettreichen Milchprodukten (SOEDAMAH-MUTHU et al. 2011). Zu einem ähnlichen Ergebnis kommt eine weitere Meta-Analyse (n = 26445), bei der ein inverser Zusammenhang zwischen der Gesamtmenge an Milchprodukten und kardiovaskulären Erkrankungen als Trend zu erkennen war. Interessant ist, dass hier zwischen fermentierten (z. B. Joghurt und Sauermilchprodukten) und nicht fermentierten Milchprodukten unterschieden wurde (SONESTEDT et al. 2011). Die bakteriell verarbeiteten Milchprodukte könnten einen kardioprotektiven Effekt haben: Für die höchste Aufnahmemenge der fermentierten Milchprodukte wurde eine Risikoreduktion von 15 % für kardiovaskuläre Erkrankungen festgestellt. Bei der Erforschung und Beurteilung dieser Lebensmittelgruppe auf die Gesundheit von Herz und Gefäßen scheint eine entsprechende Differenzierung demnach sinnvoll. Unter Umständen kommt hier dem

Mikrobiom eine Bedeutung zu. Auch Sojajoghurt und andere Lebensmittel der veganen Ernährung – wie etwa Sauerkraut oder Miso – entstehen durch Fermentation. Hier wäre es interessant zu erforschen, ob auch diese Lebensmittel einen ähnlichen Effekt auf kardiovaskuläre Erkrankungen haben könnten, wie es offenbar fermentierte Milchprodukte haben.

Eine abschließende Bewertung bezüglich des Einflusses von Milch und Milchprodukten ist anhand der vorliegenden Daten jedoch noch nicht möglich. Die in einigen Studien festgestellten positiven Effekte können durchaus auch durch Inhaltsstoffe wie Mineralstoffe und Vitamine (v. a. B_{12}) verursacht sein (SOEDAMAH-MUTHU et al. 2011).

3.5.3 Vegane Ernährung in der Therapie kardiovaskulärer Erkrankungen

Ein wichtiger Bestandteil der Therapie von kardiovaskulären Erkrankungen ist eine Gewichtsreduktion und Senkung der Blutlipide – insbesondere des Cholesterins. Zwar sind kohlenhydratarme, fettreiche Diäten (z. B. die bekannte Atkins-Diät) prinzipiell zur Gewichtsreduktion geeignet, da sie bei vielen Menschen auf eine ausgeprägte Akzeptanz stoßen und eine entsprechend hohe Compliance zur Folge haben (GARDNER et al. 2007). Als Energiequelle dienen in konventionellen «Low-Carb»-Diäten jedoch große Mengen tierischer Produkte, wie fette Milcherzeugnisse, Fleisch und Wurstwaren. Damit werden entsprechend viel gesättigte Fettsäuren, tierisches Protein und Cholesterin verzehrt. Selbst während der aktiven Gewichtsreduktion kommt es daher nicht zu einer Senkungen des LDL-Cholesterins, sodass diese Ernährungsweise insbesondere für Menschen mit Hypercholesterinämie wenig geeignet ist (FOSTER et al. 2010). Es wird daher angenommen, dass sich das kardiovaskuläre Risiko durch diese Ernährungsweise trotz des Gewichtsverlusts weiter erhöht (ANDERSON et al. 2004).

Jenkins et al. untersuchten daher den Effekt einer pflanzlichen Low-Carb-Diät (26 Energieprozent (E%) Kohlenhydrate, 43 E% Fett und 31 E% Protein), mit großen Anteilen von Ölen und pflanzlichen Proteinquellen gegenüber einer kohlenhydratreichen (58 E%), fettarmen (25 E%) und eiweißmoderaten (16 E% Protein) ovo-lacto-vegetabilen Kost über 6 Monate (JENKINS et al. 2014). An der prospektiven Interventionsstudie (n = 39) nahmen hyperlipidämische Männer und Frauen (postmenopausal) teil. Die Teilnehmer mit der veganen Low-Carb-Diät erreichten eine Gewichtsreduktion, die mit konventionellen kohlenhydratarmen Diäten vergleichbar ist (GARDNER et al. 2007), aber reduzierten im Gegensatz zu diesen auch ihr LDL-Cholesterin sowie das Triglyzerid/HDL-Verhältnis deutlicher (JENKINS et al. 2014).

Unter der Annahme, dass spezielle Lebensmittel und Inhaltsstoffe für die Senkung der Blutlipide verantwortlich sind und dass eine Kombination dieser Lebensmittel mit besonders guten Effekten assoziiert ist, führte die Forschergruppe um Jenkins eine Reihe von Interventionsstudien mit hyperlipidämischen Patienten durch:

▸ In einer ersten Untersuchung bekamen 25 Probanden entweder eine ovo-lacto-vegetabile Kost nach den Richtlinien des US-amerikanischen National Cholesterin Education Program (NCEP). Diese enthält geringe Anteile gesättigter Fettsäuren und fettarmer Milchprodukte sowie Getreideerzeugnissen aus Vollkorn (n = 13) (JENKINS et al. 2003a). Die zweite Gruppe (n = 12) erhielt eine zusammengestellte Diät («Portfolio-Diät») mit definierten Mengen Pflanzensterolen, Sojaprodukten, viskosen Ballaststoffen und Mandeln (vgl. Tab. 3–13). Auch diese Kost hatte einen geringen Anteil an gesättigten Fettsäuren.

Nach 4 Wochen führten beide Diäten in vergleichbarem Ausmaß zu Verbesserungen hinsichtlich der Parameter Gewicht, Blutdruck, HDL-Cholesterin, TAG-Konzentrationen sowie Lipoprotein A und Homocystein. Die Senkung des LDL-Cholesterins sowie des LDL/HDL-Verhältnisses fiel in der «Portfolio»-Gruppe hingegen wesentlich stärker aus, weshalb sie hier als positiver zu bewerten ist (vgl. Tab. 3-13). Hinsichtlich der Compliance waren keine Unterschiede zu beobachten. Die Portfolio-Diät zeigte sich auch im Vergleich zur medikamentösen Therapie der Hypercholesterinämie als wirksam: Durch die Diät wurden die Blutlipide in gleichem Maße gesenkt wie durch die Einnahme des Cholesterinsenkers Lovastatin (Wirksubstanz: Statine) (JENKINS et al. 2003b). Für die Patienten ohne medikamentöse Therapie ergab sich also kein Nachteil, sodass die Portfolio-Diät als eine ernst zu nehmende Alternative zur Einnahme von Arzneimitteln bewertet werden kann.

▸ In der an die oben diskutierte Studie angeschlossenen Crossover-Studie wurden die drei Therapieansätze 1) Statine, 2) Portfolio-Diät und 3) NCEP-Diät miteinander verglichen. Sowohl durch die Statin- als auch die Portfolio-Therapie wurden die Gesamt- und LDL-Cholesterinkonzentrationen signifikant mehr gesenkt als durch die NCEP-Diät (JENKINS et al. 2005). Der Effekt der Medikamente war gegenüber der Portfolio-Diät jedoch noch einmal deutlicher ausgeprägter. Dennoch erreichten 9 der 34 Probanden (26 %) ihre niedrigsten Lipidwerte, während sie die Portfolio-Diät einhielten (JENKINS et al. 2005).

▸ Um auch die langfristige Wirksamkeit der Portfolio-Diät unter Alltagsbedingungen zu untersuchen, wurden die Effekte anschließend noch einmal über ein Jahr erfasst. Zwar waren die Ergebnisse nicht mehr so ausgeprägt wie in den Kurzzeitstudien, aber dennoch klinisch bedeutsam (vgl. Tab. 3-13). 21 der 66 Probanden (32%) hatten nach einem Jahr Portfolio-Diät 20 % niedrigere LDL-Werte als vor Beginn der Untersuchung. Zwar war die Diät damit nicht erfolgreicher als eine Therapie mit Statinen, aber dieser auch nicht unterlegen (JENKINS et al. 2006). Als alternativer Behandlungsansatz ist die speziell zusammengesetzte Diät entsprechend in Erwägung zu ziehen.

Tab. 3-13: RCT = randomisierte kontrollierte Studie I = Interventionsgruppe, K = Kontrollgruppe, GC = Gesamtcholesterin, CRP = C-reaktives Protein; * n = 55 beendeten die Studie; ** n = 29 aus vorheriger Untersuchung.

	Studiendesign	Probanden	Studiendauer (Monate)	Kontrollernährung/-therapie	Portfolio-Diät	wichtigste Ergebnisse
(JENKINS et al. 2003a)	RCT	Hyperlipidämie I: n = 13 K: n = 12	1	NCEP	– Pflanzensterole: 1,2g/1000 kcal – Sojaprodukte: 16,2 g/1000 kcal – viskose Ballaststoffe: 8,3 g/1000 kcal – Mandeln: 16,6 g/1000 kcal	⇩LDL(I: -35,0 ± 3,1; K: –12,1 ± 2,4 %) ⇩LDL/HDL (I: –30,0 ± 3,5 %; K: –5.1 ± 3.0 %
(JENKINS et al. 2003b)	RCT	Hyperlipidämie n = 46	1	a) NCEP + Placebo b) NCEP + 20 mg Lovastatin	– Pflanzensterole: 1,0g/1000 kcal – Sojaprodukte: 21,4 g/1000 kcal – viskose Ballaststoffe: 9,8 g/1000 kcal – Mandeln: 14,0 g/1000 kcal	⇩ GC, LDL (+CRP)
(JENKINS et al. 2005)	Crossover	Hyperlipidämie n = 34	3 (je 1 Monat)	c) NCEP + Placebo d) NCEP + 20 mg Lovastatin	s. o.	⇩ LDL: a) –8,5 ± 1,9 % b) –33,3 ± 1,9 %; c) –29,6 ± 1,3 %
(JENKINS et al. 2006)	Interventionsstudie	Hyperlipidämie n = 66** K: Ergebnisse vorheriger Cross-Over-Studie (JENKINS ET AL., 2005)	12	–	– Pflanzensterole: 1,0g/1000 kcal – Sojaprodukte: 22,5 g/1000 kcal – viskose Ballaststoffe: 10,0 g/1000 kcal – Mandeln: 23,0 g/1000 kcal	⇩ LDL: –12,8 ± 2,0 %

Koronare Herzkrankheit: Eine US-amerikanische Forschergruppe zeigte, dass eine Ernährungstherapie auf Basis einer pflanzlichen, sehr fettarmen Kost in der Therapie einer etablierten Koronaren Herzkrankheit zu bedeutsamen Erfolgen führen kann (ESSELSTYN et al. 2014). Die empfohlene Therapiekost schloss alle zusätzlichen Fette und Öle, verarbeiteten Produkte, Fisch, Fleisch, Geflügel, Avocado, Nüsse, zusätzliches Salz sowie zuckerhaltige Getränke aus. Dafür bestand die Ernährung aus pflanzlichen, unverarbeiteten Nahrungsmitteln, Flaxsamen als Quelle für ω-3-Fettsäuren sowie aus Multivitamin- und Vitamin-B_{12}-Supplementen. Von den 198 Studienteilnehmern behielten 177 Personen (89 %) die empfohlene Ernährung über den Beobachtungszeitraum von 3,7 Jahren bei. Bei nur einem der adhärenten Probanden kam es zu einem Schlaganfall. Bei den 21 nicht adhärenten Probanden kam es hingegen bei 13 (62 %) zu mindestens einem Fall der folgenden Ereignisse: plötzlichem Herztod (n =2), Herztransplantation (n = 1), ischämischem Herzinfarkt (n = 2), perkutaner Koronarintervention (Behandlung von Stenosen in den Koronararterien durch das Setzen von Stents; n = 4), Bypassoperation (n = 3) resp. einer Endarteriektomie aufgrund von peripherer arterieller Verschlusskrankheit (n = 1).

3.5.4 Vegane Ernährung in der Therapie einer Hypertonie

Kontrollierte Interventionsstudien, die sich mit der veganen Ernährung als Behandlungsmöglichkeit des Bluthochdrucks allein beschäftigen, sind bislang kaum verfügbar. Im Rahmen einer älteren Interventionsstudie folgten 500 Patienten mit Bluthochdruck einer fettarmen veganen Kost, steigerten ihre körperliche Aktivität und erlernten Stressmanagementtechniken. Nach 12 Tagen kam es bei den Probanden durchschnittlich zu einer Reduktion des Blutdrucks um 6 %. Einschränkend muss jedoch angefügt werden, dass aufgrund des Studiendesigns schwer abzuschätzen ist, ob der Effekt durch die vegane Ernährung oder andere modifizierte Lebensstilfaktoren zustande kam (MCDOUGALL et al. 1995).

Bereits 1984 wurde eine Untersuchung durchgeführt, bei der 26 Patienten (Alter: 40–49 Jahre) mit Bluthochdruck für ein Jahr ihre Ernährung auf eine streng vegane Kost umstellten (LINDAHL et al. 1984). In der Folge reduzierte sich der Blutdruck (systolisch um 9 ± 5,3 und diastolisch um 5 ± 5,3) im Vergleich zur Kontrollgruppe – und zwar, obwohl 20 der 26 Patienten ihre blutdrucksenkenden Medikamente zum Ende der Studie abgesetzt hatten. Die Autoren dieser Studie (sowie anderen, noch älteren Studien) kommen zu dem Ergebnis, dass die Natriumreduktion nicht der Grund für die Blutdrucksenkungen war, sondern andere Einflussfaktoren der Ernährungsumstellung gewirkt haben (ARMSTRONG et al. 1979; ROUSE et al. 1986).

Tab. 3-14: Ernährungsassoziierte Einflussfaktoren bei kardiovaskulären Erkrankungen und ihre Ausprägung bei Veganern; (in Klammern) = Einfluss nicht gesichert; ⇧ Bei Veganern ausgeprägt; ⇩ bei Veganern weniger ausgeprägt. MUFA= Monounsaturated Fatty Acids; SAFA= Saturated Fatty Acids.

Schutzfaktoren	Ausprägung bei Veganern	Risikofaktoren	Ausprägung bei Veganern
Vollkornprodukte	⇧	Hyperlipidämie	⇩
Obst und Gemüse (positiver Einfluss durch Ballaststoffe, Folat, AO und Phytochemikalien)	⇧	v. a. LDL-Cholesterin	⇩
Nüsse	⇧	Hypertonie	⇩
Hülsenfrüchte	⇧	Diabetes	⇩
Ballaststoffe	⇧	Übergewicht und Adipositas	⇩
Phytochemikalien	⇧	Vitamin-B_{12}-Mangel	⇧
Antioxidantien	⇧	Hyperhomocysteinämie	⇧
Folat	⇧	in Kombination mit einer guten Folatversorgung	⇧
ω-3-MUFA	⇩	Generell auf tierischen Lebensmitteln beruhende Kost	⇩
		Fleisch (v. a. rotes und verarbeitetes Fleisch)	⇩
Sojaprodukte	⇧	Hoher Glykämischer Index	⇩
Isoflavone	⇧	Zu hohe Energie- und Fettaufnahme	⇩
(fermentierte Milchprodukte)	⇩	v. a. SAFA und Trans-Fettsäuren	⇩
		(Milch und Milchprodukte)	⇩

Schlussfolgerungen

Mortalität: Männliche Veganer sterben seltener an Herz-Kreislauf-Erkrankungen als Mischköstler, jedoch häufiger als Pescetarier und Ovo-Lacto-Vegetarier. Bei *Veganerinnen* hingehen wurde im Vergleich zu Mischköstlern sogar ein erhöhtes Sterberisiko für kardiovaskuläre Erkrankungen beobachtet.

Morbidität: Das Erkrankungsrisiko für Herz-Kreislauferkrankungen ist für Veganer geringer. Das ist vor allem darauf zurückzuführen, dass sie seltener Übergewicht, Hypertonie und Diabetes mellitus Typ 2 haben und mit geringeren Blutfett- und Glucosewerten ein deutlich günstigeres kardiovaskuläres Risikoprofil aufweisen als die Durchschnittsbevölkerung. Dieser Schutzeffekt kann sich jedoch nur bei einer optimal zusammengestellten veganen Ernährung entfalten, denn Nährstoffmängel können hier negativ wirken. Insbesondere eine ausreichende Versorgung mit Vitamin B_{12} ist zu gewährleisten, da ein Mangel zur Hyperhomocysteinämie und damit zu einem erhöhten kardiovaskulären Risiko führen kann.

Ernährungstherapeutischer Nutzen: Zur Senkung der Blutlipidie bei Hyperlipidämie kann eine vegane Therapiekost sinnvoll sein. Die Ergebnisse kontrollierter Interventionsstudien geben Hinweise darauf, dass insbesondere Pflanzensterole, Sojaprodukte, Mandeln und Ballaststoffe für die lipidsenkende Wirkung pflanzlicher Kostformen verantwortlich sind.

3.6 Diabetes mellitus

Bei Diabetes mellitus handelt es sich um eine chronische Stoffwechselkrankheit, die auf einen absoluten oder relativen Insulinmangel zurückzuführen ist. Die Folge des Insulinmangels sind ein dauerhaft erhöhter Blutzuckerspiegel (Hyperglykämie) und diverse metabolische Störungen.

3.6.1 Hintergrund

Epidemiologie: Diabetes mellitus Typ 2 ist eine der häufigsten chronischen Erkrankungen in Industrie- und Schwellenländern mit einer steigenden Prävalenz: Prognosen gehen davon aus, dass im Jahr 2030 jeder zehnte Europäer zwischen 20 und 79 Jahren an Diabetes erkrankt sein wird (LINDSTRÖM et al. 2010). In Deutschland werden pro Jahr ca. 200 000 Neuerkrankungen diagnostiziert (WILKE et al 2013). Neben den diagnostizierten gibt es zudem eine große Anzahl nicht diagnostizierter Krankheitsfälle sowie viele Hochrisikopatienten mit einem Prädiabetes, der sich durch abnorme Nüchternglukosewerten und eine gestörte Glukosetoleranz auszeichnet (TAMAYO et al. 2013). In Deutschland und Österreich liegt die Prävalenz über dem europäischen Durchschnitt, während sie in der Schweiz noch leicht darunter liegt (vgl. Tab. 3-15). Neben dem persönlichen Leid der Betroffenen entstehen durch Erkrankungen an Diabetes mellitus hohe Kosten im Gesundheitssystem. Bis zu 18 % der Aufwendungen gehen auf den Diabetes und/oder seine Folge- und Begleiterkrankungen zurück (LINDSTRÖM et al. 2010).

Tab. 3-15: Diabetesprävalenz in Gesamteuropa, Deutschland, Österreich und der Schweiz für die erwachsene Bevölkerung zwischen 20 und 79 Jahren (INTERNATIONAL DIABETES FEDERATION [IDF] 2014).

Land/Gebiet	Diabetesfälle (gerundet)	nicht diagnostizierte Diabetesfälle (geschätzt und gerundet)	nationale Prävalenz
Europa	51 978 310	170 192 090 (33,1 %)	7,87 %
Deutschland	7 279 350	2 475 340 (34,0 %)	11,52 %
Österreich	573 890	195 150 (34,0 %)	8,97 %
Schweiz	438 050	148 960 (34,0 %)	7,18 %

Beschreibung des Krankheitsbildes: Diabetes mellitus zeichnet sich primär durch erhöhte Blutzuckerkonzentrationen aus, da die insulinabhängigen Zellen der verschiedenen Gewebe die Glukose aufgrund eines Insulinmangels bzw. einer insuffizienten Wirkung nicht mehr (hinreichend) aufnehmen können. Infolge des Insulinmangels kommt es zudem zu einer vermehrten Proteolyse (Muskelabbau), da die Antagonisten des anabolen Hormons in deutlich größeren Konzentrationen vorliegen. Da Insulin das einzige Hormon ist, welches für den Verbleib des Fetts in den Zellen verantwortlich ist, führt ein Mangel außerdem zu einem erhöhten Fettabbau (Lipolyse). Hierdurch kommt es zu erhöhten Konzentrationen freier Fettsäuren im Blut. Darüber hinaus fällt Acetyl-CoA an, welches in der Leber zu Ketonkörpern umgewandelt wird. Bei anhaltender diabetischer Stoffwechsellage kann hieraus eine metabolische Azidose – also eine Übersäuerung des Blutes – entstehen (HORN 2012). Langfristig kommt es durch die erhöhten Blutzuckerwerte zu Komorbiditäten, wie Mikro- und Makroangiopathien (AMERICAN DIABETES ASSOCIATION [ADA] 2013) und Hyperlipoproteinämien (HORN 2012). Diese können bei einem unbehandelten bzw. schlecht eingestellten Diabetes zu schweren Folgeerkrankungen führen. Dazu gehören (ADA 2013) Atherosklerose, Koronare Herzkrankheit (KHK), Myokardinfarkt, zerebrovaskuläre Insuffizienz mit Schlaganfall, Periphere Arterielle Verschlusskrankheit (PAVK), Nephropathie, Retinopathie (u. U. Erblindung) und Neuropathie (u. U. diabetischer Fuß).

Unterschieden werden Diabetes mellitus Typ 1 und Typ 2:
- Der Typ-1-Diabetes zeichnet sich durch einen absoluten Insulinmangel aus, der durch die Zerstörung der insulinproduzierenden ß-Zellen des Pankreas entsteht.
- 80–90 % der Betroffenen erkranken an einem Diabetes mellitus Typ 2 (ICKS und ROSEN 2010). Bei diesem entsteht die Hyperglykämie zum einen durch eine Insulinresistenz, bei der es zu einer eingeschränkten Wirkung des Hormons an den Zellen der Zielgewebe (Skelettmuskulatur, Fettgewebe und Leber) kommt. Zur Kompensation dieser Insuffizienz wird im frühen Krankheits-

stadium zunächst mehr Insulin produziert (Hyperinsulinämie). Im weiteren Verlauf kommt es dann zu einem relativen Insulinmangel mit einer verzögerten Insulinsekretion, die schließlich vollständig zum Erliegen kommt. Neben unbeeinflussbaren Risikofaktoren wie einer genetischen Prädisposition, Alter und Geschlecht wird die Entstehung eines Typ-2-Diabetes in hohem Maße von Lebensstilfaktoren wie Übergewicht, physischer Inaktivität und einem ungesunden Ernährungsverhalten begünstigt (LINDSTRÖM et al. 2010).

Offizielle Empfehlungen zur Prävention von Diabetes: In den Leitlinien der Deutschen Diabetes Gesellschaft (DDG) heißt es zur Ernährungstherapie bei Diabetes (TOELLER 2005):

«Wenn Ernährungsempfehlungen für Typ-2-Diabetiker gegeben werden, erscheint die Berücksichtigung von Studien bei Nichtdiabetikern als möglich, da die Abgrenzung zwischen Nichtdiabetikern mit Adipositas und/oder Merkmalen des metabolischen Syndroms und Typ-2-Diabetikern auf arbiträr festgelegten Grenzen für die Blutglukose beruht.»

Alle verfügbaren Daten weisen darauf hin, dass die Veränderungen der Ernährung, für die eine Risikominderung kardiovaskulärer Erkrankungen in der nicht diabetischen Bevölkerung dokumentiert ist, noch bedeutsamer für die diabetische Bevölkerung sind, da die Risikofaktoren bei Diabetikern mit einer noch größeren Gefahr verbunden sind (TOELLER 2005). Zur Prävention und Therapie von Diabetes mellitus gelten die Ernährungsempfehlungen, welche in Tab. 3-16 dargestellt sind. Die dargestellten Leitlinien haben eine Gültigkeit bis 2015; eine aktualisierte offizielle Version lag bis zum Zeitpunkt der Drucklegung dieses Buches nicht vor.

3.6.2 Einfluss der veganen Ernährung auf Diabetes

Erkrankungshäufigkeit: Veganer erkranken seltener an Diabetes Typ 2 als Ovo-Lacto-Vegetarier, Pescetarier, Semivegetarier und Mischköstler (CHIU et al 2014; CRAIG 2009; MCEVOY, TEMPLE und WOODSIDE 2012; TONSTAD et al. 2009; 2013). Je mehr Lebensmittel tierischen Ursprungs aus der Ernährung ausgeschlossen werden, desto geringer ist das Erkrankungsrisiko (TONSTAD et al. 2009; 2013). Zu Beginn der Untersuchungen der AHS-2-Studie wurde die Diabetesprävalenz von rund 61 000 Teilnehmern erfasst.

Tab. 3-16: Evidenzbasierte Ernährungsempfehlungen zur Prävention und Therapie von Diabetes mellitus; SAFA = Gesättigte Fettsäuren; FS = Fettsäuren; E% = Energieprozent; PUFA = Mehrfach ungesättigte Fettsäuren; ÜG = Übergewicht; LM = Lebensmittel; Evidenzhärtegrade: A = hohe Evidenz auf Basis einer Metaanalyse oder einer gut angelegten randomisierten, kontrollierten Studie (RCT) oder aus klinischer Sicht erstrangig, B = mittlere Evidenz auf Basis einer RCT, Kohortenstudie oder deskriptiver Studien oder aus klinischer Sicht zweitrangig, C = geringe Evidenz auf Basis von Expertenmeinung oder aus klinischer Sicht drittrangig (TOELLER 2005, 2009).

	Empfehlung	Evidenzhärtegrade der Empfehlung	Kommentar
Gewicht	BMI ≤ 25 kg/m²: Vermeidung von Übergewicht; Reduktion der Nahrungsenergie und Steigerung des Energieverbrauchs, um Normalgewicht zu erreichen	A	Bei Übergewicht führt eine Gewichtsreduktion von 10 % bereits zu einer Verbesserung der Glukosetoleranz, der Insulinempfindlichkeit und zur Senkung des Serumlipidspiegels und des Blutdrucks
	Vermeidung erneuter Gewichtszunahme	A	
	Reduktion energiedichter Lebensmittel	C	
Fettzufuhr	SAFA und Trans-Fettsäuren ≤ 10 E% (< 8 % kann bei erhöhten LDL-Konzentrationen sinnvoll sein)	A	
	PUFA ≤ 10E%	C	
	Gesamtfett ≤ 35 E% (bei Übergewicht ≤ 30E%)	C	
	MUFA 10–20 E% (wenn Gesamtzufuhr ≤ 35 E%)	B	
	Angemessene Zufuhr von ω-Fettsäuren durch 2–3 Portionen fetten Fisch sowie Raps- und Sojaöl, Nüsse und manche grünblättrigen Gemüse	B	
	≤ 300/Tag Cholesterin/Tag, wenn LDL-Werte erhöht	A	
Protein	Ohne Anzeichen einer Nephropathie: 10–20E%	B	Nicht genügend Evidenz, um eine klare Empfehlung zur Proteinbegrenzung bei Patienten mit Nephropathie und zu bevorzugender Proteinqualität abzuleiten. (C)
Kohlenhydrate	45–60E% je nach metabolischen Charakteristika	C	Vor allem aus Begrenzung der Fett- und Proteinzufuhr abgeleitet
	Gemüse, Hülsenfrüchte, Obst und Getreideprodukte aus vollem Korn sollen Bestandteil der Ernährung sein.	A	
	Menge, Art und Verteilung so wählen, dass langfristig eine normnahe glykämische Kontrolle möglich ist (HbA1c).	C	

	Empfehlung	Evidenzhärtegrade der Empfehlung	Kommentar
Ballaststoffe	Verzehr natürlicher Lebensmittel mit hohem Ballaststoffanteil	A	
	30–40g/Tag (oder 15–20g/1000 kcal)	A	
	5 Portionen ballaststoffreiches Obst und Gemüse/Woche	C	
	Getreide wenn möglich ballaststoffreich und ganze Körner enthaltend.	B	
Glykämischer Index (GI)	Auswahl kohlenhydratreicher Lebensmittel mit geringem GI	A	Wenn die Verteilung der anderen Nährstoffe angemessen ist
Saccharose und andere freie Zucker	Wenn gewünscht, moderate Aufnahme (bis 50g/Tag) bei guten BZ-Werten	A	
	≤ 10 E%	C	
Antioxidativ wirkende Nährstoffe, Vitamine, Mineralien und Spurenelemente	Aufnahme von Lebensmitteln mit vielen antioxidativ wirksamen Stoffen, Spurenelementen und Vitaminen	C	

Wie Tab. 3-17 zeigt, war sowohl die Prävalenz zur Beginn der Untersuchung als auch das Erkrankungsrisiko nach zwei Jahren bei Veganern geringer als bei Nichtveganern (TONSTAD et al. 2009; 2013); dasselbe gilt für die Neuerkrankungen, die bei Veganern verglichen mit Anhängen aller anderen Ernährungsformen im Zeitraum von zwei Jahren ebenfalls am geringsten waren. Dieser Effekt war auch unter Berücksichtigung anderer wichtiger Risikofaktoren (Alter, Geschlecht, BMI und genetische Prädisposition) zu beobachten (TONSTAD et al. 2009; 2013). Die Ergebnisse der drei großen Kohortenstudien der Adventistengemeinde (Adventist Mortality Study, AHS-1 und AHS-2) zusammengenommen, zeigen für Veganer eine Risikoreduktion zwischen 47–78 % (LE und SABATÉ 2014).

Es ist hinzuzufügen, dass nur ein geringer Anteil der Veganer in der Adventistengemeinde überhaupt einen Diabetes entwickelte (z. B. in der AHS-2 0,54 % nach zwei Jahren). Dieses Ergebnis ist insgesamt als positiv zu bewerten. Zur Berechnung des Erkrankungsrisikos (OR) ist diese Datenbasis jedoch sehr klein, was bei der Interpretation der Ergebnisse zu berücksichtigen ist (TONSTAD et al. 2013).

Tab. 3-17: Prävalenz, Inzidenz und Erkrankungsrisiko von Diabetes mellitus Typ 2 (multiple Regressionsanalyse) in Abhängigkeit von der Ernährungsweise; [δ] adjustiert für Alter und BMI nach: TONSTAD et al. 2013.

Ernährungsweise	Prävalenz zu Beginn in % (n = 60 903)	Inzidenz nach 2 Jahren in %	Diabetesrisiko im Vergleich zu Fleischessern in %[δ]
Veganer	2,9	0,54	–62
Ovo-Lacto-Vegetarier	3,2	1,29	–36
Pescetarier	4,8	1,08	–21
Semivegetarier	6,1	0,92	–55
Fleischesser	7,6	2,21	Referenz

Gründe für das geringere Diabetesrisiko bei Veganern: Die Hauptursachen dafür, dass Veganer seltener an Diabetes erkranken, sind der geringere BMI und die höhere Ballaststoffzufuhr. Veganer weisen niedrigere Blutzucker-, Nüchterninsulinwerte und eine bessere Insulinsensitivität auf als Mischköstler (GOFF et al. 2005; TONSTAD et al. 2009; YOKOYAMA et al. 2014). Interessanterweise haben Veganer auch unabhängig von ihrem geringeren BMI, also im Vergleich zu normalgewichtigen Mischköstlern, ein geringeres Diabetesrisiko (VALACHOVICOVÁ et al. 2006). Einen unabhängigen Einfluss hierauf scheint auch die Lebensmittelauswahl der Veganer zu haben.

Eine Ernährung mit hohem Glykämischem Index gilt als unabhängiger Risikofaktor für die Entstehung von Diabetes (BARCLAY et al. 2008; DE MUNTER et al. 2007). Die typische Ernährungsweise von Veganern enthält hohe Anteile komplexer Kohlenhydrate und Ballaststoffe und hat damit einen geringen Glykämischen Index.

Tierisches Fett und Eiweiß gelten als wichtige Risikofaktoren für Diabetes mellitus Typ 2. Eine systematische Übersichtsarbeit und Meta-Analyse 12 prospektiver Kohortenstudien kam zum Ergebnis, dass der Verzehr von rotem Fleisch (relatives Risiko + 21 %) und stark verarbeitetem Fleisch (relatives Risiko + 41 %) das Diabetesrisiko erhöhen (AUNE, URSIN und VEIERØD 2009). In die gleiche Richtung weisen Ergebnisse der EPIC-InterAct-Studie, die ebenfalls insbesondere rotes Fleisch als Risikofaktor identifizierte (BENDINELLI et al. 2013). In der AHS-2 hatten die Probanden, die kein Fleisch aßen, ein 76 % geringeres Risiko, einen Diabetes zu entwickeln, als jene, die mindestens einmal in der Woche Fleisch verzehrten (VANG et al. 2008).

Es werden mehrere Einflussfaktoren diskutiert, welche die Pathogenität des Fleischverzehrs erklären: Eine Hypothese ist, dass die bei der Verarbeitung von Fleisch entstehenden Stoffe Nitrit und Nitrosamine sowie ein Überschuss an Häm-Eisen, welche alle einen toxischen Effekt auf die ß-Zellen des Pankreas haben, für die Pathogenität verantwortlich sind (BENDINELLI et al. 2013, SONG et al. 2004). Ein erhöhter Eisenspeicher könnte die Insulinsensitivität zusätzlich ungünstig beeinflussen (BENDINELLI et al. 2013). Zudem werden mit dem Fleisch größere Mengen von Stoffwechselendprodukten, gesättigten und Trans-Fettsäuren, die ebenfalls die Entstehung eines Diabetes begünstigen, aufgenommen (BENDINELLI et al. 2013; SONG et al. 2004). Ein Verzehr größerer Mengen Fleisch geht zudem mit erhöhten Glukagon- und Cortisolkonzentrationen einher, was möglicherweise die Entstehung einer Insulinresistenz fördert (vgl. LEITZMANN und KELLER 2013, S. 118). Darüber hinaus ist Fleischverzehr mit der Entstehung von Übergewicht assoziiert, welches als Hauptrisikofaktor für Diabetes mellitus Typ 2 gilt.

Die Ergebnisse einer Metaanalyse lassen vermuten, dass fettarme Milchprodukte einen protektiven Effekt auf die Entstehung von Diabetes haben könnten. Berücksichtigt wurden hier 15 prospektive Kohortenstudien und eine Fall-Kontroll-Studie mit insgesamt 526 998 Probanden (davon 29 789 mit Diabetes). Im Ergebnis wurde ein inverser Zusammenhang zwischen dem Verzehr fettarmer Milch, von Käse und Joghurt und der Entstehung von Diabetes mellitus Typ 2 festgestellt (GAO et al 2013). Keine Verbindung wurde zwischen Diabetes und Vollfett-Milch und entsprechenden Milchprodukten gefunden. Kontrollierte Interventionsstudien hierzu stehen derzeit noch aus, sodass eine Bewertung der praktischen Relevanz zu diesem Zeitpunkt noch nicht getroffen werden kann.

Eine weitere Metaanalyse wertete die Daten von 14 prospektiven Kohortenstudien (n = 459 790) aus, die sich mit dem Verzehr von Milchprodukten und der Entstehung von Diabetes beschäftigten (CHEN et al. 2014). Ein Zusammenhang konnte in dieser Auswertung jedoch nicht festgestellt werden. Auch konnten keinerlei Unterschiede zwischen dem Verzehr fettreicher und fettarmer Produkte und der Diabetesinzidenz konstatiert werden. Der Verzehr von einer Portion Joghurt (8 Unzen ≈ 225g) am Tag war hingegen mit einer Risikoreduktion verbunden. Ob und in welcher Form hier ein kausaler Zusammenhang besteht und ob damit ein gesundheitlicher Nachteil für Veganer besteht, weil diese auf Joghurt verzichten, bleibt noch zu erforschen.

3.6.3 Vegane Ernährung in der Diabetestherapie

Aufgrund der beschriebenen protektiven Effekte einer veganen Ernährung im Rahmen der Diabetesprävention liegt es nahe, dass sie auch in der Therapie der Erkrankung eine Rolle spielt.

Tab. 3-18: Beschreibung der Ernährungszusammensetzung in der Diabetestherapie; [δ] zur Vermeidung eines Mangels bei der veganen Kost, um Vergleichbarkeit zu gewährleisten auch in der ADA-Ernährung; k.A. = keine Angaben (BARNARD et al. 2006).

	Vegane Therapiekost	Kost nach ADA (ADA 2003)
Fett	10 Energieprozent	k.A.
SAFA	k.A.	< 7 Energieprozent < 200mg/Tag
Cholesterin	k.A.	< 200mg/Tag
Protein	15 Energieprozent	15–20 Energieprozent
Kohlenhydrate	75 Energieprozent	60–70 Energieprozent
Portionsgröße	uneingeschränkt	k.A.
Energiezufuhr	uneingeschränkt	Je nach Ausgangsgewicht –500 bis 1000 kcal/Tag
Vitamin-B_{12}-Substitution[δ]	100 µg	100 µg

In einer randomisierten, kontrollierten Interventionsstudie verzehrten adipöse Typ-2-Diabetiker entweder eine fettarme vegane Kost (n = 49) oder eine nach den Vorgaben der American Diabetes Association (ADA) (n = 50; vgl. Tab. 3-18) (BARNARD et al. 2006). In beiden Gruppen verbesserten sich die glykämische Kontrolle, das Lipidprofil und das Körpergewicht. Die Effekte waren jedoch in der veganen Gruppe bezüglich der HbA1c-Werte, des Körpergewichts, BMI, Taillenumfang, LDL- und Gesamtcholesterin deutlich ausgeprägter. In der Gruppe der veganen Kost konnten nach der Studiendauer von 22 Wochen 43 % der Teilnehmer ihre Diabetesmedikation absetzen (gegenüber 26 % in der ADA-Gruppe); bei den Teilnehmern, die ihre Medikamenteneinnahme nicht änderten, sank der $HbA1_c$-Wert mit durchschnittlich 1,23 % deutlich mehr als in der Kontrollgruppe mit 0,38 % (BARNARD et al. 2006). Die HbA1c-Reduktion war auch bei einer weiteren Datenerhebung nach 74 Wochen bei den Probanden in der Gruppe der veganen Ernährung ausgeprägter (–0,82 % gegenüber 0,21 %) (BARNARD et al. 2009c). Die Reduktion des HbA1c-Wertes korrelierte außerdem mit dem Körpergewicht, welches in der Gruppe der Veganer nach 22 Wochen etwa doppelt so stark sank wie in der ADA-Gruppe (6,5 kg gegenüber 3,1 kg) (BARNARD et al. 2006). Die Werte näherten sich jedoch nach 74 Wochen wieder an (–4,4 kg in der veganen Gruppe gegenüber –3,0 kg in der ADA-Gruppe) und unterschieden sich nicht mehr deutlich voneinander (BARNARD et al. 2009a). Die LDL-Cholesterinwerte sanken mit 21 % etwa zweimal so stark wie in der ADA-Gruppe (11 %) (BARNARD et al. 2006). Nach 74 Wochen waren keine signifikanten Unterschiede mehr zwischen den Gruppen zu beobachten; wurde die Einnahme lipidsenkender Medikamente jedoch abgezogen, blieben die

Unterschiede zur veganen Gruppe jedoch bestehen (BARNARD et al. 2009b). Insgesamt war die vegane Kost besser geeignet, um die Blutzucker- und Lipidwerte bei Diabetikern zu kontrollieren und positiv zu beeinflussen.

Auch eine multizentrische, kontrollierte Interventionsstudie zeigt, dass eine vegane Ernährungsweise einen positiven Einfluss auf das Diabetes- und auf das kardiovaskuläre Risiko hat. An der Untersuchung nahmen 291 Probanden mit Übergewicht (BMI > 25 kg/m^2) und/oder Diabetes mellitus Typ 2 teil (MISHRA et al. 2013). Die 142 Teilnehmer der Interventionsgruppe stellten ihre Ernährung hin zu einer fettarmen veganen Kost um, während die 149 Probanden der Kontrollgruppe keine Veränderung ihrer Essgewohnheiten vornahmen. Die Ernährungsumstellung führte nach 18 Wochen zu einer deutlichen Reduktion des Körpergewichts, HbA1$_c$ und der Plasmalipide (MISHRA et al. 2013).

Eine weitere Studie (RCT) zeigte, dass eine kalorienreduzierte quasi vegane Ernährung (ein Joghurt pro Tag war erlaubt) in der Diabetestherapie zu größeren Erfolgen führt als eine konventionelle Diät nach den Leitlinien der Diabetes and Nutrition Study Group (DNSG) der European Association for the Study of Diabetes (EASD): In der veganen Gruppe verbesserte sich nach 24 Wochen die Insulinsensitivität der Patienten mit Typ-2-Diabetes stärker (30 % vs. 20 %), sodass in dieser Gruppe auch ein größerer Anteil der Probanden die Einnahme von Antidiabetika reduzieren konnte (43 % vs. 5 %). Darüber hinaus nahmen die 37 Probanden der Interventionsgruppe sowohl mehr viszerales als auch subkutanes Fett ab als die 37 Probanden der Kontrollgruppe; die Hormone Adiponektin (⇑) und Leptin (⇓) veränderten sich nur in der Versuchsgruppe, was als positiv zu bewerten ist. Darüber hinaus zeigten die Probanden mit einer veganen Ernährung einen verbesserten oxidativen Stress-Status. Bei zusätzlicher körperlicher Aktivität waren die Unterschiede noch deutlicher (KAHLEOVA et al. 2011).

Hormone des Fettstoffwechsels

Leptin wird von den Adipozyten produziert und signalisiert dem Gehirn den «Füllungszustand» des Fettgewebes. Ein hoher Leptinspiegel geht normalerweise mit einer verringerten Nahrungsaufnahme einher. Bei Übergewichtigen kommt es – ähnlich wie beim Insulin – zu einer Hyperleptinämie mit gleichzeitiger Leptinresistenz, sodass die Signale nicht mehr wahrgenommen werden können und trotz des Übergewichts weiter Nahrung zugeführt wird (HORN 2012). Auch Adiponektin wird im Fettgewebe gebildet und reguliert gemeinsam mit Leptin und Insulin den Hungerstoffwechsel. Geringe Adiponektinwerte wurden mit einem erhöhten Diabetesrisiko in Verbindung gebracht.

Die ausgeprägten Schutzeffekte sind offensichtlich zu großen Teilen der stärkeren Gewichtsreduktion (BARNARD et al. 2009c) sowie der Abnahme des viszeralen Fettgewebes bei der veganen Ernährung zuzuschreiben (KAHLEOVA et al. 2011). Für Letztere konnte eine direkte Verbindung zur Abnahme des oxidativen Stresses und der Verbesserung der Insulinsensitivität nachgewiesen werden (KAHLEOVA et al. 2011). Darüber hinaus scheinen einige Eigenschaften der veganen Ernährung einen gesonderten Einfluss auf das Krankheitsbild des Diabetes zu haben. So wird diskutiert, dass die Insulinsensitivität bei Diabetikern durch den geringeren Glykämischen Index, den niedrigeren Anteil gesättigter Fette sowie eine größere Aufnahme von Ballaststoffen und pflanzlichen Proteinquellen verbessert wird (BARNARD et al. 2009c). Hohe Lipidkonzentrationen in den Myozyten (Muskelzellen) stehen mit einer beeinträchtigten Insulinsensitivität in Zusammenhang (BARNARD et al. 2009b; HUA, STOOHS und FACCHINI 2007; RAZAK und ANAND 2004). Eine vegane Ernährung, bei der insbesondere weniger gesättigte Fettsäuren aufgenommen werden, scheint diese intramyozellulären Lipidkonzentrationen zu reduzieren: Eine Fall-Kontrollstudie zeigte, dass intramyozelluläre Lipidkonzentration bei Veganern (n =21) 31 % unter der von Omnivoren (n = 25) lag (GOFF et al. 2005).

Schlussfolgerung

Das Risiko an Diabetes mellitus Typ 2 zu erkranken ist für Veganer deutlich geringer als für Mischköstler, Vegetarier und Pescetarier. Dies ist zum einem dadurch zu erklären, dass Veganer seltener übergewichtig sind. Zum anderen schützen insbesondere der hohe Verzehr komplexer Kohlenhydrate und Ballaststoffe sowie der Ausschluss tierischer Fette und Proteine, die wichtige diabetologische Risikofaktoren sind, vor einer Insulinresistenz. Studien zeigen überzeugend, dass eine fettarme, pflanzliche Ernährung sowohl zur Prävention als auch im Rahmen der Therapie von Diabetes mellitus Typ 2 geeignet ist.

Tab. 3-19: Ernährungsassoziierte Einflussfaktoren auf Diabetes mellitus Typ 2 und ihre Ausprägung bei Veganern; (in Klammern) = Einfluss nicht gesichert; ⇧ Bei Veganern ausgeprägt; ⇩ bei Veganern weniger ausgeprägt; SAFA = Saturated Fatty Acids = Gesättigte Fettsäuren; MUFA = Monounsaturated Fatty Acids = Einfach ungesättigte Fettsäuren.

Schutzfaktoren	Ausprägung bei Veganern	Risikofaktoren	Ausprägung bei Veganern
Ballaststoffreiche Ernährung	⇧	Übergewicht	⇩
Vollkornerzeugnisse	⇧	Kardiovaskuläre Erkrankungen	⇩
Obst und Gemüse	⇧	Hypertonie	⇩

Schutzfaktoren	Ausprägung bei Veganern	Risikofaktoren	Ausprägung bei Veganern
Hülsenfrüchte	⇧	Hyperlipidämie	⇩
komplexe Kohlenhydrate	⇧	Geringe Obst- und Gemüseaufnahme	⇩
Pflanzliche Proteinquellen	⇧	Generell auf tierischen Lebensmitteln beruhende Kost	⇩
Nüsse, Raps- und Sojaöl	⇧	Fleisch (v. a. rotes und verarbeitetes Fleisch)	⇩
ω-3-MUFA	⇩	Tierisches Fett und Protein	⇩
		(Milch und Milchprodukte)	⇩
		Hoher glykämischer Index	⇩
		Zu hohe Energie- und Fettaufnahme	⇩
		v. a. SAFA und Trans-Fettsäuren	⇩

3.7 Das Mikrobiom

Die Erforschung der Besiedelung des menschlichen Darms hat in jüngster Vergangenheit zu einem neuen Verständnis von Krankheitsentstehung und Gesunderhaltung geführt. Die Zusammensetzung des Mikrobioms ist von diversen Faktoren abhängig und von Mensch zu Mensch verschieden.

3.7.1 Hintergrund

Der menschliche Körper ist von über 100 Billionen (10^{14}) Mikroorganismen und etwa einer Billiarde Viren besiedelt. Ein Großteil der Mikroorganismen befindet sich im Gastrointestinaltrakt. Sie interagieren miteinander und mit dem Wirt (Mensch) und haben einen entscheidenden Einfluss auf diverse Stoffwechselwege, Verdauungsprozesse sowie Gesundheit und Krankheit (CLEMENTE et al. 2012). Die Bakterien im Kolon verstoffwechseln Nährstoffe, die für den Menschen sonst nicht verdaulich sind. Unverdauliche Kohlenhydrate, die fermentierbar sind, werden z. B. im Kolon von den Bakterien zu kurzkettigen Fettsäuren (engl. Short Chain Fatty Acids; SCFA) verarbeitet. Die SCFA – vor allem Butyrat, Propionat und Acetat – können wiederum die Besiedelung des Darms beeinflussen, indem sie das Wachstum bestimmter Mikroorganismen (z. B. Bifidobakterien) fördern (WONG und JENKINS 2007), welche unter anderem die Bioverfügbarkeit bioaktiver Stoffe günstig beeinflussen. So unterstützen sie z. B.

die Spaltung phenolischer Verbindungen von ihrer glykonischen hin zu ihrer aglykonischen Form, sodass diese vom Darmepithel besser aufgenommen werden können (WONG und JENKINS 2007). Zudem können kurzkettige Fettsäuren z. B. den Anstieg des Blutzuckerspiegels nach einer Mahlzeit günstig beeinflussen, was sich positiv auf die glykämische Kontrolle auswirkt (NILSSON et al. 2008). Es wird davon ausgegangen, dass die Mikroorganismen nicht nur mit den menschlichen Körperzellen interagieren, sondern auch Einfluss aufeinander nehmen (CLEMENTE et al. 2012). So soll z. B. das Herpes-Virus mit Bakterien interagieren, sodass hierdurch wiederum ein Schutz gegenüber bakteriellen Infektionen entsteht. Hierbei handelt es sich um ein komplexes Zusammenspiel.

Nach heutigem Kenntnisstand ist ein Ungleichgewicht der Bakterienbesiedelung mit einem direkten Einfluss auf den Gesundheitszustand und auf die Entstehung von Übergewicht verbunden. Es gibt Hinweise, dass eine Fehlbesiedelung mit Erkrankungen wie Allergien, Zöliakie, Magenkrebs, Autismus, Adipositas, Anorexie, Morbus Crohn und Diabetes mellitus Typ 2 einhergeht (CLEMENTE et al. 2012).

3.7.2 Einfluss der veganen Ernährung auf die Darmbesiedelung

Einige Wissenschaftler gehen davon aus, dass die Menschen in unterschiedliche Darmflora-Typen eingeteilt werden können. Diese drei sogenannten Enterotypen definieren sich durch die im Darm dominierenden Keime. Sie lassen sich durch eine charakteristische Zusammensetzung der Bakterienspezies beschreiben (ARUMUGAM et al. 2011):
- Der Darm des Darmflora-Typs 1 ist hauptsächlich durch sogenannte *Bacteroides*-Bakterien besiedelt.
- Der Darm des Darmflora-Typs 2 wird zu einem großen Teil von *Prevotella*-Bakterien und durch einen kleinen Teil von *Bacteroides*-Bakterien besiedelt.
- Die Besiedlung des Darms von Darmflora-Typ 3 ist hauptsächlich von *Ruminococcus*-Bakterien geprägt.

Jeder Mensch scheint einem der drei Typen zuzuordnen zu sein: Forscher konnten Personen verschiedener Ethnien genauso wie Männer, Frauen, junge resp. ältere Menschen nach diesen drei Darmtypen einteilen. Der Enterotyp ist also offenbar von Herkunft, Geschlecht und Alter einer Person unabhängig.

Es ist anzumerken, dass die Theorie verschiedener Enterotypen aufgrund der enormen Komplexität und Diversität des Mikrobioms kritisch diskutiert wird und einige Autoren eher von einem Gradienten der verschiedenen Spezies sprechen, als die Typen starr voneinander abzugrenzen (JEFFERY et al. 2012).

> **Die drei Darmflora-Typen**
>
> Die Bakterien der drei für Menschen typischen Darmflora-Typen unterscheiden sich in ihren Eigenschaften und beispielsweise darin, welche Nähr- und Giftstoffe sie vornehmlich verstoffwechseln und welche Metabolite sie freisetzen. Sie nehmen außerdem Einfluss auf das Wachstum oder den Rückgang anderer Bakterienarten.
> *Bacteroides:* *Bacteroides* sind die zahlenmäßig am häufigsten vorkommenden Bakterien im menschlichen Dickdarm. Sie spalten vornehmlich Kohlenhydrate, die von den körpereigenen Verdauungsenzymen nicht verdaut werden können. Sie besitzen ein breites Spektrum an eigenen Enzymen, welche es ihnen möglich machen, diverse unverdaute Nährstoffe, die in den Dickdarm gelangen, zu verstoffwechseln und daraus Energie in Form kurzkettiger Fettsäuren herzustellen. Ihnen wird daher eine Rolle bei der Entstehung von Übergewicht nachgesagt: Mäuse mit einer großen Anzahl *Bacteroides* schieden deutlich weniger unverdauliche Kalorien aus und wiesen ein höheres Gewicht auf als die schlanken Kontrollmäuse. Sie sind also «gute Futterverwerter», die auch aus eigentlich unverdaulichen Kohlenhydraten noch eine Menge Energie holen und sie dem Organismus (hier: Maus) zur Verfügung stellen können. Auch bei Menschen wurde beobachtet, dass Übergewichtige eine geringere Bakterienvielfalt aufweisen und Bakteriengruppen überwiegen, die vornehmlich und effektiv Kohlenhydrate verstoffwechseln.
> *Prevotella:* Bakterien der Gattung *Prevotella* «untersuchen» die Darmschleimhaut und Fäzes auf unverdaute Proteine und nutzen diese für den eigenen Stoffwechsel – entweder als Nährstoff oder Bausubstanz. Die bei der Verstoffwechselung anfallenden Schwefelverbindungen – mit einem charakteristischen Geruch nach «faulen Eiern» – werden zu großen Teilen von einer anderen Bakteriengattung, den *Desulfovibrionales,* verwertet. *Prevotella* ist außerdem in der Lage das Vitamin Thiamin (B_1) zu produzieren und es dem Wirt zur Verfügung zu stellen.
> *Ruminococcus:* *Ruminococcus* sind kugelige bis ovale Bakterien, die auch im Pansen und Dickdarm von pflanzenfressenden Tieren in großen Mengen vorkommen. Sie sind dort für den Aufschluss von Zellulose – also von unverdaulichen Polysacchariden – zuständig. So entsteht Glukose, die von den Bakterien selbst wieder aufgenommen und durch Fermentationsprozesse als Energiequelle genutzt wird. Die bei der Fermentation entstehenden kurzkettigen Fettsäuren wie Acetat, Formiat und Succinat hingegen werden dem Wirt als Energiequelle zur Verfügung gestellt. Eines der Stoffwechselprodukte dieser Bakterienart ist das Häm, welche die Ausgangssubstanz für die Blutbildung ist.

> **Die «guten» Bakterien**
> Gesundheitsförderliche Bakterien werden als *Probiotika* (griechisch *pro bios* = für das Leben) bezeichnet. Sie entstehen bei der Fermentierung von Lebensmitteln und können z. B. in Joghurt und fermentierter Milch (welche als Quelle für Veganer ausscheiden), aber auch in Sauerkraut oder Miso (japanische Paste aus Sojabohnen und Getreide) vorkommen.

Davon ausgehend, dass die Darmflora-Typen voneinander zu unterscheiden sind, wurde beobachtet, dass die Besiedelung des Darms möglicherweise von der Ernährungsweise abhängig und durch die Lebensmittelauswahl beeinflussbar ist. Der *Bacteroides*-Enterotyp entwickelt sich beispielsweise bei einer Ernährungsweise, die von Protein und tierischem Fett dominiert wird, während der *Prevotella*-Enterotyp durch einen höheren Kohlenhydratverzehr und eine vegetarische Ernährung begünstigt wird (WU et al. 2011). Eine ausgewogene Ernährung mit großen Anteilen an Obst und Gemüse und wenig Fleisch führte in Untersuchungen zu einer durch Diversität ausgezeichneten Darmflora mit großen Anteilen *Prevotella* und kleineren Anteilen *Bacteroides*-Bakterien (JEFFERY und O'TOOLE 2013). Insbesondere eine gesteigerte Diversität des Mikrobioms ist hier als positiv zu bewerten.

Vor dem Hintergrund der Annahme, dass die Bakterienbesiedelung potenziell durch die Ernährung beeinflussbar sein könnte, wurde schon in den 1980er-Jahren der Einfluss verschiedener Kostformen untersucht. Es wurden dabei drei Gruppen verglichen, die jeweils 20 Tage lang einer veganen, ovo-lacto-vegetabilen oder omnivoren Kost folgten. Dabei stellte sich heraus, dass die vegane Ernährungsweise im Vergleich zu den beiden anderen ein geringeres Bakterienaufkommen der Gattung *Lactobazillus* und *Enterokokkus* im Darm der Probanden zur Folge hatte. Hierbei handelte es sich zunächst einmal um Beobachtungen, aus denen keine Konsequenzen für die Gesundheit abgeleitet werden können. Sie weisen jedoch darauf hin, dass die Besiedelung des Darms durch die Ernährung beeinflussbar zu sein scheint (VAN FAASSEN et al. 1987). Auch aktuellere Studien kommen zu Ergebnissen, die diese These bestätigen:

▸ Eine Studie mit 13 Erwachsenen aus Thailand kam zum Schluss, dass Nichtvegetarier eine signifikant größere Menge an Bakterien der Gattung *Bacteroides* aufweisen als solche der Gattung *Prevotella*, während die Situation bei Vegetariern gerade umgekehrt ist (RUENGSOMWONG et al. 2014).

▸ Eine vegetarische, ballaststoffreiche Ernährung führt nicht nur zu einem Anstieg der *Prevotella*, sondern auch zu einem entsprechenden Rückgang der *Bacteroides* (DE FILIPPO et al. 2010). Diese Erkenntnisse wurden in einer Population afrikanischer Kinder gewonnen. Das Mikrobiom der Kinder zeichnete sich außerdem im Vergleich zu jenem europäischer Kinder – mit einer entsprechend westlichen Mischkost – durch eine größere Vielfalt an Bakterien aus. Zudem wurde bei den vegetarisch lebenden Kindern ein geringeres Vorkommen pathogener *Enterobacter*-Stämme beobachtet, was als positiv bewertet werden darf. Mit einer westlichen Ernährungsweise wird die vorrangige Besiedlung des Darms mit *Firmicutes*-Bakterien – zu denen z. B. die *Ruminococcus*-Bakterien zählen – in Verbindung gebracht (DE FILIPPO et al. 2010). Auch der Zusammenhang der Gattung *Firmicutes* mit Übergewicht wurde beschrieben (LEY et al. 2006). Bei diesem Phänomen scheint jedoch das Verhältnis zwischen *Bacteroides* und *Firmicutes* von größerer Bedeutung zu sein als die tatsächliche Anzahl der Bakterien (GLICK-BAUER und YEH 2014).

▸ MATIJAŠIĆ et al. kamen mittels einer DNA-Analyse zum Schluss, dass das Verhältnis der Darmbakterien sowohl bei Vegetariern als auch Veganern in Richtung *Bacteroides* und *Prevotella* im Vergleich zu anderen Bakterienarten verschoben ist (MATIJAŠIĆ et al. 2013). Die Därme der Veganer beherbergen zudem einen größeren Anteil antiinflammatorischer Bakterien der Art *Faecalibacterium prausnitzii*, die große Mengen der kurzkettigen Fettsäure Butyrat produzieren. Damit wird ihnen eine wichtige Rolle beim Schutz der Kolonozyten zugesprochen (GLICK-BAUER und YEH 2014).

▸ In einer großen Studie wurde die mikrobielle Zusammensetzung der Fäzes von Veganern (n = 105), Vegetariern (n = 144) und einer gleichgroßen Gruppe Mischköstler untersucht und verglichen (ZIMMER et al. 2012). Nur wenn sich die Probanden für mindestens vier Wochen vor Studienbeginn vegan oder vegetarisch ernährten, wurden sie in die Studie eingeschlossen. Die mikrobielle Besiedelung unterschied sich zwischen Veganern und Mischköstlern signifikant, während die Unterschiede zwischen Veganern und Vegetariern weniger ausgeprägt und statistisch nicht signifikant waren. Infolge eines höheren Anteils an Kohlenhydraten und Ballaststoffen in der veganen Ernährung – die zu kurzkettigen Fettsäuren metabolisiert werden –, lag der pH-Wert des Stuhls der Veganer und Vegetarier deutlich unter dem der Omnivoren. Das saurere Milieu führte wiederum zu einer Reduktion der zu den Fäulnisbakterien gehörenden *Enterokokken* und *E. coli*. Der Anteil dieser Bakterienspezies macht normalerweise nur etwa 1 % der Gesamtflora aus. Ein Anstieg deutet entsprechend auf eine Dysbiose (Gleichgewichtsstörung der Darmbakterien) hin und geht mit einem Anstieg des pH-Wertes einher. Die Ergebnisse bestätigen, dass sich die Zusammensetzung des menschlichen Mikrobioms in Abhängigkeit von der Ernährungsweise ändert, wobei sich die Besiedelung zwischen veganer und omnivorer Ernährung am deutlichsten voneinander zu unterscheiden scheint. Auch die vegetarische Ernährung führte zu einer deutlich anderen bakteriellen Besiedlung als bei den Mischköstlern. Die Unterschiede zwischen veganer und vegetarischer Ernährung waren hingegen vernachlässigbar gering (ZIMMER et al. 2012).

Der kurzfristige Verzehr von Diäten, die nur aus tierischen oder nur aus pflanzlichen Lebensmitteln bestehen, verändern die Zusammensetzung der mikrobiellen Besiedelung und überlagern interindividuelle Unterschiede der mikrobiellen Genexpression (DAVID et al. 2014). Eine tierische Kost steigert z. B. die Anzahl der gallensäureresistenten Bakterien und verringert die Anzahl von *Firmicutes*-Bakterien, welche für die Verstoffwechselung von pflanzlichen Polysacchariden zuständig sind.

Bisher ist nicht klar, ob ein Enterotyp – wenn er einmal festgelegt wurde – durch die Ernährungsweise modifiziert werden kann oder ob sich die bakterielle Besiedelung nur vorübergehend und in Nuancen ändert, der Darmflora-Typ jedoch stets bestehen bleibt (GLICK-BAUER und YEH 2014). Bei Probanden, die zu einer fettreichen, ballaststoffarmen bzw. fett- und ballaststoffreichen Ernährungsweise wechselten, zeigte sich jeweils eine Veränderung ihrer mikrobiellen Darmbesiedelung innerhalb von 24 Stunden. Der Enterotyp änderte sich jedoch während der Studiendauer von 10 Tagen nicht (WU et al. 2011). Diese Beobachtung belegt jedoch noch nicht, dass der Enterotyp grundsätzlich unveränderbar ist. Möglicherweise war hier schlicht der Untersuchungszeitraum zu kurz, um eine dauerhafte Änderung des Enterotyps zu bewirken.

3.7.3 Mikrobiom, Übergewicht und Entzündungsprozesse

Die Mikroorganismen im Darm verstoffwechseln Nahrungsbestandteile, welche sonst für den Wirt unverdaulich wären. Studien weisen darauf hin, dass die Zusammensetzung der mikrobiellen Darmflora mitbestimmt, wie viel der vorhandenen Nahrungsenergie effektiv genutzt werden kann (LEY et al. 2006). GLICK-BAUER und YEH stellen heraus, dass Entzündungsprozesse vermutlich die entscheidende Verbindung zwischen der mikrobiellen Besiedelung des Darms und Übergewicht bzw. den damit verbundenen metabolischen Erkrankungen darstellen (GLICK-BAUER und YEH 2014). Übergewichtige Menschen weisen nicht nur eine geringere Bakteriendiversität auf, bei ihnen lassen sich auch mehr entzündungsfördernde Proteobakterien nachweisen (GLICK-BAUER und YEH 2014). Untersuchungen zeigen zudem, dass Übergewicht mit einem charakteristischen Mikroorganismenprofil des Darms verbunden ist. Dies zeichnet sich dadurch aus, dass im Vergleich zu normalgewichtigen Menschen verhältnismäßig wenige *Bacteroides*- und mehr *Firmicutes*-Bakterien im Mikrobiom zu finden sind. LEY et al. (2006) konnten zudem zeigen, dass bei Gewichtsabnahme in einem Beobachtungszeitraum von einem Jahr der relative Anteil der *Bacteroides*- im Verhältnis zu den *Firmicutes*-Bakterien zunimmt. Den Mikroorganismen kommt also offensichtlich eine entscheidende Rolle bei der Entstehung von Übergewicht zu.

Insbesondere das Bakterium *Firmicutes prausnitzii* könnte vor metabolischen Erkrankungen wie Übergewicht schützen. Es ist nicht nur bei gesunden Menschen in besonders großen Mengen vorhanden, eine Reduktion ist auch mit intestinalen Erkrankungen, Entzündungszuständen, Übergewicht und Diabetes mellitus Typ 2 korreliert (GLICK-BAUER und YEH 2014). Auffällig ist zudem, dass *F. prausnitzii* bei Vegetariern und Veganern in deutlich größeren Mengen vorhanden ist und somit einen relevanten Anteil an der gesundheitlichen Schutzfunktion der fleischfreien Ernährung haben könnte (GLICK-BAUER und YEH 2014). Es ist wahrscheinlich, dass diese Spezies mit einer hohen Ballaststoffaufnahme verbunden ist und die gesundheitsförderliche Wirkung durch die Bildung von kurzkettigen Fettsäuren (SCFA, v. a. Butyrat) zu erklären ist (GLICK-BAUER und YEH 2014).

3.7.4 Mikrobiom und Artherosklerose

Die Mikroorganismen des Darms verstoffwechseln die über die Nahrung aufgenommene Verbindung L-Carnitin, wie sie z. B. in rotem Fleisch vorkommt, zu Trimethylamin (TMA). Dieses wird im menschlichen Körper schnell zu Trimethylamin-N-Oxid (TMAO) umgebaut, welches wiederum die Entstehung einer Atherosklerose begünstigt (KOETH et al. 2013). Wie TMAO dabei wirkt, ist noch nicht abschließend erforscht. Es gibt jedoch Hinweise, dass es die Aufnahme von Cholesterin in die Arterienwände fördert und andererseits dessen Abtransport verhindert (KOETH et al. 2013).

Aufgrund dieses pathogenen Potenzials wurde der Zusammenhang zwischen der Kostform und der TMAO-Produktion untersucht. Hierbei stellte sich heraus, dass Vegetarier und Veganer (zusammen n = 23) deutlich weniger

TMAO produzierten als Mischköstler (n = 30). In einer Stichprobe von je fünf Mischköstlern und fünf Veganern wurde zudem eine L-Carnitin-Provokation durchgeführt, die diese Ergebnisse bestätigte: Selbst wenn die gleiche Menge des Peptids aufgenommen wurde, produzierten die Veganer weniger TMAO. Die genauere Analyse der Fäzes zeigte, dass das Vorkommen einiger Bakteriengattungen direkt mit der entstandenen TMAO-Konzentration korrelierte (KOETH et al. 2013). Das impliziert, dass sich mit steigendem L-Carnitin-Verzehr mehr Bakterien, die dieses abbauen, im Darm ansiedeln und entsprechend größere Mengen TMAO produzieren. Diese Ergebnisse weisen darauf hin, dass etablierte Ernährungsweisen direkt beeinflussen, ob und in welchen Mengen TMAO gebildet werden kann oder nicht. Es ist darauf hinzuweisen, dass sich sowohl die vegane als auch die vegetarische Ernährung diesbezüglich von der omnivoren unterschied. Dies könnte eine Erklärung dafür sein, dass Vegetarier und Veganer ein geringeres Herz-Kreislauf-Risiko haben als Mischköstler.

Schlussfolgerung
Das Mikrobiom hat nach heutigem Kenntnisstand einen wichtigen Einfluss auf den Gesundheitszustand. Eine große Bakterienvielfalt sowie ein günstiges Verhältnis einzelner Bakterienspezies zueinander zeichnen ein gesundheitsförderliches Mikrobiom aus. Eine Fehlbesiedlung des Darms wird wiederum mit der Entstehung von Erkrankungen wie Adipositas, Allergien, Morbus Crohn und Diabetes mellitus Typ 2 in Verbindung gebracht.

Die Forschungsergebnisse weisen darauf hin, dass die Zusammensetzung der mikrobiellen Darmflora unter anderem von der Ernährungsweise abhängt. Das vegane Mikrobiom zeichnet sich im Vergleich zur Mischkost beispielsweise durch ein geringeres Vorkommen von Fäulnisbakterien wie *Enterokokken* und *E. coli* aus. Gleichzeitig ist der Anteil günstiger Mikroorganismen wie *Faecalibacterium prausnitzii* sowie die Bakterienvielfalt bei pflanzlicher Kost erhöht. Forscher vermuten, dass die Bakterien im Darm eine wichtige Verbindung zwischen der veganen Ernährung und dem Schutz vor Übergewicht und metabolischen Erkrankungen darstellen.

3.8 Krebs

Mit dem Begriff «Krebs» werden verschiedene maligne (bösartige) Gewebeneubildungen zusammengefasst, die sich durch unkontrolliertes Wachstum

Einfluss der veganen Ernährung auf Gesundheit und Krankheit   161

auszeichnen. Die krankhaft veränderten Zellen infiltrieren und zerstören das Nachbargewebe. In späteren Krankheitsstadien werden über das Blut und die Lymphe Tochtergeschwulste (Metastasen) vom Herd der Erkrankung in andere Gewebe des Körpers transportiert.

3.8.1 Hintergrund

Epidemiologie: Angaben der WHO zufolge war Krebs im Jahr 2012 mit 8,2 Millionen Fällen weltweit die zweithäufigste Todesursache. Die Gesundheitsorganisation prognostiziert zudem einen weiteren Anstieg der krebsbedingten Todesfälle auf 12,6 Millionen/Jahr im Jahr 2030 (WHO 2014). In Deutschland, Österreich und der Schweiz ist bei Männern die am häufigsten auftretende Krebsart der Prostatakrebs, gefolgt von Lungen- und Darmkrebs. Frauen erkranken am häufigsten am Brustkarzinom; Darm- und Lungenkrebs sind hier die zweit- und dritthäufigste Krebsform (WHO 2014). In Abb. 3-6 sind die Daten exemplarisch für Deutschland dargestellt.

Beschreibung der Pathogenese und des Krankheitsbildes: Normalerweise unterliegt der Zellzyklus komplexen Kontrollmechanismen, die ein unkontrolliertes Wachstum der Zellen verhindern. Wenn diese Wachstumsregulation außer Kontrolle gerät, entstehen entartete Zellen, aus denen sich Tumore entwickeln können. Zu dieser Entartung kommt es vor allem durch die Mutation

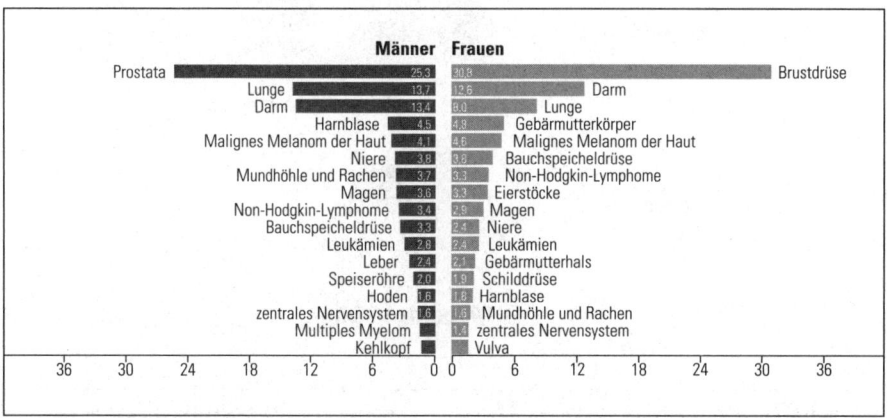

Abb. 3-6: Prozentualer Anteil der häufigsten Tumorlokalisationen in Deutschland 2012 (ROBERT KOCH INSTITUT [RKI] 2015).

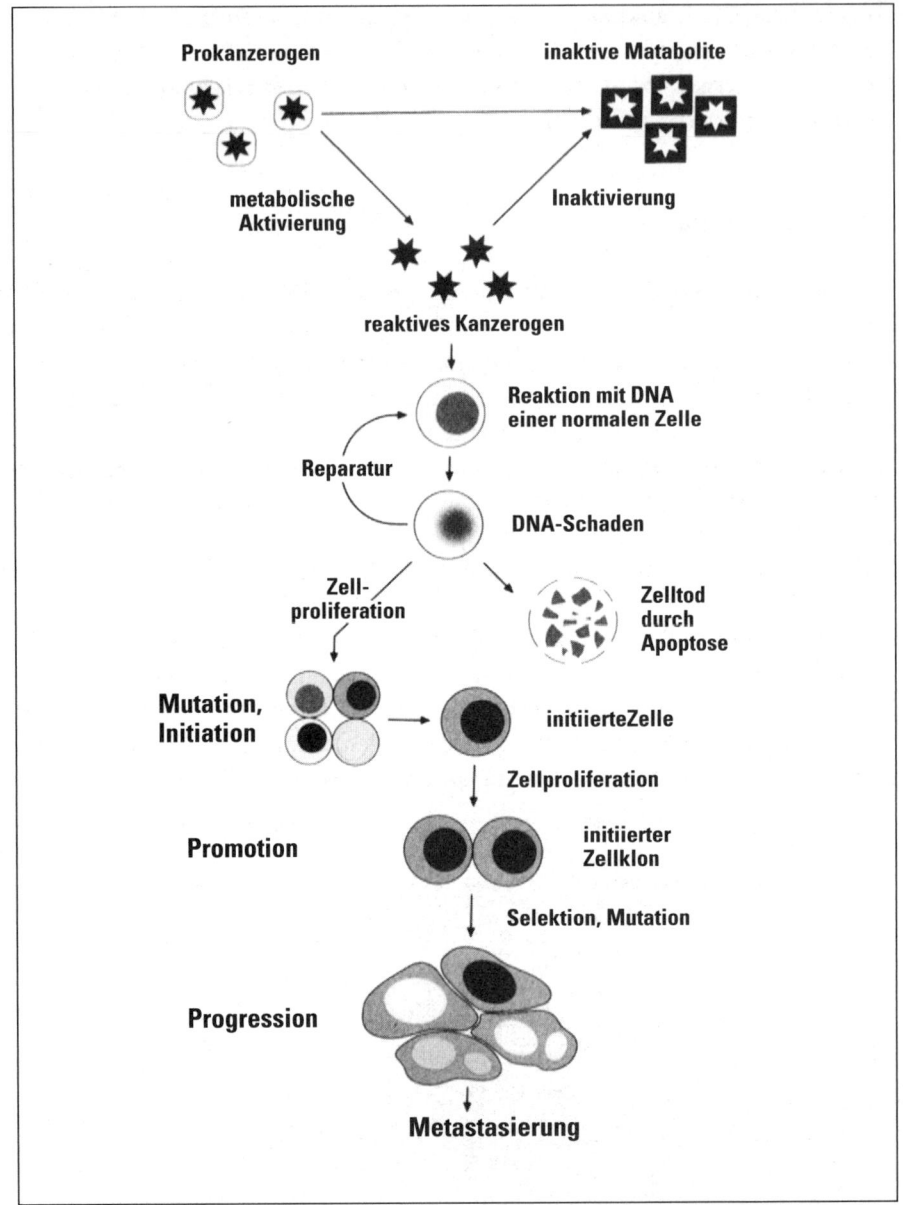

Abb. 3-7: Mehrstufenkonzept der Kanzerogenese (verändert nach KNASMÜLLER et al. 2014, S. 32).

von Genen, die am Wachstum und der Differenzierung von Zellen beteiligt sind: Antiproliferationsgene (Tumorsuppressorgene) hemmen normalerweise das Zellwachstum. Wird ein solches Gen durch eine Mutation inaktiviert, kann die Tumorentstehung gefördert werden. Auf der anderen Seite werden die Zellteilung (Proliferation) und das Zellwachstum durch Proliferationsgene (Protoonkogene) gefördert. Eine Mutation, die ein entsprechendes Gen aktiviert, kann zu einem unkontrollierten Wachstum führen und damit die Tumorentstehung begünstigen. Darüber hinaus kommt es bei der Krebsentstehung oftmals auch zu Mutationen anderer Gene. So wird in Tumorzellen der natürliche Zelltod (Apoptose) verhindert, sodass sie eine deutlich längere Lebensdauer aufweisen als gesunde Körperzellen. Außerdem ist in vielen Tumorzellen die Zellalterung deaktiviert. Durch diese Mechanismen wird die Zeitspanne, in der maligne Veränderungen entstehen können, deutlich verlängert.

Die Tumorentstehung (Kanzerogenese) lässt sich über ein Mehrstufenkonzept erklären (vgl. Abb. 3-7). Krebsauslösende Substanzen werden als Kanzerogene bezeichnet. Einige können von den Entgiftungssystemen des Organismus inaktiviert werden, wobei andere durch den Versuch, sie löslich und ausscheidbar zu machen, überhaupt erst aktiviert werden. Ein wirksames Kanzerogen reagiert mit der DNA und kann hier Schädigungen der Erbinformation hervorrufen. Diese werden im Normalfall entweder repariert oder die Zelle geht – wenn eine Reparatur nicht mehr möglich ist – in die Apoptose, damit sie den restlichen Organismus nicht schädigen kann. Versagen diese Mechanismen, so kann sich die Zelle mit der geschädigten Erbsubstanz teilen (Proliferation), wodurch es zu Mutationen auf der DNA der Tochterzelle kommt. Diese wird auch als «initiierte Zelle» bezeichnet; sie manifestiert sich als Initiationsphase der Kanzerogenese. In der darauf folgenden Progressionsphase kommt es zu einer direkten oder indirekten Verstärkung der Zellproliferation durch Wachstumsreize. Die Zelle gibt ihre Genschäden durch Zellteilung weiter. Darüber hinaus werden Entzündungszellen rekrutiert, wodurch die Produktion reaktiver Sauerstoffspezies (ROS) ansteigt und es infolgedessen vermehrt zu oxidativen DNA-Schäden kommt. Diese Phase zeichnet sich zudem durch eine Reduktion der DNA-Reparaturmechanismen aus. In der letzten Stufe – der Progressionsphase – kommt es zur Ausbildung von Tumoren und Metastasen. Die Krebszellen sind in diesem Stadium immortal und zunehmend entdifferenziert, das heißt, sie verlieren ihre charakteristischen Eigenschaften innerhalb des Organs.

Risikofaktoren: Die Krebsentstehung ist von einigen unbeeinflussbaren Risikofaktoren wie dem Alter und der genetischen Prädisposition abhängig. Zusätzlich begünstigen beeinflussbare Faktoren die Krebsentstehung. Hierzu gehören Umweltfaktoren wie Feinstaubbelastung, UV-Strahlung und virale Infektionen. Aber auch Übergewicht, eine ungesunde Ernährungsweise mit einer geringen Aufnahme von Obst und Gemüse sowie Bewegungsarmut, Rauchen und ein übermäßiger Alkoholkonsum haben einen entscheidenden Einfluss auf die Krebsentstehung (WHO 2014).

3.8.2 Einfluss der veganen Ernährung auf Krebs

Der Einfluss der Ernährungsweise auf die Krebsentstehung ist ein besonders komplexes Themenfeld. Grund dafür ist nicht nur die Tatsache, dass unter «Krebs» sehr unterschiedliche maligne Erkrankungen zusammengefasst werden, sondern vor allem die Komplexität der Pathomechanismen, die Vielzahl an diskutierten Risikofaktoren sowie lange Latenzzeiten, die die Bestimmung von Kausalzusammenhängen erschweren. Dennoch ist es aufgrund der regen Forschungstätigkeiten auf diesem Feld möglich, Zusammenhänge zu beschreiben und mögliche Schutz- und Risikofaktoren zu identifizieren.

Erkrankungshäufigkeit: Der Einfluss einer veganen Ernährung auf die Entstehung von Krebs wird insgesamt kontrovers diskutiert. Die Hinweise darauf, dass die Ernährung einen wichtigen Einfluss auf das Erkrankungsrisiko bestimmter Krebsarten nimmt, nehmen jedoch stetig zu. So ist beispielsweise das Krebsrisiko bei Veganern insgesamt geringer als bei Mischköstlern; das Ausmaß der Risikoreduktion – 14–16 % (LE und SABATÉ 2014; TANTAMANGO-BARTLEY et al. 2013)) – jedoch vergleichbar mit dem von Ovo-Lacto-Vegetariern (LE und SABATÉ 2014) und variiert in Abhängigkeit von der Krebsart.

Einflussfaktoren für das Erkrankungsrisiko: Aktuelle Studien und Metaanalysen zeigen, dass Menschen mit Übergewicht ein erhöhtes Risiko für diverse Krebsarten, wie Kolon-, Nieren-, postmenopausalem Brustkrebs und Oesophaguskarzinom, haben (AVILA CURIEL 2007; BONN et al. 2014; DE PERGOLA und SILVESTRIS 2013; PASQUALI et al. 2002; REEVES et al. 2007; RENEHAN et al. 2008; RÉVILLION et al. 2006; SOLIMAN et al. 2006; VAN KRUIJSDIJK, VAN DER WALL und VISSEREN2009), sodass Veganer mit ihrem geringeren BMI bzw. mit ihrer geringeren Adipositasinzidenz über einen Schutzfaktor verfügen (CRAIG 2009). Da der Verzehr von Fleisch über verschiedene Mechanismen die Entstehung von Krebs begünstigen kann, profitieren Veganer (und Vegetarier). Veganer verzehren zudem deutlich mehr Hülsenfrüchte, Obst, Gemüse, Tomaten und Lauchgemüse als Mischköstler, was sich positiv auswirkt, da allen diesen Lebensmitteln eine krebsprotektive Wirkung nachgesagt wird. Obst und Gemüse haben offenbar eine Schutzwirkung gegen Lungen-, Mundhöhlen-, Ösophagus- und Magenkrebs, wohingegen ein häufiger Hülsenfrüchtekonsum speziell gegen Magen- und Prostatakrebs wirken soll (WORLD CANCER RESEARCH FUND [WCRF] und AMERICAN INSTITUTE FOR CANCER RESEARCH [AICR] 2009). Die vielfältigen phytochemischen Inhaltsstoffe in pflanzlichen Lebensmitteln besitzen komplexe antioxidative und antiproliferative Effekte, die im Körper additiv und synergistisch wirken können (LIU 2003; 2004). Sie sind in der Lage, auf verschiedene zelluläre Mechanismen der Krebsentstehung einzuwirken. So ist ihre protektive Wirkung z. B. durch die Hemmung der Adduktbildung, der Zellproliferation, der Aktivität von Signalübermittlungswegen und der Onkogen-Expression sowie einer reduzierten Angiogenese zu erklären (LIU 2004). Zudem können sie den «Zellzyklus-Arrest», die Apoptose der malignen Zellen, die Hemmung des proinflammatorischen und prokanzerogenen Transkriptionsfaktors NF-κB bewirken (LIU 2003).

IGF-1 ist ein Wachstumshormon, dessen physiologische Funktion darin besteht, die Zellproliferation zu stimulieren und den Zelltod zu verhindern (ALLEN et al. 2002). Einige epidemiologische Studien zeigen, dass der Wachstumsfaktor eine wichtige Rolle bei der Entstehung von Krebs spielt (RENEHAN et al. 2004). Sowohl Fettzellen, die bei übergewichtigen Menschen besonders zahlreich sind, als auch der Verzehr von tierischem Protein stimuliert die IGF-1-Bildung. Beides wird heute als Erklärungsansatz für den Anstieg der Krebserkrankungen in westlichen Gesellschaften angesehen (WESTLEY und MAY 2013). Diese Vermutung wird weiter durch die Tatsache erhärtet, dass vegan lebende Menschen, die definitionsgemäß kein Fleisch zu sich nehmen und selten übergewichtig sind, geringere IGF-1-Konzentrationen im Blut aufweisen als Mischköstler (ALLEN et al. 2000; 2002; MCCARTY 2003). Gleichermaßen weisen vegan lebende Frauen 40 % höhere Konzentrationen des IGF-Bindungsproteins auf, was die geringere Menge an freiem IGF-1 erklären könnte. Es wird vermutet, dass durch die entsprechende Bindung wenig IGF-1 in das Gewebe eindringen kann, die Bioverfügbarkeit also reduziert ist (ALLEN et al. 2002). Es ist jedoch nicht klar, wie dieser Effekt zustande kommt. Neben der Ernährungsweise und dem geringeren Körpergewicht wird auch der Einfluss einer verringerten Aufnahme von essenziellen Aminosäuren bzw. Energie diskutiert.

Um herauszufinden, ob die verringerte Energiezufuhr der Grund für die niedrigeren IGF-1-Konzentrationen bei veganer Ernährung ist, wurde in einer Studie eine Gruppe Veganer mit einer Gruppe verglichen, die einer kalorienreduzierten Mischkost folgte. Auch in diesem Vergleich wiesen die vegan lebenden Personen geringere IGF-1-Werte auf; die reine Beschränkung der Kalorienaufnahme im Rahmen einer Mischkost hatte also keinen Effekt auf die Produktion des Wachstumshormons, sodass der Einfluss der Kalorienrestriktion offenbar gering ist und die Effekte auf andere Charakteristika der veganen Ernährung zurückzuführen sein müssen (FONTANA et al. 2008). Infrage kommt hier die Proteinaufnahme, die von ALLEN et al. (2002) als Schlüsselfaktor für die Menge an zirkulierendem IGF-1 identifiziert wurde. Der Verzehr von Protein, das reich an essenziellen Aminosäuren ist, ist positiv mit der IGF-1-Konzentration im Serum assoziiert. Essenzielle Aminosäuren sind üblicherweise in größeren Mengen in tierischen Produkten vorhanden als in pflanzlichen. Die Restriktion einer oder mehrerer essenzieller Aminosäuren führte in Untersuchungen zu geringeren IGF-1-Konzentrationen und einem Anstieg der dazugehörigen Bindungsproteine. Für diesen Zusammenhang spricht auch, dass der Verzehr von Sojaprotein, welches reich an essenziellen Aminosäuren ist, mit einem Anstieg der IGF-Konzentrationen verbunden war (ALLEN et al. 2002). Insgesamt liefert jedoch eine vegane Ernährung – trotz des typischerweise höheren Sojakonsums – geringere Mengen essenzieller Aminosäuren, was kausal für die geringeren IGF-1-Konzentrationen sein dürfte. Ergänzend ist hinzuzufügen, dass einige (HEANEY et al. 1999; MA et al. 2001), jedoch nicht alle Studien (ALLEN et al. 2002) zum Ergebnis kommen, dass auch der Verzehr von Milch und Milchprodukten bei Gesunden mit erhöhten IGF-1-Werten verbunden ist. Dies könnte ein weiterer Grund dafür sein, dass Veganer, die Milchprodukte meiden, geringere Plasmakonzentrationen aufweisen.

Auch unabhängig von der Debatte um den Einfluss der Ernährung auf das Wachstum maligner Zellen wird diskutiert, ob eine reduzierte Energieaufnahme an sich oder die eingeschränkte Aufnahme an Protein einen positiven Effekt auf die Krebsentstehung hat (GALLINETTI, HARPUTLUGIL und MITCHELL 2013; NAKAGAWA et al. 2012; SIMPSON und RAUBENHEIMER 2009). Hierbei soll die Aminosäure Leucin eine besondere Rolle spielen. Eine Übersichtsarbeit kommt zu dem Ergebnis, dass die alleinige Reduktion der Leucin-Aufnahme ähnliche Effekte zur Folge hatte wie eine Restriktion der Proteinaufnahme insgesamt (WANG und PROUD, 2009). Diese Ergebnisse haben für Veganer eine besondere Relevanz, da sich Leucin hauptsächlich in tierischen Lebensmitteln findet. Pflanzliche Lebensmittel hingegen beinhalten nur geringe Mengen der Aminosäure (MELNIK 2012). Ein krebsprotektiver Effekt der veganen Ernährung könnte also auch in der verringerten Aufnahme von Leucin begründet sein.

3.8.3 Brustkrebs

Brustkrebs (Mammakarzinom) ist die häufigste Krebserkrankung bei Frauen (WHO 2014). In Deutschland werden jedes Jahr über 70 000 Neudiagnosen gestellt, und etwa 17 000 Frauen sterben jährlich an Brustkrebs. Das Risiko, an einem Mammakarzinom zu erkranken, steigt mit zunehmendem Alter. Epidemiologische Studien zeigen zudem, dass das Erkrankungsrisiko nach der Menopause, bei Übergewicht und bei Frauen mit höheren Konzentrationen an Sexualhormonen erhöht ist (KEY et al. 2002). Ergebnisse von Adventisten zeigen, dass bei einer fleischlosen Ernährung (Vegetarierinnen und Veganerinnen wurden gemeinsam untersucht) ein verringertes Brustkrebsrisiko sowie eine um 48 % geringere Mortalitätsrate besteht, als dies bei Mischköstlerinnen der Fall ist. Für alle geschlechtsspezifischen Krebsarten (Brust-, Vulva-, Vagina-, Zervixkarzinom u. a.) war eine vegane Ernährung mit einer Risikoreduktion von etwa 30 % verbunden (LE und SABATÉ 2014).

Ob die Ernährungsweise auch einen Einfluss auf die Menge an Sexualhormonen hat, wurde im Rahmen der EPIC-Oxford-Studie untersucht (THOMAS, DAVEY und KEY 1999). Die Ergebnisse zeigten, dass vegan und vegetarisch lebende Frauen etwas geringere Mengen an Sexualhormonen (u. a. Östradiol) im Blut aufweisen als Mischköstlerinnen, wobei die Unterschiede bei postmenopausalen Frauen etwas deutlicher ausfielen als bei Frauen, die die Menopause noch nicht erreicht hatten. Unter Berücksichtigung des BMIs unterschieden sich jedoch weder die Veganerinnen noch die Vegetarierinnen von den Mischköstlerinnen hinsichtlich der Hormonkonzentrationen. Die Ergebnisse zeigen, dass der beobachtete Unterschied in der Konzentration der Sexualhormone also nicht auf die Ernährungsweise an sich zurückzuführen zu sein scheint. Vielmehr sind die geringeren Werte der vegan lebenden Frauen wohl auf das niedrigere Körpergewicht zurückzuführen. Die beiden beschriebenen Risikofaktoren sind also zumindest miteinander assoziiert: Ein hoher BMI wird von einer mischköstlerischen Ernährung begünstigt und geht gleichzeitig mit der vermehrten Sekretion von Sexualhormonen einher (THOMAS, DAVEY und KEY 1999). Eine vegane Ernährungsweise könnte sich also über den «Umweg» des geringeren Körpergewichts günstig auf das Brustkrebsrisiko auswirken.

Einfluss von Soja auf das Brustkrebsrisiko: In der öffentlichen Diskussion wird der Zusammenhang zwischen Sojaprodukten und dem Brustkrebsrisiko zuweilen emotional geführt. Auf der einen Seite wird vermutet, dass ein hoher Sojakonsum das Erkrankungsrisiko vermindern könnte, während auf der anderen Seite argumentiert wird, ein solcher gehe mit einem erhöhten Risiko einher. Im Fokus dieser widersprüchlichen Diskussion stehen dabei vor allem die in Sojaprodukten enthaltenen sekundären Pflanzenstoffe (Isoflavone). Es wurde beobachtet, dass asiatische Frauen deutlich seltener an Brustkrebs erkranken als westliche Frauen. Dies wird auf die unterschiedliche Ernährungsgewohnheiten und die höhere Isoflavonaufnahmen durch Sojaprodukte zurückgeführt (KEY et al. 1999b).

Die Sojabohne enthält Genistein und Daidzein. Beide zählen zu den sogenannten Phytoöstrogenen und ähneln in ihrer chemischen Struktur den weiblichen Sexualhormonen. Da sie offenbar die Östrogenrezeptoren zu modulieren vermögen, wird ihnen zuweilen eine protektive Wirkung gegen Brustkrebs zugesprochen. MESSINA und HILAKIVI-CLARKE (2009) etwa kommen in ihren Untersuchungen zum Schluss, dass die Aufnahme von durchschnittlich einer Portion Soja am Tag (ca. 5–8 g Sojaprotein und 15–25 mg Isoflavone) das Risiko, im Erwachsenenalter an Brustkrebs zu erkranken, um bis zu 50 % reduziert (MESSINA und HILAKIVI-CLARKE 2009). Dabei scheint das Alter bzw. die Zeitspanne des Sojakonsums für das Ausmaß des Schutzeffekts von Bedeutung zu sein: KORDE et al. berichten, dass der Sojaverzehr in der Kindheit zwischen dem 5. und 11. Lebensjahr etwa doppelt so schützend wirkt wie während des Jugendalters (KORDE et al. 2009). Die frühe Aufnahme der Sojaprodukte führte sowohl in Human- als auch in Tierstudien (mit Ratten) zur Reduktion der Brustkrebsinzidenz. Erklärt wird dies damit, dass die Differenzierung der Zellen der Brustdrüse durch die Phytoöstrogene gefördert wird (MESSINA und HILAKIVI-CLARKE 2009).

Von anderen Autoren wird den Isoflavonen allerdings auch eine prokanzerogene Wirkung zugesprochen. Grundlage für diese Vermutung sind Studien mit Mäusen (HELFERICH, ANDRADE und HOAGLAND 2008), bei denen beobachtet werden konnte, dass das Wachstum östrogensensitiver Tumore nach der Verabreichung von isoflavonhaltigem Futter stimuliert wurde, wobei einschränkend aber gesagt werden muss, dass der Effekt sehr stark in Abhängigkeit zur verbreichten Menge Isoflavone schwankte: Ein Effekt trat erst dann in statistisch signifikantem Ausmaß ein, wenn Isoflavone in einer Konzentration verabreicht wurden, die 6 mg pro kg Körpergewicht entprachen, was auf den Menschen umgerechnet einer Aufnahmemenge entspricht, die auch bei sehr großem Konsum von Sojaprodukten nicht erreicht wird (MESSINA, NAGATA und WU 2006). Die Tumorstimulierung war außerdem davon abhängig, wie stark verarbeitet das isoflavonhaltige Produkt war, das die Mäuse verabreicht bekamen: Bei gering verarbeitetem Sojamehl zum Beispiel kam es nicht zu einer Stimulation (ALLRED et al. 2004). Die Autoren kamen infolgedessen zu der Empfehlung, dass es auch für den Menschen günstiger sei, wenig verarbeitete Sojaprodukte zu verzehren.

3.8.4 Prostatakrebs

Bei der Prostata handelt es sich um eine kleine Drüse unterhalb der Harnblase des Mannes. Sie bildet ein Sekret, welche dem Schutz und der Beweglichkeit der Spermien dient. Der Krebs der Prostatadrüse ist die häufigste Form der malignen Erkrankungen bei Männern (QIN et al. 2007).

Hormonelle Einflüsse werden, ähnlich wie beim Brustkrebs, auch bei der Entstehung von Prostatakrebs diskutiert, wobei die Zusammenhänge hier noch nicht gänzlich verstanden sind (KEY et al. 2006). Es gibt einige Hinweise, dass erhöhte Konzentrationen aktiver Androgene und des Wachstumsfaktors IGF-1 die Entstehung von Prostatakrebs begünstigen (KEY et al. 2006). Zwischen Vegetariern und Mischköstlern wurden keine Unterschiede der Plasmakonzentrationen von Androgenen gefunden. Wie bei Frauen, wurden aber auch bei vegan lebenden Männern geringere IGF-1-Konzentrationen gegenüber diesen beiden Gruppen beobachtet (ALLEN et al. 2000), was sich günstig auf das Erkrankungsrisiko auswirken könnte.

Epidemiologische Daten aus Asien zeigen, dass die Männer dort seltener an Prostatakrebs erkranken als Männer in westlichen Ländern. Zwar werden auch hier relativ häufig Prostatatumore diagnostiziert. Diese bleiben jedoch im Durchschnitt deutlich kleiner und haben keine klinische Bedeutung. Auffällig ist auch, dass mit zunehmender Verwestlichung der Essgewohnheiten in Asien, mehr klinisch relevante Prostatakarzinome diagnostiziert werden (EATON et al. 1999). Auch hier wird dem hohen Konsum von sojahaltigen Lebensmitteln ein positiver Einfluss zugesprochen (SEVERSON et al. 1989; STACEWICZ-SAPUNTZAKIS et al. 2008). Die regelmäßige Aufnahme von Sojamilch (mindestens einmal pro Tag) war in der AHS-1-Studie mit einem geringeren Erkrankungsrisiko für Prostatakrebs verbunden (einmal täglich: (–30 %); mehrmals täglich: –70 %) (JACOBSEN, KNUTSEN und FRASER 1998).

Mehrere Untersuchungen zeigen, dass eine positive Assoziation zwischen dem Konsum von Milch und Milchprodukten und dem Prostatakrebsrisiko besteht (ALLEN et al. 2008; CHAN et al. 2001; WCRF und AICR 2009; QIN et al. 2007). Die krebsfördernde Wirkung von Milch und Milchprodukten steigt einer Meta-Analyse von Fall-Kontroll-Studien zufolge in Abhängigkeit zur konsumierten Menge (QIN et al. 2007). Studien zur Prostatakrebsinzidenz oder -mortalität haben keine Unterschiede zwischen Ovo-Lacto-Vegetariern und Mischköstlern festgestellt (KEY et al. 2006). Diese Beobachtung unterstreicht die Vermutung, dass Milchprodukte mit einer Risikoerhöhung verbunden sind.
Vegane Ernährung in der Prostatakrebstherapie: Eine randomisierte, kont-

rollierte Interventionsstudie untersuchte den Einfluss einer veganen fettarmen (10 Energieprozent) Ernährung bei Prostatakrebspatienten (Intervention: n = 42; Kontrolle: n = 43) im frühen Stadium (DEWELL et al. 2008). In dem Untersuchungszeitraum von einem Jahr wurde zusätzlich Sojaprotein supplementiert. Durch die Intervention erhöhten sich nicht nur die alimentären Schutzfaktoren (Ballaststoffe, Vitamine etc.), sondern es reduzierten sich auch wichtige Risikofaktoren, wie gesättigte Fettsäuren, Cholesterin u. a. signifikant. Die Autoren kommen daher zu dem Ergebnis, dass sich eine fettarme vegane Ernährung günstig auf den Krankheitsverlauf auswirken kann. Einschränkend ist zu bemerken, dass eine Analyse relevanter Krankheitsmarker in dieser Untersuchung ausgeblieben ist, sodass die Beurteilung der klinischen Relevanz schwer fällt und die Ergebnisse vorsichtig zu lesen und nur als Hinweise für einen Zusammenhang gesehen werden dürfen.

3.8.5 Kolorektalkrebs

Die Entstehung von Darmkrebs ist multifaktoriell bedingt, und die Ursachen werden noch nicht vollständig verstanden (KEY et al. 2006). Dennoch besteht ein breiter Konsens darüber, dass die Ernährungsweise eine entscheidende Rolle spielt. Es gibt viele Hinweise darauf, dass der Verzehr von rotem und stark verarbeitetem Fleisch das Risiko für die Entstehung von Kolorektalkrebs begünstigt (KEY et al. 2007; NORAT et al. 2005). Nicht nur die Abwesenheit von Fleisch wirkt sich positiv aus, auch der Verzicht auf Milch hat gesundheitliche Vorteile: In einer Kohortenstudie, in der etwa 5000 Menschen über 65 Jahren begleitet wurden, war das Risiko, an Kolorektalkrebs zu erkranken, bei den Menschen, die während ihrer Kindheit größere Mengen Milch und Milchprodukte verzehrten, im Erwachsenenalter um fast das Dreifache erhöht (OR: 2,90). Der Effekt war zudem unabhängig von Fleisch- und Obst-/Gemüsekonsum sowie sozioökonomischen Faktoren (VAN DER POLS et al. 2007), sodass dies auf ein eigenständiges Risiko eines hohen Verzehrs von Milchprodukten hinweist.

Eine vegane Ernährung scheint sich bezüglich des Darmkrebses aber nicht nur aufgrund des Verzichts auf Fleisch und Milch auszuzahlen, sondern auch dadurch, dass sie mit einer größeren Ballaststoffaufnahme als bei Mischköstlern verbunden ist. Die Menge konsumierter Ballaststoffe hat nämlich mit hoher Wahrscheinlichkeit einen Einfluss auf die Entstehung von Dickdarmkrebs (BOEING et al. 2007). Die EPIC-Studie zeigte, dass eine negative lineare Korrelation zwischen der Ballaststoffaufnahme und dem Risiko für Kolorektalkrebs besteht. Je mehr Ballaststoffe gegessen wurden, desto seltener erkrankten die Studienteilnehmer an Dickdarmkrebs (CROWE et al. 2011). Dieser schützende Effekt kommt durch mehrere Mechanismen zustande: Zum einen führen Ballaststoffe zu einer kürzeren Passagezeit der Fäzes und damit zu einer verkürzten Kontaktzeit zwischen der Mukosa und Toxinen sowie potenziellen Kanzerogenen. Zum anderen werden Kanzerogene durch ein vergrößertes Stuhlvolumen «verdünnt» sowie von sekundären Gallensäuren verstärkt gebunden. Durch die Ballaststoffe wird die Darmbewegung angeregt und Obstipation vermieden, welche mit einem erhöhten Darmkrebsrisiko verbunden ist. Schließlich stellen Ballaststoffe ein großes Angebot fermentierbarer Substrate zur Verfügung, die die Zusammensetzung der Darmflora positiv beeinflussen (vgl. Kap. 3–7), sodass es hier zu einer geringeren Produktion von Kanzerogenen kommt (BOEING et al. 2007). Durch den mikrobiellen Abbau der Ballaststoffe entstehen kurzkettige Fettsäuren, die den pH-Wert im Kolon senken. Dies wirkt ebenso antikanzerogen (HESTER 2015).

Eine ausgewogene vegane Ernährung enthält viele Inhaltsstoffe, die nicht nur vor der Entstehung von Krebs schützen, sondern unter Umständen auch die Progression der Erkrankung aufhalten können.

Tab. 3-20: Ernährungsassoziierte Einflussfaktoren für die Krebsentstehung und -progression und ihre Ausprägung bei Veganern; (in Klammern) = Einfluss nicht gesichert; ⇧ Bei Veganern ausgeprägt; ⇩ bei Veganern weniger ausgeprägt; SAFA = Saturated Fatty Acids = Gesättigte Fettsäuren; [μ] Schutzeffekte beim Verzehr im Kindes- und Jugendalter auf die Entstehung von Brustkrebs, vermutlich durch Isoflavone; [δ] Prokanzerogene, die mit Fleisch in Verbindung stehen: Heterozyklische Aromatische Kohlenwasserstoffe, Polyzyklische Aromatische Kohlenwasserstoffe, Nitrosoverbindungen, Nitrit, Häm-Eisen; * wirken antikanzerogen, antioxidativ, antiproliferativ, anti-angiogen und anti-inflammatorisch; † für Prostata- und Kolorektalkrebs nachgewiesen; ‡ vor allem bei Kolorektalkrebs relevant.

Schutzfaktoren	Ausprägung bei Veganern	Risikofaktoren	Ausprägung bei Veganern
Soja(-erzeugnisse)[μ]	⇧	Übergewicht	⇩
Obst und Gemüse	⇧	IGF-1	⇩
Vitamin C	⇧	Fleisch[δ] (v. a. rotes und verarbeitetes Fleisch)	⇩
Phytochemikalien*	⇧	SAFA	⇩
Sekundäre Pflanzenstoffe	⇧	Tierisches Protein	⇩
Hülsenfrüchte	⇧	Leucin	⇩
Ballaststoffe[‡]	⇧	Milch und Milchprodukte[†]	⇩
		Alkohol	⇩

Schlussfolgerung

Eine allgemeine Beurteilung, welchen Einfluss eine vegane Ernährung auf die Krebsentstehung hat, kann auf Basis der aktuellen Studienlage und insbesondere aufgrund der Komplexität der malignen Erkrankungen nicht getroffen werden. Für bestimmte Krebsarten (z. B. gastrointestinalen und geschlechtsspezifischer Krebs) wurde für Veganer jedoch im Vergleich zu Mischköstlern ein geringeres Erkrankungsrisiko beobachtet.

Ein möglicher Schutzeffekt wird u. a. darüber erklärt, dass eine pflanzliche Ernährung weniger risikoassoziierte Lebensmittel wie verarbeitete Fleischwaren enthält und Veganer seltener übergewichtig sind. Auch eine geringere Konzentration des Wachstumsfaktors IGF-1, der Verzicht auf Milch (-produkte) und eine Kalorienrestriktion werden als Schutzfaktoren diskutiert. Studienergebnisse weisen darauf hin, dass Soja (-produkte), wenn sie bereits vor Eintreten der Pubertät regelmäßig konsumiert werden, das Brustkrebsrisiko im Erwachsenenalter senken. Bei der Prävention von Kolorektalkrebs wird insbesondere der positive Effekt einer hohen Ballaststoffaufnahme hervorgehoben.

3.9 Epigenetische Modifikationen durch Nahrungsinhaltsstoffe

3.9.1 Hintergrund

Umwelteinflüsse (auch kurzfristige) können die Aktivität von Genen beeinflussen. Dies geschieht über sogenannte epigenetische Modifikationen der DNA (griechisch *epi-* = auf, dazu, außerdem). Hierbei wird nicht die Gensequenz – also die Erbinformation selbst – verändert, wie dies etwa bei einer Mutation der Fall wäre. Vielmehr kommt es zu einem An- oder Ausschalten von Genen. Diese Veränderungen schließen ein (SHUKLA, MEERAN und KATIYAR 2014):

1. *DNA-Methylierung:* Das Enzym DNA-Methyltransferase (DNAMT) überträgt Methylgruppen auf die Nukleinbasen der DNA und beeinflusst so, ob und wie stark ein Gen exprimiert wird.
2. *Histon-Modifikation:* Die Histonproteine, auf denen der DNA-Strang aufgerollt ist, werden chemisch z. B. durch Acetylierung, Methylierung oder Phosphorylierung verändert. Wichtige Enzyme, die zum Nachweis dieser Modifikationen genutzt werden, sind die Histon-Deacetylase (HDAC) und die Histon-Acetyltransferase (HAT).

3. *microRNA (miRNA):* miRNAs sind nicht kodierende RNA-Stränge mit einer genregulatorischen Funktion. Sie können die Expression von Onkogenen sowohl an- als auch abschalten. Eine Deregulation der miRNA-Expression führte zum Beispiel zu einer Hochregulation der Onkogene und zum «Silencing» von Tumorsuppressorgenen in Lungen-, Brust- und Knochenkrebs.

Über diese Mechanismen kann der Körper auf Umweltbedingungen reagieren und die Genexpression entsprechend anpassen.

Epigenetische Veränderungen bei Krebs: In der Krebsforschung wird zunehmend der Einfluss von epigenetischen Mechanismen in der Kanzerogenese diskutiert. Zum Beispiel haben diverse Studien gezeigt, dass viele Krebsarten mit einer DNA-Hypomethylierung einhergehen, die zu einer Instabilität des Genoms führt (SHUKLA, MEERAN und KATIYAR 2014). Auf der anderen Seite kommt es zu einer Hypermethylierung der Promotorregionen wichtiger Tumorsuppressorgene, die entsprechend weniger exprimiert werden. Damit wird die Entstehung von Tumoren begünstigt (SHUKLA, MEERAN und KATIYAR 2014). Eine Missregulation der miRNA-Transkription führt zu einer Hochregulierung von Onkogenen, was wiederum mit der Kanzerogenese in Verbindung steht (SHUKLA, MEERAN und KATIYAR 2014).

Epigenetische Veränderungen treten bereits in einem frühen Stadium der Krebsentstehung auf. Daraus ergibt sich das große Interesse an bioaktiven Stoffen, da die Hoffnung besteht, mit diesen einen positiven Einfluss auf die Entstehung und den Verlauf der Krebserkrankung nehmen zu können. Zudem sind die bioaktiven Substanzen weniger zytotoxisch als herkömmliche Medikamente (SHUKLA, MEERAN und KATIYAR 2014). Die Mechanismen, die die epigenetischen Veränderungen herbeiführen, variieren zwischen den Krebsarten und in Abhängigkeit der wirkenden Moleküle und lassen sich kaum verallgemeinern. Dennoch gibt es einige bioaktive Stoffe, für die bereits gute Hinweise auf deren Wirksamkeit und Wirkungsweise bestehen. Damit lässt sich in Teilen die krebsprotektive Wirkung einer pflanzenbasierten Ernährung erklären.

3.9.2 Einfluss der veganen Ernährung auf epigenetische Prozesse

Veganer nehmen aufgrund ihres erhöhten Verzehrs pflanzlicher Lebensmittel typischerweise größere Mengen Phytochemikalien auf. Zu den Phytochemikalien gehören bioaktive Substanzen wie Antioxidantien (AO), Polyphenole und Alkaloide. Die Forschung der letzten Jahre hat gezeigt, dass diese Substanzen die Entstehung und Progression von Krankheiten beeinflussen können. Die Erforschung der Mechanismen bei Krebs steht hier im Mittelpunkt und wird daher ausführlicher behandelt. Aber auch auf andere Erkrankungen – wie etwa Diabetes mellitus oder die Rheumatoide Arthritis – wurde ein Einfluss gezeigt.

Polyphenole
Polyphenole finden sich in Früchten, Gemüse, Samen und Nüssen.
(-)-Epigallocatechin-3-Gallat: Eines der bekanntesten und am besten erforschten Polyphenole ist das (-)-Epigallocatechin-3-Gallat (EGCG), welches in größeren Mengen in grünem Tee zu finden ist (SHUKLA, MEERAN und KATIYAR 2014). Präklinische Modelle haben für diesen Wirkstoff mehrfach eine antikanzerogene Wirkung nachgewiesen (KATIYAR et al. 2012, KHAN und MUKHTAR 2013; WENIG und YEN 2012). In *in-vitro*-Untersuchungen inhibierte EGCG die Zellproliferation und induzierte die Apoptose in diversen Krebszelltypen über verschiedene Mechanismen: So wurden über epigenetische Veränderungen inaktive Tumorsuppressorgene reaktiviert und Promotoren von Genen, die in Zusammenhang mit Krebs und der Zellalterung stehen, herunterreguliert (SHUKLA, MEERAN und KATIYAR 2014). Auch regulierte EGCG die Expression und Aktivität der DNMTs bei Hautkrebszellen. In Zellen eines Mundschleimhautkarzinoms führte das EGCG zu einer teilweisen Demethylierung eines Tumorsuppressorgens, was korreliert war mit einer Hemmung der Tumorinvasion, Angiogenese und Metastasenbildung (KATO et al. 2008). Das invasive Potenzial wurde auch in Versuchen mit Pankreaskarzinomzellen reduziert (KIM und KIM 2013). Wurde isoliertes EGCG als DNMT-Inhibitor mit pharmakologischen HDAC-Inhibitoren kombiniert, konnte die Expression der ER-α (ER = Östrogenrezeptor) Expression in Brustkrebszellen mit ER-α-Defizit reaktiviert werden. Auch diätetische Kombinationen der Polyphenole des grünen Tees mit Sulforaphanen (SFN; siehe unten) reaktivierten die ER-α-Expression in Brustkrebszellen. Aus diesen Befunden wird gefolgert, dass die Polyphenole des grünes Tees allein oder in Kombination mit diätetischen HDAC-Inhibitoren durch epigenetische Regulation die Genexpression modulieren und daher eine relevante Rolle in der Krebsprävention und -therapie spielen können (SHUKLA, MEERAN und KATIYAR 2014).
Curcumin: Die Gelbwurzel und auch das Currypulver enthalten einen gelben Farbstoff, dem schon in der indischen Heilkunst *Ayurveda* eine gesundheitsförderliche Wirkung nachgesagt wird: Curcumin. Es handelt sich hierbei um eine

polyphenolische Verbindung, welche Bestandteil vieler aktueller Forschungsaktivitäten ist, da sie antiinflammatorisch, antiseptisch, wundheilend, antioxidativ, antiangiogen und antikanzerogen wirken soll (AGGARWAL und SUNG 2008). Auch hier spielen epigenetische Effekte eine Rolle: In Leukämiezellen kommt es z. B. zu einer Hypomethylierung der DNA. Mit Curcumin wurde die Hemmung der Enzyme HDAC und der HAT in Verbindung gebracht, was in *in-vitro*-Versuchen unter anderem mit einer Reduktion des an Entzündungsprozessen beteiligten Kernfaktors NF-κB einherging (SHUKLA, MEERAN und KATIYAR 2014). Dieser induziert durch eine Veränderung der Genexpression die Ausschüttung anderer Entzündungsmediatoren wie z. B. des Interleukins-6 (IL-6). Die antiinflammatorische Wirkung von Curcumin wurde mit einer reduzierten Acetylierung von Histonen im Bereich des IL-6-Promotors in Verbindung gebracht. Infolgedessen kam es zum Beispiel zu einer geringeren Expression der synovialen Fibroblasten bei der Rheumatoiden Arthritis (WADA et al. 2014), was sich günstig auf das Krankheitsbild auswirkt. In Pankreaskarzinomzellen änderte sich unter dem Einfluss von Curcumin die Expression der miRNA, und Tumorsuppressorgene wurden induziert (BAO et al. 2012). Gleiches wurde bei Blasenkrebszellen beobachtet (SAINI et al. 2011). Zudem zeigt eine Untersuchung, dass Curcumin beim Krebs der Speiseröhre die Apoptose und Chemosensitivität fördert und den NF-κB hemmt (HARTOJO et al. 2010).

Resveratrol: Resveratrol ist eine polyphenolische Verbindung, die in größeren Mengen in Beeren und Erdnüssen, aber vor allem in roten Weintrauben zu finden ist. Auf diesen antioxidativ wirkenden Stoff wird unter anderem die mögliche gesundheitsförderliche Wirkung des Rotweins zurückgeführt (SHUKLA, MEERAN und KATIYAR 2014). Seine antikanzerogene Wirkung wird durch die Regulation von Zelldifferenzierung und -wachstum sowie Apoptose, Entzündungsreaktionen, Angiogenese und Metastasenbildung erklärt. In *in-vitro*-Studien hemmte Resveratrol das Wachstum menschlicher Krebszellen (Brust-, Haut-, Lunge-, Prostata- und Kolonkarzinom) (KRAFT et al. 2009; LIU et al. 2010; MAO et al. 2010; VANAMALA et al. 2010). Es wurden sowohl genetische als auch epigenetische Mechanismen im Labor und in Versuchsratten nachgewiesen (SHUKLA, MEERAN und KATIYAR 2014).

Sulforaphan: Sulforaphan ist das am häufigsten vorkommende Isothiocyanat in vielen Kreuzblütlern; Broccoli enthält z. B. größere Mengen dieses sekundären Pflanzenstoffes. In vielen Krebsmodellen wurde für Sulforaphan eine antikanzerogene Wirkung nachgewiesen (SHUKLA, MEERAN und KATIYAR 2014). Diese soll auch über einen Zellzyklus-Arrest, eine gesteigerte Apoptose und die Aktivierung von Phase-II-Entgiftungsenzymen entstehen; vermehrt steht aber auch die Inhibitoraktivität des Enzyms HDAC im Forschungsfokus. Die HDAC-Aktivität ist in Tumoren oftmals hochreguliert, und HDAC-Inhibitoren spielen in der konventionellen (medikamentösen) Krebstherapie eine wichtige Rolle (SHUKLA, MEERAN und KATIYAR 2014). In *in-vitro*-Versuchen wurde gezeigt, dass die DNMT-Aktivität in Brustkrebs- und Prostatakrebszellen durch Sulforaphan reduziert waren – in Brustkrebszellen auch die Histonmethylierung. Diese Ergebnisse weisen auf eine antiproliferative Wirkung hin. Es wird außerdem vermutet, dass Isothiocyonate modulatorische Effekte in antioxidativen Stoffwechseln haben (SHUKLA, MEERAN und KATIYAR 2014).

Isoflavone: Sojabohnen enthalten große Mengen der Isoflavone Genistein und Daidzein (VERKASALO et al. 2001). Epidemiologische Studien zeigen, dass eine sojareiche Ernährung mit einer Reduktion unterschiedlicher Krebsarten korreliert, was unter anderem auf die Wirkung der in der Sojabohne befindlichen Isoflavone zurückzuführen sein kann (ROHR et al. 2008). Die antikanzerogene und antiangiogene Wirkung der Isoflavone ist gut erforscht, und seine Funktion als chemopräventives Phytoöstrogen gilt als gut bewiesen (SHUKLA, MEERAN und KATIYAR 2014). Es wirkt nicht nur als Antioxidans, sondern auch als wirksamer Tyrosinkinase-Hemmer. Ebendiese Hemmer kommen in synthetischer Form als Medikament in der konventionellen Krebstherapie zum Einsatz. Auch die Prävention von Mutationen der DNA, die Hemmung der Krebszellproliferation und Angiogenese sowie proapoptotische Effekte werden mit Genistein in Verbindung gebracht (SASAMURA et al. 2004; SINGH et al. 2006; SU et al. 2005). Des Weiteren wird die antikanzerogene Wirkung durch epigenetische Vorgänge wie DNA-Methylierungen und Histonschwanz-Modifikationen erklärt (KIKUNO et al. 2008; LI et al. 2009; 2013). Aber auch anderen Krebsarten, wie etwa Ovarkrebs (CHANG et al. 2007) oder Nierenkrebs, soll durch eine isoflavonreiche Kost vorgebeugt werden können (BOSETTI et al. 2007).

Durch Isoflavone wird die Aktivität der DNMT und der Histon modifizierenden Enzyme gehemmt. Durch eine Hypomethylierung von Promotorregionen der DNA und Chromatin-Modifikationen werden Tumorsuppressorgene reaktiviert. In der Folge kommt es zum Zellzyklus-Arrest und Zelltod der mutierten Zellen. Diese Mechanismen wurden *in vitro* bei Brustkrebszellen, im Plattenepithelkarzinom und in Prostatakrebszellen beobachtet (SHUKLA, MEERAN und KATIYAR 2014). Eine weitere Steigerung dieser Wirkung wurde beobachtet, wenn Genistein mit anderen DNMT- oder HDAC-Inhibitoren kombiniert wurde: Es kam dann zu einer synergistischen epigenetischen Reaktivierung von hypermethylierten Tumorsuppressorgenen (SHUKLA, MEERAN und KATIYAR 2014). Ähnlich wie beim EGCG, wurde auch in Versuchen mit Genistein eine Reaktivierung der ER-α-Expression in Brutkrebszellen mit einem ER-α-Defizit nachgewiesen (LI et al. 2013). So vielversprechend diese im Labor erhaltenen Ergebnisse eine antikanzerogene Wirkung beschreiben, muss doch berücksichtigt werden, dass es bei Mäusen zu einer durch Genistein induzierten Hypermethylierung von krebsrelevanten Genen kam (SHUKLA, MEERAN und KATIYAR 2014). Humanstudien zu diesem Zusammenhang gibt es derzeit nicht.

Einfluss von Soja(-produkten) auf Fertilität und Verweiblichung

Immer wieder wird diskutiert, ob und in welchem Ausmaß die in der Sojabohne enthaltenen Phytoöstrogene die Fertilität einschränken oder zur «Verweiblichung» bei Männern führen können. Genährt wird die Diskussion durch die Ergebnisse von Untersuchungen an Nagern, bei denen Isoflavone zu verringerten Testosteronkonzentrationen im Blut und reduzierten Spermamengen führten (FAQI et al. 2004; PAN et al. 2007). Auch in einer epidemiologischen Studie am Menschen wurden geringere Spermazahlen bei Männern mit einer hohen Sojaaufnahme (mehr als dreimal in der Woche) gemessen als bei Männern, die keine Sojaprodukte verzehrten (CHAVARRO et al. 2008). Ein Rückschluss der Beobachtungen auf die Sojaprodukte ist jedoch schwierig, da keine Informationen zum Verzehr anderer Lebensmittel (-gruppen) erfasst wurden, die auch einen potenziellen Einfluss gehabt haben könnten. Die Beobachtung konnte zudem durch klinische Studien nicht belegt werden: Hier waren keine Effekte des Sojakonsums auf Spermaqualität und -menge ersichtlich (BEATON et al. 2010; MESSINA 2010). Eine Metaanalyse (15 RCTs) fand weder für Sojaprodukte noch Isoflavon-Supplemente einen Effekt auf die Testosteronkonzentration (weder auf die Gesamtkonzentration, noch auf freies Testosteron oder Dihydrotestosteron, welches die aktive Form des Hormons darstellt) (HAMILTON-REEVES et al. 2010). Einer klinischen Untersuchung zufolge erhöht der Verzehr von Soja(-produkten) auch die Östrogenkonzentrationen bei Männern nicht (MESSINA 2010). Verweiblichende Effekte von Phytoöstrogenen und Sojaprodukten scheinen eher subtil zu sein und wurden nur in sehr großen Studienpopulationen beobachtet (JARGIN 2014). Dennoch könnten sie insbesondere für Kinder und Jugendliche von Bedeutung sein. Eine der ersten Beobachtungen in diesem Zusammenhang wurde bei Schafen beschrieben, die durch den hohen Konsum von Rotklee, welcher hohe Gehalte an Phytoöstrogenen aufweist, unfruchtbar wurden (HEARNSHAW et al. 1972). Auch in Gefangenschaft lebende Geparden, die eine auf Sojaprotein basierende Kost bekamen, entwickelten eine eingeschränkte Fruchtbarkeit. Nachdem das Sojaprotein durch Hähnchen ersetzt wurde, kehrten sie zu einer normalen Fruchtbarkeit zurück (STECHELL et al. 1987).

Man schloss aus diesen und anderen Beobachtungen darauf, dass die Phytoöstrogene für diesen Effekt verantwortlich seien. Infolgedessen wurden diverse Studien im Tiermodell durchgeführt, um diese Zusammenhänge zu untersuchen. Ein entsprechender Übersichtsartikel kommt zu dem Ergebnis, dass die Zufuhr von Genistein bei weiblichen Ratten einen negativen Effekt auf die ovariale Differenzierung, den Zyklus und die Fertilität hat und dass auch andere zur Gruppe der Isoflavone gehörende Substanzen, wie etwa Coumestrol, Daidzein und Rotklee mit Störungen der Fruchtbarkeit einhergehen (JEFFERSON und WILLIAMS 2011). Zu beachten ist, dass die Phytoöstrogene aus Gründen des Studiendesigns, zum Teil isoliert (und nicht als natürliche Bestandteile von Lebensmitteln) injiziert wurden. Allerdings wurden Mengen verabreicht, die denen einer realistischen alimentären Zufuhr nahekommen. Es wird zudem vermutet, dass die Aufnahme dieser Substanzen nicht direkt, sondern durchaus noch einige Monate und Jahre später eine Wirkung zeigen (JEFFERSON und WILLIAMS 2011). Die Ergebnisse der AHS-2 deuten an, dass eine große Menge an Isoflavonen aus der Sojabohne zu einer eingeschränkten Fertilität bei Frauen führen könnte: Bei einer Aufnahme von über 40mg/Tag sank die Wahrscheinlichkeit, jemals schwanger zu werden um 13 % (JACOBSEN et al. 2014). Stark einschränkend auf die Qualität der Studienergebnisse wirkt hier, dass nicht zwischen freiwilliger und unfreiwilliger Kinderlosigkeit unterschieden wurde. Beides könnte jedoch einen Einfluss auf die Menge verzehrter Sojaprodukte haben und stellt damit einen entscheidenden Störfaktor dar. Noch gibt es zwar wenige epidemiologische Humanstudien zum Thema «Konsum von Sojaprodukten und Fertilität». Das Forschungsinteresse hat in den letzten Jahren jedoch deutlich zugenommen, und es ist damit zu rechnen, dass in den nächsten Jahren weitere Erkenntnisse folgen, die eine fundierte Einschätzung zulassen.

Schlussfolgerung

Veganer nehmen mehr Phytochemikalien wie Antioxidantien, Polyphenole und Isoflavone zu sich als die Durchschnittsbevölkerung. *In vitro*-Studien weisen darauf hin, dass einige dieser bioaktiven Substanzen (z. B. EGCCG und Resveratrol) über epigenetische Veränderungen krebsprotektiv wirken können. Isoflavone – zu denen auch die Phytoöstrogene gehören – sind für die Beurteilung des Gesundheitswertes der veganen Ernährung von besonderem Interesse, da diese in größeren Mengen in der Sojabohne enthalten sind. Auch für die Isoflavone wurde *in vitro,* im Mausmodell und in epidemiologischen Studien ein Schutzeffekt gegenüber bestimmten Krebsarten (Brustkrebs, Ovarkrebs oder Nierenkrebs) beobachtet. Gleichzeitig wird diskutiert, ob eine sehr hohe Aufnahme von Phytoöstrogenen die Fruchtbarkeit einschränken und bei Männern zur Verweiblichung führen kann. Es ist zu beachten, dass die Studien hierzu bislang wenig aussagekräftig sind. Möglicherweise ist die absolute Menge der aufgenommen pflanzlichen Östrogene entscheidend dafür, wie die gesundheitliche Wirkung einzuschätzen ist. Denn wie bei allen Lebensmitteln, gilt auch bei der Sojabohne, dass der Verzehr unverhältnismäßig großer Mengen zu gesundheitlichen Nachteilen führen kann. Eine Aufnahmemenge von zwei bis drei Portionen Soja (-produkten) am Tag (entspricht etwa 50–100 mg Isoflavonen) gilt jedoch als risikofrei und kann im Rahmen einer veganen Ernährung zur optimalen Nährstoffversorgung beitragen.

3.10 Entzündungs- und Autoimmunerkrankungen

Die Entzündungsreaktion ist ein komplexer Prozess, an dessen Regulation unter anderem immunkompetente Zellen, Antikörper und Entzündungsmediatoren beteiligt sind. Bei Autoimmunerkrankungen greifen die Zellen des Immunsystems eigenes Körpergewebe an, wodurch es in der Folge zu Entzündungsreaktionen an den betroffenen Organen kommt.

3.10.1 Hintergrund

Einigen Nahrungsmitteln und Inhaltsstoffen wird eine modulatorische Wirkung auf das Immunsystem zugesprochen. Neben den sekundären Pflanzenstoffen gelten ungesättigte ω-3- und ω-6-Fettsäuren, α-Linolensäure (ALA), Fisch und Nüsse als Einflussfaktoren bei entzündlichen Prozessen im Körper. So zeigt z. B. eine aktuelle Beobachtungsstudie, dass das Risiko infolge von inflammatorischen Erkrankungen, (oxidativem) Stress oder damit in Verbindung stehenden Infektionen zu versterben, bei Frauen sinkt, je mehr Nüsse sie verzehren. Dieser Effekt wurde auf den hohen Gehalt an ω-3-Fettsäuren in den Nüssen zurückgeführt. Einschränkend ist anzumerken, dass ein vergleichbarer Effekt beim Verzehr von Fisch, der ebenfalls viele ω-3-Fettsäuren enthält, nicht beobachtet werden konnte. Auch bei Männern wurde kein vergleichbarer Effekt nachgewiesen.

3.10.2 Einfluss der veganen Ernährung auf Entzündungsmarker und rheumatoide Arthritis

Allgemeine Entzündungsmarker: Es gibt Hinweise darauf, dass eine vegane Ernährung protektiv gegen entzündliche Erkrankungen wirkt. Studienergebnisse zeigen, dass nach einer einmonatigen veganen Diät die Konzentration hydrolytischer Enzyme im Darm, die mit proinflammatorischen und toxischen Stoffwechselprodukten assoziiert sind, abnimmt (LING und HÄNNINEN 1992). In einer Querschnittstudie mit 25 Veganern und 20 Nichtveganern war eine pflanzliche Kost mit geringeren Konzentrationen an Leukozyten, Lymphozyten und Thrombozyten sowie Harnstoff und dem Komplementfaktor 3 verbunden (siehe Tab. 3-21). Die Albuminkonzentration im Serum der Veganer hingegen lag höher. Diese Unterschiede wirkten sich jedoch nicht auf die funktionale Immunkompetenz aus, die über die Mitogenstimulation und zytotoxische Aktivität der Natürlichen Killerzellen bestimmt wurde (HADDAD et al. 1999). Dies muss bei der Beurteilung der klinischen Relevanz berücksichtigt werden.

Tab. 3-21: Blutparameter des Immunsystems mit statistisch relevanten Unterschieden zwischen Veganern und Mischköstlern (HADDAD et al. 1999).

Blutparameter	Veganer	Mischköstler
Leukozyten (x 10^9/L)	4,96 ± 0,91	5,83 ± 1,51
Lymphozyten (x 10^9/L)	1,56 ± 0,39	1,90 ± 0,59
Thromobozyten (x 10^9/L)	235 ± 60,0	270 ± 55,0
Harnstoff (mmol/L)	4,03 ± 1,02	4,78 ± 1,0
Komplementfaktor 3 (g/L)	0,63 ± 0,09	0,75 ± 0,11
Albumin (g/L)	49,3 ± 2,90	46,9 ± 3,8

Vegane Ernährung in der Therapie von Rheumatoider Arthritis: Bei der Rheumatoiden Arthritis (RA) handelt es sich um eine entzündliche Systemerkrankung des Bindegewebes, von der vorwiegend die Gelenke betroffen sind. In Deutschland leidet etwa 1 % der Bevölkerung an der RA, wobei Frauen häufiger erkranken als Männer (Verhältnis etwa 3:1). Vermutlich handelt es sich bei der RA um eine Autoimmunerkrankung. Zwillingsstudien weisen darauf hin, dass die Erkrankung genetisch prädisponiert ist und ein unbekanntes Antigen die Krankheit auslöst (BERNHARD und VILLIGER 2001). Als weitere Risikofaktoren werden Umweltnoxen und Zigarettenrauch diskutiert. Zu den Symptomen gehören neben den charakteristischen Gelenkbeschwerden auch

Müdigkeit, Leistungsschwäche, Fieber, Nachtschweiß und evtl. Gewichtsabnahme. Die Vielfalt der möglichen Symptome macht deutlich, dass der gesamte Körper von der Entzündungsreaktion betroffen ist.

Viele Patienten berichten, dass die Ernährung einen positiven Einfluss auf die Aktivität der Rheumatoiden Arthritis hat. Mögliche Mechanismen für diese subjektive Einschätzung umfassen (SMEDSLUND et al. 2010):
- Senkung der inflammatorischen Prozesse im gesamten Körper,
- Änderung der Darmflora: Eine finnische Arbeitsgruppe fand, dass sich die Zusammensetzung des Mikrobioms bei Patienten mit RA durch einen Wechsel zu einer roh-veganen Ernährung veränderte (PELTONEN et al. 1997),
- Ausschluss potenziell schädlicher, proinflammatorischer Nahrungsbestandteile und
- höhere Antioxidantienaufnahme (SZETO, KWOK und BENZIE 2004), welche mit einer reduzierten Steifheit der Gelenke und weniger Schmerz einhergehen (SMEDSLUND et al. 2010).

Es gibt Studienergebnisse, die einen positiven Effekt einer veganen Ernährung auf den Krankheitsverlauf der Rheumatoiden Arthritis andeuten: In einer RCT-Studie aus Finnland wurde der Effekt einer glutenfreien veganen Ernährung auf die Rheumatoide Arthritis untersucht (HAFSTROM 2001). 22 Probanden verzehrten dabei über den Studienzeitraum von einem Jahr die Versuchskost, während 25 Probanden als Kontrolle dienten und eine ausgewogene, nicht vegane Kost verzehrten. Zwar konnte in keiner der Gruppen die Zerstörung des Knorpel- und Knochengewebes aufgehalten werden. Bei neun Patienten der Interventionsgruppe, aber nur bei einem der Kontrolle, verbesserten sich jedoch die wahrgenommenen Symptome der RA (PELTONEN et al. 1997). Für diese Subgruppe, bei der eine positive Wirkung beobachtet wurde, zeigte sich, dass die Antikörper (IgG) gegen das Weizenprotein Gliadin sowie gegen das Molkenprotein ß-Lactoglobulin abnahmen. Die Autoren werten dies als eventuelle Reduktion der Immunoreaktivität der Nahrungsmittel, die eliminiert wurden (Weizen und Milchprodukte). Damit könnte diese Ernährungsweise für einige Patienten von therapeutischem Nutzen sein (HAFSTROM 2001).

Eine weitere Interventionsstudie untersuchte den Einfluss einer dreimonatigen «Living Food»-Ernährung auf die RA (n = 42) und auf Fibromyalgie (n = 33). Bei der «Living Food»-Ernährung handelte es sich um eine vegane Kost, bei der nur ungekochte Lebensmittel verzehrt werden. Sie besteht typischerweise zu großen Teilen aus Beeren, Früchten, Wurzeln, gekeimten Samen,

Sprossen und Nüssen und enthält damit reichhaltige Quellen für Carotinoide, Vitamine C und E, Lycopin, Lutein und anderen bioaktiven Stoffen (HÄNNINEN 2000). Etwa drei Monate nach der Umstellung auf das «Living Food» zeigten sowohl Patienten mit RA als auch mit Fibromyalgie eine geringere Gelenksteifigkeit, weniger Schmerzen und schätzten ihren Gesundheitsstatus auch subjektiv besser ein (HÄNNINEN 2000). Zu ähnlichen Ergebnissen kommt eine Studie aus den 1990er-Jahren, in der sich 43 Patienten mit aktiver RA für einen Zeitraum von drei Monaten durch eine «Living Food»-Ernährung verköstigten. Auch hier verbesserte sich das subjektive Schmerzempfinden bei den Teilnehmern (NENONEN et al. 1998).

3.10.3 Asthma bronchiale

Bei *Asthma bronchiale* (kurz *Asthma*) handelt es sich um eine entzündliche Erkrankung der Atemwege, die sich durch eine chronische Überempfindlichkeit und Reizung der Atemwege auszeichnet. Während eines Asthmaanfalls kommt es zur Verengung der Bronchien und dadurch zu Atemnot.

Auch Asthma gehört zu den Erkrankungen, die durch den typisch westlichen Lebensstil vermehrt auftreten. So ist ein schwerer Verlauf der Krankheit nachweislich mit einer großen Fettaufnahme sowie geringem Obst- und Gemüsekonsum korreliert (THORBURN et al. 2015).

In einer aktuellen Tierstudie wurde der Einfluss von Ballaststoffen auf den Krankheitsverlauf untersucht (THORBURN et al. 2015). Hierzu wurden schwangere Mäuseweibchen in drei Gruppen eingeteilt. Die Mäuse der ersten Gruppe bekamen ballaststoffarmes Futter (A), die der zweiten normales Futter (B) und die der dritten ballaststoffreiches Futter (C). Alle Nachkommen wurden dem hochallergenen Kot von Hausstaubmilben ausgesetzt. Während die Mäuse der Mütter aus Gruppe A und B mit Atembeschwerden reagierten, zeigten die Mäusenachkommen aus Gruppe C mit dem ballaststoffreichen Futter keinerlei Symptome. Zurückgeführt wurde dieser Befund darauf, dass Ballaststoffe die Produktion kurzkettiger Fettsäuren im Darm durch Bakterien anregen. Das gebildete Acetat wirkt – auch wenn es oral verbreicht wird – antiinflammatorisch und beeinflusst die regulatorischen Immunzellen, sodass die Überreaktion beim Asthma gehemmt wird. Die Forschergruppe zeigte, dass die Expression von Genen, die mit der Entstehung von Asthma in Verbindung stehen, bei den Mäusefeten über epigenetische Effekte gehemmt wurde. Es zeigte sich also, dass eine hohe Ballaststoffaufnahme sowohl direkt (über die Regulation der Immunzelle) als auch indirekt (über epigenetische Modifikation) einen Einfluss auf die Asthmaentstehung und -symptomatik hat. Dass sich diese Ergebnisse auch auf den Menschen übertragen lassen, wurde anhand einer Folgestudie mit 62 schwangeren Frauen gezeigt (THORBURN et al. 2015). Die Frauen, die sich ballaststoffreich ernährten, hatten höhere Acetatkonzentrationen im Blut. Ihre Kinder wiederum mussten seltener wegen Atemwegsbeschwerden zum Kinderarzt und erkrankten seltener an Asthma.

Schlussfolgerung
Nüsse, Alpha-Linolensäure und ein hoher Ballaststoffanteil werden in der veganen Ernährung vermehrt aufgenommen. Es gibt wissenschaftliche Hinweise darauf, dass diese Nahrungsbestandteile einen positiven Einfluss auf entzündliche Erkrankungen sowie die Entstehung und den Krankheitsverlauf von Asthma bronchiale haben. In Studien zur rheumatoiden Arthritis und Fibromyalgie führte eine rein pflanzliche Ernährung zu einer Verbesserung des subjektiven Schmerz- und Krankheitsempfindens. Eine Veränderung der funktionellen Immunkompetenz konnte jedoch nicht gezeigt werden.

3.11 Fettleber

Die Fettleber ist eine der häufigsten Erkrankungen der Leber weltweit und vor allem in Industrieländern prävalent.

3.11.1 Hintergrund

Der typische westliche Lebensstil spielt eine wesentliche Rolle bei der pathologischen Einlagerung von Lipiden in das Lebergewebe. Zu den primären Ursachen gehören die viszerale Adipositas, Dyslipidämie und Insulinresistenz. Diverse Ernährungsfaktoren tragen zur Pathogenese bei (vgl. Abb. 3-8). Die Fettleber stellt einen Teil des metabolischen Syndroms dar. Diese Erkrankungen können es zur Leberfibrose, -zirrhose und schließlich auch zur Bildung eines Leberkarzinoms führen (vgl. JOOST HG 2010, S. 510). Die Therapie einer Fettleber gestaltet sich primär über ernährungstherapeutische Maßnahmen, die Steigerung der körperlichen Aktivität sowie Medikamente zur Senkung der Blutlipide.

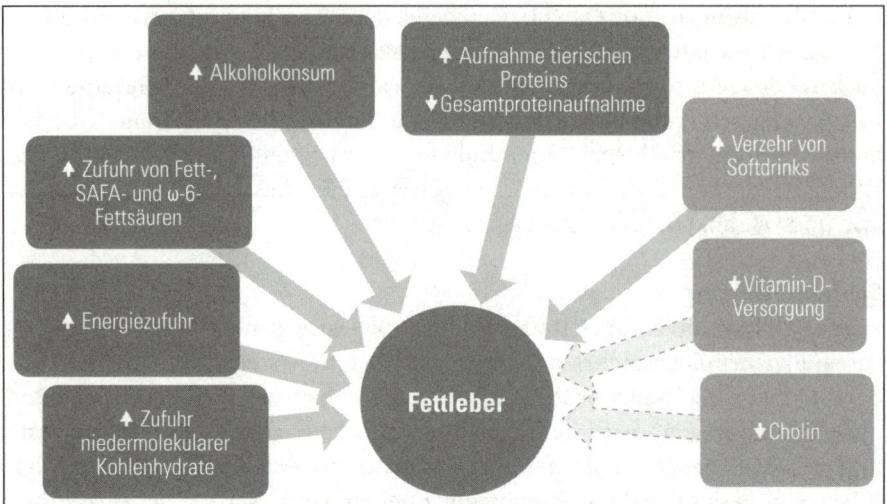

Abb. 3-8: Risikofaktoren der Ernährung für die Entstehung einer Fettleber; FS = Fettsäure; SAFA = gesättigte Fettsäuren; gestrichelte Linie = Einfluss noch nicht gesichert (Nach: BILZ und KELLER 2007).

3.11.2 Einfluss der veganen Ernährung auf die Fettleber

Wie in den vorangegangenen Kapiteln dargestellt, kann eine gut geplante vegane Ernährungsweise zu einer Verbesserung diverser metabolischer Risikofaktoren führen. Eine Reduktion des Gewichts und eine Vermeidung von Übergewicht und Adipositas, eine Normalisierung der Blutlipide sowie eine Verbesserung der Insulinsensitivität und des glykämischen Managements wirkt sich auch positiv auf das Krankheitsbild der Fettleber aus (PROMRAT et al. 2010). Einen besonderen Einfluss könnten lipotrope Substanzen haben. Bei diesen Phytochemikalien handelt es sich um Substanzen, die einer Fettakkumulation in der Leber vorbeugen. Sie fördern eine schnellere Beseitigung der Lipide aus der Leber, reduzieren die hepatische Lipidsynthese und Fettablagerungen, erhöhen die ß-Oxidation und regulieren die Genexpression von Enzymen des Fettstoffwechsels. Einen gesicherten lipotropen Einfluss haben Cholin, Betain (Oxidationsprodukt des Cholins), Myo-Inositol (wirkt bei Mikroorganismen als Wachstumsfaktor), Methionin und Carnitin. Auch Magnesium, Niacin, Panthothensäure und Folat sollen indirekt lipotrop wirken (FARDET und CHARDIGNY 2013). Die genannten Substanzen werden bei einer rein pflanzlichen Ernährung vermehrt aufgenommen und senken insbesondere den Triglyzerid-Gehalt der Leber.

Schlussfolgerung
Die vegane Ernährung beugt der Entstehung einer Fettleber vor. Pflanzliche Lebensmittel enthalten lipotrophe Substanzen, wie beispielsweise Cholin oder Folat, die einer vermehrten Fetteinlagerung in der Leber entgegenwirken.

3.12 Osteoporose

Beschreibung des Krankheitsbildes: Die Osteoporose ist durch eine geringe Knochenmineraldichte, die Abnahme der Knochenmasse und eine Verschlechterung der Knochenstruktur charakterisiert. Diese Veränderungen führen zu einer erhöhten Brüchigkeit und entsprechend zu einem erhöhten Frakturrisiko.

3.12.1 Hintergrund

Epidemiologie: Weltweit führt die Osteoporose zu 8,9 Millionen Knochenbrüchen pro Jahr. Die Prävalenz im deutschsprachigen Raum ist in Tab. 3-22 dargestellt.

Tab. 3-22: Prävalenz der Osteoporose und osteoporotisch bedingter Knochenbrüche in Deutschland, Österreich und der Schweiz.

Land	Osteoporose- und Frakturenhäufigkeit
Deutschland	6,5 Mio. Osteoporosefälle bei Frauen und 1,3 Mio. bei Männern (HÄUSSLER et al. 2007)
Österreich	740.000 Menschen über 50 Jahren sind von Osteoporose betroffen; von diesen sind 617 000 Frauen (DORNER et al. 2009)
Schweiz	16.200 (Frauen) und 5 600 (Männer) osteoporotische Knochenbrüche mit Krankenhausaufenthalt/Jahr (LIPPUNER 2012)

Einflussfaktoren: Zu den unbeeinflussbaren Risikofaktoren für die Entstehung einer Osteoporose gehören eine genetische Prädisposition, ein hohes Alter und ein schlanker Körperbau. Frauen (vor allem europäischer oder asiatischer Herkunft) haben ein höheres Erkrankungsrisiko als Männer. Darüber hinaus trägt ein Östrogenmangel zu einem erhöhten Frakturrisiko bei, weshalb Frauen nach der Menopause besonders gefährdet sind (WHO 2002). Ein beeinflussbares Risiko geht von einem Bewegungs- und Vitamin-D-Mangel sowie einer unzureichenden Zufuhr von Calcium, Protein sowie Obst und Gemüse aus. Auch der (erhöhte) Konsum von Proteinen, Natrium, Phosphat, Alkohol, Koffein und Nikotin wurde mit einem erhöhten Risiko in Verbindung gebracht (WHO 2002).

3.12.2 Einfluss der veganen Ernährung auf die Knochengesundheit

Eine vegane Ernährung ist mit Faktoren verbunden, die potenzielle Nachteile für die Knochengesundheit darstellen. So haben Veganer eine geringere Körpermasse, eine geringere Calciumaufnahme und oftmals eine schlechte Vitamin-D-Versorgung. Gleichzeitig werden jedoch auch vermehrt basische Lebensmittel verzehrt, die sich wiederum günstig auf die Knochengesundheit auswirken sollen. Entsprechend widersprüchlich sind denn auch die Studienergebnisse:

- Studien mit postmenopausalen Frauen aus Asien zeigten, dass die Knochenmineraldichte (engl. *bone mass density* = BMD) bei Langzeit-Veganerinnen signifikant niedriger ist als bei Omnivorinnen (CHIU et al. 1997; LAU et al. 1998)
- Eine aktuelle Querschnittstudie beobachtete junge, normalgewichtige Personen über ein Jahr. Es zeigten sich keine Unterschiede der BMD zwischen Mischköstlern, Ovo-Lacto-Vegetariern und Veganern (KNURICK et al. 2015).
- Die EPIC-Oxford-Studie kam zum Ergebnis, dass Veganer ein höheres Frakturrisiko haben als Mischköstler. Als Ursache wird eine geringere Calcium-Versorgung diskutiert, denn der Unterschied verschwand bei entsprechender Anpassung der Calcium-Aufnahme: Veganer/-innen, die > 525 mg Calcium/Tag aufnahmen, hatten kein erhöhtes Risiko mehr (APPLEBY et al. 2007; MCLEAN et al. 2008). Diese Aufnahmemengen entsprechen auch den Empfehlungen der WHO (WHO 2002).

Neben Calcium haben außerdem Nährstoffe wie die Vitamine D und K, Natrium und Magnesium und der Verzehr von Soja, Obst und Gemüse einen Einfluss auf die Knochengesundheit (CRAIG 2009). Eine aktuelle Querschnittstudie zeigt, dass Veganer durchschnittlich mehr Magnesium, Folat und Vitamin K aufnehmen (KNURICK et al. 2015). Einer prospektiven Kohortenstudie zufolge war das Risiko einer Hüftfraktur um 45 % reduziert, wenn mindestens einmal am Tag (im Vergleich zu einmal in der Woche) eine Portion grünen Blattgemüses, der Hauptquelle für Vitamin K, verzehrt wurde (FESKANICH et al. 1999). Männer und Frauen in dem Quintil mit der höchsten Vitamin-K-Aufnahme hatten ein um 65 % reduziertes Risiko einer Hüftfraktur gegenüber jenen im geringsten Quintil (BOOTH et al. 2000).

Säure-Base-Homöostase: Die Rolle der Ernährung auf die Säure-Base-Homöostase sowie die Rolle derselben in Bezug auf die Knochengesundheit wird kontrovers diskutiert. Zwar wird der Säure-Base-Haushalt über diverse Mechanismen reguliert. Unter anderem ist die Niere in der Lage, überflüssige Säuren auszuscheiden und damit einer Übersäuerung von Blut und Gewebe entgegenzuwirken. Dennoch wird immer wieder von einer ernährungsabhängigen latenten Azidose mit pathophysiologischen Folgen berichtet. Unter anderem häufen sich Beobachtungen, denen zufolge sich eine subklinische Übersäuerung negativ auf die Mineralisierung des Skeletts auswirkt (STRÖHLE et al. 2011). Vor diesem Hintergrund wird die Hypothese vertreten, dass eine säurebildende Ernährung zu Osteoporose führt, eine neutrale bzw. basenproduzierende Ernährung hingegen Vorteile für die Knochengesundheit bringt. Eine westliche Ernährungsweise hat typischerweise eine größere Säureproduktion und – unter der Annahme, dass die Hypothese korrekt sein sollte – einen gesteigerten Knochenabbau zur Folge (FENTON et al. 2008; SEBASTIAN et al. 1994; WYNN et al. 2009). Es wird diskutiert, ob die Knochengesundheit durch den Verzicht auf Fleisch aufgrund einer geringeren «Säurelast» bei Vegetariern besser ist (KEY et al. 2006). Schwefelhaltige Aminosäuren, welche besonders in tierischen, aber auch in pflanzlichen Proteinquellen (z. B. Soja und Weizen) vorkommen, erhöhen die Säurelast des Organismus (MASSEY et al. 2003). Einigen pflanzlichen Lebensmitteln, wie Früchten, Gemüsen, Wurzeln und Knollengemüsen wird eine schützende Funktion zugesprochen, da sie zur Basenproduktion beitragen, alkalisierend wirken und der erhöhten Säurelast entgegentreten sollen (LANHAM-NEW 2008).

Schlussfolgerung

Calcium spielt eine wichtige Rolle bei der Mineralisierung der Knochen. Zwar nehmen Veganer durch den Verzicht auf Milch und Milchprodukte weniger Calcium auf als Mischköstler und Vegetarier. Untersuchungen zeigen jedoch, dass dies die Knochengesundheit nicht beeinträchtigt, wenn eine Aufnahmemenge von > 525 mg/Tag und eine ausreichende Vitamin-D-Zufuhr gewährleistet werden. Auch die bei Veganern typische höhere Aufnahme von Vitamin K und Isoflavonen wird als schützend gegen osteoporotische Veränderungen eingestuft.

3.13 Nephrologische Erkrankungen

Unter dem Begriff «Nephrologische Erkrankungen» werden alle Krankheitsbilder zusammengefasst, die die Niere betreffen. Eine der häufigsten nephrologischen Krankheiten ist die Niereninsuffizienz.

3.13.1 Hintergrund

Bei der chronischen Niereninsuffizienz (CNI) ist die Filtrationsfunktion der Niere dauerhaft eingeschränkt. Die Schwere der Insuffizienz wird anhand des Kreatininwertes sowie der glomerulären Filtrationsrate (GFR) bestimmt und entsprechend in vier Stadien eingeteilt (vgl. Tab. 3-23).

Tab. 3-23: Stadien der chronischen Niereninsuffizienz; GFR = Glomeruläre Filtrationsrate (modifiziert nach www.ugb.de).

Entwicklungsstadien	Kreatinin		GFR
	mg/dl	µmol/l	ml/min
Stadium 1: Normale Nierenfunktion, eingeschränkte Leistung	1–1,5	88–133	70–120
Stadium 2: Kompensierte Retention, weitgehend symptomfreie Niereninsuffizienz	2–6	177–530	10–70
Stadium 3: Dekompensierte Retention, symptomatische Niereninsuffizienz	6–12	531–1060	5–10
Stadium 4: Terminale Niereninsuffizienz, ausgeprägte Vergiftung	> 12	> 1061	< 5

Kreatinin ist ein Stoffwechselendprodukt und wird beim Gesunden vollständig über die Nieren ausgeschieden. Bei einer Insuffizienz gelangt vermehrt Kreatinin ins Blut. Die GFR beschreibt, welche Mengen Flüssigkeit die Nieren pro Zeiteinheit filtrieren. Auf eine verminderte Nierenleistung lassen außerdem erhöhte Harnstoff- und Harnsäurewerte schließen. Bei einer Niereninsuffizienz kommt es zudem zu einer erhöhten Ausscheidung von Protein im Urin. Ab 150 mg Protein im Urin eines Tages spricht man von einer Proteinurie (HORN 2012). Patienten mit CNI wird eine Einschränkung der Proteinzufuhr empfohlen, da sich ein hoher Proteinverzehr negativ auf das Krankheitsbild auswirken kann (BERNSTEIN, TREYZON und LI 2007).

3.13.2 Einfluss der veganen Ernährung auf nephrologische Erkrankungen

Es gibt Hinweise darauf, dass die Art des aufgenommenen Proteins eine Rolle dabei spielt, inwiefern die Nierenfunktion beeinflusst wird. Hierbei sollen unterschiedliche Effekte zwischen tierischem und pflanzlichem Protein zu beobachten sein (BERNSTEIN, TREYZON und LI 2007). Studien weisen darauf hin, dass eine hohe Proteinaufnahme aus rotem Fleisch, aber nicht aus weißem Fleisch (z. B. Hühnchen), Fisch oder Gemüse die GFR und Proteinurie bei Menschen mit normaler Nierenfunktion erhöhen (BERNSTEIN, TREYZON und LI 2007). Für pflanzliche Proteinquellen konnte gezeigt werden, dass sie die Proteinurie, die GFR und den renalen Blutfluss reduzieren und zu einer geringeren Gewebeschädigung in der Niere führen, als dies bei tierischen Eiweißquellen der Fall ist (AMERICAN DIETETIC ASSOCIATION [ADA] 2010). Dieser Befund wird bestätigt durch BERNSTEIN, TREYZON und LI (2007), die in ihrer Übersichtsarbeit zum Ergebnis kommen, dass es zu dynamischen Veränderungen der Nierenfunktion als Reaktion auf eine proteinreiche Mahlzeit kommt, wenn die Haupteiweißquelle rotes Fleisch ist. Diese Veränderungen konnten sie beim Verzehr von Milch-, Ei- oder pflanzlichem Eiweiß nicht beobachten (BERNSTEIN, TREYZON und LI 2007).

Bei Patienten mit einer milden chronischen Niereninsuffizienz (Stufe 1–2) wird der Verzehr pflanzlicher Proteinquellen als besonders günstig für den Krankheitsverlauf erachtet. Auch bei einer schwereren Form der CNI (Stufe 3–4), bei der oftmals eine Reduktion der Eiweißaufnahme angezeigt ist, sind Gemüse und Soja, aber auch Milchprodukte, als hochwertige Eiweißquellen anerkannt (ADA 2010). Tierisches Eiweiß, insbesondere aus rotem Fleisch, wird als schädigend für das Nierengewebe und die -funktion eingeschätzt und sollte gemieden werden.

Phosphat: Ein zu hoher Phosphatspiegel (Hyperphosphatämie) im Blut ist für Dialyse- und CNI-Patienten ein Risikofaktor für eine erhöhte Mortalität (CHAUVEAU et al. 2013). Für Patienten mit einer CNI wird, je nach Stadium, die Phosphorzufuhr auf 1,0 g/Tag reduziert (ADA 2010). Fleisch und Milchprodukte sowie stark verarbeitete Lebensmittel enthalten einen hohen Anteil an Phosphat und erhöhen die Blutkonzentrationen entsprechend. Die Bioverfügbarkeit des Phosphats variiert deutlich – je nachdem, welches Nahrungsmittel verzehrt wird: Aus Fleisch werden etwa 80 % im Dünndarm absorbiert. In pflanzlichen Lebensmitteln liegt das Phosphat vornehmlich in Form von Phytat vor, und da der menschliche Körper keine Phytase besitzt und damit das zur Verstoffwechselung benötigte Enzym fehlt, werden aus dieser Quelle nur

30–40 % aufgenommen (CHAUVEAU et al. 2013). Entsprechend beobachteten MOE et al., dass die Marker einer Hyperphosphatämie (Serumphosphorkonzentration und die Fibroblasten-Wachstumsfaktoren 23 (kurz: FGF23)) bei einem Untersuchungszeitraum von einer Woche nach einer vegetarischen Ernährung geringer waren als bei einer isokalorisch gemischten Ernährungsweise (MOE et al. 2011). Die Autoren kommen daher zu dem Schluss, dass Patienten mit CNI eine pflanzenbasierte Ernährungsweise zu empfehlen sei. Dies sei insbesondere wichtig, da FGF23 einen unabhängigen Risikofaktor für kardiovaskuläre Zwischenfälle und die Gesamtmortaliät darstellt (CHAUVEAU et al. 2013).

Studien mit Veganern gibt es derzeit in diesem Zusammenhang nicht, sodass unklar ist, ob auch bei ihnen eine entsprechende Reduktion zu erwarten ist.

Urämische Toxizität: Im Aminosäurestoffwechsel wird Harnstoff gebildet, mit dem der toxische Stickstoff wasserlöslich gemacht und ausgeschieden wird. Bei einer eingeschränkten Nierenfunktion kommt es zu einer toxischen Erhöhung der Harnstoffwerte im Blut (Urämie). Da pflanzliches Protein, mit Ausnahme von Soja, einen größeren Anteil nichtessenzieller Aminosäuren aufweist, entstehen im Metabolismus größere Mengen Harnstoff als nach dem Verzehr tierischen Proteins (ADA 2010). Daher ist es für Patienten mit einer Niereninsuffizienz, die sich pflanzlich ernähren möchten, von besonderer Bedeutung, vielfältige Proteinquellen zu kombinieren, um die biologische Wertigkeit (BW) zu erhöhen und die Entstehung von Harnstoff zu reduzieren (ADA 2010). In einem späten Stadium der Nierenschädigung ist es jedoch zunehmend schwierig, die urämische Belastung mit einer pflanzlichen Ernährungsweise zu begrenzen (ADA 2010).

Kalium: Der Mineralstoff Kalium wird vor allem über die Niere ausgeschieden. Bei einer Niereninsuffizienz ist die Ausscheidung entsprechend gestört, und es kommt zu einer erhöhten Kaliumkonzentration im Blut (Hyperkaliämie). Diese kann zu Muskelzuckungen, Herzrhythmusstörungen oder auch zum Herz-Kreislauf-Stillstand führen. Vielen Patienten mit einer CNI wird daher empfohlen, ihre Kaliumzufuhr – je nach Krankheitsverlauf und -stadium – einzuschränken. Vor dem Hintergrund einer veganen Ernährungsweise stellt dies eine besondere Herausforderung dar, da viele Obst- und Gemüsesorten sowie Hülsenfrüchte viel Kalium enthalten. Zwar können diese weiter verzehrt werden. Es muss aber eine vorsichtige Anpassung der Mengen sowie eine Dokumentation der Kaliumwerte im Blut erfolgen, um Folgeschäden zu vermeiden (ADA 2010).

Säure-Basen-Haushalt: Eine metabolische Azidose ist bei Patienten mit einer CNI recht häufig und kann zu endokrinen, metabolischen und muskulären Veränderungen führen (CHAUVEAU et al. 2013). Ein hoher Fleischkonsum begünstigt die Entstehung einer Azidose durch säureproduzierende kationische Aminosäuren, während pflanzliche Lebensmittel sich eher durch organische Bicarbonatbildende Anionen wie Citrat, Lactat auszeichnen (CHAUVEAU et al. 2013).

Schlussfolgerung
Bei chronischen Nierenerkrankungen muss – in Abhängigkeit des Krankheitsstadiums und der individuellen Situation des Patienten – insbesondere die Aufnahme von Protein, Phosphat und Kalium beobachtet werden. Die Umsetzung einer veganen Ernährung bei chronischer Niereninsuffizienz gestaltet sich entsprechend schwierig: Pflanzliche Proteine enthalten geringere Mengen essenzieller Aminosäuren (Ausnahme: Sojabohne), was dazu führt, dass mehr Harnstoff gebildet wird als beim Verzehr von tierischem Protein. Die kranke Niere wird dadurch mehr belastet. Es ist daher bei Nierenerkrankungen besonders wichtig, auf eine hohe biologische Wertigkeit der Eiweißquellen zu achten. Gleichzeitig weisen pflanzliche Lebensmittel eine reduzierte Phosphatverfügbarkeit auf, was sich wiederum günstig auf den Krankheitsverlauf der Chronischen Niereninsuffizienz auswirken kann. Bei Patienten mit Dialysetherapie ist grundsätzlich die Kaliumaufnahme einzuschränken. Da Obst, Gemüse und Hülsenfrüchte viel Kalium enthalten, ist eine vegane Ernährung in diesem Stadium der Nierenschädigung nicht sinnvoll und kann nicht empfohlen werden.

3.14 Psychische und neurodegenerative Erkrankungen

Auf der biologischen Ebene hat die Ernährung einen Einfluss auf neuronale Funktionen und die synaptische Plastizität. Diese beeinflussen wiederum die Gehirnaktivitäten, die für die Entstehung und Entwicklung psychischer Erkrankungen relevant sind.

3.14.1 Einfluss der Fettsäuren auf Aufbau und Funktion von Gehirn- und Nervenzellen

Da Veganer auf Fisch und damit auf eine wichtige Quelle für die mehrfach ungesättigten Fettsäuren Eicosapentaensäure (EPA) und Docosahexaensäure (DHA) verzichten, fehlen ihnen potenziell wichtige Regulatoren für Funktion und Aufbau der Gehirnzellen (BEEZHOLD, JOHNSTON und DAIGLE 2010). Kinder und Erwachsene, die schlecht mit den langkettigen ω-3-Fettsäuren versorgt sind, profitieren deutlich, wenn sie diese zuführen (STONEHOUSE 2014). Zudem ist eine gute Versorgung wichtig, da sie ω-6-Arachidonsäure (AA) aus den Zellmembranen verdrängen. AA ist eine Vorstufe für proinflammatorische Cytokine und kann die psychische Gesundheit über eine Neuroinflammationskaskade gefährden (FAROOQUI, HORROCKS und FAROOQUI 2006; STAHL et al. 2008). Da die Eigensynthese limitiert ist, wird empfohlen, EPA und DHA (z. B. über Fischöl) alimentär zuzuführen (STONEHOUSE 2014).

Ohne die Aufnahme von EPA und DHA aus Fischfett sind Veganer darauf angewiesen, die Fettsäuren endogen aus den kurzkettigen α-Linolensäuren (ALA) zu produzieren. Zugleich nehmen Veganer aber größere Mengen der pflanzlichen ω-6-Fettsäure Linolsäure (LA) auf, welche wiederum die Aufnahme der ALA beeinträchtigt (vgl. Kap. 2). Eine Untersuchung zeigt, dass Veganer mit einem ω-6- zu ω-3-Verhältnis von 19:1 eine deutlich höhere Aufnahme hatten als Mischköstler mit 10:1 (KORNSTEINER, SINGER und ILMADFA 2008). Empfohlen wird ein Verhältnis von nur 5:1.

3.14.2 Stimmung und Lebensqualität

Studien weisen überzeugend nach, dass langkettige ω-3-Fettsäuren vor der Entstehung von depressiven Erkrankungen schützen können (FREEMAN 2000). Da Veganer potenziell geringere Mengen dieser Fettsäuren aufnehmen, wurde vermutet, dass sich dies entsprechend negativ auf die psychische Gesundheit auswirken könnte.

Auch die Vitamin-B_{12}-Konzentration soll kausal mit der Entstehung von Depressionen verbunden sein. Die bei Veganern beobachteten niedrigen Gewebekonzentrationen an ω-3-Fettsäuren und Vitamin B_{12} scheinen also das Risiko für depressive Erkrankungen zu erhöhen (MICHALAK, ZHANG und JACOBI 2012).

In einem privaten Gesundheitsinstitut in Florida wurde der Einfluss einer roh-veganen Ernährung auf die mentale Gesundheit von Probanden mit diversen chronischen Erkrankungen in einer prospektiven Beobachtungsstudie untersucht (LINK, HUSSAINI und JACOBSON 2008). Während der Untersuchungszeit waren die Probanden Gäste des Instituts und blieben für 1–3 Wochen vor Ort. Die häufigsten Erkrankungen der Probanden waren Krebs, Depressionen und Diabetes. 12 Wochen nach dem Aufenthalt wurden von den Probanden verschiedene Blutparameter (n = 51) und psychosoziale Faktoren erfasst (n = 38). Es verbesserten sich die wahrgenommene Lebensqualität (+11,5 %), Angst (-18,6 %), wahrgenommener Stress (-16,4 %) und die ernährungsbezogene Lebensqualität. Die Verbesserung der Lebensqualität war primär auf die Verbesserung des mentalen Zustands zurückzuführen. Ob und welchen Einfluss die roh-vegane Ernährung in dieser Untersuchung hatte, lässt sich schwer bestimmen; insbesondere auch deshalb, weil das Follow-up 12 Wochen nach Beendigung des Aufenthalts stattfand und keine Angaben zur Ernährungsweise erhoben wurden, ist möglich, dass die Probanden in der Zwischenzeit zu ihrer üblichen Ernährung zurückgekehrt waren und die Verbesserung ihres mentalen Zustands unabhängig von der Ernährungsweise war.

Deutlichere Hinweise geben hingegen die Ergebnisse einer kontrollierten Interventionsstudie mit übergewichtigen Probanden (BMI >25 kg/m²) und/oder diagnostiziertem Diabetes mellitus (KATCHER et al. 2010). 68 Arbeitnehmer eines Unternehmens nahmen hier über 22 Wochen an wöchentlichen Gruppentreffen teil, in denen Informationen für die Umsetzung einer fettarmen veganen Ernährung gegeben wurden. Die Kontrollgruppe bestand aus Probanden eines vergleichbaren Unternehmens und erhielt keine Informationen zur Ernährung. Am Ende des Interventionszeitraums kam es bei den Teilnehmern der Interventionsgruppe gegenüber der Kontrollgruppe zu einer Verbesserung ihres Gesundheitszustands insgesamt, ihrer physischen Leistungsfähigkeit, ihrer mentalen Gesundheit, der Zufriedenheit mit ihrer Ernährung und ihrer Vitalität. Die subjektiv berichteten gesundheitsbezogenen Produktivitätseinschränkungen nahmen sowohl bei der Arbeit als auch im Alltag infolge der Ernährungsumstellung um 40–46 % ab (KATCHER et al. 2010).

3.14.3 Essstörungen

Wenn Personen mit einer vermuteten oder diagnostizierten Essstörung beginnen, sich vegan zu ernähren, kommt oftmals der Verdacht auf, dass dies ein sozial akzeptierter Weg ist, um bestimmte (kalorienreiche) Lebensmittel und die Nahrungsaufnahme insgesamt zu vermeiden (BARDONE-CONE et al. 2012). Eine Querschnittstudie aus den USA untersuchte hierzu junge Vegetarier zwischen 15 und 23 Jahren (n = 2516). Entsprechend anderen Studienergebnissen hatten die hier untersuchten Vegetarier durch ihre Ernährung gesundheitliche Vorteile gegenüber ihrer Vergleichsgruppe mit Mischköstlern. Die Jugendlichen, die sich aktuell vegetarisch ernährten, zeichneten sich durch gesündere Ernährungsmuster aus (insbesondere hinsichtlich des Konsums von Obst, Gemüse und Fett). Gleichzeitig neigten sie jedoch auch eher zum «binge eating» mit Kontrollverlust während des Essens (ROBINSON-O'BRIEN et al. 2009). Eine weitere Studie mit 113 College-Studenten aus den USA ermittelte, dass das Risiko für eine Essstörung bei den Vegetariern deutlich höher lag als bei nicht Nichtvegetariern. Ermittelt wurde dies über den *Eating Attitude Test*, in den Parameter wie Schuldgefühle beim Essen, die Neigung zu Diäten, der Wunsch, dünner zu sein, Wiegeverhalten oder exzessive körperliche Anstrengung zum Verbrauch von Energie eingehen (KLOPP, HEISS und SMITH 2003). Bezüglich eines pathologischen Essverhaltens und eines negativen Körperbildes wurden bei 256 Studenten – von denen 7,7 % vegan lebten – kein Unterschied zwischen Vegetariern und Mischköstlern beobachtet (FISAK et al. 2006). Um eine mögliche Verbindung zwischen Essstörungen und einer vegetarischen Ernährungsweise zu erforschen, untersuchte eine Arbeitsgruppe aus den USA 93 Frauen, die schon einmal an einer Essstörung erkrankt sind bzw. noch immer eine Essstörung haben, und verglichen diese mit 67 Frauen ohne Essstörungen. Bei den Probandinnen mit Essstörungsgeschichte war die Wahrscheinlichkeit, dass sie einmal vegetarisch gelebt haben oder dies noch immer tun, deutlich höher als bei den gesunden Frauen. Zudem war bei 42 % dieser Gruppe eine erwünschte Gewichtsreduktion die Hauptmotivation, vegetarisch zu essen, wohingegen keine der Vegetarierinnen der gesunden Vergleichsgruppe dieses Motiv als wichtigstes angab (BARDONE-CONE et al. 2012). Entgegen diesen Studienergebnissen machen TIMKO et al. jedoch darauf aufmerksam, dass die Inkonsistenz der Daten auf eine fehlende Differenzierung zwischen den Kostgruppen sowie kleine Studienpopulationen zurückzuführen sei. In ihrer Beobachtungstudie (n = 374) zeigen sie, dass Veganer und Ovo-Lacto-Vegetarier das gesündeste Essverhalten haben, wohingegen sie Semivegetarier als die Gruppe mit dem höchsten Level pathologischen Essverhaltens identifizieren (TIMKO, HORMES und CHUBSKI 2012).

3.14.4 Psychische Erkrankungen

In einer Studie aus Deutschland wurde der Zusammenhang zwischen der Ernährungsweise und psychischen Erkrankungen untersucht. Unterschieden wurden hier «komplett vegetarisch», «hauptsächlich vegetarisch» und «nicht vegetarisch» lebende Versuchspersonen (MICHALAK, ZHANG und JACOBI 2012). Obwohl die Autoren der Studie keine explizite Angabe dazu machen, ist davon auszugehen, dass Veganer der Gruppe «komplett vegetarisch» zugeordnet wurden. Im Ergebnis zeigte sich, dass die Prävalenzraten für depressive Erkrankungen, Angststörungen und somatoforme Erkrankungen bei Vegetariern höher lagen als bei Nichtvegetariern. Bei den «komplett vegetarisch» lebenden Probanden, lag die Prävalenz höher als bei den «hauptsächlich vegetarisch» lebenden. Die Autoren betonen jedoch, dass es sich hierbei nicht um einen kausalen Zusammenhang handelt. Vielmehr zeigen sie, dass die vegetarische Ernährungsweise tendenziell nach Entstehung der psychischen Erkrankung begonnen wird (MICHALAK, ZHANG und JACOBI 2012).

3.14.5 Migräne

Eine vegane Ernährung könnte die Therapie bei Erwachsenen mit Migräne unterstützen. In einer 36-wöchigen Studie wurden hierzu 42 Patienten in zwei Gruppen aufgeteilt. Die erste Gruppe ernährte sich in der Versuchsphase 1 über 16 Wochen wie gewohnt und erhielt ein Placebo-Supplement. Die zweite Gruppe verzehrte während der ersten Versuchsphase eine fettarme, pflanzliche Kost (BUNNER et al. 2014). Im Anschluss daran folgte eine vierwöchige «Washout»-Phase, in der sich die Teilnehmer beider Gruppen nach ihren üblichen Ernährungsgewohnheiten ernährten. In Versuchsphase 2 wechselten die Gruppen, sodass jeder Teilnehmer beide Ernährungsformen durchlief. Sowohl während der normalen Ernährung plus Placebo als auch durch die vegane Ernährung verringerte sich die durchschnittliche Kopfschmerzintensität als auch die -frequenz in ähnlichem Ausmaß. Auch die Einschätzung des «schlimmsten Kopfschmerzes der letzten zwei Wochen» fiel in beiden Gruppen positiver aus, wobei die vegane Ernährungsweise hier zu einer größeren Reduktion führte. Bei der veganen Ernährung gaben die Patienten eine deutlich stärkere Verbesserung ihres Schmerzempfindens an als während der Phase, in der sie das Placebo einnahmen. Zwar weisen die Ergebnisse auf eine positive Wirkung der pflanzlichen Ernährung hin (BUNNER et al. 2014). Weitere Wirksamkeitsstudien sind jedoch notwendig, bevor eine Empfehlung ausgesprochen werden kann.

Schlussfolgerung
Eine Verbesserung des Stimmungszustands, der Lebensqualität und der Leistungsfähigkeit gehören zu den möglichen positiven Wirkungen einer pflanzlichen Ernährung.

Die Wahrscheinlichkeit, sich vegan bzw. vegetarisch zu ernähren steigt, wenn bereits eine Essstörung vorliegt. Ein umgekehrter Zusammenhang – dass eine vegane Ernährung das Risiko erhöht an einer Essstörung zu erkranken – konnte bislang nicht beobachtet werden. Möglicherweise kann eine fettarme vegane Ernährung als unterstützende Maßnahme in der Migränetherapie wirken, wobei es zur Untermauerung dieser Vermutung noch viel Forschung bedarf.

3.15 Abschlussbeurteilung

Die in diesem Kapitel dargestellten Ergebnisse beschreiben einen überwiegend positiven Einfluss der veganen Ernährung auf die Entstehung, Prävention und Therapie von Zivilisationserkrankungen. Möglicherweise sind die beobachteten Wirkungen jedoch nicht nur durch die pflanzliche Ernährung allein erklärbar, sondern werden auch durch andere Lebensstileinflüsse begünstigt. Denn die Veganer, die in den vorgestellten Kohortenstudien untersucht wurden, pflegten insgesamt einen gesünderen Lebensstil als die Durchschnittsbevölkerung: Sie rauchten weniger, tranken weniger Alkohol, bewegten sich mehr und nahmen sich Zeit für Entspannungsmomente (CHANG-CLAUDE et al. 2005; WALDMANN et al. 2003). Zudem entstammte der größte Teil der Studienteilnehmer der Adventistengemeinde, die primär aus religiös-gesundheitlichen Gründen einer pflanzenbasierten Ernährung folgen. Feste Rituale wie z. B. das Zelebrieren und Einhalten des Sabbats bilden eine wichtige Grundlage ihrer bewussten Lebensweise (CHIU et al. 2014). Studien zeigen, dass eine solche Lebensweise über soziale und emotionale Unterstützung und Integration einen zusätzlichen positiven Einfluss auf objektive Gesundheitsparameter und das subjektive Gesundheitsempfinden haben können (ASSARI 2013; SEAWELL, TOUSSAINT und CHEADLE 2014; HUMMER et al. 2004; OMAN et al. 2002).

Wie stark der isolierte Effekt der veganen Ernährung auf den Gesundheitsstatus ist, lässt sich aus diesen Studienkohorten nicht klar bestimmen. Inwiefern zukünftige Studien zu ähnlichen Ergebnissen führen bleibt abzuwarten. Das ist vor allem deshalb interessant, da sich verschiedene Veganer-Typen unterscheiden lassen (vgl. Kap. 1). Diese interpretieren und gestalten den Veganismus in

Abhängigkeit ihrer persönlichen Motivation auf unterschiedlichste Weise: Für die sogenannten «Lifestyle-Veganer» beispielsweise spielen weniger spirituelle oder gesundheitliche Motive eine Rolle. Zwar sind auch sie typischerweise noch gesundheitsbewusster als die durchschnittliche Bevölkerung. Daneben stehen aber auch Spaß und Genuss sowie Selbstverwirklichung/-optimierung und eine Steigerung des Wohlbefindens und der individuellen Leistungsfähigkeit im Fokus. Sie sind in der Regel weniger dogmatisch und konsequent als die traditionelle Vorgängergeneration, und es gibt mehr «Teilzeit-Veganer». Von vielen «Lifestyle-Veganern» werden daher auch vegane Fertigprodukte, Zigaretten und Alkohol konsumiert (EYMANN und SCHMID 2014). Ob die vegane Ernährung auch im Rahmen dieses hedonistischen Lebensstils einen vergleichbar positiven Einfluss auf die Gesundheit hat, wie etwa bei vegan lebenden Adventisten, ist damit ein spannender Forschungsauftrag für die Zukunft. Bei der Interpretation künftiger vergleichender Studien sollten entsprechend die unterschiedlichen Charakteristika der Veganer und der Wandel des Veganismus berücksichtigt werden.

Abschließend kann jedoch auf Basis der bislang veröffentlichten Forschungsergebnisse eine optimal zusammengesetzte vegane Ernährung – insbesondere im Rahmen eines gesunden Lebensstils – hinsichtlich der Vorbeugung und Behandlung diverser Zivilisationskrankheiten empfohlen werden (vgl. Tab. 3-24).

Tab. 3-24: Beobachtete Ergebnisse großer Kohortenstudien zum Einfluss einer veganen Ernährung auf Morbidität und Mortalität; schwache (⇧/⇩), moderate (⇧⇧/⇩⇩), starke (⇧⇧⇧/⇩⇩⇩) Hinweise auf einen positiven (⇧) oder negativen Einfluss (⇩) einer veganen Ernährung; † im Vergleich zu anderen Kostformen; ᵘ bei Ovo-Lacto-Vegetariern und Pescetariern noch geringere Mortalitätsrate bei der ischämischen Herzkrankheit; ‡ Nur subjektive Parameter; * vermutlich nicht kausal.

Lebenserwartung insgesamt	⇧
Übergewicht und Adipositas	⇧⇧⇧
Kardiovaskuläre Erkrankungen insgesamt	⇧⇧⇧
Kardiovaskuläre Mortalität	⇧
Männer	⇧⇧ ᵘ
Frauen	⇩ †
Hyperhomocysteinämie	⇩⇩
Hyperlipidämie	⇧
Hypertonie	⇧⇧
Diabetes mellitus	⇧⇧⇧
Mikrobiom	⇧⇧
Krebs insgesamt	⇧
Brustkrebs	⇧⇧
Prostatakrebs	⇧⇧
Kolorektalkrebs	⇧
Rheumatoide Arthritits und Fibromyalgie	⇧ ‡
Asthma bronchiale	⇧
Fettleber	⇧
Osteoporose	⇧
Nephrologische Erkrankungen	⇧
Negative Emotionen, schlechtes Stimmungsbild, Angst, Stress	⇧
Essstörungen	⇩⇩ *
Depressive Erkrankungen, Angststörungen und somatoforme Erkrankungen	⇩
Migräne	⇧

4 Integrative Therapiekonzepte und Best-Practice-Beispiele auf der Basis veganer Ernährung

Heike Englert

Aus Kap. 3 geht das große Potenzial einer vegan/vegetabilen Ernährung besonders im Hinblick auf Prävention und Therapie chronischer Erkrankungen hervor. Doch schaut man sich die Entwicklung der modernen Schulmedizin an, so blieb dieses Potenzial bislang zu großen Teilen ungenutzt. Es steht außer Frage, dass das 19. Jahrhundert enorme Fortschritte in Wissenschaft, Medizin und Gesundheitspflege mit sich brachte. So löste zum Beispiel der Pathologe Rudolf Virchow mit seiner Lehre der Zellularpathologie die alte Vorstellung von den Körpersäften ab, und Ignaz Semmelweis führte erstmalig das Kindbettfieber auf mangelnde Hygiene bei Ärzten und Krankenhauspersonal zurück. Louis Pasteur und Robert Koch entdeckten die Bakterien als Krankheitserreger und schufen somit die Voraussetzung für verbesserte sanitäre Einrichtungen, sauberes Trinkwasser und sichere Nahrungsmittel. Mit der Erfindung des Penicillins in der ersten Hälfte des 20. Jahrhunderts wurden Erkrankungen wie Syphilis und Typhus heilbar. Bis heute schreitet der medizinische Fortschritt ungebremst voran.

Trotz dieser eindrücklichen Fortschritte lässt ein Blick auf die aktuellen Krankheitsstatistiken schnell erkennen, dass die westlichen Gesellschaften in den letzten zweihundert Jahren nicht gesünder geworden sind. Zwar hat der Anteil der Infektionskrankheiten dank des medizinischen Fortschritts massiv abgenommen, doch explodierte zugleich der Anteil chronisch-degenerativer Erkrankungen. In den deutschsprachigen Ländern sind heute ca. 68–78 % der Todesfälle auf lebensstilabhängige, chronische Erkrankungen und ihre Folgen zurückzuführen, davon 35–40 % auf Herz-Kreislauf-Erkrankungen, 26–27 % auf Krebs, 4–5 % auf chronische Lungenerkrankungen und 2–4 % auf Diabetes mellitus (vgl. WHO 2014a-c). Entsprechend wurden für diese Länder die Hauptrisikofaktoren Rauchen, Alkoholkonsum, Bluthochdruck und Übergewicht identifiziert (vgl. Tab. 4-1).

Tab. 4-1: Prozentualer Anteil an Risikofaktoren chronisch-degenerativer Erkrankungen in den D-A-CH-Ländern (vgl. WHO 2015a, b).

Risikofaktoren	Deutschland	Österreich	Schweiz
Rauchen	30 %	46 %	26 %
Alkoholkonsum	11,8 %	10,3 %	10,7 %
Bluthochdruck	31,5 %	28,4 %	24,5 %
Übergewicht	25,1 %	20,9 %	17,5 %

Trotz der hohen Lebenserwartung in diesen Ländern (81–83 Jahre) liegt die Wahrscheinlichkeit, vorzeitig zwischen dem 30. und 70. Lebensjahr an einer der genannten Krankheiten zu versterben, zwischen 9–12 %.

Betrachtet man die Lebenserwartung etwas genauer, so wird deutlich, dass der Anteil an «gesunden Lebensjahren nach der Geburt» (Healthy Life Expectancy) um 10 Jahre niedriger liegt als die ermittelte durchschnittliche Lebenserwartung, d. h., die Bevölkerung wird zwar insgesamt älter, verliert aber im Schnitt zehn gesunde Lebensjahre durch Morbiditäten und krankheitsbedingte Einschränkungen.

Tab. 4-2: Lebenserwartung in den D-A-CH-Ländern zum Zeitpunkt der Geburt und mit 60 Jahren (vgl. WHO 2015b).

Lebenserwartung in Jahren (2012)	Deutschland	Österreich	Schweiz
zum Zeitpunkt der Geburt	81	81	83
mit 60 Jahren	24	24	25
gesunde Lebenserwartung	71	71	73

Parallel zu diesen Entwicklungen, ist ein Anstieg der Krankheitskosten zu beobachten. So sind z. B. in den D-A-CH-Ländern über die letzten Dekaden hinweg die Gesundheitsausgaben stetig angestiegen und lagen 2013 bei ca. 11 % des Bruttoinlandprodukts (vgl. WHO 2014a–c). Als Hauptgründe hierfür sind die demografische Entwicklung und die damit verbundene Alterung der Gesellschaft zu nennen – besonders kostenintensiv sind die letzten 10 Lebensjahre des Menschen –, aber auch durch den medizinischen Fortschritt generierte kostspielige Diagnose- und Behandlungsmethoden (z. B. Herzkatheteruntersuchungen, Stents oder bariatrische Eingriffe) sowie die stärkere Inanspruchnahme der pharmazeutisch-medizinischen Leistungen (z. B. Cholesterinsenker) durch die Bevölkerung (SCHULTE und OSTERKAMP 2012). Diese Fakten lassen erkennen, dass der Schwerpunkt der aktuellen medizinischen Versorgung primär kurativ und diagnostisch orientiert ist, und Prävention, insbesondere auch durch die Förderung geeigneter Lebensstile, vernachlässigt (SHURNEY 2011). Dabei sind Lösungsansätze greifbar nahe: Laut WHO können ca. 80 % der vorzeitigen Herz-Kreislauf- und Typ-2-Diabetes-Erkrankungen und 40 % der Krebserkrankungen durch einen gesunden Lebensstil, d. h. entsprechende Ernährung, körperliche Aktivität, moderaten Alkoholkonsum, Nikotinverzicht und Stressmanagement verhindert werden (vgl. WHO 2015a; vgl. TEMPLE 1994, S. 381ff).

Alternative, zum konventionellen schulmedizinischen Ansatz komplementäre «integrative Therapiekonzepte», die den Fokus primär auf den Lebensstil legen, können hier ein Lösungsansatz sein (DOBIS et al. 2006; NCCAM 2000). Dieses Kapitel stellt einige davon vor.

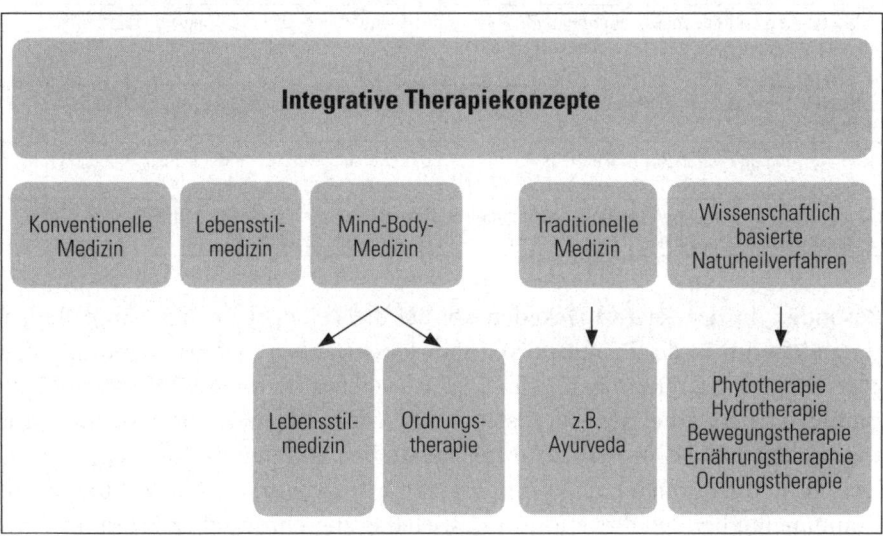

Abb. 4-1: Übersicht integrativer Therapiekonzepte.

4.1 Lebensstilmedizin

Die Lebensstilmedizin greift auf evidenzbasierte Lebensstilinterventionen und Maßnahmen zurück, um Individuen resp. die Gesellschaft an ein gesundheitsförderliches Verhalten heranzuführen. Sie grenzt sich von der konventionellen Medizin anhand einiger entscheidender Parameter ab, die in Tab. 4-3 dargestellt sind.

Tab. 4-3: Unterschiede zwischen «konventioneller Medizin» und «Lebensstilmedizin» bei der Behandlung chronisch-degenerativer Erkrankungen (modifiziert nach EGGER, BINNS und ROSSNER 2008).

Konventionelle Medizin	Lebensstilmedizin
Behandlung individueller, einzelner Risikofaktoren	Behandlung der gesamten Lebensstilfaktoren
Ziel: Krankheitsmanagement	Ziel: Primär-, Sekundär und Tertiärprävention
Verantwortung liegt beim Arzt/Therapeut	Verantwortung liegt beim Patienten
Patient hat vornehmlich eine passive Rolle («Rezeptempfänger»)	Patient ist ein aktiver Partner in der eigenen Gesundheitsversorgung
Vom Patienten wird meist keine grundlegende Lebensstilveränderung gefordert	Patient wird angehalten, den Lebensstil zu verändern
Oft kurzfristige Symptombehandlung	Langfristige Behandlung der Ursachen
Fokus liegt auf Diagnostik und Verschreibung von Medikamenten/Operationen	Fokus liegt auf Motivation, Gesundheitserziehung und Adhärenz
Medikation ist oft die Therapieoption der Wahl (häufig kostenintensiv und mit Nebenwirkungen)	Medikation ggf. als Ergänzung zur Lebensstilveränderung (kostensparend und wenig Nebenwirkungen)
Umgebung/soziales Umfeld bleibt oft unberücksichtigt	Umgebung/soziales Umfeld wird einbezogen
Überweisung an Fachärzte/Krankenhaus	Überweisung auch an andere Gesundheitsakteure und Gesundheitsspezialisten
Arzt als Hauptansprechpartner für Patienten (meist mit begrenztem Zeitbudget)	Arzt als Koordinator eines interdisziplinären Teams von Gesundheitsakteuren

Besonders in den letzten Dekaden konnte die Lebensstilmedizin ihre Bedeutung nicht nur in der Primärprävention, sondern auch in der Behandlung von chronischen Erkrankungen wie Typ-2-Diabetes, koronarer Herzkrankheit, Bluthochdruck, Übergewicht, Osteoporose oder einiger Krebsarten unter Beweis stellen (LIANOV 2010). Zahlreiche Studien konnten nachweisen, dass Lebensstilinterventionen eine wichtige, kostengünstige und nebenwirkungsarme Komponente bei der Prävention und Behandlung chronischer Erkrankungen darstellen (vgl. ACLM 2015). Darüber hinaus zeigen Studien, dass durch die entsprechenden Lebensstilveränderungen eine Verminderung der einzunehmenden Medikamente erzielt werden konnte: Bei Diabetikern reduzierte sich z. B. die benötigte Insulindosis, in anderen Fällen konnten Antihypertensiva abgesetzt werden (vgl. ACLM 2015; HERMAN, HOERGER und BRANDLE 2005; ENGLERT et al. 2007).

Neben den klassischen Lebensstilmaßnahmen werden je nach Lebensstilkonzept auch sozial-kognitive Komponenten wie die Selbstwirksamkeit, Selbstbestimmung, Selbstkompetenz und Eigenverantwortung der Betroffenen im Umgang mit ihrer Krankheit bzw. ihrer Gesundheit einbezogen (MINICH und

BRAND 2013). Die bekanntesten Ansätze zur Stärkung der Gesundheit durch Schutzfaktoren und Widerstandsressourcen sind die Konzepte der Salutogenese und der Resilienz. Sie werden im Folgenden kurz ausgeführt.

4.1.1 Zentrale Begriffe

Salutogenese: Als Begründer der Salutogenese gilt der Medizinsoziologe Aaron Antonovsky, der in den 1970er-Jahren eine Untersuchung mit in Israel lebenden Frauen (geboren zwischen 1914 und 1923) zur Anpassungsfähigkeit an das Klimakterium machte. Dabei verglich er u. a. den körperlichen und psychischen Gesundheitszustand von Frauen, die während der NS-Diktatur in einem Konzentrationslager gelebt hatten, mit den Daten von etwa gleichaltrigen Frauen, die während keiner Zeit ihres Lebens ähnlich schlechten Lebensbedingungen ausgesetzt waren. Der Vergleich führte zu erstaunlichen Resultaten: In der Kontrollgruppe verfügten 51 % der Frauen über eine gute psychische Gesundheit – vor allem aber betrug der Anteil gesunder Frauen unter den KZ-Überlebenden immerhin 29 % (ANTONOVSKY, 1997). Überrascht von diesem Befund, versuchte Antonovsky zu verstehen, wie es sich erklären lässt, und setzte sich mit den folgenden Fragen auseinander:

- Unter welchen Bedingungen bleibt der Mensch gesund?
- Welche Ressourcen helfen einigen Menschen trotz extremster Belastungen, Stress und widrigen Umständen gesund zu bleiben, während andere krank werden?
- Wie schaffen es Menschen, sich von Erkrankungen bestmöglich zu erholen?
- Wie können sich Menschen gesund entwickeln?

Dank der Beschäftigung mit diesen Fragen gelang es ihm, verschiedene Faktoren zu identifizieren, die es den Menschen erleichtern, gesund zu bleiben oder sich von einer Krankheit zu regenerieren (ANTONOVSKY, 1997). Im Zentrum des sich dabei entwickelnden Konzepts – der Salutogenese – steht der Begriff des Kohärenzgefühls (sense of coherence). Das Kohärenzgefühl beschreibt ein tiefes Gefühl des Vertrauens und drückt sich durch eine grundlegende Lebenseinstellung bzw. Orientierung des Individuums gegenüber der Welt aus. Es setzt sich aus drei Komponenten zusammen:
1. Der Verstehbarkeit (comprehensibility), welche die Fähigkeit beschreibt, sich und die Umwelt so zu ordnen, dass die Zusammenhänge verstanden und interpretiert werden können,

2. der Handhabbarkeit oder Machbarkeit (manageability), welche die Zuversicht meint, Lebensaufgaben und Herausforderungen aktiv meistern zu können, und schließlich
3. der Sinnhaftigkeit (meaningfulness), welche das Gefühl umschreibt, einen Sinn im Leben zu sehen, und dass es sich lohnt, Energie in die gestellten Aufgaben zu investieren und Orientierung zu finden.

Aufgrund weiterer Untersuchungen kam Antonovsky zum Schluss, dass je stärker sich das Kohärenzgefühl einer Person im Verlaufe eines Lebens entwickelt, desto größer stehen seine Chancen, gesund zu leben (ANTONOVSKY 1997). Er folgerte daraus, dass es für die Gesundheit des Menschen in vielen Fällen sinnvoller ist, danach zu fragen, was eine Person gesund hält, als danach, was sie krank macht. Was seine Salutogenese von der konventionellen Medizin unterscheidet, ist also die ihr zugrunde liegende Orientierung: Im Zentrum steht die Förderung der Gesundheit (salutogenetische Orientierung) und nicht die Vermeidung des Krankheitsrisikos bzw. die Beseitigung einer Krankheit (pathogenetische Orientierung).

Untersucht man die vegane Ernährung hinsichtlich der Kriterien einer salutogenetischen Orientierung, so wird deutlich, dass ihr je nach individueller Interpretation neben dem ernährungstherapeutischen Potenzial bei der Vermeidung chronisch-degenerativer Erkrankungen auch eine salutogene Komponente zukommen kann.

Tab. 4-4: Qualitätskriterien salutogenetischer Orientierung und ihre mögliche Bedeutung am Beispiel der veganen Ernährung (modifiziert nach PETZOLD 2013).

Qualitätskriterien salutogenetischer Orientierung	Bedeutung am Beispiel der veganen Ernährung
Orientierung an der Kohärenz (Stimmigkeit, Verbundenheit)	Die Vegane Ernährung mit ihren unterschiedlichen Motiven kann als sinnstiftende Lebensweise angesehen werden. So gehen z. B. ethische Motive über ich-bezogene Beweggründe hinaus.
Ausrichtung auf Gesundheit, attraktive Ziele und Vorstellungen (primäre Ausrichtung an attraktiven Gesundheitszielen)	Die Vegane Ernährung zielt auf körperliches oder mentales Wohlbefinden. VE berücksichtigt gleichzeitig Aspekte der Nachhaltigkeit durch Schonung natürlicher Ressourcen.
Erschließung von Ressourcen (primäre Suche nach eigenen Fähigkeiten und Quellen von Wohlbefinden und nicht nach Defiziten)	Die Vegane Ernährung kann als eine Ressource zur Gesunderhaltung und nachhaltigen Entwicklung gesehen werden. Bei ihrer individuellen Umsetzung können sich persönliche Ressourcen wie z. B. Empathie erschließen.
Wertschätzung des Individuums (Anerkennung des Subjekts mit seinen subjektiven Wünschen und Eigenschaften innerhalb eines vorgegebenen Rahmens)	Die Umsetzung der veganen Ernährung erfolgt je nach Motiv individuell und flexibel – dabei ist die Wertschätzung eines jeden Weges von großer Bedeutung.

Einbeziehen sozialer, kultureller und globaler Kontextbezüge und Berücksichtigung der systemischen Selbstorganisation und Selbstregulation	Die vegane Ernährung hat nicht nur positive Auswirkungen auf das Individuum, sondern auch auf die nachhaltige Entwicklung einer Gesellschaft. Für viele Veganer bedeutet die VE auch eine Reduktion von Komplexität und Orientierung in einer multioptionalen Gesellschaft.
Dynamische, prozess- und lösungsorientierte Ausrichtung auf Entwicklungen (die salutogenetische Sichtweise geht von einem Lebensprozess aus. Antonovsky prägt das Bild des «Schwimmers im Fluss des Lebens»)	Der Weg zur veganen Ernährung ist für viele ein Entwicklungs- und Bewusstwerdungsprozess als Reaktion auf Massentierhaltung, Klimawandel etc.

Resilienz: Resilienz beschreibt die Fähigkeit, mithilfe persönlicher und sozial vermittelter Ressourcen, Krisen angemessen bewältigen zu können (vgl. RYFF und SINGER 2003, S. 15ff). Der Begriff stammt aus der Entwicklungspsychologie und basiert auf empirischen Befunden, die zeigen, dass Kinder und Jugendliche trotz widriger Bedingungen und Risikofaktoren zu Beginn ihres Lebens eine gesunde psychische Entwicklung nehmen können. Entscheidend war in diesem Zusammenhang eine Studie von Emmy Werner aus den 1970er-Jahren, die Daten von Kindern aus schwierigen Verhältnissen aus dem US-Bundesstaat Hawaii untersuchte. Diese Daten, die über den beachtlich langen Zeitraum von 40 Jahren erhoben worden waren, zeigten, dass ein ein bestimmter Teil der untersuchten Kinder sich zu psychisch völlig unauffälligen Erwachenen entwickelt hatten, obwohl deren Lebensbedingungen in der Kindheit genauso schlecht waren wie jene, die sich weniger günstig entwickelten. Werner kam aufgrund dieser Beobachtung zum Schluss, dass es offenbar eine besondere Form der psychologischen Widerstandsfähigkeit gibt, die Kinder vor negativen Entwicklungen und Störungen in ihrem Umfeld schützt. Diese Widerstandsfähigkeit wird «Resilienz» genannt, und kann auch bei Erwachsenen beobachtet werden (vgl. RYFF und SINGER 2003, S. 15ff).

4.1.2 Vegane Ernährung und Lebensstilmedizin – Best-Practice-Beispiel: Das CHIP-Programm

Was der Salutogenese und der Resilienz gemeinsam ist, ist die Bedeutung individueller psychologischer Ressourcen (Widerstandsressourcen) und Schutzfaktoren (FALTERMEIR 2012). Diese im Rahmen eines integrativen Therapiekonzeptes nutzbar zu machen, versucht das CHIP-Programm mit seinem ganzheitlichen Ansatz.

Beim CHIP-Programm (Complete Health Improvement Project) handelt es sich um ein umfassendes Lebensstilprogramm, welches in den 1980er-Jahren von dem Ernährungsepidemiologen Hans Diehl in den USA entwickelt wurde. Ziel des CHIP-Programmes ist eine langfristige Verbesserung des Risikofaktorenprofils bei chronisch-degenerativen Erkrankungen sowie eine Stärkung der mentalen Gesundheitsfaktoren (Lebensqualität, Resilienz, Selbstwirksamkeit, Widerstandsressourcen etc.) durch eine umfassende Lebensstilmodifikation.

Im Rahmen eines 4- bis 9-wöchigen Trainingsprogramms (bestehend aus individuellen Eingangschecks und -coachings, 18 Seminareinheiten in Großgruppen und praktischen Workshops) werden die Teilnehmer mit einem gesunden Lebensstil vertraut gemacht. Hier stehen die Bereiche CHIP-Ernährung, körperliche Aktivität, Stressmanagement und Resilienztraining im Fokus.

CHIP-Ernährung: Die CHIP-Ernährung zeichnet sich durch eine vollwertige, unverarbeitete, pflanzenbasierte, (quasi) vegane Ernährung aus. Ihre Charakteristika sind:

▸ Der Verzicht, bzw. die starke Einschränkung tierischer Proteine (Sojamilch und -produkte anstatt Kuhmilch und -produkte),
▸ die hohe Zufuhr an komplexen Kohlenhydraten mit einem hohen Ballaststoffanteil (40g/Tag),
▸ der niedrige Anteil an raffinierten Kohlenhydraten (weniger als 5–10 Energieprozent),
▸ der maximalen Fettzufuhr von ca. 15–20 Energieprozent,
▸ die Aufnahme von weniger als 50 mg Cholesterin täglich,
▸ ein Salzverzehr von weniger als 5g/Tag und
▸ eine Flüssigkeitszufuhr von mindestens 8 Gläsern Wasser/Tag.

Patienten und Patientinnen werden in zwei Stufen an die CHIP-Ernährung herangeführt (ENGLERT 2004). In der ersten Stufe werden sie dazu angehalten, weniger tierische Produkte zu verzehren als bisher und fettreiche durch fettarme Lebensmittel zu ersetzen. In der zweiten Stufe, deren Beginn auf die jeweils spezifische Ist-Situation der Patienten und Patientinnen abgestimmt wird, erfolgt die Umstellung auf eine pflanzliche Kost und die tierischen Produkte werden aus der Lebensmittelauswahl gestrichen. Es obliegt dem Teilnehmer, inwiefern er sich für eine konsequent vegane Kost, für eine moderat vegane Kost oder auch nur für einen reduzierten Fleischkonsum entscheidet.

Körperliche Aktivität: Das CHIP-Programm sieht täglich körperliche Bewegung von mind. 30–60 Minuten an der frischen Luft vor. Die Art der Betätigung bleibt dem Teilnehmer überlassen – regelmäßiges Muskeltraining zur Verbesserung der Muskelkraft und Koordination wird empfohlen.

Stressmanagement und Resilienztraining: Im Rahmen der Schulungseinheiten wird das Thema Stress und Resilienz aufgegriffen. In interaktiven Gruppensitzungen wird der sorgsame Umgang mit den eigenen Ressourcen thematisiert. Im Zentrum stehen dabei Frage wie:
▸ Wie gehe ich derzeit mit Stress um? Wie reagiert mein Umfeld darauf?
▸ Wann fühle ich mich reaktiv und als Spielball?
▸ Wie kann ich meine Toleranz gegenüber Störungen und Stress erhöhen?
▸ Wie kann ich meine Achtsamkeit im hier und jetzt bewusster leben?

Parallel zu diesen Maßnahmen fokussiert das CHIP-Programm auf den Aufbau einer «supportive community» mit dem Ziel, individuelle und gesellschaftliche Ressourcen miteinander zu verknüpfen und eine gesundheitsförderliche Infrastruktur (z. B. Vernetzung der Gesundheitsakteure) zu gestalten.

CHIP führt als ganzheitliches Lebensstilkonzept die unterschiedlichen Themenstränge einer veganen Ernährung und Lebensweise zusammen (Gesundheit, Nachhaltigkeit, Vermeidung von Massentierhaltung, Klimaschutz oder verantwortungsbewusstes Konsumverhalten) und schafft dadurch die Voraussetzung für eine emotionale Beteiligung des Einzelnen, die wiederum Grundlage für eine langfristige Umsetzung der individuellen, gesunden Lebensweise ist. Darüber hinaus kann dies im Sinne von Antonovsky zu einem sinnstiftenden Moment führen. Von großer Bedeutung ist hierbei, dass CHIP nicht mit einem «schlechten Gewissen» arbeitet, sondern eine Bandbreite an Verhaltens- und Einflussmöglichkeiten aufzeigt (MERRILL et al. 2007).

Studienergebnisse: Die Wirksamkeit des CHIP-Programmes wurde in zahlreichen Kurz- und Langzeitstudien nachgewiesen. Insbesondere konnte eine signifikante Reduktion von kardiovaskulären Risikofaktoren wie BMI, Gesamtcholesterinwert, LDL-Cholesterin, HDL-Cholesterin, Triglyzeride, Blutdruck, Blutglukose, Stresslevel und eine Verbesserung der körperlichen Aktivität nachgewiesen werden (KENT et al. 2015; KENT et al. 2014; KENT et al. 2013a; KENT et al. 2013b; MORTON et al. 2014; DROZEK et al. 2014; THIESZEN et al. 2011; ENGLERT et al. 2007; ALDANA et al. 2002).

Aus Abb. 4-2 geht sehr deutlich hervor, wie sich das Risikofaktorenprofil einer «gepoolten» CHIP-Kohorte von insgesamt 1517 Personen über einen Zeitraum von nur 4 Wochen signifikant verbesserte. Zu Beginn der Studie zeigten 73 % der Teilnehmer durchschnittlich 4 Risikofaktoren, während am Ende der Intervention nur noch 46 % max. 3 Risikofaktoren aufzeigten (ENGLERT et al. 2007).

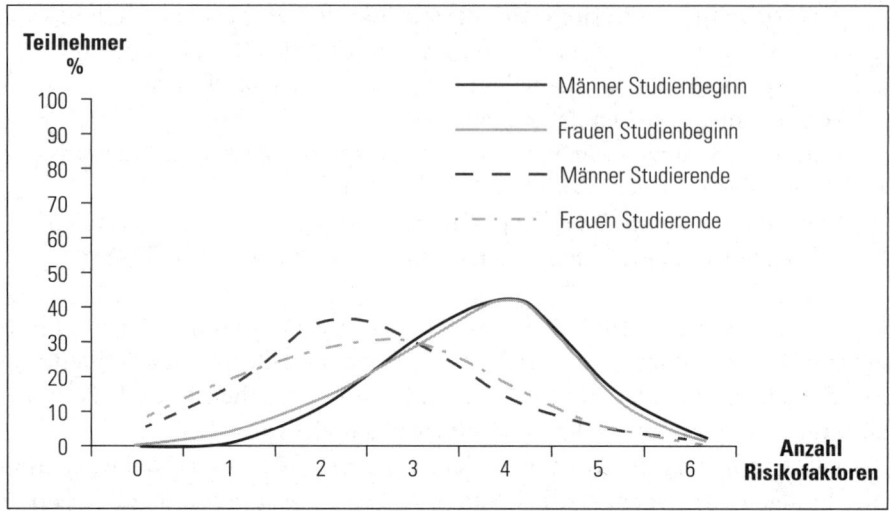

Abb. 4-2: Geschlechtspezifische Darstellung der Veränderung des kardiovaskulären Risikoprofils nach vierwöchiger CHIP-Intervention bei einer CHIP-Kohorte von 1517 Teilnehmern in Rockford (USA).

Im Rahmen einer randomisiert kontrollierten CHIP-Studie mit 348 Teilnehmern konnte ebenfalls eine signifikante Verbesserung des ganzheitlichen Lebensstils und konsekutiv der klinischen Parameter im Vergleich zur Kontrollgruppe festgestellt werden (MERILL et al. 2008). THIESZEN et al. zeigten in einer Subanalyse zur mentalen Gesundheit der Probanden, dass sich die psychosoziale Gesundheit (gemessen mit den standardisierten Erhebungsinstrumenten zur Lebensqualität «SF-36» und dem «Mental Health Score») in der Interventionsgruppe besonders unter jenen verbesserte, die signifikant an Gewicht verloren haben (THIESZEN et al. 2011).

4.2 Mind-Body-Medizin

Neben der in Kap. 4.1 erläuterten Lebensstilmedizin gehört auch die Mind-Body-Medizin zum Bereich der integrativen Therapiekonzepte, bei der die vegane Ernährung eine zentrale Rolle spielen kann. Die Mind-Body-Medizin verbindet den Gedanken der Lebensstilmedizin und der Ordnungstherapie, die auf die

Diaita-Lehre von Hippokrates (Lehre der Lebensordnung) zurückgeht. Neben der Einhaltung von Ernährungsvorschriften waren für Hippokrates auch die gesamte Lebensweise sowie Ordnung und Ausgewogenheit Grundlage für Gesundheit und Heilung. Im Rückblick neuerer Entwicklungen im deutschsprachigen Raum wurde die Ordnungstherapie von Sebastian Kneipp (1821–1897) und Bircher-Benner (1867–1939) aufgegriffen. Das zentrale Credo liegt in der Idee, dass die Gesundheit eines Menschen sich nur durch ein enges Zusammenspiel von Körper, Geist und Seele aufrechtzuerhalten vermag bzw. wiederzuerlangen. Fünf Wirkprinzipien spielen gemäß Kneipp dabei eine zentrale Rolle: eine maßvolle Ernährung, Bewegung an der frischen Luft, Wasseranwendungen, Heilpflanzen und die Lebensordnung (KRAFT und STANGE 2010; BIRCHER-BENNER 2008).

Die Mind-Body-Medizin (auch «moderne Ordnungstherapie» genannt) beschäftigt sich mit dem Zusammenspiel von Gehirn, Geist/Psyche und Körper, und untersucht, wie emotionale, mentale, soziale, spirituelle und verhaltensgesteuerte Faktoren einen direkten Einfluß auf die Gesundheit nehmen können (NCCAM 2015; ASTIN et al. 2003; DOBIS et al. 2006). Sie geht auf Beobachtungen von Herbert BENSON und KABAT-ZINN zurück und basiert auf wissenschaftlichen Erkenntnissen der Medizin, Neurobiologie und der Verhaltenspsychologie. Benson (1975) zeigte in Studien vor allem den Einfluss von Meditation auf Herz-Kreislauf-Erkrankungen und konnte nachweisen, dass sich die körperlichen Reaktionen auf Stress durch meditative Übungen gezielt in Entspannungsantworten mit Verlangsamung des Herzschlags und Absenken des Blutdrucks umkehren ließen (BENSON, GREENWOOD und KLEMSCHUK 1975; PAULSON, DAVIDSON UND KABAT-ZINN 2013). Daraus entwickelte sich die Grundidee der Mind-Body-Medizin, die das Einüben von kognitiven Prozessen und von Verhaltensmodifikationen dazu nutzt, die Fähigkeit des Körpers zur Selbstregulation und dessen Selbstheilungskraft zu verbessern. Ziel des Ansatzes ist es, den Menschen zur Selbstfürsorge zu befähigen. Die Mind-Body-Medizin hält damit ergänzend zur konventionellen Medizin ein ressourcenorientiertes Therapie-Angebot bereit, das die Patienten in der Eigenaktivität unterstützt, bewusst an der eigenen Genesung und dem Erhalt der Gesundheit mitzuwirken (MEISSNER, KOHLS und COLLOCA 2011). Tab. 4-5 zeigt, welche Methoden (neben der weiter unten diskutierten Ernährung) bei der Mind-Body-Medizin zum Einsatz kommen.

Mind-Body-Technik	Beschreibung
Achtsamkeitsmeditation	Meditationstechnik, bei welcher die zufällig ins Bewusstsein kommenden Gedanken wahrgenommen und beobachtet werden, ohne sie zu beurteilen. Ziel ist es, sich nicht mit den Gedanken zu identifizieren und den Geist zu beruhigen (SCHNEIDER et al. 2006).
Progressive Muskelentspannung	Von Edmund Jacobsen entwickeltes Verfahren; es beruht darauf, durch bewusst herbeigeführte An- und Entspannung von spezifischen Muskelgruppen einen Zustand von tiefer Entspannung herbeizuführen (MCCALLIE, BLUM und HOOD 2006).
Biofeedback	Biofeedback fasst verhaltens- und lerntheoretische Ansätze zusammen, bei denen kleinste Veränderungen von nicht unmittelbar beobachtbaren physiologischen und biologischen Parametern wie z. B. Blutdruck meist elektronisch erfasst werden (ERNST 2003).
Alexander-Technik/Feldenkrais	Körperorientierte Verfahren, die mit Selbstsuggestion und Körperwahrnehmung arbeiten (HOLLINGHURST et al. 2008).
Qi Gong/Tai Chi	Aus China stammende traditionelle Kampfkunst zur Harmonisierung der Lebensenergie. Wird als Mind-Body-Technik zur Schulung der Konzentrationsfähigkeit, Achtsamkeit und körperlichen Ertüchtigung angewendet (JAHNKE et al. 2010).
Kundalini Yoga, Hatha Yoga	Zwei unterschiedliche indische Yoga-Praktiken mit dem Ziel der Erweckung und Reinigung der Kundalini-Energie durch spezielle Atemtechniken bzw. der Reinigung des Körpers durch Körperübungen (Hatha Yoga) (YANG 2007).

Tab. 4-5: Auszug einiger bekannter Mind-Body-Techniken in Gruppen oder Einzelsettings (WALSCH et al. 2012).

4.2.1 Vegane Ernährung und Mind-Body-Medizin – Best-Practice-Beispiel: Das Ornish-Programm

Das Ornish-Programm ist eine praktische Umsetzung der Mind-Body-Medizin, bei der die vegane Ernährung eine wesentliche Rolle spielt. Es geht auf den amerikanischen Kardiologen Dean Ornish zurück, der es in den 1980er-Jahren entwickelte (ORNISH 1983; ORNISH 1990). Das Ornish-Programm richtet sich an Patienten mit Herz-Kreislauf-Erkrankungen resp. an Personen, die dafür prädisponiert sind, und verfolgt drei Ziele:

- die Progression einer diagnostizierten Herz-Kreislauf-Erkrankung aufzuhalten bzw. die Rückbildung atheroskleortischer Plaques zu bewirken,
- präventiv auf Herz-Kreislauf-Erkrankungen einzuwirken und
- die Lebensqualität und das Wohlbefinden der Patienten zu verbessern.

Dabei konfrontiert das Ornish-Programm die Patienten mit den folgenden vier Fragen:

Best-Practice-Beispiele auf der Basis veganer Ernährung

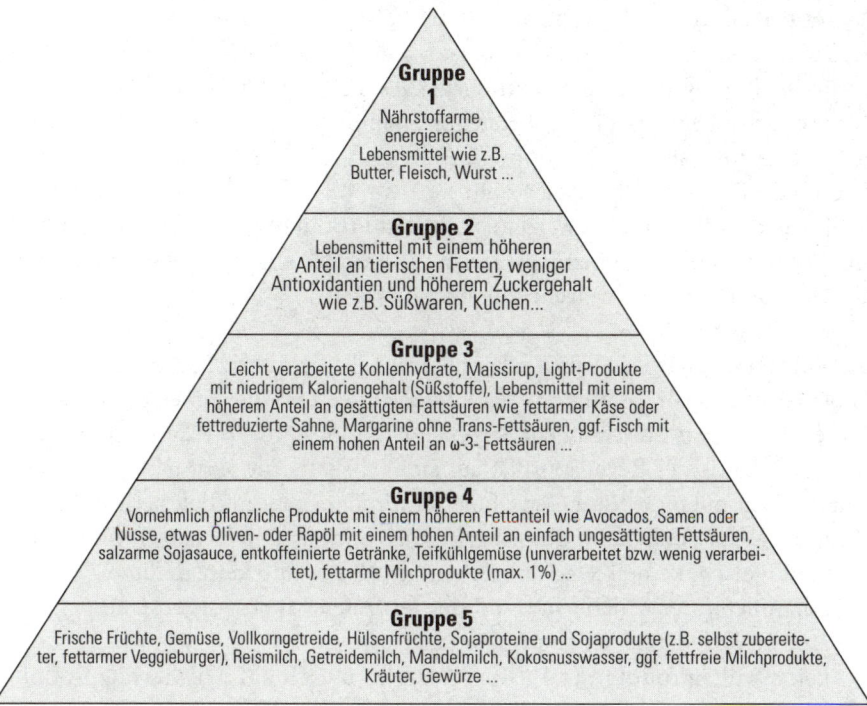

Abb. 4-3: Lebensmittelpyramide nach ORNISH (2015).

- Was esse ich?
- Wie reagiere ich auf Stress?
- Wie viel körperliche Bewegung habe ich?
- Wie viel Liebe und soziale Unterstützung erfahre ich in meinem Leben?

Im Verlaufe der Behandlung geht das Ornish-Programm auf jede dieser Fragen spezifisch ein (ORNISH 2015). Diese sogenannten «4 Säulen des Ornish-Programms» sind die Ornish-Diät (Präventions- bzw. Reversionsdiät), Stressmanagement (Yoga), Bewegungsmanagement sowie «Heilung des Herzens durch Liebe und soziale Unterstützung».

1. Säule: Ornish-Diät: Je nachdem, ob bei einem Patienten eine Krankheit präventiv oder reversiv behandelt wird, setzt sich die Ornish-Diät aus einer Präventions- oder einer Reversionsdiät zusammen.

Präventionsdiät: Die Präventionsdiät schließt anders als die Reversionsdiät tierische Produkte nicht kategorisch aus, sondern teilt die Nahrungsmittel unter Berücksichtigung ihres Verarbeitungsgrades, Fett- und Kaloriengehaltes sowie der Schadstoffbelastung in fünf Kategorien ein (vgl. Abb. 4-3), wobei die Gruppe 1 die gesündesten und Gruppe fünf die am wenigsten gesunden Lebensmittel enthält. Die Präventionsdiät sieht nun vor, dass vor allem Lebensmittel der Gruppen 1 und 2 verzehrt werden, während Produkte der Gruppen 4 und 5 in möglichst geringen Mengen resp. immer in Kombination zu Lebensmitteln aus der Gruppe 1 gegessen werden sollen.

Die Reversionsdiät: Da Ornish erkannte, dass alle tierischen Lebensmittel sowohl Cholesterin als auch gesättigte Fettsäuren enthalten und die alimentäre Zufuhr tierischer Produkte positiv mit dem Serumcholesterinspiegel korreliert, achtete er bei der Entwicklung der Reversionsdiät auf eine sehr fettarme Kost (< 10 Energieprozent Fett), die mit max. 10mg/Tag Cholesterin zudem nahezu cholesterinfrei ist. Die Reversionsdiat ist daher eine quasivegane Diät, und sieht im Detail wie folgt aus:
- kein Fleisch, keine Fleischprodukte, kein Fisch und kein Geflügel,
- Sojamilch oder Milchersatz soll der fettfreien Milch vorgezogen, ggf. max. eine Tasse fettfreie Milch pro Tag zugelassen,
- keine Milchprodukte (z. B. Käse verzehren, ggf. auf Milchersatzprodukte zurückgreifen),
- Aufnahme von max. 10 Energieprozent Fett. Aufgrund des hohen Fettgehalts werden Avocados, Nüsse und ölhaltige Samenkörner nur in sehr geringen Mengen empfohlen,
- erhöhte Aufnahme (ca. 75 Energieprozent) von ballaststoffreichen, komplexen Kohlenhydraten,
- Aufnahme von max. 15 Energieprozent Eiweiß pro Tag,
- Aufnahme von Salz und Zucker nur in kleinen Mengen,
- keine Einschränkung der Energiezufuhr auf festgelegte Zeitpunkte am Tag (mehrere Zwischenmahlzeiten sind sinnvoll, um den Blutzuckerspiegel konstant zu halten),
- kein Konsum von koffeinhaltigen Getränken (Kaffee, schwarzem Tee, Schokolade, Kakao, Cola) mit Ausnahme von grünem Tee (aufgrund des hohen Anteils an Polyphenolen),
- Konsum von Alkohol nur in geringen Mengen (max. 120 ml Wein oder 360 ml Bier),
- zusätzliche Supplemente (Vitamin B_{12}, ggf. niedrige Dosis Multivitaminpräparate/Antioxidantien, Folsäure, Selen, Leinölkapseln, Algen).

2. Säule: Stressmanagement: Um einen sinnvolleren Umgang mit Stress zu erlernen, gehören im Rahmen des Ornish-Programms folgende täglich zu absolvierenden Mind-Body-Techniken dazu:
- 20 Minuten Yoga- und Stretchingübungen
- 15 Minuten Meditation
- 5 Minuten Atemtechniken
- 15 Minuten progressive Entspannungstechniken

3. Säule: Bewegungsmanagement: Vorgesehen sind:
- ein moderates Ausdauertraining: 30–60 Minuten (3–5 h/Woche) 3–6 Mal/Woche bei einer Intensität von 45–80 % der maximalen Herzleistung. Geeignet sind Sportarten wie Walken, Joggen, Aerobic, Fahrradfahren, Schwimmen, Rudern, Langlauf sowie
- ein Muskelaufbautraining: 2–3 Mal/Woche; ca. 12–15 Wiederholungen.

4. Säule: «Heilung des Herzens» durch Liebe und soziale Unterstützung: Hierbei geht es darum, das Augenmerk nicht nur auf physische Aspekte, sondern auch auf mentale und soziale Aspekte – insbesondere auf die Lebensqualität – zu richten. Grund dafür ist die Erkenntnis, dass soziale Isolation, Einsamkeit und Depression den größten negativen Einfluss auf die Lebensqualität haben, und daher in einem Programm der integrativen Medizin genauso berücksichtigt werden sollten wie die physiologischen Faktoren (KOERTGE 2003).

Studienergebnisse: Dass das Ornish-Programm den erwünschten Effekt hat, konnte erstmalig in der einjährigen, randomisiert kontrollierten «Lifestyle Heart Trial»-Studie bewiesen werden. Hier führte die umfassende Lebensstilveränderung nicht nur zu einer Verbesserung des kardiovaskulären Risikoprofils (Senkung des LDL-Cholesterins um 37 %), sondern auch zu einer signifikanten Regression der Koronarstenosen um fast 2 % und einer Reduktion der Angina-Pectoris-Episoden um 91 % (ORNISH et al. 1990). Aufgrund dieser bahnbrechenden Ergebnisse verlängerte Ornish die Studie um 4 Jahre und untersuchte, ob die Patienten auch in der Lage sind, die durch das Ornish-Programm herbeigeführte umfassende Lebensstilmodifikation langfristig durchzuhalten, und welche Folgen dies für ihr kardiovaskuläres Risiko hat. Auch diese Resultate erwiesen sich als spektakulär: In der Interventionsgruppe beendeten insgesamt 71 % das 5-Jahresprogramm. Zudem konnte ein Rückgang der Koronarstenosen um 3,1 Prozentpunkte nach 5 Jahren nachgewiesen werden, während sich die Koronarstenosen bei der Kontrollgruppe um 11,8 Prozentpunkte verschlechterten. Ornish konnte also nicht nur eine gute Adhärenz zum Ornish-Programm nachweisen, sondern auch ein um 50 % geringeres Herzinfarktrisko im Vergleich zu Studienteilnehmer mit einem typisch westlichen Lebensstil (ORNISH et al. 1998a, ORNISH et al. 1998b; ORNISH et al. 1990; ORNISH et al. 1995; PISHKE et al. 2008).

5 Vegane Lebensmittel/funktionelle Lebensmittel – lebensmittelrechtliche Aspekte, Kennzeichnungen und Zertifizierungen

Alwine Kraatz

Es ist zu beobachten, dass der europäische Lebensmittelmarkt vermehrt vegane sowie funktionelle Produkte anbietet. Diese Lebensmittel sind zum Teil mit Siegel und nährwert- bzw. gesundheitsbezogenen Angaben versehen, die dem Konsumenten den Einkauf erleichtern sollen. In diesem Kapitel werden lebensmittelrechtliche Aspekte, die für die Deklaration veganer und funktioneller Lebensmittel, die in der Ernährung von Veganern von Bedeutung sein können, näher beleuchtet.

5.1 Kennzeichnung von veganen Produkten

5.1.1 Lebensmittelkennzeichnung

Es gibt in der Europäischen Union derzeit keine rechtsverbindliche Definition des Begriffs «vegan» (vgl. NIEDZWEZKY, 2014). In der EU-Verordnung Nr. 1169/2011 des Europäischen Parlaments und des Rates vom 25. Oktober 2011, der sogenannten Lebensmittelinformationsverordnung (LMIV), wird die Kennzeichnung von Lebensmitteln seit dem 13.12.2014 geregelt (vgl. LMIV, 2011). So werden in Art. 36 von Kapitel V der LMIV zu «Freiwillig bereitgestellten Informationen über Lebensmittel» Durchführungsrechtsakte erlassen, die u. a. sicherstellen sollen, dass Informationen über die Eignung eines Lebensmittels sowohl für Vegetarier als auch für Veganer weder irreführend noch missverständlich sind und gegebenenfalls auf einschlägigen wissenschaftlichen Daten beruhen (vgl. LMIV, 2011). Weitere Regelungen seitens der Lebensmittelgesetzgebung, die sich explizit auf vegane Produkte beziehen, gibt es zurzeit nicht. Es gelten für vegane Produkte die gleichen Richtlinien, Verordnungen und Gesetze, die für alle Nahrungsmittel auf dem europäischen Markt verbindlich sind.

5.1.2 Siegel und Symbole

Weder auf nationaler noch auf internationaler Ebene gibt es zurzeit staatlich geprüfte Siegel oder Symbole für vegane oder vegetarische Lebensmittel. Man findet auf diesen Produkten jedoch Label, die von unterschiedlichen Organisationen und Firmen vergeben werden (vgl. Abb. 5-1a–c und 5-2). So existieren zurzeit das V-Label von der Europäischen Vegetarier-Union und die Vegan-Blume, welche von der Vegan Society England vergeben wird. Des Weiteren gibt es verschiedene Vegan-Siegel, die von Firmen selbst entwickelt und auf deren vegane Produkte aufgedruckt werden. Im Moment sind jedoch noch keine einheitlichen Anforderungen und transparente staatliche Kontrollen vorhanden (vgl. VERBRAUCHERZENTRALE HAMBURG, 2014).

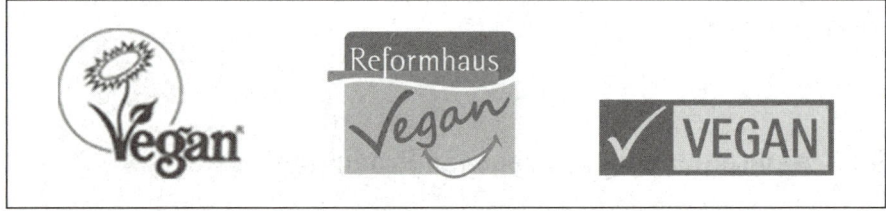

Abb. 5-1: Von links nach rechts: Vegan-Logo, Vegan Society Großbritannien; Vegan-Logo, Reformhaus eG; Vegan-Logo, Rapunzel Naturkost GmbH.

Als Beispiel für ein Siegel sei hier das **V-Label** näher betrachtet. Diese für vegetarische und vegane Produkte entwickelte Kennzeichnung findet international Verwendung auf vegetarischen bzw. veganen Produkten und wird von der Europäischen Vegetarier-Union (EVU) vergeben. Diese Vereinigung sieht sich als Dachorganisation von Vegetarier-Organisationen in Europa und hat sich für die Verwendung eines einheitlichen europäischen Labels zur Kennzeichnung von entsprechenden Lebensmitteln eingesetzt (vgl. EUROPÄISCHE VEGETARIER UNION, 2014). Im Jahre 1996 wurden erstmals in der Schweiz von der Lebensmittelindustrie Lizenzen für die Verwendung des Labels vergeben. Mittlerweile hat sich die Lizenzvergabe auf viele andere Staaten ausgedehnt.

Für die mit dem Europäischen V-Label (vegan) gekennzeichneten Produkte gelten folgende Bestimmungen:
- Es dürfen im Lebensmittel weder Tierfleisch, Fisch und Meeresfrüchte noch daraus hergestellte Produkte enthalten sein.
- Ebenso ist die Verwendung von Knochen, z. B. für die Herstellung von Suppen, Saucen oder Gelatine sowie der Gebrauch von tierischen Fetten sowohl als Zutat als auch als Verarbeitungshilfsstoff untersagt.
- Nicht erlaubt sind des Weiteren Artikel mit Zutaten oder Zusatzstoffen, deren tierischer Ursprung nicht anhand der Zutatenliste erkennbar ist, wie z. B. Lebensmittel, die mit Gelatine haltbar gemachte Vitamine enthalten oder denen aus Lanolin von Schafen stammendes Vitamin D zugesetzt wurde.
- Zur Klärung von Fruchtsäften, Essig und Wein dürfen keine Gelatine, kein Chitin, keine Hausenblase und kein Hühnereiweiß eingesetzt werden.

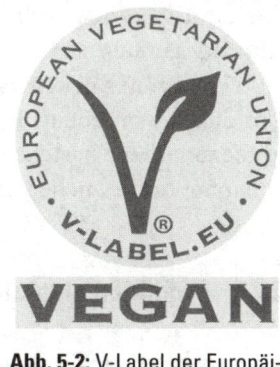

Abb. 5-2: V-Label der Europäischen Vegetarier-Union.

So müssen alle in veganen Produkten eingesetzten Lebensmittelzusatzstoffe und Zutaten auf ihre Eigenschaften überprüft werden, damit jegliche Berührung mit tierischen Bestandteilen im Herstellungsprozess ausgeschlossen werden kann.

Nicht zu vergessen ist, dass Honig und Gelée Royal in Produkten, die als vegan gekennzeichnet werden, verboten sind. Des Weiteren erhalten Produkte, welche als GVO (= enthält gentechnisch veränderte Organismen) deklariert werden müssen, kein V-Label (vgl. EUROPÄISCHE VEGETARIER UNION, 2014). Produkte, die mit einem Vegan-Label versehen sind, müssen jedoch weder aus ökologischem Anbau stammen noch regional oder saisonal sein. Derartige Produkteigenschaften werden über andere im Lebensmittelrecht verankerte Gesetze und Verordnungen, wie z. B. die EG-Bio-Verordnung und die Lebensmittelinformationsverordnung, geregelt (s. o.).

5.2 Funktionelle Lebensmittel in der veganen Ernährung

Veganer können aus dem reichhaltigen Angebot von Lebensmittelprodukten auf dem Lebensmittelmarkt nur die Produkte wählen, die nicht von tierischer

Herkunft sind oder während der Herstellung mit tierischen Produkten in Berührung geraten sind. Somit kann es, wie in Kap. 2 ausführlich beschrieben, zu Versorgungslücken bei einigen Mikro- und Makronährstoffen kommen. Um diesen vorzubeugen und den damit verbundenen Gesundheitsrisiken entgegenzuwirken, besteht die Möglichkeit, Nahrungsergänzungsmittel oder sogenannte funktionelle Lebensmittel in die Ernährung mit einzubeziehen.

5.2.1 Definition «funktionelle Lebensmittel»

Eine einheitliche Definition für den Begriff «funktionelle Lebensmittel» gibt es in Europa nicht. In der Regel werden Lebensmittel als funktionell bezeichnet, wenn sie über die reine Nährstoffzufuhr hinaus einen Zusatznutzen aufweisen, der dem Erhalt der Gesundheit, der Steigerung des Wohlbefindens oder der Prävention von Krankheiten dient. Wissenschaftlich anerkannt wird folgende, von der Arbeitsgruppe FUFOSE (European Commission Concerted Action on Functional Food Science in Europe) formulierte «Arbeits»-Definition:

«Ein Lebensmittel kann als funktionell betrachtet werden, wenn befriedigend gezeigt wurde, dass es eine oder mehrere Zielfunktionen im Körper über die entsprechenden Ernährungswirkungen hinaus positiv beeinflusst, entweder in Richtung auf Verbesserung von Gesundheit und Wohlbefinden und/oder in Hinblick auf eine Senkung von Krankheitsrisiken. Dabei müssen ‹funktionelle Lebensmittel› Lebensmittel bleiben und ihre Wirkungen in verzehrsüblichen Mengen entfalten. Sie sind keine Pillen oder Kapseln, sondern Bestandteile einer üblichen Ernährung (vgl. DIPLOCK et al. 1999, S. 6).»

Es gibt verschiedene Wege, wie ein «normales» Lebensmittel zu einem funktionellen Lebensmittel im Sinne der obigen Definition werden kann, z. B. indem:
▶ Bestandteile von ihm, welche unerwünschte Effekte haben, entfernt werden,
▶ die Konzentration eines natürlichen Bestandteils erhöht wird auf Werte mit erwartbaren Wirkungen,
▶ Stoffe zugesetzt werden, die ansonsten in diesem Lebensmittel normalerweise nicht vorkommen,
▶ negativ bewertete Bestandteile durch ernährungsphysiologisch günstiger bewertete substituiert werden oder
▶ die Bioverfügbarkeit von Lebensmittelinhaltsstoffen mit guten gesundheitlichen Wirkungen verbessert wird.

Lebensmittel können für die Allgemeinbevölkerung funktionell sein oder für bestimmte Bevölkerungsgruppen, wie z. B. Kleinkinder, Senioren, Menschen mit Lebensmittelintoleranzen oder eben Veganer (vgl. DIPLOCK et al., 1999, S. 6). So dienen z. B. laktosefreie Produkte den Menschen mit einer Laktoseintoleranz sowie glutenfreie Produkte den Personen, die unter einer Glutenunverträglichkeit oder einer Zöliakie leiden. Mit Vitamin B_{12} angereicherte Lebensmittel wiederum sind hilfreich für Veganer.

5.2.2 Abgrenzung zu Nahrungsergänzungsmitteln

Wie aus der Definition für funktionelle Lebensmittel hervorgeht, handelt es sich bei derlei Produkten um Teile der üblichen Ernährung und keinesfalls um Kapseln oder Pillen, wie man sie bei Nahrungsergänzungsmitteln (NEM) findet. Nahrungsergänzungsmittel sind im Sinne der Nahrungsergänzungsmittel-Verordnung (NemV) Lebensmittel, die dazu bestimmt sind, die allgemeine Ernährung zu ergänzen. Es handelt sich dabei um Konzentrate von Nährstoffen oder sonstigen Stoffen, die eine physiologische oder ernährungsspezifische Wirkung aufweisen. Nahrungsergänzungsmittel werden in dosierter Form, insbesondere in Form von Kapseln, Pastillen, Flüssigampullen, Pulverbeuteln u. a. in Verkehr gebracht und sind dazu bestimmt, in kleinen, abgemessenen Mengen aufgenommen zu werden.

Zu den «Nährstoffen» gehören in der Nahrungsergänzungsmittel-Verordnung die Vitamine, Mineralstoffe und Spurenelemente, während Aminosäuren, essenzielle Fettsäuren, Ballaststoffe sowie Pflanzen- und Kräuterextrakte zu den «sonstigen Stoffen» zählen. Die Verwendung von Vitaminen, Mineralstoffen und Spurenelementen ist bereits im Anhang der Verordnung geregelt. Für die «sonstigen Stoffe» gibt es zurzeit noch keine Positivliste (vgl. NEMV, 2013).

5.2.3 Gesundheits- und nährwertbezogene Angaben

Sowohl funktionelle Lebensmittel als auch NEM zeichnen sich durch besondere gesundheitswirksame Eigenschaften aus, weshalb eine Kennzeichnung dieser Produkte mit entsprechenden gesundheits- bzw. nährwertbezogenen Angaben (Health and Nutrition Claims) nach lebensmittelrechtlichen Vorgaben möglich ist. Den gesetzlichen Rahmen für die Verwendung von sogenannten Health und Nutrition Claims bildet die Health-Claims-Verordnung (HCVO) (Verordnung

EG Nr. 1924/2006 des Europäischen Parlaments und Rates vom 20.12.2006 über nährwert- und gesundheitsbezogene Angaben von Lebensmitteln). Die gesundheits- bzw. nährwertbezogenen Angaben bedürfen einer Zulassung durch die Europäische Kommission und werden vorab von der Europäischen Behörde für Lebensmittelsicherheit (European Food Safety Authority, EFSA) aus wissenschaftlicher Sicht beurteilt. Demzufolge sind bei der Kennzeichnung von Lebensmitteln nur Wirkungsbehauptungen zulässig, die nach anerkannten wissenschaftlichen Erkenntnissen nachgewiesen sind.

In sehr vielen Fällen wurden Anträge für die Zulassung von Health Claims aufgrund einer unzureichend nachgewiesenen Ursachen-Wirkungs-Beziehung, einer fehlenden Humanstudie oder aufgrund einer mangelhaften Charakterisierung des Lebensmittels bzw. Lebensmittelinhaltsstoffes abgelehnt. Es gibt jedoch reichlich epidemiologische Daten zu diesen Substanzen, die auf gesundheitliche Wirkungen hinweisen (z. B. bei Carotinoiden oder zahlreichen Polyphenolen). Es ist daher davon auszugehen, dass zukünftige Forschungsarbeiten die Evidenz liefern, die für die Zulassung von entsprechenden Health Claims noch benötigt werden (vgl. ERBERSDOBLER, 2014, S. 8f).

Die zugelassenen Health Claims und die entsprechenden Anwendungsbedingungen sind in einer Gemeinschaftsliste (EU Register on nutrition and health claims) aufgelistet und mit einer oder mehreren ID-Nummern versehen. Diese ID-Nummern identifizieren eine Gesundheits-Wirkungs-Beziehung, wobei einerseits mehrere ID-Nummern zu einer Gesundheits-Wirkungs-Beziehung und andererseits mehrere Gesundheits-Wirkungs-Beziehungen für ein Lebensmittel bzw. Lebensmittelinhaltsstoff zu einer ID Nummer gehören können (vgl. EUROPEAN COMMISSION (EC), EU Register on nutrition and health claims, 2013).

5.2.4 Mit Vitaminen angereicherte Lebensmittel

Obschon Veganer typischerweise Lebensmittel mit hohen Vitaminanteilen verzehren, kann es insbesondere bei den Vitaminen A, B_2, B_{12} und D zu einer Unterversorgung kommen (vgl. Kap. 2). Der Verzehr von Lebensmitteln, die mit diesen Nährstoffen angereichert wurden, oder eine Aufnahme über Supplemente kann daher manchmal sinnvoll sein.

Die Europäische Behörde für Lebensmittelsicherheit hält die Anreicherung von Lebensmittel mit Vitaminen bzw. eine Supplementierung in vielen Fällen für akzeptabel, weshalb sie bereits einer Reihe von gesundheitsbezogenen An-

Lebensmittelrechtliche Aspekte, Kennzeichnungen und Zertifizierungen   221

gaben ein positives Votum gegeben hat. Die Erhöhung des Vitamingehaltes im Nahrungsmittel kann sowohl durch Zugabe isolierter Stoffe als auch durch Zugabe von Lebensmitteln mit hohem Anteil dieses Nährstoffes geschehen. Entscheidend ist die Menge, mit der eine Wirkung erzielt werden kann (vgl. 5.2.1).

Die Verwendung der zugelassenen Claims darf nur unter Berücksichtigung der im Anhang der Health-Claims-Verordnung genannten Bedingungen erfolgen. Daraus geht u. a. hervor, dass das Lebensmittel eine signifikante Menge des angegebenen Vitamins enthalten muss, um es entsprechend ausloben zu können (vgl. HCVO, 2006). Nach der seit 2014 geltenden Lebensmittelinformationsverordnung entsprechen signifikante Mengen an Vitaminen 15 % der Nährstoffbezugswerte je 100 g oder 100 ml eines Lebensmittels (bzw. pro Packung, wenn es sich um eine Portion handelt) der im Anhang XIII der LMIV aufgelisteten Referenzmengen für die tägliche Zufuhr bei Erwachsenen. Bei Getränken gelten 7,5 % des angegebenen Referenzwertes je 100 ml als signifikante Menge (vgl. LMIV, 2011). Weiterhin ist bei einer Anreicherung mit Vitaminen u. a. die Verordnung (EG) Nr. 1925/2006 des Europäischen Parlamentes und des Rates vom 20. Dezember 2006 über den Zusatz von Vitaminen und Mineralstoffen sowie bestimmten anderen Stoffen zu Lebensmitteln zu berücksichtigen (vgl. VO (EG) Nr. 1925/2006, 2006).

Bei dem Verzehr von mit Vitaminen und/oder Mineralstoffen angereicherten Lebensmitteln bzw. Supplementen sollte eine Überdosierung, die schädliche Auswirkungen auf die Gesundheit haben kann, vermieden werden. Es gibt derzeit noch keine EU-weit einheitliche und verbindliche Regelung zu Höchstmengen von Vitaminen und Mineralstoffen in Lebensmitteln. Allerdings hat das Bundesinstitut für Risikobewertung (BfR) Empfehlungen für Höchstmengen und eine Risikobewertung von angereicherten Lebensmitteln herausgegeben (vgl. BUNDESINSTITUT FÜR RISIKOBEWERTUNG, BFR, 2004 und 2011).

Gesundheitsbezogene Angaben zu Vitamin B_2: Die Europäische Kommission hat folgende gesundheitsbezogene Angaben zu Vitamin B_2 zugelassen (in Klammern sind jeweils die Nummern der zugehörigen ID-Nummern der Health Claims angegeben):

    a) trägt zum normalen Energiestoffwechsel bei (ID 29, 35, 36, 42)
    b) trägt zur normalen Funktion des Nervensystems bei (ID 213)
    c) trägt zur Aufrechterhaltung normaler Schleimhäute bei (ID 31)
    d) trägt zur Aufrechterhaltung von normalen roten Blutkörperchen bei (ID 40)
    e) trägt zur Aufrechterhaltung von normaler Haut bei (ID 31, 33)
    f) trägt zur Aufrechterhaltung des normalen Sehvermögens bei (ID 39)

g) trägt zum normalen Eisenstoffwechsel bei (ID 30, 37)
h) trägt zum Schutz der Zellen vor oxidativem Stress bei (ID 207)
i) trägt zur Reduktion von Müdigkeit und Erschöpfung bei (ID 41)

Weitere Anträge zu Angaben, die sich auf die Gesundheit von Haut, Knochen, Haaren, Zähnen und Nägeln sowie auf die Wichtigkeit für die mentale Funktion beziehen, wurden abgelehnt (vgl. EUROPEAN COMMISSION (EC), EU Register on nutrition and health claims, 2013). In der Europäischen Lebensmittelinformationsverordnung (LMIV) ist für das Vitamin B_2 die Menge von 1,4 mg als Tagesbedarf für den Erwachsenen angegeben. Für die Verwendung von den oben genannten gesundheitsbezogenen Angaben müssen demnach mindestens 0,21 mg pro 100 g oder 100 ml oder Portion bzw. 0,11 mg pro 100 ml im Getränk enthalten sein (vgl. LMIV, 2011).

Aus Sicht des Bundesinstituts für Risikobewertung (BfR) wird das Risiko für unerwünschte Wirkungen bei der Verwendung von Vitamin B_2 in NEM bzw. angereicherten Lebensmitteln als gering eingeschätzt. Es werden Tagesverzehrsmengen von bis zu 4,5 mg in NEM und bis zu 1,5 mg bei angereicherten Lebensmitteln empfohlen (vgl. BFR, Verwendung von Vitaminen in Lebensmitteln, S. 136–138).

Gesundheitsbezogene Angaben zu Vitamin B_{12}: Die Europäische Kommission hat folgende gesundheitsbezogene Angaben zu Vitamin B_{12} zugelassen (in Klammern sind jeweils die Nummern der zugehörigen ID-Nummern der Health Claims angegeben):
a) trägt zum normalen Energiestoffwechsel bei (ID 99, 190)
b) trägt zur normalen Funktion des Nervensystems bei (ID 95, 97, 98, 100, 102, 109)
c) trägt zum normalen Homocystein-Stoffwechsel bei (ID 96, 103, 106)
d) trägt zur normalen psychischen Funktion bei (ID 95, 97, 98, 100, 102, 109)
e) trägt zur normalen Bildung von roten Blutkörperchen bei (ID 92, 101)
f) trägt zur normalen Funktion des Immunsystems bei (ID 107)
g) trägt zur Reduktion von Müdigkeit und Erschöpfung bei (ID 108)
h) spielt eine Rolle bei der normalen Zellteilung (ID 93, 212)

Weitere Anträge zu Angaben, die sich auf die Gesundheit von Haut, Knochen, Haaren, Zähnen und Nägeln sowie auf den Erhalt von Energie und Vitalität beziehen, wurden abgelehnt (vgl. EUROPEAN COMMISSION (EC), EU Register on nutrition and health claims, 2013).

Laut Europäischer Lebensmittelinformationsverordnung werden 2,5 µg des Vitamins pro Tag für Erwachsene empfohlen. Bezogen auf die Mindestmenge von 15 % des empfohlenen Referenzwertes, entspricht eine signifikante Menge 0,38 µg pro 100 g bzw. 100 ml oder Portion. Die signifikante Menge für Getränke beträgt 0,19 µg pro 100 ml (vgl. LMIV, 2011).

Die Europäische Behörde für Lebensmittelsicherheit empfiehlt bei Vitamin B_{12} eine Höchstmenge bzw. einen sogenannten «tolerable upper intake level (UL)» von 1 mg pro Tag (vgl. EUROPEAN COMMISSION (EC), EU Register on nutrition and health claims, 2013).

Vitamin B_{12} wird als synthetisch hergestelltes Cobalamin Produkten wie Müsli, Cornflakes, Reis- und Sojadrinks, Säften, Fleischersatzerzeugnissen sowie verschiedenen Sojaprodukten beigefügt und ist derzeit nicht für die Anreicherung von Bio-Produkten zugelassen. Auch in Form von Nahrungsergänzungsmitteln sind Vitaminpräparate mit Vitamin B_{12} erhältlich (vgl. PETA 2012; VEBU, 2015).

Gesundheitsbezogene Angaben zu Vitamin A: Die Europäische Kommission hat folgende gesundheitsbezogene Angaben zu Vitamin A zugelassen (in Klammern sind jeweils die Nummern der zugehörigen ID-Nummern der Health Claims angegeben):

a) trägt zum normalen Eisenstoffwechsel bei (ID 206)
b) trägt zur Aufrechterhaltung normaler Schleimhäute bei (ID 15, 4702)
c) trägt zur Aufrechterhaltung von normaler Haut bei (ID 15, 17, 4660, 4702)
d) trägt zur Aufrechterhaltung von normalem Sehvermögen bei (ID 16, 4239, 4701)
e) trägt zur normalen Funktion des Immunsystems bei (ID 14, 200, 1462)
f) spielt eine Rolle bei der normalen Zelldifferenzierung (ID 14)

Anträge zu Angaben, die sich auf die Gesundheit von Haut, Knochen, Haaren, Zähnen und Nägeln beziehen und Angaben bezogen auf den Erhalt der Energie und Vitalität sowie zum Schutz vor oxidativen Schäden durch freie Radikale wurden abgelehnt (vgl. EUROPEAN COMMISSION (EC), EU Register on nutrition and health claims, 2013).

Die signifikante Menge für Vitamin A beträgt nach europäischer Lebensmittelinformationsverordnung 120 µg je 100 g oder 100 ml bzw. Einzelportion pro Tag für Erwachsene. Die signifikante Menge für Getränke entspricht 60 µg je 100 ml (vgl. LMIV, 2011).

Aufgrund der geringen Sicherheitsbreite zwischen empfohlener Zufuhrmenge an Vitamin A und der Menge, ab der mit gesundheitlichen Risiken gerechnet werden muss, empfiehlt das BfR nur eine Anreicherung bei Margarinen und Mischfetterzeugnissen. Für NEM gilt bisher eine Höchstmenge von 800 µg/Tagesdosis. Das BfR schlägt vor, diese Höchstmengen auf 400 µg/Tagesdosis für Erwachsene bzw. 200 µg/Tagesdosis für Kinder zwischen 4 und 10 Jahren zu verringern (vgl. BFR, Verwendung von Vitaminen in Lebensmitteln, S. 38–40).

Gesundheitsbezogene Angaben zu Vitamin D: Die Europäische Kommission hat folgende gesundheitsbezogene Angaben zu Vitamin D zugelassen (in Klammern sind jeweils die Nummern der zugehörigen ID-Nummern der Health Claims angegeben):

a) trägt zur normalen Resorption und Verwertung von Phosphor und Calcium bei (ID 152, 157, 215)
b) trägt zur Aufrechterhaltung eines normalen Calciumspiegels im Blut bei (ID 152, 157, 215)
c) trägt zur Aufrechterhaltung normaler Knochen und Zähne bei (ID 150, 151, 158, 350)
d) trägt zur Aufrechterhaltung einer normalen Muskelfunktion bei (ID 150, 151, 158, 350)
e) trägt zur normalen Funktion des Immunsystems bei (ID 154, 159)
f) spielt eine Rolle bei der normalen Zellteilung (ID 153)

Ein negatives Votum erhielten Aussagen zur Schilddrüsenfunktion und zur kardiovaskulären Funktion (vgl. EUROPEAN COMMISSION (EC), EU Register on nutrition an health claims, 2013). Für die Auslobung der Claims zu Vitamin D ist eine Mindestmenge von 0,75 µg je 100 g oder 100 ml bzw. Einzelportion pro Tag für Erwachsene sowie 0,38 µg je 100 ml für Getränke verpflichtend (vgl. LMIV, 2011).

Eine Zufuhrmenge an Vitamin D bis zu 50 µg/Tag bei Erwachsenen wird von verschiedenen Expertengremien als unbedenklich angesehen. Nach Einschätzung des BfR besteht sowohl bei der Anreicherung von Lebensmitteln als auch bei der Verwendung von Vitamin D als NEM ein hohes gesundheitliches Risiko für unerwünschte Effekte. Es wird daher seitens des BfR, abhängig vom Alter des Konsumenten und Lebensmittelart, die Festlegung von Tageshöchstmengen zwischen 5 und 20 µg für NEM und angereicherte Lebensmittel empfohlen (vgl. BFR, Verwendung von Vitaminen in Lebensmitteln, S. 72–77).

5.2.5 Mit Mineralstoffen und Spurenelementen angereicherte Lebensmittel

Die Versorgung von Veganern mit Mineralstoffen und Spurenelementen ist bei guter Zusammenstellung der Lebensmittelauswahl durchaus ausreichend. Dennoch kann es zur Deckung des Bedarfs, insbesondere von Eisen, Calcium, Jod und Zink, sinnvoll sein, angereicherte Lebensmittel bzw. NEM in die Kost zu integrieren. In der Verordnung (EG) Nr. 1925/2006 des Europäischen Parlamentes und des Rates vom 20.12.2006 über den Zusatz von Vitaminen und Mineralstoffen sowie bestimmten anderen Stoffen zu Lebensmitteln können im Anhang II die für die Anreicherung von Lebensmitteln erlaubten Mineralstoffverbindungen eingesehen werden (vgl. VO (EG) Nr. 1925/2006, 2006). Auch bei den Mineralstoffen und Spurenelementen liegen eine Reihe positiver Bewertungen seitens der Europäischen Behörde für Lebensmittelsicherheit zu gesundheitsbezogenen Angaben auf Lebensmitteln vor.

Gesundheitsbezogene Angaben zu Eisen: Die Europäische Kommission hat folgende gesundheitsbezogene Angaben zu Eisen zugelassen (in Klammern sind jeweils die Nummern der zugehörigen ID-Nummern der Health Claims angegeben):
  a) trägt zur normalen kognitiven Funktion bei (ID 253)
  b) trägt zum normalen Energiestoffwechsel bei (ID 251, 255, 1589)
  c) trägt zur normalen Bildung von roten Blutkörperchen und Hämoglobin bei (ID 249, 374, 1589, 2889)
  d) trägt zum normalen Transport von Sauerstoff im Körper bei (ID 250, 254, 255, 256)
  e) trägt zur normalen Funktion des Immunsystems bei (ID 252, 259)
  f) trägt zur Reduktion von Müdigkeit und Erschöpfung bei (ID 255, 374, 2889)
  g) spielt eine Rolle bei der normalen Zellteilung (ID 368)

Keine Empfehlung erhielten Aussagen zur Notwendigkeit von Eisen für die Verstoffwechselung von Drogen und anderen Substanzen im Körper. Des Weiteren wurde ein Claim, der den Zusammenhang von Eisen und die Aktivität von Herz, Leber und Muskeln darstellen soll, von der Europäischen Behörde für Lebensmittelsicherheit als zu allgemein und unspezifisch eingestuft und daher von der Europäischen Kommission abgelehnt (vgl. EUROPEAN COMMISSION (EC), EU Register on nutrition and health claims, 2013).

Die Europäische Lebensmittelinformationsverordnung (LMIV) gibt für Eisen die Menge von 14 mg/Tag für Erwachsene an. Für die Verwendung der oben genannten gesundheitsbezogenen Angaben müssen demnach mindestens 2,1 mg pro 100 g oder 100 ml oder Portion bzw. 1,05 mg pro 100 ml im Getränk enthalten sein (vgl. LMIV, 2011).

Gesundheitsbezogene Angaben zu Calcium: Die Europäische Kommission hat folgende gesundheitsbezogene Angaben zu Calcium zugelassen (in Klammern sind jeweils die Nummern der zugehörigen ID-Nummern der Health Claims angegeben):
  a) trägt zur normalen Blutgerinnung bei (ID 230, 236)
  b) trägt zu einem normalen Energiestoffwechsel bei (ID 234)
  c) trägt zur normalen Muskelfunktion bei (ID 226, 230, 235)
  d) trägt zur normalen Neurotransmission bei (ID 227, 230, 235)
  e) trägt zu einer normalen Funktion von Verdauungsenzymen bei (ID 355)
  f) spielt eine Rolle bei der normalen Zellteilung und -differenzierung (ID 237)
  g) trägt zum Erhalt von Knochen und Zähnen bei (ID 224, 230, 231, 350, 354, 2731, 3155, 4311, 4312, 4703, 4704)

Für eine Reihe von Behauptungen war der wissenschaftliche Nachweis nicht ausreichend. So gibt es keine Zulassungen für Aussagen, die sich auf einen normalen Blutdruck, normale Haare und Nägel, einen normalen LDL-Cholesterinspiegel, einen normalen HDL-Cholesterinspiegel, verminderte Müdigkeit und Erschöpfung, Unterstützung des Säure-Basen-Haushaltes und normale psychische Funktion beziehen (vgl. EUROPEAN COMMISSION (EC), EU Register on nutrition and health claims, 2013).

Es wird die Aufnahme von 800 mg Calcium pro Tag empfohlen. Die Mindestmenge für einen Health Claim beträgt somit 120 mg pro 100 g oder 100 ml Lebensmittel bzw. Einzelportion sowie 60 mg je 100 ml für Getränke (vgl. LMIV, 2011).

Die Zugabe einer Kombination aus Calcium und Vitamin D kann mit der Aussage beworben werden: «Calcium und Vitamin D werden für die Aufrechterhaltung normaler Knochen benötigt.» Die signifikante Menge für Calcium beträgt in diesem Fall ebenfalls 120 mg pro 100 g oder 100 ml bzw. Einzelportion pro Tag für Erwachsene sowie 60 mg je 100 ml für Getränke. Für Vitamin D sind 0,75 µg je 100 g oder 100 ml bzw. Einzelportion pro Tag für Erwachsene sowie 0,38 µg je 100 ml für Getränke ausreichend (vgl. LMIV, 2011).

Das Bundesinstitut für Risikobewertung empfiehlt einen «tolerable upper intake level (UL)» von 2500 mg Calcium/Tag für Erwachsene bzw. 30 % der empfohlenen Referenzmenge pro 100 g/ml für Milchersatzprodukte bzw. für besonders gekennzeichnete Getränke (vgl. BFR, 2004, Verwendung von Mineralstoffen in Lebensmitteln, S. 93).

Gesundheitsbezogene Angaben zu Jod: Die Europäische Kommission hat folgende gesundheitsbezogene Angaben zu Jod zugelassen (in Klammern sind jeweils die Nummern der zugehörigen ID-Nummern der Health Claims angegeben):
   a) trägt zur normalen kognitiven Funktion bei (ID 273)
   b) trägt zum normalen Energiestoffwechsel bei (ID 274, 402)
   c) trägt zur normalen Funktion des Nervensystems bei (ID 273)
   d) trägt zur Aufrechterhaltung von normaler Haut bei (ID 370)
   e) trägt zur normalen Produktion der Schilddrüsenhormone sowie zur normalen Schilddrüsenfunktion bei (ID 274, 1237)
   f) trägt zum normalen Wachstum von Kindern bei (ID N/A)

Die Europäische Behörde für Lebensmittelsicherheit gibt für Jod verschiedene UL für Kinder in unterschiedlichen Altersgruppen und für Erwachsene an (vgl. EUROPEAN COMMISSION (EC), EU Register on nutrition and health claims, 2013). Diese liegen mit 200 bis 600 µg/Tag alle oberhalb der Referenzmenge von 150 µg (vgl. LMIV, 2011).

Gesundheitsbezogene Angaben zu Zink: Die Europäische Kommission hat folgende gesundheitsbezogene Angaben zu Zink zugelassen (in Klammern sind jeweils die Nummern der zugehörigen ID-Nummern der Health Claims angegeben) (vgl. EUROPEAN COMMISSION (EU), EU register on nutrition and health claims, 2013):
   a) trägt zur normalen DNA-Synthese und Zellteilung bei (ID 292, 293, 1759)
   b) trägt zum normalen Säure-Basen-Stoffwechsel bei (ID 360)
   c) trägt zum normalen Kohlenhydrat-Stoffwechsel bei (ID 382)
   d) trägt zur normalen kognitiven Funktion bei (ID 296)
   e) trägt zur normalen Fruchtbarkeit und Fortpflanzung bei (ID 297, 300)
   f) trägt zum normalen Stoffwechsel der Makronährstoffe bei (ID 2890)
   g) trägt zum normalen Fettsäuren-Stoffwechsel bei (ID 302)
   h) trägt zum normalen Vitamin-A-Stoffwechsel bei (ID 361)

i) trägt zur normalen Proteinsynthese bei (ID 293, 4293)
j) trägt zur Aufrechterhaltung normaler Knochen bei (ID 295, 1756)
k) trägt zur Aufrechterhaltung von normalem Haar bei (ID 412)
l) trägt zur Aufrechterhaltung von normalen Nägeln bei (ID 412)
m) trägt zur Aufrechterhaltung von normaler Haut bei (ID 293)
n) trägt zur Aufrechterhaltung von normalem Testosteron-Level im Blut bei (ID 301)
o) trägt zur Aufrechterhaltung von normalem Sehvermögen bei (ID 361)
p) trägt zur normalen Funktion des Immunsystems bei (ID 291, 1757)
q) trägt zum Schutz der Zellbestandteile vor oxidativen Schäden bei (ID 294, 1758)
r) spielt eine Rolle bei der normalen Zellteilung (ID 292, 293, 1759)

In der Europäischen Lebensmittelinformationsverordnung wird für Zink die Menge von 10 mg als Tagesbedarf für den Erwachsenen angegeben. Für die Verwendung von den oben genannten gesundheitsbezogenen Angaben müssen demnach mindestens 1,5 mg pro 100 g bzw. 100 ml oder Portion bzw. 0,75 mg pro 100 ml im Getränk enthalten sein (vgl. LMIV, 2011).

Das Bundesinstitut für Risikobewertung empfiehlt einen UL von 25 mg/Tag für Erwachsene und bei Nahrungsergänzungsmitteln eine Obergrenze von 2,25 mg/Tagesdosis für Personen ab 17 Jahren. Weiterhin wird grundsätzlich davon abgeraten, Lebensmittel mit Zink anzureichern. Kinder und Jugendliche sollten möglichst kein Zink in Form von NEM aufnehmen (vgl. BFR, 2004, Verwendung von Mineralstoffen in Lebensmitteln, S. 253–259).

5.2.6 Mit «sonstigen Stoffen» angereicherte Lebensmittel

Es gibt zahlreiche Lebensmittel, denen man einen hohen Gesundheitswert zuschreibt, da sie Inhaltstoffe wie z. B. Carotinoide oder Polyphenole enthalten. Solche Lebensmittel werden in den Medien immer wieder mit dem Begriff «Superfoods» bezeichnet. Zwar gibt es für diesen Begriff keine offizielle bzw. rechtlich bindende Definition, doch wird er in Lexika mit «als sehr nährstoffreiche Lebensmittel mit hohen Mengen an Vitaminen, Mineralstoffen, Ballaststoffen, Antioxidantien und/oder Phytonährstoffen» beschrieben (vgl. OXFORD ENGLISH DICTIONARY, 2015; vgl. MERRIAM-WEBSTER DICTIONARY 2015). Zu den «Superfoods» im Sinne dieser Definition zählen vor allem verschiedene Obst- und Gemüsesorten (z. B. Acai-Beeren,

Goji-Beeren, Heidelbeeren, Rote Beete und Granatapfel), aber auch Kakao und Chiasamen (vgl. EUFIC, 2015). Obwohl man diesen Lebensmitteln einen im Vergleich zu anderen Nahrungsmitteln höheren gesundheitlichen Nutzen zuschreibt, dürfen Produkte, die diese Nahrungsmittel enthalten bzw. die genannten Lebensmittel selbst, aus den in Kap. 5.2.3 genannten Gründen in den meisten Fällen nicht mit gesundheitsbezogenen Angaben beworben werden.

Im Folgenden werden nur Health Claims für «sonstige Stoffe» näher erläutert, die besonders für Veganer relevant sind. Aufgrund der Vermeidung von tierischen Lebensmitteln kann es bei Veganern zu einem Mangel in der Proteinversorgung kommen. Weiterhin kommt es zu einer Unterversorgung mit ω-3-Fettsäuren aus marinen Quellen (Fisch), sodass bei Nichtbeachtung erforderlicher diätetischer Maßnahmen eine Supplementation bzw. der Verzehr entsprechend angereicherter Lebensmittel hilfreich sein kann, um den täglichen Bedarf zu decken (s. Kap. 2).

Gesundheitsbezogene Angaben zu ω-3-Fettsäuren: Für Veganer sind bezüglich zusätzlicher Supplementierung bei den ω-3-Fettsäuren nur die langkettigen Säuren Eicosapentaensäure (EPA) und Docosahexaensäure (DHA) relevant, da Veganer Alpha-Linolensäure (ALA) ausreichend über pflanzliche Lebensmittel aufnehmen können.
Die Europäische Kommission hat folgende gesundheitsbezogene Angaben zu DHA zugelassen (in Klammern sind jeweils die Nummern der zugehörigen ID-Nummern der Health Claims angegeben):

- a) trägt zur Aufrechterhaltung einer normalen Gehirnfunktion bei (ID 497, 501, 510, 513, 519, 521, 534, 540, 565, 626, 631, 688, 689, 690, 704, 742, 1323, 1360, 3148, 3151, 4294).*
- b) trägt zur Aufrechterhaltung der normalen Sehkraft bei (ID 508, 510, 513, 519, 529, 540, 627, 632, 688, 743, 2905, 3149, 4294).*
  *Diese Claims dürfen nur genutzt werden, wenn mindestens 40 mg DHA pro 100 g bzw. 100 kcal im Produkt enthalten sind. Dem Verbraucher soll die Information gegeben werden, dass zur Erzielung der günstigen Auswirkung auf die Gehirnfunktion und auf die Sehkraft 250 mg DHA pro Tag erforderlich sind.
- c) trägt zur Aufrechterhaltung eines normalen Triglycerid-Spiegels im Blut bei (ID 533, 691, 3150). Dieser Health Claim ist nur bei Lebensmitteln erlaubt, über die eine Aufnahme von 2 g DHA pro Tag möglich ist und die DHA in Kombination mit EPA enthalten. Der Verbraucher soll dar-

über informiert werden, dass zur Erzielung der günstigen Wirkung eine Menge von 2 g täglich notwendig ist. Des Weiteren soll ihm die Information gegeben werden, dass er nicht mehr als 5 g EPA und DHA zusätzlich am Tag aufnehmen soll. Lebensmittel, die für Kinder bestimmt sind, dürfen nicht mit dieser gesundheitsbezogenen Aussage beworben werden (vgl. EUROPEAN COMMISSION (EC), EU Register on nutrition and health claims, 2013).

Zu DHA sind zwei weitere Health Claims nach Artikel 14 der Health-Claims-Verordnung zugelassen. Hierbei handelt es sich um Angaben, die die Entwicklung und Gesundheit von Kindern betreffen (vgl. HCVO, 2006). DHA:
a) mütterlicherseits aufgenommen, trägt zur normalen Gehirnentwicklung des Fötus bzw. gestillter Säuglinge bei (ID N/A).**
b) mütterlicherseits aufgenommen, trägt zur normalen Augenentwicklung des Fötus bzw. gestillter Säuglinge bei (ID N/A).**
**Schwangeren und stillenden Frauen soll die Information gegeben werden, dass der günstige Effekt nur erreicht werden kann, wenn zu der empfohlenen täglichen Aufnahme von ω3-Fettsäuren für Erwachsene zusätzlich 200 mg DHA aufgenommen werden.

Die Europäische Kommission hat folgende gesundheitsbezogene Angaben zu DHA und EPA zugelassen (in Klammern sind jeweils die Nummern der zugehörigen ID-Nummern der Health Claims angegeben):
a) tragen zur normalen Herzfunktion bei (ID 504, 506, 510, 516, 527, 538, 688, 703, 1128, 1317, 1324, 1325, 1360). Zur Erzielung der günstigen Auswirkung auf die Herzfunktion sollen 250 mg EPA und DHA pro Tag aufgenommen werden.
b) tragen zur Aufrechterhaltung eines normalen Blutdrucks bei (ID 502, 506, 516, 703, 1317, 1324). Diese Aussage ist nur dann zulässig, wenn mit dem Verzehr des Lebensmittels eine tägliche Aufnahme von 3 g EPA und DHA gewährleistet wird. Der Verbraucher soll zudem darüber informiert werden, dass zur Erzielung der günstigen Wirkung eine Menge von 3 g täglich notwendig ist. Des Weiteren soll ihm die Information gegeben werden, dass er nicht mehr als 5 g EPA und DHA kombiniert am Tag zusätzlich aufnehmen soll. Für Lebensmittel, die für Kinder bestimmt sind, ist diese gesundheitsbezogene Aussage unzulässig.
c) trägt zur Aufrechterhaltung eines normalen Triglycerid-Spiegels im Blut bei (ID 506, 517, 527, 538, 1317, 1324, 1325). Dieser Health Claim ist nur

für Lebensmittel erlaubt, über die eine Aufnahme von 2 g EPA und DHA pro Tag möglich ist. Der Verbraucher soll darüber informiert werden, dass zur Erzielung der günstigen Wirkung eine Menge von 2 g EPA und DHA täglich notwendig ist. Des Weiteren soll ihm die Information gegeben werden, dass er nicht mehr als 5 g EPA und DHA zusätzlich am Tag aufnehmen soll. Lebensmittel, die für Kinder bestimmt sind, dürfen nicht mit dieser gesundheitsbezogenen Aussage beworben werden (vgl. EUROPEAN COMMISSION (EC), EU Register on nutrition and health claims, 2013).

Gesundheitsbezogene Angaben zu Protein
Die EU-Kommission hat 3 gesundheitsbezogene Angaben zu Protein zugelassen (in Klammern sind jeweils die Nummern der zugehörigen ID-Nummern der Health Claims angegeben):
  a) trägt zum Wachstum der Muskelmasse bei (ID 15, 417, 593, 594, 595, 715, 1398).
  b) trägt zur Aufrechterhaltung der Muskelmasse bei (ID 415, 417, 593, 594, 595, 715, 1398).
  c) trägt zur Aufrechterhaltung normaler Knochen bei (ID 416, 4704).

Die Voraussetzung für die Verwendung dieser Aussagen ist die Berücksichtigung der Bedingungen für die im Anhang der HCVO aufgelisteten nährwertbezogenen Angaben bezüglich des Ausdrucks «Proteinquelle» (vgl. EUROPEAN COMMISSION (EC), EU Register on nutrition and health claims, 2013). Daraus geht hervor, dass die «Angabe, ein Lebensmittel sei eine Proteinquelle, sowie jegliche Angabe, die für den Verbraucher voraussichtlich dieselbe Bedeutung hat, (…) nur zulässig [ist], wenn auf den Proteinanteil mindestens 20 % des gesamten Brennwerts des Lebensmittels entfallen.» (vgl. HCVO, 2006).

6 Vegane Ernährung in der Beratungspraxis

Sigrid Siebert in Zusammenarbeit mit Theresia Schoppe

In diesem Kapitel wird erläutert, wie eine gesundheitsfördernde vegane Ernährungsweise in die Praxis umgesetzt werden kann. Es richtet sich damit sowohl an Personen, die diese Umstellung aus eigenem Antrieb und individuell vornehmen, als auch an Berater und Beraterinnen, die entsprechende Klienten professionell bei dieser Umstellung begleiten.

Bei der Umstellung auf eine gesundheitsfördernde vegane Ernährung stellen sich im Vorfeld folgende Fragen:
▸ Wie kann eine bedarfsgerechte, ausgewogene und abwechslungsreiche vegane Speiseplangestaltung aussehen? Welche Art und welche Menge an Lebensmitteln sind dafür notwendig?
▸ Welche Motive leiten den Klienten beim Kauf von Lebensmitteln? Was sind die Kriterien, nach denen der Klient bisher seine Lebensmittelauswahl trifft?
▸ Worauf sollte beim Kauf von Lebensmitteln geachtet werden?
▸ Welche Aspekte der Lebensmittelqualität gibt es?
▸ Welche Empfehlungen können zur Zubereitung von Lebensmitteln gegeben werden?
▸ Welche aktuellen Trends können sinnvoll für eine Optimierung genutzt werden? Was motiviert den Klienten nachhaltig für die Umstellung auf eine gesunde Ernährung?
▸ Wie lässt sich eine gute Compliance erreichen?

6.1 Das Modell des «Veganen Tellers» – Empfehlungen zur Lebensmittelauswahl

Bei der Umsetzung von Empfehlungen zur Lebensmittelauswahl haben sich grafische Darstellungen in der Beratungspraxis bewährt. Die Darstellung des «veganen Tellers» veranschaulicht die Lebensmittelauswahl und die Verzehrsmenge eines Tages (Abb. 6-1).

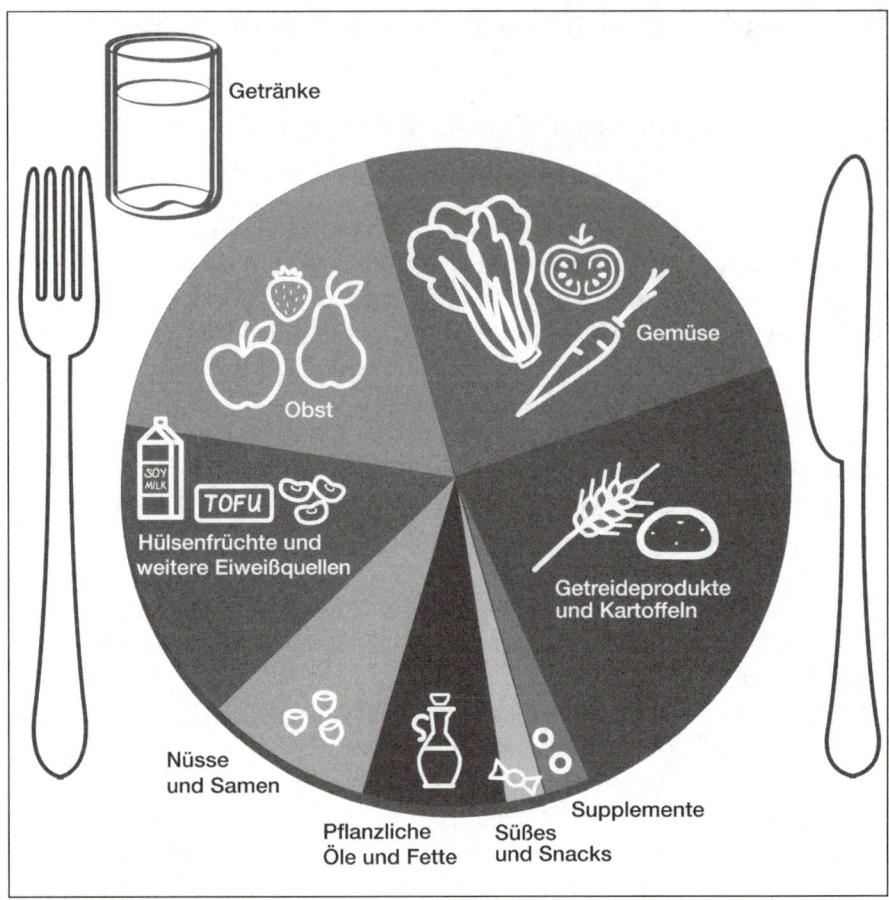

Abb. 6-1: Der vegane Teller.

6.1.1 Der «vegane Teller»

Die unterschiedlich großen Segmente bzw. dargestellten Lebensmittelgruppen des «veganen Tellers» repräsentieren die Bedeutung, die sie anteilsmäßig an der Gesamtverzehrsmenge des Tages einnehmen sollten. Die Empfehlungen für die Lebensmittelauswahl sind angelehnt an die vegetarische Lebensmittelpyramide der Loma Linda University (vgl. HADDAD et al. 2008).

Ergänzende Empfehlungen zum «veganen Teller»
Angegeben werden Lebensmittelgruppen und Verzehrsempfehlungen pro Tag (entspricht einer Energieaufnahme von etwa 1800 Kalorien/Tag)
- **Reichlich Flüssigkeit:** etwa 1,5–2 l bzw. 6 Gläser (300 ml) pro Tag trinken. Zu empfehlen sind (Mineral-)Wasser, alkoholfreie und energiearme Getränke wie Kräuter- und Früchtetees, verdünnte Obstsäfte.
- **Obst:** mindestens 2-3 Portionen pro Tag verzehren. Eine Portion entspricht etwa 150 g frischem bzw. 35 g getrocknetem Obst. Zu bevorzugen ist Frischobst, püriert als Mus bzw. Mixgetränke, ein kleiner Teil als Trockenobst, Saft oder gesüßt als Fruchtaufstrich.
- **Gemüse:** mindestens 3–4 Portionen pro Tag verzehren. Eine Portion entspricht etwa 150 g. Empfehlenswert ist die Aufnahme zum Teil als nicht erhitzte Frischkost, inklusive Salat und Wildpflanzen, püriert als Mixgetränke, gegart, ein kleiner Teil als Saft, ergänzt durch Keimlinge und Sprossen.

Empfehlung für die Aufnahme an Gemüse und Obst «in den Farben des Regenbogens»

(verschiedenfarbige pflanzliche Lebensmittel maximieren den gesundheitlichen Nutzen)

Grün: grüne Blattgemüse wie Grünkohl, Mangold, Feldsalat, Wildpflanzen, Broccoli, Stachelbeere

Orange: Möhre, Mango, Aprikose, Kürbis, Süßkartoffel, Orange, essbare Blüten wie Kapuzinerkresse

Orange-Gelb: Möhre, Mango, Pfirsich, Nektarine, Äpfel, Paprika

Rot: Tomate, Äpfel, Kirsche, rote Johannisbeere, Himbeere, Erdbeere, Granatapfel, rote Banane, Paprika, Preiselbeere, Cranberry

Lila: Aubergine, Rote Bete, Rotkohl, Beerenobst wie Holunder, Brombeere, schwarze Johannisbeere, Aroniabeere, Heidelbeere, rote Zwiebel, Traube, Pflaume

Gelb-Grün: Gurke, grüne Bohne, Paprika, Kiwi, Spinat, Mais, Chinakohl, Pampelmuse

Weiß-Grün: Knoblauch, Zwiebel, Pilze, Lauch, Sellerie, Pastinake

---

- **Getreideprodukte und Kartoffeln:** (etwa 3–5 Portionen pro Tag verzehren), zu bevorzugen sind Vollkornprodukte. Eine Portion entspricht:
  - Getreide/Reis (50–60 g roh bzw. 150–180 g gekocht)
  - Teigwaren (50–60 g roh bzw. 150–180 g gekocht)
  - Brot und Backwaren (1–2 Scheiben Brot, etwa 50–80 g)

- Kartoffeln 200 g (entspricht 3 Kartoffeln jeweils in der Größe eines Hühnereis)
- Getreideflocken 50–60 g

▶ **Hülsenfrüchte und weitere Eiweißquellen:** etwa 1–3 Portionen pro Tag verzehren. Zum Beispiel Produkte auf Basis von Soja, Süßlupine und Weizen verzehren. Eine Portion entspricht 40 g getrockneten bzw. 100 g gekochten Linsen, Bohnen oder Kichererbsen; 100 g Tofu bzw. Seitan, 200 ml Soja-Drink bzw. Soja-Joghurt.

▶ **Nüsse und Samen:** 50–60 g pro Tag verzehren, ganz oder zerkleinert, angekeimt oder als Nussmus.

▶ **Pflanzliche Öle und Fette:** etwa 2 Portionen pro Tag verzehren. Eine Portion entspricht 15 g/ml Fett bzw. Öl, 70 g Avocado, 100 g Oliven. Zu bevorzugen sind ungehärtete, naturbelassen hergestellte Margarinen bzw. Fette und kalt gepresste Öle.

▶ **Süßigkeiten:** In kleinen Mengen verzehren, zu bevorzugen sind Schokolade mit hohem Kakaoanteil, Produkte mit alternativen Süßungsmitteln gesüßt, da sie durch deren Eigengeschmack zur Einsparung der Süßungsmittelmenge beitragen.

▶ **Supplemente und angereicherte Produkte:** Supplemente sollten je nach Bedarf eingesetzt werden. Dabei ist es wichtig die Versorgung mit kritischen Nährstoffen wie z. B. Vitamin B_{12}, Jod, Calcium und Vitamin D sicherzustellen. Die Zufuhr kann in Form von angereicherten Lebensmitteln (Functional Food) oder als Supplement erfolgen. Die Zufuhr von Mineralstoffen sollte unabhängig von den Mahlzeiten und über den Tag verteilt erfolgen (vgl. BURGERSTEIN, 2007, S. 466).

Tagesbeispiel einer ausgewogenen veganen Kost
In Anlehnung an das Modell des «veganen Tellers» wird im Folgenden ein Tagesbeispiel für eine Frau von 30 Jahren mit einer Größe von 164 cm und einem Gewicht von 59 kg erstellt. Der Grundumsatz liegt bei circa 1380 kcal (berechnet nach der Formel von Harris und Benedict):

$655{,}1 \pm (9{,}563 \times kg) \pm (1{,}850 \times cm) - (4{,}676 \times Alter)$

Ausgehend von einem PAL-Faktor von 1,4, der einer hauptsächlich sitzenden Tätigkeit entspricht, ergibt sich ein täglicher Energiebedarf von etwa 1800–1900 kcal (DGE/ÖGE/SGE/SVE 2013, S. 24–27).

PAL-Wert

PAL steht für «Physical Activity Level» (Maß für die körperliche Aktivität). Um den Gesamtenergiebedarf zu erhalten, wird der PAL-Wert mit dem Grundumsatz multipliziert (DGE, 2015).

PAL-Wert	
für sitzende oder liegende Tätigkeit	1,2
für fast ausschließlich sitzende Tätigkeit	1,4–1,5
für überwiegend sitzende Tätigkeit mit stehender oder gehender Aktivität	1,6–1,7
für überwiegend stehende oder gehende Tätigkeit	1,8–1,9
für körperlich anstrengende Tätigkeiten	2,0–2,4

Tab. 6-1: Tagesbeispiel einer veganen Kost.

Frühstück	Müsli aus 40 g Haferflocken, 10 g Cornflakes, 5 g Leinsamen, 4 g Weizenkleie, 10 g Haselnüssen und 10 g getrocknete Cranberries mit 150 ml Soja-Drink (ggf. mit Vitaminen und Mineralstoffen angereichert) 300ml Tee
Zwischenmahlzeit	1 Weizenbrötchen mit 50 g Konfitüre, 125 g Sojajogurt Vanille (ggf. mit Vitaminen und Mineralstoffen angereichert)
Mittagessen	Linsen-Spinat-Dal aus 100 g gegartem Spinat, 100 g gegarten roten Linsen, 100 g gegarter Batate (Süßkartoffel), 50 g gegartem Porree, 50 ml Hafersahne, 12 g Olivenöl, 250 ml Gemüsebrühe, Koriander, Currypulver, Zitronensaft, 1 g Jodsalz und Pfeffer 200 ml Orangensaft
Zwischenmahlzeit	25 g Zartbitterschokolade, Cappuccino aus 150 ml Kaffee und 100 ml Soja-Drink (ggf. mit Vitaminen und Mineralstoffen angereichert)
Abendessen	100 g Feldsalat mit einem halben Apfel, 10 g Walnüssen, 50 g Tofu, 20 g dunklem Balsamico-Essig, 12 g Olivenöl, 1 g Jodsalz und Pfeffer 1 halbes Vollkornbrötchen mit Senf und Gurke, 1 halbes Vollkornbrötchen mit 20 g Cashewnussmus
Spätmahlzeit	120 g Karotten
Über den Tag verteilt	1 l calciumreiches Mineralwasser

Tab. 6-2: Auswertung des Tagesbeispiels einer veganen Kost. (EBISpro 2011; SOUCI et al. 2008; WAHRBURG und EGERT 2014; Herstellerangaben).

	Sollwert nach D-A-CH	Ist-Wert nach Plan
Kcal	1800–1900	1882
Protein	47 g	58 g
Kohlenhydrate	> 214–226 g/ > 50 Energieprozent	232 g/ 51–54 Energieprozent
Ballaststoffe	30 g	45 g
Fett	< 60–63 g/ < 30 Energieprozent	66 g/ 31–33 Energieprozent
Jod	200/150 µg	59 µg
Eisen	15 mg	19 mg
Calcium	1000 mg	1497 mg
Vitamin D	20 µg	2,8 µg
Vitamin B_2	1,1 mg	1,3 mg
Vitamin B_{12}	3 µg	1,4 µg
Verhältnis von Linolsäure zu Alpha-Linolensäure	5:1	6:1

Anhand der Analyse wird deutlich, dass die Energiezufuhr mit 1882 kcal exakt im empfohlenen Bereich von 1800–1900 kcal liegt. Die hier vorgestellte Kost deckt mit ca. 58 g den Nährstoff Protein ausreichend ab. Wie von DGE, ÖGE und SGE empfohlen, werden hier mehr als 50 % der täglichen Energiezufuhr durch Kohlenhydrate geliefert. Die Ballaststoffzufuhr beträgt ca. 45 g und liegt damit über der DGE-Empfehlung von mindestens 30 g. Mit ca. 66 g Fett liefert die geplante Kost die empfohlene tägliche Fettzufuhr von ca. 30 Energieprozent.

Es wird aus der Analyse allerdings auch ersichtlich, dass die empfohlene Tagesmenge für Jod (150–200 µg) mit ca. 59 µg nicht erreicht wird. Die Verwendung von Jodsalz kann hier eine unzureichende Versorgung ausgleichen. Andere Mikronährstoffe wie Eisen, Calcium und Vitamin B_2 werden mit der geplanten Kost hingegen in ausreichender Menge zugeführt. Auch ohne Verwendung von Functional Food bzw. angereicherten Produkten wie Sojamilch und Sojajoghurt liegen die Zufuhrmengen für die genannten Nährstoffe noch im optimalen Bereich. Die Verwendung von 1 Liter calciumreichem Mineralwasser erhöht die Aufnahmemenge zusätzlich. Die Vitamin-D-Versorgung kann nicht abschließend bewertet werden, da hier nur die Versorgung über die Zufuhr mit Nahrungsmitteln berücksichtigt werden kann. Die Empfehlung für die Zufuhr von Vitamin B_{12} wird mit ca. 1,4 µg zu 47 % erreicht. Dafür sind angereicherte Produkte wie Sojamilch und Sojajoghurt als Quelle notwendig, da alle anderen im Plan aufgeführten Lebensmittel kein Vitamin B_{12} enthalten. Das Verhältnis von Linolsäure zu α-Linolensäure von maximal 5:1 wird in der geplanten Kost mit einem Verhältnis von etwa 6:1 leicht überschritten und ist mit einer Beilage von 5 g Leinöl (plus 45 kcal) leicht zu optimieren.

Das Tagesbeispiel zeigt, dass die Zufuhr der potenziell kritischen Nährstoffe Protein, Eisen, Calcium und Vitamin B_2 bei einer gut geplanten veganen Kost gewährleistet werden kann. Jod, Vitamin D und Vitamin B_{12} können jedoch ohne die Verwendung angereicherter Lebensmittel bzw. einer Supplementierung nur in unzureichender Menge zugeführt werden. Insbesondere muss auf das Verhältnis von Linolsäure zu α-Linolensäure durch Verwendung geeigneter Fettlieferanten geachtet werden.

(Weitere Beispiele veganer Tagespläne: s. Anhang)

> **Wichtige Empfehlungen auf einen Blick**
>
> Für die Beratung sind besonders die kritischen Nährstoffe wie Protein, Vitamin B_{12}, Calcium, Vitamin B_2, Zink, Eisen, Vitamin D, Jod und ω-3-Fettsäuren von Relevanz.
>
> - Die **Basis**: eine abwechslungsreiche Ernährung, bestehend aus frischem Gemüse, Obst, Vollkornprodukten, Hülsenfrüchten, Nüssen und Samen sowie hochwertigen Ölen.
> - **Protein** in ausreichender Menge zuführen: verschiedene Proteinquellen wie Getreide, Hülsenfrüchte, Nüsse und Samen in den Speiseplan aufnehmen und miteinander kombinieren.
> - **Eisenaufnahme optimieren**: eisenreiche Lebensmittel wie grüne Gemüse, grüne Smoothies (z. B. aus Weizengras oder Brennnessel), Quinoa, Amaranth, Hirse, Haferflocken, Hülsenfrüchte, Nüsse und Samen immer mit Vitamin C, also frischem Obst oder Gemüse, kombinieren. Tannine in Schwarz- und Grüntee, Sojaprotein und Polyphenole, z. B. in Rotwein, hemmen die Aufnahme.
> - Auf **ausreichend Calcium** achten: Sowohl grüne Gemüse wie Grünkohl, Brennnessel, Wirsingkohl, Broccoli und Fenchel als auch Sesam und Mohn, Mandeln, Kichererbsen, mit Calciumchlorid gewonnener Tofu, calciumreiche Mineralwässer (> 150 mg/l) und angereicherte Sojamilch sind gute Quellen. Vitamin D verbessert die Aufnahme; Phytinsäure in Vollkorngetreide, Oxalsäure z. B. in Kakao, Rhabarber und Mangold sowie Ballaststoffe hemmen die Aufnahme.
> - **Vitamin B_{12} integrieren**: idealerweise in Form von Supplementen, angereicherten Lebensmitteln und/oder Zahnpasta.
> - **Viel Zeit draußen verbringen**: während der Sommermonate täglich 5–30 Minuten, abhängig vom Hauttyp einplanen. Im Winter bei Bedarf Vitamin-D-Supplemente einnehmen.

- **Öle und Samen mit ω-3-Fettsäuren** wählen: Leinöl und aufgebrochene bzw. geschrotete Leinsamen, Hanföl und Hanfsamen, Walnussöl und Walnüsse, Rapsöl und eingeweichte bzw. zerkleinerte Chiasamen. Ein Teelöffel Leinöl (2 g) oder auch ein Esslöffel Rapsöl (12 g) decken den Tagesbedarf. Produkte mit Raps- oder Leinöl bevorzugen, Maiskeim-, Soja-, Sonnenblumenöl mit hohem Anteil an Linolsäure nur selten verwenden.
- **Zinkaufnahme sicherstellen:** Weizenkeime, (Para-)Nüsse, Haferflocken, Amaranth, Buchweizen, Sojaprodukte, Kürbiskerne, Mohnsamen, Hülsenfrüchte sind gute Quellen; Kaffee und schwarzer Tee, Ballaststoffe, Phytinsäure in Vollkornprodukten hemmen die Aufnahme.
- **Jodversorgung sicherstellen:** gelegentlich Algen, jodiertes Speisesalz, jodhaltiges Mineralwasser (> 100 µg/l) verwenden.
- **Vitamin B_2:** Keimlinge, Nüsse, Vollkorngetreide, Hülsenfrüchte sind gute Quellen.
- **Ergänzende Empfehlungen:** Bewegung, moderater bis kein Alkoholkonsum sowie Nichtrauchen sind wichtige Faktoren, die zur Gesunderhaltung beitragen.

6.1.2 Weitere Aspekte der Lebensmittelauswahl

Neben der optimalen Zusammenstellung einer veganen Ernährung ist es für den Berater wichtig, Aspekte wie persönliche Vorlieben, Konstitutionstyp, Verträglichkeit und Genussfähigkeit bei den Empfehlungen zu berücksichtigen und sie mit dem Klienten zu besprechen, da sie Einfluss auf dessen Compliance haben. Diese Aspekte werden im Folgenden genauer betrachtet.

Individualität und persönliche Prägung des Essverhaltens: Jeder Mensch hat seine persönliche Ess-Biografie. Dabei spielen Erfahrungen und Erlebnisse in der Kindheit, Beziehungen und soziokulturelle Komponenten eine wesentliche Rolle. Menschen folgen bei der täglichen Entscheidung, was, wie, wann, mit wem und wie viel sie essen, diesen esskulturellen Mustern. Sie sind erlernt, werden reflektiert und weiterentwickelt (vgl. METHFESSEL 2011, S. 129). Daher sollten zusätzlich zu den Empfehlungen die persönlichen Vorlieben und Abneigungen des Klienten ebenso wie seine Werte und seine Einstellung zum Essen berücksichtigt werden.

Verträglichkeit: Bei der Umstellung auf eine vegane Ernährung kann es aufgrund des hohen Anteils an pflanzlichen Lebensmitteln am Anfang zu Flatulenzen kommen. Die Verträglichkeit kann durch bewusstes Essen mit Pausen, intensives, gründliches und langsames Kauen gefördert werden und ist daher den Klienten zu empfehlen. Eine Ernährungsumstellung sollte nicht zu schnell und radikal erfolgen. Ferner kann die Verträglichkeit durch Zusatz von Kräutern und Gewürzen oder durch verschiedene Zubereitungsarten (z. B. Zerkleinern, Raspeln oder Mixen von Gemüse und Obst oder das ausreichende Garen von Getreide) verbessert werden. (vgl. LEITZMANN 2013, S. 324).

Konstitutionstypen: Mit dem Begriff «Konstitution» wird die individuelle Merkmalsausprägung eines Menschen beschrieben. Die Beachtung der individuellen Konstitutionstypen hat in der Ernährungsberatung große Bedeutung. Mithilfe der Konstitutionslehre können Empfehlungen individuell verfeinert und effizienter gestaltet werden. Ein solcher Ansatz entspricht den Forderungen des modernen Klienten, der in seiner Persönlichkeit erkannt werden will.

Genussfähigkeit: Damit eine vegane Ernährung ihre vollständige gesundheitliche Wirkung entfalten kann, ist neben dem körperlichen auch das seelische und soziale Wohlbefinden zu beachten. Dabei spielt die Genussfähigkeit eine zentrale Rolle. Genuss ist ein positiver Sinneseindruck, der eng mit körperlichen Empfindungen verbunden ist. Um den Klienten zu unterstützen, mehr Genuss zu empfinden oder das positive Sinnesempfinden noch feiner auszubilden, helfen die «sieben Genussregeln» von Lutz (LUTZ 2002):

1. Genuss braucht Zeit
2. Genuss muss erlaubt sein
3. Genießen geht nicht nebenbei
4. Weniger ist mehr
5. Genuss ist individuell
6. Genuss braucht Erfahrung
7. Genuss ist alltäglich

Eine ausgewogene und abwechslungsreiche vegane Küche kann zu erhöhtem Genuss beitragen. Sie liefert neue Geschmackserlebnisse durch neue Kreationen und neue Lebensmittel, wie z. B. bisher nicht verwendete Gemüse- und Getreidearten, Hülsenfrüchte, Gewürze und Kräuter.

6.1.3 Lebensmittelqualität

Die Lebensmittelqualität bezeichnet die Gesamtheit aller Einzelqualitäten eines Lebensmittels. Die Vielzahl der Merkmale wird nach bestimmten Gesichtspunkten eingeteilt; z. B. nach Gesundheitswert (Energiegehalt, Nährstoffgehalt, Bekömmlichkeit, Verträglichkeit usw.), Genusswert (sensorische Qualität, Geruch, Geschmack, Aussehen oder Konsistenz) oder ideellen Wer-

ten (z. B. Anbauweise, Verarbeitungsgrad, Herkunft, Verpackung). KOERBER et al. (2012) unterteilen die Lebensmittelqualität nach den Aspekten «Einzelner Mensch» (Genusswert, Gesundheitswert, psychologischer Wert, Eignungswert), «Umwelt» (ökologischer Wert) und «Gesellschaft» (soziokultureller, ökonomischer und politischer Wert). Daher werden als praktische Empfehlung nach Koerber, Leitzmann und Männle sieben «Grundsätze für einen nachhaltigen Ernährungsstil» abgeleitet (vgl. KOERBER et al., 2012). Diese lauten:
- Bevorzugung pflanzlicher Lebensmittel
- Bevorzugung ökologisch erzeugter Lebensmittel
- Bevorzugung fair gehandelter Lebensmittel
- Bevorzugung regional und saisonal erzeugter Lebensmittel
- Bevorzugung gering verarbeiteter Lebensmittel – reichlich Frischkost
- Genussvolle und bekömmliche Speisen

Die einzelnen Empfehlungen werden im folgenden Abschnitt näher ausgeführt und können als Argumentationshilfen für die Beratungspraxis dienen.

Bio-Qualität: Ein wichtiger Qualitätsaspekt ist die Erzeugung von Lebensmitteln durch biologischen Anbau. Bio- bzw. Öko-Produkte entsprechen den Vorgaben der EU-Bio-Richtlinien. Diese verbieten den Einsatz synthetischer und bedenklicher Zusatzstoffe. Ökologische Lebensmittel enthalten weniger Schadstoffe und belasten die Umwelt weniger als konventionelle Erzeugnisse. Zudem fördert der Öko-Landbau natürliche Kreisläufe und verzichtet auf Gentechnik und Bestrahlung. Schließlich sprechen für ökologisch erzeugte Lebensmittel auch gesundheitliche Vorteile wie geringere Rückstände von Pestiziden und i. d. R. niedrigere Nitratwerte.

Fairer Handel: Fair gehandelte Konsumartikel wie Kaffee, Tee, Schokolade und Bananen geben dem Verbraucher die Chance, einen Beitrag zur Unterstützung der Produzenten in Entwicklungsländern zu leisten. Fairer Handel schützt vor Kinderarbeit, sorgt für eine gerechtere Entlohnung der Erzeuger und eine Abnahmegarantie durch langfristige Verträge. Er beinhaltet Trinkwasserschutz und die Einhaltung von Umweltauflagen.

Saisonale und regionale Produkte: Lebensmittel, die regional erzeugt und verbraucht werden, benötigen weniger Energie- und Rohstoffe als solche, die über große Distanzen transportiert werden. Ebenso lassen sich durch einen saisongerechten Anbau (also ohne beheizte Treibhäuser im Winter) große Mengen Energie und CO_2-Emissionen einsparen. Freilanderzeugnisse enthalten gegenüber Gewächshausprodukten durchschnittlich weniger Rückstände z. B. an Nitrat und Pestiziden.

Verarbeitungsgrad und Herstellungsverfahren: Die Lebensmittelerzeugung kommt ohne Be- und Verarbeitungsprozesse nicht aus. Dabei sollten jedoch möglichst nährstoff- und energieschonende Verfahren bevorzugt werden. Gering verarbeitete, das heißt möglichst naturbelassene Lebensmittel, enthalten in der Regel mehr essenzielle Inhaltsstoffe und gesundheitsfördernde Substanzen. Als besonderes Qualitätszeichen kann im deutschen Lebensmittel-Einzelhandel das neuform-Qualitätszeichen der Reformhaus e.G. gelten. Lebensmittel, auf die dieses Qualitätszeichen aufgedruckt sind, sind ohne Fetthärtung, Gentechnik, Nanotechnologie, Begasung und Bestrahlung be- und verarbeitet worden; sie enthalten auch keinerlei unnötige und chemisch-synthetische Zusatzstoffe.

Nährstoffschonende Zubereitung und wenig Verpackung: Lebensmittel sollten bei möglichst niedrigen Temperaturen und so kurz wie möglich gegart werden. Das erhält den natürlichen Geschmack und Nährstoffverluste können minimiert werden. Wenig bzw. unverpackte Lebensmittel helfen, die Verpackungsabfälle zu reduzieren.

6.2 Die Vielfalt veganer Alternativprodukte

Lebensmittelhersteller und -handel haben den Vegan-Trend erkannt. Das Sortiment veganer Produkte in Naturkostläden und Reformhäusern wächst ebenso wie in klassischen Supermärkten und Discountern. Lag der Umsatz mit Fleischersatzprodukten und pflanzlichen Brotaufstrichen 2010 noch bei ca. 123 Millionen €, so ist er in den darauffolgenden vier Jahren jeweils um 75 % gestiegen (STATISTA, 2015).

Vegane Produkte werden in unterschiedlichen Qualitäten angeboten. Auf der einen Seite gibt es qualitativ hochwertige Produkte, hergestellt mit Rohstoffen aus biologischem Anbau, z. T. fair gehandelt, nur gering verarbeitet, aus wenigen unterschiedlichen Zutaten zusammengesetzt und frei von synthetischen Zusatzstoffen. Auf der anderen Seite gibt es eine Vielfalt stark verarbeiteter veganer Produkte mit hohem Salzgehalt und vielen Zusatzstoffen, zugesetzten Aromen und angereichert mit Vitaminen und Mineralien. Deren Klimabilanz fällt gegenüber den weniger stark verarbeiteten meist drastisch ab. In den folgenden Abschnitten werden verschiedene vegane Produkte vorgestellt und Unterschiede bezüglich ihrer Herstellung, ihrer Inhaltsstoffe und ihrer Verwendung beschrieben. Folgende Qualitätskriterien können als Entscheidungshilfe für den Klienten genutzt werden:

- Verarbeitungsgrad
- Klimabilanz
- Zutatenliste
- Ernährungsphysiologische Bewertung
- Art und Dauer der Zubereitung
- Geschmacksvorlieben des Klienten

6.2.1 Alternativen zu Fleisch und Wurst

Vielen Klienten fällt die Umstellung auf eine vegane Kost mit Fleischersatzprodukten leichter. Aufgrund ihrer persönlichen Essbiografie sind sie gewohnt, optisch und geschmacklich ähnliche Speisen zu verzehren. Auf dem Lebensmittelmarkt ist mittlerweile eine Vielzahl unterschiedlicher veganer Alternativen sowohl für Fleisch und Wurst als auch für Fisch und Meeresfrüchte zu finden. Sie unterscheiden sich z. B. in ihrem Verarbeitungsgrad. Wenig verarbeitete Alternativen sind Tofu, Tempeh, Süßlupinentofu und Seitan. Sie dienen als Basis für die Herstellung von Fleischgerichten wie Bratlingen, Bolognese, Braten oder Schnitzel. Die Proteingehalte pro Portion ähneln denen von Fleisch, Fisch und Wurst (vgl. Abb. 6-2).

Tofu besteht lediglich aus Wasser und gemahlenen Sojabohnen und wird mithilfe eines Gerinnungsmittels (z. B. Calciumsulfat, Magnesiumsulfat oder Nigari hergestellt (vgl. SHURTLEFF und AOYAGI 2000, S. 115–131). Tofu ist geschmacksneutral, fett- und kalorienarm. Neben der Naturform ist Tofu auch als Räuchertofu oder versetzt mit Kräutern und Gewürzen in verschiedenen Geschmacksrichtungen erhältlich.

Aus **Süßlupinen** kann ein mit Tofu vergleichbares Proteinprodukt hergestellt werden, das im Handel als «Lopino» vertrieben wird. Süßlupine ist im Vergleich zur Lupine eine alkaloidarme Züchtung, die sich für den menschlichen Verzehr eignet. Süßlupine ist leichter verträglich als Hülsenfrüchte, da sie weniger blähende Substanzen enthält. Sie hat mit fast 40 % einen ähnlich hohen Proteingehalt wie Soja und ist mit 4–7 % deutlich fettärmer als die Sojabohne (20 % Fett).

Tempeh entsteht durch das Fermentieren ganzer Sojabohnen, die im Anschluss an einen Kochvorgang mit Schimmelpilzkulturen geimpft werden (vgl. BALTES und MATISSEK 2011, S. 144; SHURTLEFF und AOYAGI 1986, S. 68–83).

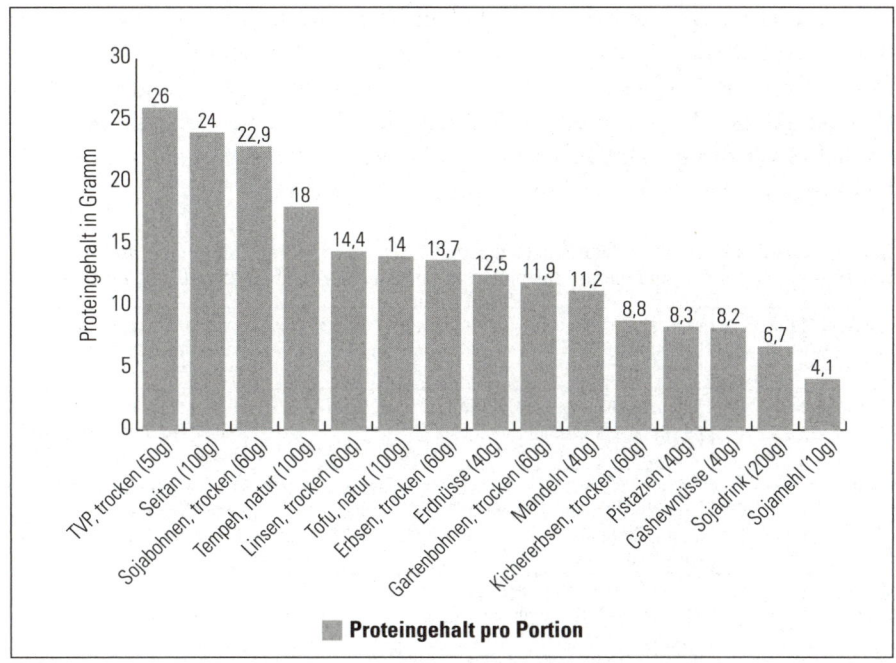

Abb. 6-2: Proteingehalte veganer Lebensmittel pro Portion (vgl. SOUCI et al. 2008; Herstellerangaben).

Seitan besteht aus Klebereiweiß (Gluten), das durch Auswaschung von Stärke aus Weizenmehl gewonnen wird (vgl. KLADE und KELLNER 2007, S. 22). Es hat eine fleischähnliche Struktur und wird in einer Marinade, z. B. mit Sojasauce, gedämpft und gegart.

Fleischalternativen wie Würstchen, Schnitzel und Bratlinge werden oft auf Basis von Soja- und Süßlupine oder deren Mehl hergestellt. Daneben gibt es zunehmend Produkte aus TVP (textured vegetable protein) bzw. TSP (textured soy protein). Bei deren Herstellung wird mithilfe chemischer Verfahren das Sojaprotein aus entfettetem Sojamehl bzw. entfettetem Sojaschrot herausgetrennt und mittels Extruder oder Nass-Spinndüsen eine fleischähnliche Masse hergestellt (vgl. KLADE und KELLNER 2007, S. 21; BALTES und MATISSEK 2011, S. 145; RIAZ 2006, S. 156–162). Sojafleisch bzw. TVP/TSP ist stärker verarbeitet als die zuvor genannten Produkte und wird z. B. als Geschnetzeltes, Gulasch oder Hackfleischgranulat mit oder ohne weitere Zutaten angeboten. Um TVP in unterschiedlichen Gerichten zu verarbeiten, wird es zuvor in kochendem Wasser bzw. Gemüsebrühe eingeweicht (vgl. Rezepte im Anhang).

Andere Fertigprodukte auf TVP/TSP-Basis wie z. B. Hackbällchen oder Bolognese enthalten Zutaten wie Salz, Gewürze, Öl bzw. Pflanzenfette und Zusatzstoffe wie Verdickungsmittel, Aromen und Farbstoffe. Einige enthalten Hefeextrakt, der dem Produkt die Geschmackskomponente «umami» («fleischähnlich») hinzufügt. Die verwendeten Zutaten und Zusatzstoffe sind denen nicht veganer fleischhaltiger Fertigprodukte vergleichbar.

Tab. 6-3: Verschiedene Alternativprodukte zu Fleisch, Fisch und Wurst, Zutatenliste und Nährwertangaben (Herstellerangaben); *aus biologischem Anbau. Angaben pro 100 g Lebensmittel.

Bio Tofu Natur	Wasser, Sojabohnen*, Gerinnungsmittel: Nigari, Calciumsulfat	Energie 131 kcal, Fett 7,5 g, Kohlenhydrate 2,9 g, Eiweiß 12,2 g
Bio Tempeh	Sojabohnen*, Apfelessig*, Edelschimmelpilz Rhizopus oligosporus (Edelschimmelpilz)	Energie 193 kcal, Fett 8,3 g, Kohlenhydrate 9,4 g, Eiweiß 15,9 g
Bratwurst Bio	Seitan* (Wasser, Weizeneiweiß*), Sojasauce*, Hefeextrakt*, Zwiebeln*, Gewürze*, Salz, Verdickungsmittel: Carrageen und Johannisbrotkernmehl*; Paprikaextrakt	Energie 180 kcal, Fett 2,3 g, Kohlenhydrate 4,5 g, Eiweiß 33,4 g, Salz 1,7 g
Bio Dinkel-Bratling	Dinkelflocken*, Haferflocken*, Dinkelvollkornmehl*, Kürbiskerne*, Sonnenblumenkerne*, Zwiebelgriess*, Sesam*, Karotten*, Meersalz, Petersilie*, Knoblauch*, Liebstöckel*, Muskat*	Energie 369 kcal, Fett 8,7 g, Kohlenhydrate 52,2 g, Eiweiß 14,2 g, Salz 2 g
Bio Sojaschnitzel	Wasser, Sojaschnetzel* (teilentfettetes Sojamehl*), Panade (Wasser, Meersalz, Cornflakes* [Mais*, Meersalz], Weizenstärke*), Zwiebeln*, Weizengluten*, Sonnenblumenöl*, Sellerie*, Reismehl*, Weizenstärke*, Senf* (Wasser, Senfsaat*, Branntweinessig*, Rohrzucker*, Meersalz, Obstessig,* Gewürze*), Hefeextrakt, Meersalz, Festigungsmittel: Calciumchlorid; Verdickungsmittel: Natriumalginat	Energie 220 kcal, Fett 8,2 g, Kohlenhydrate 17,0 g, Eiweiß 16,8 g, Salz 1,4 g
Veggie Schweinefilet in Scheiben	Sojaeiweiß, Wasser, Sojaöl, Stärke (Mais- und Kartoffelstärke), Zucker, Salz, Gewürze	Energie 234 kcal, Fett 12,3 g, Kohlenhydrate 14,3 g, Eiweiß 15,6 g, Salz 1,5 g
Veggie Fischfilet in Stücken	Weizenfaser, Wasser, Sojaeiweiß, Sojaöl, Sesamöl, Olivenöl, Saccharose, Meersalz, Seetang, Hefe, hydrolisiertes Sojaprotein, Pilzextrakt, Farbstoff: Pflanzenkohle, modifizierte Maniokstärke, Sojasauce (Schwarze Sojabohnen, Wasser, Zucker, Maltose, Salz, Süßholzwurzelpulver, Hefeextrakt), Gewürze, Aroma	Energie 192 kcal, Fett 8,5 g, Kohlenhydrate 11,5 g, Eiweiß 17,3 g, Salz 1,4 g

Einige Produkte fallen durch einen hohen Fett- und Salzgehalt auf und enthalten als Süßungsmittel raffinierte Zuckerarten. Im Gegensatz dazu gibt es Produkte, die bis auf ein Gerinnungsmittel für den enthaltenen Tofu ohne Zusatzstoffe auskommen. Produkte wie Bratlinge und Burger können auch auf Basis von Lebensmitteln wie Gemüse, Hülsenfrüchten und Getreide hergestellt werden.

Stark verarbeitete vegane Fertiggerichte wie auch nicht vegane Fertiggerichte entsprechen nicht den Empfehlungen einer gesunden naturbelassenen Ernährung. Eine starke Verarbeitung führt oft zu Nährstoffverlusten (vgl. BALTES und MATISSEK 2011, S. 14).

Empfehlenswert sind Produkte, die unter Verwendung von Raps-, Soja- oder Olivenöl hergestellt wurden, frei von synthetischen Zusatzstoffen sind, keine gehärteten Fette, wenig Salz sowie keinen/wenig raffinierten Zucker enthalten. Tofu, Lopino, Seitan und Tempeh stellen aufgrund ihres geringen Verarbeitungsgrads und ihres hohen Gehaltes an pflanzlichem Protein eine gute Alternative zu Fleisch dar.

Sojabohnen aus biologischem Anbau sind frei von Gentechnik. Sojabohnen und Lupinensamen aus Europa sind aus ökologischen Gründen anderen Fleischalternativen vorzuziehen.

6.2.2 Alternativen zu Milch und Milchprodukten

Butter: Als Butter-Alternative eignet sich Margarine. Es gibt Margarinen, die mit unterschiedlich hohen Anteilen an Pflanzenölen (z. B. Sonnenblumen- oder Rapsöl) und von Natur aus festen Pflanzenfetten (wie Palmkernfett) unter Zusatz des Emulgators Lezithin hergestellt werden. Im Handel werden sie z. B. als «Reform-Margarine» angeboten. Sie sind ähnlich wie Butter wenig verarbeitet und nicht gehärtet. Sie kommen ohne synthetische Farb-, Aroma- und Konservierungsstoffe aus. Es gibt Margarinen, die mit einem hohen Anteil an natürlich festen Fetten in ihrem Aussehen der Butter ähneln.

Pflanzliche Milch-Alternative: Neben dem klassischen Milchersatz auf Sojabasis gibt es mittlerweile zahlreiche weitere Alternativen an Drinks aus Getreide wie Hafer, Dinkel, Hirse oder Reis, aus Nüssen wie Mandel, Macadamia- und Haselnuss oder auf Kokosnussbasis. Sojadrink und einige Getreidedrinks werden häufig mit den Vitaminen B_2, B_{12} und D angereichert, wie sie auch in Kuhmilch zu finden sind. Es gibt pflanzliche Drinks mit einem Calciumanteil, der jenem der Kuhmilch ähnelt (120 mg auf 100 ml). Das Calcium stammt entweder aus Algen oder es wird Calciumcarbonat aus organischen oder mineralischen Quellen hinzugefügt. Einige der Pflanzen-Drinks sind gesüßt, da anders als in Kuhmilch keine Laktose enthalten ist. Es befinden sich jedoch auch ungesüßte Varianten im Handel. Sojadrink hat einen ähnlich hohen Proteingehalt wie Kuhmilch und enthält gut ein Drittel weniger Fett, Getreidedrinks sogar bis zu zwei Dritteln weniger Fett, dafür mehr Kohlenhydrate.

Tab. 6-4: Nährwertangaben verschiedener Milchalternativen (Herstellerangaben); *aus biologischem Anbau. Angaben pro 100 g Lebensmittel.

Soja-Drink	Wasser, 6% geschälte Sojabohnen, Zucker, Tricalciumphosphat, Meersalz, Aroma, Stabilisator: Gellan; Vitamine: B_2, B_{12}, D_2	Energie 39 kcal, Fett 1,8 g, Kohlenhydrate 2,5 g, Eiweiß 3,0 g, Salz 0,04 g
Bio Hafer-Drink	Sonnenblumenöl*, Hafer* (11%), Wasser, Meersalz	Energie: 43,9 kcal, Kohlenhydrate: 7 g, Fett: 1,4 g, Eiweiß: 0,8 g, Salz: 0,1 g
Soja-Drink Calcium mit Vanille	Wasser, enthülste Sojabohnen (7,2%), roher Rohrzucker, Tricalciumphosphat, natürliches Vanillearoma, Meersalz	Energie: 47 kcal, Fett: 2,2 g, Kohlenhydrate: 2,8 g, Eiweiß: 3,7 g, Salz: 0,06 g
Bio-Dinkel Drink-Natur	Wasser, 12% Vollkorndinkel*, Sonnenblumenöl,* Meersalz	Energie 43 kcal, Fett 1,5 g, Kohlenhydrate 6,2 g, Eiweiß 0,8 g
Bio-Sojadrink Calcium	Wasser, 7,2% geschälte Sojabohnen*, 3,3% Apfeldicksaft*, 0,4% kalziumhaltige Meeresalge Lithothamnium Calcareum*, Meersalz	Energie 45 kcal, Fett 2,2 g, Kohlenhydrate 2,4 g, Eiweiß 3,7 g

Pflanzlicher Käse: Vegane Käsealternativen werden meist auf Basis von pflanzlichen Fetten wie Palmöl mit Stärke, Salz, Gewürzen, Aromen, Konservierungs- und Farbstoffen hergestellt. Es gibt mittlerweile eine große Vielfalt veganer Produkte, die von Alternativen für Hartkäse bis hin zu Frischkäse-Alternativen reichen.

Tab. 6-5: Nährwertangaben verschiedener Käse-Alternativen (Herstellerangaben); *aus biologischem Anbau. Angaben pro 100 g Lebensmittel.

Schnittkäse	Wasser, Kokosöl, modifizierte Stärke, Meersalz, vegane Aromen, Säureregulator: Zitronensäure, Konservierungsstoff: Sorbinsäure; Farbstoff: Beta-Carotin	Energie 281 kcal, Fett 21,9 g, Kohlenhydrate 21,0 g, Eiweiß < 0,1 g
Bio-Streukäse	Nährhefe, Sonnenblumenkerne*, Walnüsse*, Kürbiskerne, Hanfsamen*, Himalaya-Salz	Energie 500 kcal, Fett 36 g, Kohlenhydrate 25,0 g, Eiweiß 30,0 g
Bio-Frischkäse Pur	Sojazubereitung (Wasser, Sojabohnen*, Sojamehl*), Kokosfett*, Maltodextrin*, Reismehl*, Meersalz, Säuerungsmittel: Zitronensäure; Verdickungsmittel: Johannisbrotkernmehl*, Xanthan; Antioxidationsmittel: Ascorbinsäure	Energie 281 kcal, Fett 22 g, Kohlenhydrate 9,0 g, Eiweiß 3,8 g

Pflanzlicher Joghurt: Die Auswahl an veganen Joghurtalternativen, meist auf Sojabasis, wird immer umfangreicher. Mittlerweile gibt es zahlreiche verschiedene Sorten veganer Fruchtjoghurts, cremige Produkte mit Fruchtpüree oder puddingähnliche Sojadesserts. Neben den für die Herstellung notwendigen Joghurtkulturen werden den Sojajoghurts und -puddings zum Teil auch

Vitamine und Calcium zugesetzt. Weitere Zusätze sind Stabilisatoren, Verdickungsmittel, Emulgatoren, Antioxidationsmittel, Säureregulatoren und Aromen. Vegane Joghurtalternativen mit Fruchtzubereitungen weisen (wie auch nichtvegane Fruchtjoghurts) häufig mehr Zucker auf als Naturjoghurt.

Zur eigenen Herstellung von Joghurt eignet sich Sojadrink, der mit Joghurtkulturen versetzt in einem geschlossenen Behälter an einem warmen Ort (20–30° C) während 12–24 Stunden reift. Als weitere Alternative eines veganen Joghurts kann glattgerührter Seidentofu verwendet werden. Seidentofu hat durch den höheren Anteil an Wasser bzw. Molke im Vergleich zu Tofu eine Konsistenz, die der von Joghurt ähnlich ist.

Tab. 6-6: Nährwertangaben verschiedener Joghurtalternativen (Herstellerangaben); *aus biologischem Anbau. Angaben pro 100 g Lebensmittel.

Bio Sojajoghurt Natur mild	Sojadrink (Wasser, Sojabohnen*), Glucose*, Rohrohrzucker*, Meersalz, Joghurtkulturen	Energie 57 kcal, Fett 2,2 g, davon gesättigte Fettsäuren 0,4 g, Kohlenhydrate 4,9 g, davon Zucker 2,7 g, Eiweiß 4,3 g
Sojajoghurt Natur	Wasser, 7,9% geschälte Sojabohnen, Tricalciumcitrat, Stabilisator: Pektin, Säureregulatoren: Zitronensäure, Natriumcitrat; natürliches Aroma, Meersalz, Antioxidationsmittel (stark tocopherolhaltige Extrakte, Fettsäureester der Ascorbinsäure), Vitamine: B_{12}, D_2; Joghurtkulturen (Str. thermophilus, L. bulgaricus),	Energie 50 kcal, Fett 2,3 g, davon gesättigte Fettsäuren 0,4 g, Kohlenhydrate 2,1 g, Eiweiß 4,0 g
Bio Soja-Joghurt Mandel	Wasser, geschälte Sojabohnen*, Mandeln*, Stabilisator: Pektin, natürliches Aroma*, Säureregulatoren: Apfel-, Zitronensäure, Meersalz, Joghurtkulturen (Str. thermophilus, L. bulgaricus),	Energie 52 kcal, Fett 3,3 g, davon gesättigte Fettsäuren 0,5 g, Kohlenhydrate 0,4 g, davon Zucker 0,0 g, Eiweiß 4,0 g
Soja-Joghurt Kirsche	Wasser, geschälte Sojabohnen, Zucker, Kirschen, Kirschsaft aus Fruchtkonzentrat, Glucose-Fruktose-Sirup, Tricalciumcitrat, Stabilisator (Pektin), Säureregulatoren (Natriumcitrat, Zitronensäure), Farbstoff (Anthocyane), Verdickungsmittel (modifizierte Maisstärke), Karottensaftkonzentrat, Aroma, Meersalz, Antioxidationsmittel (stark tocopherolhaltige Extrakte, Ascorbylpalmitat), Vitamine (Riboflavin (B_2), B_{12}, D_2), Joghurtkulturen (Str. thermophilus, L. bulgaricus)	Energie 75 kcal, Fett 2 g, davon gesättigte Fettsäuren 0,4 g, Kohlenhydrate 9,4 g, davon Zucker 9,2 g, Eiweiß 3,7 g

Pflanzliche Sahnealternative: Vegane Sahne besteht meist aus Wasser, Soja oder einer Getreide- bzw. Nusssorte inklusive Kokosnuss und pflanzlichem Fett. Auch bei veganer Sahne gibt es je nach Sorte Unterschiede bezüglich der Nährwerte. Sojasahne enthält am meisten Fett, während Hafer- und Dinkelsahne weniger fetthaltig und Reissahne insgesamt am wenigsten Fett enthält. Viele der Produkte enthalten Emulgatoren, Stabilisatoren, einige auch natürliche Aromen, Antioxidations- und Verdickungsmittel. Zum Süßen wird zum Teil Glukose-Fructose- bzw. Mais- oder auch Weizensirup hinzugefügt. Neben diesen pflanzlichen Sahnealternativen, die sich vor allem zum Kochen und Backen eignen, gibt es auch Sprüh-, Schlagsahne oder Pulver, die aufgeschlagen werden. Diese bestehen aus mehreren Zutaten und enthalten viele Zusatzstoffe. Dazu zählen Stabilisatoren, Farbstoff, Emulgatoren, Säureregulatoren, Antioxidationsmittel, Verdickungsmittel, (gehärtetes) Fett und ggf. Treibgase.

Tab. 6-7: Nährwertangaben verschiedener Sahne-Alternativen (Herstellerangaben); *aus biologischem Anbau. Angaben pro 100 g Lebensmittel.

Bio Sojasahne	Wasser, Sonnenblumenöl*, enthülste Sojabohnen*, Weizensirup (glutenfrei), Emulgator Sojalecithin, Stabilisatoren Xanthan, Guarkernmehl und Carrageen, Meersalz, natürliches Aroma, Antioxidationsmittel tocopherolhaltige Extrakte	Energie 190,0 kcal, Kohlenhydrate 3,8 g, Fett 17,9 g, Eiweiß 3,1 g
Bio Hafersahne	Wasser, Hafer*, Rapsöl*, Palmöl*, Emulgator: Rapslezithin; Stabilisator: Xanthan; Meersalz	Energie 150 kcal, Fett 13,0 g, Kohlenhydrate 6,0 g, Eiweiß 1,0 g
Sprüh-/Schlagsahne	Sojadrink (Trinkwasser, Sojabohnen), Pflanzenfett gehärtet, Invertzuckersirup, Emulgator: Mono- und Diglyceride von Speisefettsäuren (pflanzlich); Verdickungsmittel: Cellulose, Natriumalginat; Säureregulatoren: Kalium- phosphat, Mononatriumcitrat; Speisesalz, Aroma (pflanzlich)	Energie 164 kcal, Fett 12,2 g, Kohlenhydrate 12,1 g, Eiweiß 1,2 g

Herzhafte vegane Aufstriche/Brotbeläge: Die Grundsubstanzen der immer größer werdenden Auswahl an herzhaften Aufstrichen sind sehr vielfältig. Sie reichen von Gemüse wie Paprika oder Tomate über Soja bzw. Tofu, Hülsenfrüchte wie Kichererbsen oder Linsen, Hefe, Nüsse und Samen bis hin zu Sonnenblumen- oder Rapsöl. Daneben gibt es pflanzliche Alternativen zu Schmalz, die mit Pflanzenfett und Zutaten wie Röstzwiebeln, getrockneten Äpfeln, Salz und Gewürzen hergestellt werden. Brotaufstriche, die Zutaten wie Soja, Süßlupine, Kichererbsen, Bohnen, Linsen oder Hefe enthalten, liefern Protein und B-Vitamine. Der Nährstoffgehalt von Produkten auf Hefebasis ist abhängig vom Hefestamm und der Zusammensetzung der Nährlösung, auf der die Hefen gezüchtet werden (vgl. REFORMHAUS FACHLEXIKON 2015).

Vegane Wurst- und Käse-Aufschnitte werden meist unter Verwendung von Zusatzstoffen wie Binde- und Verdickungsmitteln, Aromen, Farbstoffen (z. B. Eisenoxid) und Geschmacksverstärkern (z. B. Hefeextrakt) hergestellt. Einige der veganen Wurstalternativen können gesättigte Fettsäuren und viel Salz enthalten (z. B. Leberwurst) (vgl. FSA 2013; VZBV 2007).

Tab. 6-8: Nährwertangaben verschiedener herzhafter Aufstriche (Herstellerangaben); *aus biologischem Anbau. Angaben pro 100 g Lebensmittel.

Brotaufstrich: Bio Scharfe Schote	Rote Paprika*, Tomatenmark*, Wasser, Zwiebeln*, Sonnenblumenöl*, Reismehl*, Glucosesirup*, Senf (Wasser, Senfsaat*, Branntweinessig*, Meersalz, Gewürze*, Kräuter*), Knoblauch*, Zitronensaft*, Meersalz, Paprikapulver, Curry*, Pfeffer*, eingelegter Pfeffer* (grüner Pfeffer*, Salz, Branntweinessig*)	Energie 129 kcal, Fett 5,3 g, davon gesättigte Fettsäuren 0,6 g, Kohlenhydrate 16,2 g, davon Zucker 6,0 g, Eiweiß 2,2 g, Salz 2,0 g
Brotaufstrich: Bio Curry	Süßlupinensamen* gekocht 33%, Wasser, Sonnenblumenöl*, Möhren*, Apfelpüree*, Sultaninen*, Bananen* getrocknet, Agavendicksaft*, Kokosnussöl*, Meersalz, Kartoffelstärke*, Zitronensaftkonzentrat*, Curry* 0,6% (enthält SENF), Lupinenmehl*, Cayennepfeffer*, Pfeffer*	Energie 197 kcal, Fett 14,0 g, Kohlenhydrate 10,7 g, Eiweiß 4,7 g, Salz 1,6 g
Bio Schmalz:	Pflanzliche Fette ungehärtet*, Sonnenblumenöl*, getrocknete Äpfel*, Röstzwiebeln*, Apfelsaftkonzentrat*, Meersalz, Sojasauce* (Wasser, Sojabohnen*, Salz), Selleriepulver*, Tomatenmark*, Zwiebelpulver*, Zitronensaftkonzentrat*	Energie 797 kcal, Fett 6,0 g, Kohlenhydrate 6,0 g, Eiweiß 1,0 g, Salz 2,0 g

Tab. 6-9: Bewertung der Nährwerte für Lebensmittel auf 100 g nach FSA 2013; VZBV 2007.

	niedriger Gehalt	mittlerer Gehalt	hoher Gehalt
Gesamtfett	< 3 g	3–20 g	> 20 g
Gesättigte Fettsäuren	< 1,5 g	1,5–5 g	> 5 g
Zucker	< 5 g	5–12,5 g	> 12,5 g
Salz	< 0,3 g	0,3–1,5 g	> 1,5 g

Süßigkeiten und süße Aufstriche: Viele süße Aufstriche werden ohne tierische Bestandteile hergestellt. Zu diesen zählen z. B. Gelees und Konfitüren, da als Geliermittel Pektin und keine Gelatine verwendet wird. Eine Ausnahme bilden Farbstoffe, da in einigen wenigen Fällen rote Gelees oder Konfitüren mit echtem Karmin gefärbt werden, das aus Läusen hergestellt wird (vgl. AID INFODIENST 2015; KUHNERT 2014, S. 248). Auch Apfel- und Rübenkraut, einige Karamell-Aufstriche, Zartbitterschokolade-Aufstriche und Nussmuse sind überwiegend vegan.

Muse aus Nüssen und Samen: Nussmuse sind sehr vielseitig einzusetzen. Sie schmecken als Brotaufstrich, können Zutat für Saucen und Dips sein und reichern Gemüse- und Getreidegerichte mit Nähr- und Geschmacksstoffen an. Auch zur Herstellung von Süßspeisen und Backwaren finden sie Verwendung. Zudem verleihen sie Smoothies eine cremige Konsistenz und eine nussige Note.

Bei einem Teil der im Handel angebotenen Muse werden die Nüsse und Samen vor der Zerkleinerung mit Heißluft zwischen 120–140° C geröstet. Dies geschieht zum einen, um dem Nussmus einen intensiveren Geschmack zu verleihen, zum anderen aber auch, um den Schälvorgang z. B. von Mandeln zu erleichtern oder wie beim Erdnussmus die Verträglichkeit zu verbessern.

Bei der Selbstherstellung von Nussmusen in Rohkostqualität können die Nüsse und Samen vor der Herstellung einige Stunden eingeweicht und anschließend getrocknet werden, um die Verträglichkeit zu verbessern. Anschließend werden sie püriert. Dazu eignen sich Mixer mit einer starken Motorleistung, da sich der Motor eines Mixers mit niedriger Leistung ansonsten zu stark erwärmt.

Süßigkeiten, Schokolade: Das Sortiment veganer Süßigkeiten hat sich in den vergangenen Jahren vergrößert. Bisher konnten Veganer bei Schokolade nur auf Zartbitterschokolade ohne Milchbestandteile zurückgreifen. Mittlerweile gibt es «Milch»-Schokolade, die mithilfe von Reisdrinkpulver oder Reissirup, Sojaprotein, Süßlupinenmehl oder Haselnusspaste hergestellt wird. Die meisten der veganen «Milch»-Schokoladen haben einen höheren Brennwert als das Originalprodukt mit Kuhmilch (in einigen wenigen Fällen bis zu 650 kcal pro 100 g).

Bei Fruchtgummi und ähnlichen Süßigkeiten treten keine großen Unterschiede zwischen veganen und nicht veganen Produkten auf. Beide Varianten enthalten hauptsächlich Kohlenhydrate in Form von Zucker und nahezu kein Fett. Die veganen Produkte werden mittels Geliermittel wie z. B. Pektin, Gellan oder Carrageen hergestellt.

Kochen und Backen ohne Ei: Eigelb enthält Lezithin, das für die emulgierende Wirkung zur Herstellung von Backwaren oder Saucen wie Mayonnaise und Remoulade verantwortlich ist (vgl. RIMBACH et al. 2010, S. 61). Das Ei kann durch Zutaten mit ähnlichen Eigenschaften ersetzt werden. Dafür eignet sich Lezithin, das als Granulat im Handel erhältlich ist und vor der Verwendung mit etwas Flüssigkeit eingeweicht wird. Zum Backen eignen sich Soja- oder Süßlupinenmehl bzw. Ei-Ersatz-Pulver auf Basis von Soja oder Süßlupine. Sie besitzen durch das enthaltene Lezithin die gleiche emulgierende Wirkung (vgl. TERNES et al. 2005, S. 1735). Diese Pulver eignen sich jedoch nicht zur Herstellung von veganem Rührei. Einige Teigarten, die ohne Ei auskommen, sind Mürbe-, Hefe- oder Quark-Ölteige, wobei hier der Quark durch (Seiden-)Tofu oder veganem Frischkäse ersetzt werden kann. Rührteige können unter Verwendung von reichlich Öl, kohlensäurehaltigem Mineralwasser, Essig und Backpulver oft ohne Ei hergestellt werden.

Vegane Ernährung in der Beratungspraxis 253

Tab. 6-10: Einsatzmöglichkeiten von Ei-Alternativen zur Herstellung verschiedener Speisen.

1 Esslöffel **Sojamehl/Süßlupinenmehl** und 2 EL Flüssigkeit kann die Bindungswirkung eines Eies ersetzen z. B. bei Kuchenteigen. Ca. 1 EL Sojamehl auf ca. 100 g (Vollkorn-)Mehl.
Vegane Aufstrichpasten auf Hefebasis können Bratlingsmassen (Grünkern- und andere Getreideschrotmassen) binden ca. 1–2 EL (10–20 g) Paste auf 125 g Schrot.
Lezithin als Emulgator zum Herstellen von Mayonnaisen und Margarinen verwenden. Dafür Lezithin-Granulat in Flüssigkeit auflösen. Lezithin verbessert außerdem die Backeigenschaften von Kuchenteigen.
Hirseflocken, Hefeflocken, Kartoffelpüree Pulver, zerdrückte gekochte **Kartoffeln** oder **Hafermehl** sind zum Abbinden von Saucen und Suppen zu verwenden.
Ei-Ersatz-Pulver nach Herstellerangaben mit Wasser aufschlagen und anschließend unter den Teig heben. Ei-Ersatz-Pulver kann mit Fruchtsaft aufgeschlagen werden, z. B. beim Einsatz in Kuchenteigen, sodass die Ei-Ersatz-Masse mehr Geschmack in den Teig einbringt. Ei-Ersatz-Pulver kommt als Lockerungsmittel in (Pfannen-)Kuchenteigen zum Einsatz.
Drei bis vier gestrichene Teelöffel **Natron** und zwei bis drei Teelöffel **Apfelessig** auf 500 g Mehl lockern Rührteige auf.
Fein zerstampfte, gekochte **Kartoffeln**, 50g Seidentofu, eine halbe reife **Banane** oder 2–3 Esslöffel **Apfelmus** binden ähnlich wie ein Ei und halten den Teig gleichzeitig feucht und saftig.
1 Esslöffel **Chiasamen** oder 1 Esslöffel **geschrotete Leinsamen** in Wasser 2–3 Minuten quellen lassen, binden Kuchen- und Waffelteige.
2 Esslöffel **Mehl** zusammen mit einem ½ Päckchen **Backpulver** und 2 EL Wasser ersetzen ein Ei.

Vegane Binde- und Geliermittel: Neben den bekannten Binde- und Geliermitteln wie Pektin, Agar Agar oder Stärken sind weitere vegane Alternativen erhältlich. **Johannisbrotkernmehl** wird aus den Samen des Johannisbrotbaumes gewonnen (vgl. AID INFODIENST 2015; EBERMANN und ELMADFA 2011, S. 656f). Es ist geschmacksneutral, besitzt sehr gute Quelleigenschaften und bildet in Verbindung mit Wasser eine gelartige, hochviskose Masse. Darüber hinaus kann es die Wirkung anderer veganer Bindemittel verbessern (vgl. KUHNERT 2014, S. 160). Es kann für die Herstellung von Backwaren, Süßspeisen und Desserts sowie für Suppen und Saucen verwendet werden. 1 g wird für 100 ml kalte oder für 200 ml warme Flüssigkeit benötigt. Ein erneutes Aufkochen nach Zugabe dieses Mehls ist nicht nötig, kalte Flüssigkeiten benötigen lediglich noch 10–15 Minuten Quellzeit (vgl. AID INFODIENST 2015; EBERMANN und ELMADFA 2011, S. 656f). Echtes **Pfeilwurzelmehl** wird aus den Wurzeln von Pflanzen der Familie der Marantaceae hergestellt; **Tapiokamehl** z. B. aus Maniok (vgl. TERNES et al. 2005, S. 137, 1145; MASSHOLDER o. J.). Pfeilwurzelmehl kann als Bindemittel für Saucen und für Desserts wie etwa Puddings oder Cremes genutzt werden. Für 250 ml Flüssigkeit benötigt man etwa 1–2 Teelöffel Pfeilwurzelmehl (vgl. TERNES et al. 2005, S. 137, 1145; MASSHOLDER o. J.). Echtes **Sago** ist die Stärke aus dem Mark der Sagopalme. Als Quelle für einen preiswerten Sagoersatz dienen andere stärkeliefernde

Pflanzen wie Kartoffeln oder Maniok. Auf dem Markt ist Sago meist in granulierter Form als Perlsago erhältlich. Es eignet sich gut für die Zubereitung von Desserts wie Pudding, Grütze und Kaltschale, außerdem für Suppen (vgl. TERNES et al. 2005). **Konjakpulver** wird aus dem gemahlenen Wurzelstock der Teufelszunge gewonnen. Es wird aufgrund seines hohen Quellvermögens zum Gelieren, als Füllstoff, zur Sättigung und zur Herstellung von (Shirataki-) Nudeln eingesetzt.

Tab. 6-11: Vegane Austauschtabelle für tierische Lebensmittel.

tierisches Produkt	vegane Alternative
Fleisch und Fleischprodukte	
Fleisch und Fleischprodukte	Tofu, Seitan, Süßlupinentofu, TVP oder Produkte daraus
Hackfleisch	Soja-Granulat, Tofu zerkrümelt
Burger	Auf Basis von Süßlupinen, Soja, Tofu- oder Seitan, Bratlinge z. B. aus Gemüse, Grünkern oder Kichererbsen
Wurstaufschnitt/Würstchen	Brat- und als Snack-Würstchen in unterschiedlichen Sorten (z. B. Weißwurst) auf Basis von Süßlupinen, Soja, Tofu- oder Seitan
Fisch im Allgemeinen	Soja, Seitan-Basis, z. T. unter Zusatz von Algen
Kaviar	aus Geliermittel Calciumalginat aus Seetang
Milch und Milchprodukte	
Milch	Pflanzendrinks auf Basis von Soja, Süßlupine, Getreide, Nüssen oder Kokosnuss
Butter	Pflanzenfett, pflanzliche Margarine
Joghurt	pflanzlicher Joghurt aus Sojadrink, glattgerührter Seidentofu, Kokos- oder Cashewjoghurt selbstgemacht
Quark	Sojajogurt, veganer Frischkäse oder (Seiden-) Tofu
Sahne	pflanzliche Sahne auf Basis von Soja, Getreide, Nüssen, Kokosmilch
Schlag- und Sprühsahne	einige pflanzliche Kochcremes, pflanzliche Schlagcreme aus Soja, Getreide Nüssen oder Kokosmilch, pflanzliche Sprühsahne
Kaffeeweißer	Kaffeeweißer mit Kokosfett in Pulverform
Crème fraîche, Sauerrahm u.Ä.	pflanzliche «Sour Cream», pflanzlicher Sauerrahm, in Gerichten auch Verwendung von pflanzlicher Kochsahne möglich
Käseaufschnitt allgemein	in unterschiedlicher Zusammensetzung für unterschiedliche Käsesorten wie z. B. Gouda, Edamer oder Cheddar
Mozzarella	z. B. aus Wasser, Pflanzenöl, Tofu und Sojaprotein
Parmesan	z. B. aus Wasser, Pflanzenöl, Stärke und Sojaprotein. Pinienkerne gemahlen, vermischt mit Hefeflocken
Käse zum Überbacken	Gemisch aus Sojasahne, Hefeflocken, Mehl, Senf und Gewürzen oder veganem Käse
Eier	
	Ei-Ersatz-Pulver (auch speziell für Eiweiß oder Eigelb erhältlich), Soja- oder Süßlupinenmehl, Banane, Apfelmus, Lezithin
Rührei	Tofu mit Kala Namak (schwefelhaltiges Steinsalz)

tierisches Produkt	vegane Alternative
Süßungsmittel und Süßigkeiten	
Honig	z. B. Agavencreme, Agavendicksaft, Zuckerrübensirup, Apfelsirup, Ahornsirup, Creme auf Fructosebasis mit Honigaroma
Schokolade im Allgemeinen	Zartbitterschokolade, Schokolade mit Reispulver oder -sirup, mit Sojaprotein, Lupinenmehl oder Haselnusspaste
Weingummi im Allgemeinen	mit Pektin, Gellan oder Carrageen, mit Reis- oder Maisstärke
Kekse, Gebäck im Allgemeinen	Gebäcke ohne Milch- und Eibestandteile

6.3 Vegane Ernährungstrends

Die Grundlagen bzw. die Lebensmittelauswahl einer gut geplanten veganen Ernährung wurden im Abschnitt 7.1. behandelt. Viele Klienten möchten ihre vegane Ernährung weiter optimieren. Sie sind experimentierfreudig und suchen nach zusätzlichen Anregungen, um die Umsetzung alltagsgerechter zu gestalten, ihre Nährstoffversorgung zu verbessern, die Verfügbarkeit von Nährstoffen in Lebensmitteln weiter zu erhöhen oder den Genusswert von Speisen zu steigern.

Viele Menschen verbinden Essen neben seiner sättigenden Wirkung stärker mit der Frage: Wie will ich leben? Auf der Suche nach neuen Herausforderungen beim Essen wird viel ausprobiert. Die heimische Küche wird zur Experimente-Werkstatt. Neue «alte» Lebensmittel wie Wildpflanzen oder «Superfoods» bereichern den Speiseplan. Die folgenden Abschnitte beschreiben die verschiedenen Trends.

6.3.1 Roh-Vegan (Raw Food)

Befürworter einer roh-veganen Ernährung gehen davon aus, dass unerhitzte Lebensmittel die höchsten Gehalte an Vitaminen, Mineralstoffen, Enzymen und verschiedenen sekundären Pflanzenstoffen aufweisen. Die Temperaturgrenze roh-veganer Lebensmittel wird mit max. 42–45° C angegeben (vgl. NÖCKER 1992, S. 29). Einige Nährstoffe, insbesondere Vitamine, sind sehr empfindlich gegenüber Licht, Sauerstoff und Hitze. Mineralstoffe hingegen sind gegen die meisten Zubereitungsarten unempfindlich. Sie werden weder durch Hitze noch durch die Einwirkung von Luftsauerstoff zerstört. Ihr Gehalt in Lebensmitteln kann jedoch durch das Auslaugen beim Waschen oder den Übergang von Mineralstoffen ins Kochwasser sinken (vgl. DGE, ÖGE, SGE und SVE 2013; AID

INFODIENST 2012). Pflanzliche Lebensmittel wie Hülsenfrüchte enthalten auch gesundheitsschädliche Substanzen (z. B. Lektine wie Phasin, Protease-Inhibitoren oder Blausäure), die zum Teil durch Einweichen, beim Kochen oder während des Keimprozesses zerstört werden (VGL. RIMBACH et al. 2010, S. 160ff). Durch diese Verarbeitungsschritte werden Hülsenfrüchte verträglich und ihre Inhaltsstoffe für den Organismus verwertbar. Für die roh-vegane Ernährung eignen sich Erbsen und besonders die Keimlinge von Mungbohnen, Luzerne und Linsen, da sie ohne Blanchieren im Vergleich zu Keimlingen anderer Hülsenfrüchte gut vertragen werden (vgl. NÖCKER 1992, S. 210).

Keimlinge: Während des Keimprozesses werden Hauptnährstoffe wie Protein und Fett zu ihren Einzelbausteinen abgebaut. Die Qualität von Proteinen und Fetten verändert sich durch das Keimen. Es entstehen neue Proteinbausteine, und Fettsäuren werden freigesetzt. Komplexe Kohlenhydrate in Hülsenfrüchten und Getreide werden zu Zuckern abgebaut, wodurch Keimlinge einen leicht süßlichen Geschmack bekommen und blähende Substanzen weitestgehend verschwinden. Der Gehalt an Vitaminen nimmt dabei ebenso zu wie der Gehalt einiger sekundärer Pflanzenstoffe (z. B. Carotin in Gerstenkeimlingen) (vgl. NÖCKER 1992, S. 59).

Tab. 6-12: Samen, die sich für die Sprossenzucht eignen (vgl. NÖCKER 1992, S. 98ff).

	Getreide	Hülsenfrüchte	Sonstige
	Weizen Gerste Hafer Hirse Dinkel Roggen	Gelbe Sojabohne Mungbohnen Adzukibohnen Kichererbsen Grüne Gartenerbsen Linsen Alfalfa (Luzerne)	Sesam Sonnenblumenkerne Kürbis Leinsamen Rettich Kresse Senf Broccoli Rote Bete Bockshornklee Buchweizen Quinoa
Keimdauer	2–5 Tage	4–5 Tage	6–7 Tage (8 Tage bei Blattgrünverwendung)
Inhaltsstoffe	Protein, Stärke, B-Vitamine, Mineralstoffe: Eisen, Calcium, Kalium, Phosphor	Protein, B-Vitamine, Vitamin C, Mineralstoffe: Eisen, Calcium, Kalium, Magnesium, Phosphor	Vitamin C, Vitamin E, ß-Carotin, Mineralstoffe: Eisen, Calcium, Kalium, Magnesium, Phosphor
Besonderheit	leicht süßlicher Geschmack	bei Hülsenfrüchten wird Blanchieren vor dem Verzehr empfohlen	leicht würzig bis scharf

Tab. 6-13: Vitamingehalt von Körnern vor und nach 5 Tagen Keimzeit (Gehalt in mg/kg) (vgl. NÖCKER 1992, S. 33).

Sorte	Vitamin B_1 Samen	Vitamin B_1 Keimling	Vitamin B_2 Samen	Vitamin B_2 Keimling	Niacin Samen	Niacin Keimling
Erbse	7,2	9,2	0,7	7,3	31	32
Gerste	–	7,9	1,3	8,3	72	129
Mungbohne	8,8	10,3	1,2	10,0	26	70
Sojabohne	10,7	9,6	2,0	9,1	27	49

> **Die Anzucht von Keimen und Sprossen**
> Zu keimende Getreide oder Hülsenfrüchte in ein mit Wasser gefülltes Keimglas füllen und darin einige Stunden einweichen lassen. Anschließend das Wasser abgießen und das Glas zum Abtropfen leicht schräg auf den Kopf stellen. Mindestens zweimal am Tag das Keimgut gründlich mit kaltem Wasser spülen. Wichtig ist, darauf zu achten, dass das Wasser stets gut abtropfen kann. Die Keimlinge sollten weder austrocknen noch im Wasser liegen, um das Risiko einer Schimmelbildung zu verringern. Die fertigen Keimlinge können 2 bis 3 Tage im Kühlschrank aufbewahrt werden. Alfalfa, Kresse oder Rettichsamen können auf Küchenpapier gezüchtet werden.

Eine weitere Substanz, die als möglicher Risikofaktor bei einer roh-veganen Ernährung diskutiert wird, ist die Phytinsäure. Sie kommt hauptsächlich in den Randschichten von Getreiden, aber auch in den Samen von Hülsenfrüchten sowie in Ölsaaten vor. Phytinsäure bildet mit Protein und Mineralstoffen Komplexe, die die Resorption von Zink, Eisen, Calcium, Magnesium und Kupfer im Darm verringern. Nur wenn die Phytinsäure durch das Enzym Phytase gespalten wird, stehen dem Organismus die vorher gebundenen Nährstoffe wieder zur Verfügung. Das Enzym Phytase wird durch das Einweichen aktiviert. Nüsse und Samen werden idealerweise 12–24 Stunden eingeweicht, Getreideschrot während 8–12 Stunden.

Die Verträglichkeit einer unerhitzten Kost wird neben der Auswahl an Lebensmitteln auch durch den Zerkleinerungsgrad und das Essverhalten bestimmt. Zu Beginn einer roh-veganen Ernährung sollten eher kleine Portionen verzehrt werden. Nicht erhitzte Speisen werden erfahrungsgemäß besser vertragen, wenn sie gut gekaut und eingespeichelt werden. Verdauungsfördernde Kräuter und Gewürze wie Anis, Kümmel, Fenchel, Artischocke, Löwenzahn und Ingwer erhöhen die Bekömmlichkeit zusätzlich.

Smoothies sind eine weitere Möglichkeit, unerhitzte Nahrung zu sich zu nehmen. Dabei handelt es sich um Mixgetränke, die – anders als klassische Säfte – weitere essbare Bestandteile einer Pflanze, d. h. auch Faserstoffe, enthalten. Die Basis für grüne Smoothies bildet Obst, kombiniert mit grünen Blattgemüsen (z. B. Spinat, Salat, Möhrengrün, Weizen- oder Gerstengras, Wildpflanzen und Kräutern). Weitere Zutaten, die ergänzt werden können, sind Nüsse, Samen, Avocado und Gewürze. Smoothies sind aufgrund ihrer Zusammensetzung sehr nährstoffreich und stellen Nahrung in Flüssigform dar.

Bei der Herstellung von grünen Smoothies aus faserreichen Pflanzen und Nüssen, die sich durch einen bestimmten Zerkleinerungsgrad auszeichnen sollen, wird ein Mixer mit einer starken Motorleistung und Umdrehungszahl benötigt. Diese «Hochleistungsmixer» sollen, laut Herstellerangaben, die Zellwände von Pflanzen und Samen aufschließen und Inhaltsstoffe wie Chlorophyll, Fettsäuren und sekundäre Pflanzenstoffe wie Carotinoidverbindungen für den menschlichen Verdauungstrakt besser aufnehmbar machen. Über die Bioverfügbarkeit und den Metabolismus von Chlorophyll ist nur sehr wenig bekannt. Es wird vermutet, dass es schlecht resorbiert wird, da sich etwa 95 % im Kot wiederfinden (HOFMANN 2014).

Laboranalysen belegen, dass beim Pürieren einer Spinat-Wasser-Suspension (100 g Spinat und 200 ml Wasser), in einem Mixer mit einer Motorleistung von 3 PS der Aufschlussgrad von Chlorophyll nach 1 Minute bei 89 %, nach 2 Minuten bei 95,2 % lag (IGV BIOTECH PRÜFBERICHT). Inwieweit die Resorption von Chlorophyll durch längeres Kauen von Pflanzen eine vergleichbare Verfügbarkeit erzielt, ist nicht bekannt.

Chlorophyll ist in grünen Pflanzen wie Blattgemüse und Kräutern, z. B. Spinat, Petersilie und Minze, Weizen- und Gerstensprossen sowie in noch größeren Konzentrationen in Weizen-, Gerstengras und Algen enthalten. Grüne Süßwasseralgen sind die reichhaltigste Quelle. Die Alge Chlorella enthält ca. 3 % Chlorophyll, Spirulina knapp 1 %. Chlorophyll kommt auch in Oliven und entsprechend im Olivenöl vor, außerdem in Broccoli, Rosenkohl und Kopfsalat sowie in Alfalfa und Pfeffer.

Grüne Smoothies sind reich an Vitaminen, Mineralstoffen, sekundären Pflanzenstoffen und Ballaststoffen. Ätherische Öle z. B. aus Minze, Alkaloide aus Borretsch oder Oxalsäure aus Mangold können, in größeren Mengen aufgenommen, schädlich sein. Zum Beispiel kann Oxalsäure die Aufnahme von Mineralstoffen wie Calcium, Eisen und Magnesium im Darm hemmen. Grüne Blätter und Blattgemüse wie Spinat, Kopfsalat, Feldsalat und Rucola weisen oft einen hohen Gehalt an Nitrat auf. Aus diesem Grund empfiehlt es sich, Blattstiele, die äußeren Blätter und die Rippen solcher Gemüsesorten nicht zu verwenden oder auf Pflanzen aus biologischem Anbau zurückzugreifen. Von den empfohlenen fünf Portionen Obst und Gemüse pro Tag können Smoothies gelegentlich bis zu zwei Portionen (200–250 ml/Portion) ersetzen (AID INFODIENST 2015).

6.3.2 Veganes Fast Food

Viele Verbraucher haben zum Essen oft wenig Zeit. Vegane Fertiggerichte erfüllen dann das Bedürfnis nach einer schnellen Mahlzeit. Bei fehlender Infrastrukur bzw. ohne die Möglichkeit zum Kauf einer ausgewogenen veganen Mahlzeit ist Organisation im Voraus notwendig. Im Folgenden sind eine Reihe veganer Fast-Food-Ideen angeführt. Dabei werden gesunde «Fast Food»-Alternativen vorgestellt unter Verwendung hochwertiger Zutaten.

Die für die Fast-Food-Varianten angegebenen Nährwertangaben beziehen sich jeweils auf eine Portion. Dabei wird ersichtlich, dass die Kalorien- und Fettgehalte (Döner versus Gemüse-Döner, Fertig-Lasagne versus vegane Lasagne), meist niedriger sind.

Tab. 6-14: Nährwertvergleich von herkömmlichem und veganem Fast Food (EBISPRO 2011; SOUCI et al. 2008; WAHRBURG und EGERT 2014; Herstellerangaben).

	Portion herkömmlicher Fast Food	Portion vegane Alternative
	Fertig-Lasagne	Vegane Lasagne
kcal	842	591
Eiweiß	36 g	24 g
Kohlenhydrate	47 g	105 g
Fett	57 g	37 g
Ges. Fettsäuren	26 g	7 g
Salz	1,3 g	0,5 g
	Döner	Gemüse-Döner
kcal	787	436
Eiweiß	53 g	13 g
Kohlenhydrate	83 g	73 g
Fett	26 g	23 g
Ges. Fettsäuren	9 g	4 g
Salz	1,7 g	0,9 g

	Portion herkömmlicher Fast Food	Portion vegane Alternative
	Burger	Couscous-Burger
kcal	527	563
Eiweiß	32 g	10 g
Kohlenhydrate	36 g	64 g
Fett	28 g	26 g
Ges. Fettsäuren	14 g	4 g
Salz	2,6 g	1,5 g

6.3.3 Superfoods

«Superfoods» ist eine Trendbezeichnung für Lebensmittel mit einem hohen Gehalt an ernährungsphysiologisch bedeutenden, nicht Energie liefernden Stoffen. Auch Lebensmittel mit hohem antioxidativem Potenzial werden häufig werblich als Superfoods herausgestellt. Nach Angaben des Europäischen Informationszentrums für Lebensmittel European Food Information Council (EUFIC) gibt es keine offizielle oder rechtlich verbindliche Definition.

In der populärwissenschaftlichen Literatur werden neben einheimischen Lebensmitteln wie Broccoli, Heidelbeere oder Roter Bete vor allem «exotische» Gemüse- und Obstsorten wie Acai-Beere, Cranberry, Gojibeere, Granatapfel, Moringa u.a in «Hitlisten» geführt. Ihnen werden besondere gesundheitsfördernde Eigenschaften zugeschrieben. Eine stichhaltige wissenschaftliche Basis für solche Listen gibt es aber nicht. Wissenschaftlich veröffentlicht werden nur Werte für die Hauptnährstoffe, seltener für Vitamine und Mineralstoffe (z. B. vom US-Landwirtschaftsministerium USDA).

Eigenschaften von Superfoods: Die wichtigsten Kriterien für die Auswahl von Superfoods sind:

- Eine starke antioxidative Wirkung. Diese wird häufig mit dem ORAC-Wert angegeben (ORAC = Oxidative Radical Absorbance Capacity).
- Ein sehr hoher Gehalt an essenziellen Nährstoffen. Dabei ist in einem Superfood entweder ein einziger Nährstoff in besonders großer Menge enthalten (z. B. Vitamin C in Acerola), oder das Lebensmittel zeigt eine ernährungsphysiologisch herausragende Kombination mehrerer Mineralstoffe und/oder Vitamine (z. B. Carotin, Vitamin C und E in Sanddorn).
- In einem Superfood kommen ein oder mehrere gesundheitsfördernde Stoffe vor. Häufig erwähnt werden bioaktive Substanzen wie Resveratrol in Rotwein, EGCG in grünem Tee, ω-3-Fettsäuren in Chiasamen, Sulforaphan in Broccoli etc.

Vegane Ernährung in der Beratungspraxis 261

Tab. 6-15: Beispiele einiger Superfoods.

Häufig als Superfood ausgezeichnete Lebensmittel	
Gemüse	Algen (Chlorella, Spirulina), Hülsenfrüchte (Bohne, Linse, Soja), Knoblauch, Kohlarten (Broccoli, Rosenkohl), Kürbis, Möhren, Paprika, Rote Bete, Spinat, Tomate, Zwiebel, Wildpflanzen (Brennnessel, Löwenzahn), Moringa
Getränke	Kakao (Schokolade mit hohem Kakaoanteil), Tee (grüner, weißer Tee, Matcha), Rotwein
Getreide	Amaranth, Canihua, Brauner Reis, Gerste (als Gerstengrassaft), Hafer, Hirse, Quinoa, Weizen (als Weizengrassaft)
Gewürze	Curry, Ingwer, Koriander, Kurkuma, Meerrettich, Safran, Zimt, Nelken
Nüsse und Samen	Cashewnuss, Chiasamen, Hanfsamen, Kürbiskern, Mandel, Pinienkerne, Pistazie, Walnuss, Erdmandel
Obst	Acerola, Ananas, Avocado, Beeren (Aronia, Blaubeere, Brombeere, Cranberry, Erdbeere, Goji, Hagebutte, Maqui, Sanddorn), Camu Camu, Feige, Granatapfel, Kiwi, Zitrusfrüchte (Grapefruit, Orange, Zitrone), Noni
Öle und Fette	Kokosfett, Leinöl, Hanföl, Olivenöl

Superfoods werden als Lebensmittel in Form von Früchten und Samen angeboten, ebenso als Extrakte und Zubereitungen. Da es dafür lebensmittelrechtlich keine Standardisierungen gibt, sind Produkte unterschiedlicher Anbieter nicht vergleichbar (vgl. CLAUSEN 2015). Bei dem Verzehr von Superfoods sind bisweilen Angaben für Tageshöchstmengen wie bei Chiasamen (maximal 15 g pro Tag) zu beachten. Des Weiteren kann es, wie prinzipiell bei allen Lebensmitteln, zu Allergien und Unverträglichkeiten kommen oder wie bei der Gojibeere zu Wechselwirkungen mit bestimmten «blutverdünnenden» (gerinnungshemmenden) Medikamenten (Vitamin-K-Antagonisten) wie Phenprocoumon (Marcumar®) und Warfarin (Coumadin®). Goji-Beeren scheinen den Abbau dieser Medikamente im Körper zu blockieren, sodass es zu einer gefährlichen Wirkstoffanreicherung und verstärkter Blutungsneigung kommt. Personen, die diese Medikamente einnehmen, sollten unbedingt auf Goji-Beeren in jeglicher Form (getrocknete Früchte, Saft, Marmelade, Nahrungsergänzungsmittel) verzichten (BfR 2013).

6.3.4 Kräuter, Gewürze und Wildpflanzen

Die Verwendung von Kräutern und Gewürzen erlebt aufgrund ihrer positiven gesundheitlichen Eigenschaften als «Superfoods» in der veganen Küche eine Renaissance. Neben der antioxidativen Wirkung haben Kräuter und Gewürze auch verdauungsfördernde, antibakterielle, antivirale, antientzündliche, antimykotische, basenbildende, Nieren- und Leber stärkende und Appetit anregende Wirkungen (HIRSCH 2012). Ihr Einsatz ist eine Frage des individuellen Geschmacks.

Wildpflanzen und Wildkräuter waren als Nahrungsmittel für einen Großteil der Verbraucher lange Zeit in Vergessenheit geraten. Sie galten als lästiges Unkraut oder gar als giftige Gewächse, welche bestenfalls lediglich gemieden wurden. Mittlerweile sind wild wachsende Pflanzen nicht mehr nur bei Heilpraktikern und Kräuterkundigen beliebt, sondern finden allmählich auch wieder häufiger Verwendung in der heimischen Küche. An geeigneten Stellen wild gesammelt, bieten sie eine Vielzahl gesunder Inhaltsstoffe. Sie sind (je nach Fundstandort) weitgehend frei von chemischen Belastungen durch die Landwirtschaft und zudem kostenlos erhältlich.

Tab. 6-16: Inhaltsstoffe von Wildgemüsen, verglichen mit Kulturgemüse (vgl. FRANKE 1985; FRANKE und KENSBOCK 1981; SCHNEIDER 1984; FRANKE und LAWRENZ 1980; DÜMMER 1984; SOUCI, FACHMANN und KRAUT 1981/82; SCHUPHAN 1976).

Wildpflanzen	Wasser	Kalium	Phosphor	Magnesium	Calcium	Eisen	Vitamin C	Provitamin A	Protein
Brennnessel	84,8	410	105	71	630	7,8	333	740	5,9
Gänseblümchen	87,5	600	88	33	190	2,7	87	160	2,6
Giersch	81,7	730	95	66	110	3,5	184	948	5,3
Löwenzahn	89,9	590	68	23	50	1,2	115	–	3,3
Vogelmiere	91,5	680	54	39	80	8,4	115	383	1,5
Wegmalve	–	–	–	–	–	–	–	606	7,2
Weiße Taubnessel	–	–	–	–	–	–	–	539	4,1
Kulturgemüse									
Chicorée	94,4	192	26	13	26	0,7	10	215	0,4
Feldsalat	93,4	421	49	13	35	2	35	650	1,8
Kopfsalat	95	224	33	11	37	1,1	13	130	0,6
Rosenkohl	85	411	83	22	31	1,1	114	67	2,8
Spinat	91,6	633	55	58	126	4,1	52	700	2,5

Welche Wildkräuter und -gemüse sich für den Verzehr eignen, kann folgenden Büchern entnommen werden: «Essbare Wildpflanzen», Fleischhauer S G, Guthmann J, Spiegelberger J, AT-Verlag, 2015 oder «Essbar», Mabey, R, Haupt Verlag, 1. Auflage 2013.

6.4 Tierische Bestandteile in Lebensmitteln

Wer sich vegan ernähren möchte, sollte einen Blick auf die Zutatenliste eines Lebensmittels werfen, denn nicht alle veganen Lebensmittel werden auch durch ein entsprechendes Siegel gekennzeichnet. Enthält ein Nahrungsmittel Zutaten wie Gelatine, Milchpulver oder Butterreinfett, lässt es sich schnell als nicht vegan identifizieren. Wenn es sich bei den Zutaten um Zusatzstoffe handelt, die eventuell mit ihren E-Nummern angegeben sind, ist eine eindeutige Bewertung schwierig.

Die Angabe «Mono- und Diglyceride von Speisefettsäuren» bzw. «E 471» gibt keinen Aufschluss über die Herkunft der Fettsäuren. Überwiegend werden diese aus pflanzlichen Ölen gewonnen, in einigen Fällen aber auch aus tierischen Fetten (vgl. AID INFODIENST 2015; KUHNERT 2014, S. 308f). Dies betrifft auch Emulgatoren und Trennmittel, die aus Speisefettsäuren synthetisiert werden, sowie Salze und Ester von Speisefettsäuren, Zuckerglyceride und Stearyltartrat bzw. E 470–495 und E 570 (vgl. AID INFODIENST 2015; KUHNERT 2014, S. 308f).

Fleischersatzprodukte wie «Würstchen» sind nicht grundsätzlich vegan. Einige Produkte werden mithilfe von Eibestandteilen wie Eiklar hergestellt, andere unter Zusatz von Milchprotein. Das Mehlbehandlungsmittel L-Cystein (E 920), das in der Vergangenheit aus Keratin z. B. aus Tierhaaren oder Federn gewonnen wurde, wird heute üblicherweise fermentativ oder synthetisch hergestellt. Daher besteht in der Regel kein Risiko, dass Backwaren aus Weizenmehl Tierbestandteile enthalten (vgl. KUHNERT 2014, S. 68f).

Darüber hinaus können Stoffe tierischen Ursprungs als technische Hilfsstoffe in vegane Nahrungsmittel gelangen. Hierbei handelt es sich um Verarbeitungshilfsstoffe wie Enzyme, Katalysatoren, Flockungs- oder Filterhilfsmittel, die bei der Lebensmittelherstellung eingesetzt, meist nach Fertigstellung wieder entfernt werden und nicht im Lebensmittel verbleiben (vgl. KUHNERT 2014, S. 304f). Rückstände sind technisch jedoch nicht immer vermeidbar und daher nicht auszuschließen (vgl. VERORDNUNG (EG) NR. 1333/2008, ARTIKEL 3B). So wird z. B. Speisegelatine nicht nur als Geliermittel genutzt, sondern auch als Klärmittel für Fruchtsäfte und Wein, ist als solches aber nicht deklarationspflichtig. Auch ein Flockungsmittel aus Fischgelatine (Hausenblase) kann zu diesem Zweck eingesetzt werden (vgl. TERNES et al. 2005, S. 776; KUHNERT 2014, S. 142). Weitere nicht vegane Stoffe sind Knochenasche und Calciumphosphat, das aus Knochen hergestellt wird und Lanolin aus Schafswolle (vgl. TERNES et al. 2005, S. 2070; KUHNERT 2014, S. 308f).

Auf der anderen Seite gibt es auch Zutaten von Nahrungsmitteln, welche aufgrund ihres Namens den Anschein erwecken, tierischen Ursprungs zu sein, jedoch pflanzlich sind oder synthetisch/bakteriell hergestellt werden. Hierzu gehören z. B. Kakaobutter, das Fett der Kakaobohne (vgl. RIMBACH et al. 2010, S. 307) oder Milchsäure (E 270) (vgl. AID INFODIENST 2015; KUHNERT 2014, S. 202f).

Um auszuschließen, dass ein Lebensmittel nicht vegane Zusatzstoffe enthält, sollte die Zutatenliste gelesen und E-Stoffe gegebenenfalls recherchiert werden. Da technische Hilfsstoffe und Trägerstoffe nicht deklariert werden müssen, ist nicht immer nachvollziehbar, ob ein Produkt wirklich vegan ist. In diesem Fall kann das Vegan-Siegel Klarheit schaffen.

Tab. 6-17: Nicht vegane Zusatzstoffe, technische Hilfsstoffe (TH) und Trägerstoffe (TS) [nach AID 2015; KUHNERT 2014; RIMBACH et al. 2010].

Name des Stoffes	E-Nummer	Herkunft und Verwendung
Bienenwachs	E 901	Gewinnung durch Ausschmelzen aus Waben, nachdem diese von Honig befreit worden sind. Trennmittel für Süßwaren und Nüsse, Überzugsmittel für Obst mit glatter Oberfläche und Schokolade, gegen Austrocknung von Nüssen und Rohkaffee, Trägerstoff für die Zubereitung von Zusatzstoffen, Nahrungsergänzungen und Aromen für nicht alkoholische Getränke.
Casein, Caseinate	keine	Casein ist ein aufgeschlossenes Eiweiß aus Milch. Verwendung als verdickende oder emulgierende Lebensmittelzutat, als Flockungsmittel in der Klärung von Wein und Schaumwein.
Chitosan	keine	Gewinnung u. a. aus Chitin von Krebsschalen. Flockungsmittel in der Klärung von Bier und Wein.
Echtes Karmin, Cochenille	E 120	Gewinnung aus getrockneten befruchteten Weibchen der Scharlach-Schildlaus. Farbstoff in Getränken und Süßwaren.
Hausenblase	keine	Gewinnung aus Schwimmblase, Haut o.ä. Teilen von Fischen. Flockungsmittel in der Klärung von Säften und Wein.
Knochenasche	keine	Gewinnung aus Knochen. Verwendung als Trennmittel.
Laktit	E 966	Gewinnung aus Laktose (Milchzucker). Verwendung als Süßungsmittel und Trägerstoff.
Lysozym	E 1105	Gewinnung durch Isolation aus Hühnerei. Verwendung in der Weinherstellung zur Verhinderung des Alterungsprozesses durch den Abbau von Säure, zur Senkung des Schwefelungsbedarfes.

Name des Stoffes	E-Nummer	Herkunft und Verwendung
Fettsäuren, Mono- und Diglyceride von Speisefettsäuren und daraus hergestellte Emulgatoren und Trennmittel	E 470-496; E 570	Gewinnung aus pflanzlichen und aus tierischen Fetten. Verwendung v. a. als Emulgatoren, Trennmittel, Überzugsmittel und Trägerstoffe.
Ovalbumin	keine	Gewinnung aus Hühnerei. Verwendung bei der Weinschönung.
Schellack	E 904	Gewinnung aus den Ausscheidungen weiblicher Gummischildlackläuse. Überzugsmittel für Obst mit glatter Oberfläche, Nüsse und Schokolade sowie andere Süßwaren.
Speisegelatine	keine	Gewinnung durch Hydrolyse von Kollagen z. B. aus Sehnen, Knorpel und Knochen von Tieren. Gelier- und Verdickungsmittel, als Aufschlagmittel und Stabilisator z. B. in Süßwaren, außerdem als Klärmittel für Säfte und Wein.
Wollwachs	keine	Gewinnung aus Schafswolle. Verwendung als Kaumasse für Kaugummi.

6.5 Schlussfolgerung

In Fachkreisen werden Nutzen und mögliche Risiken einer veganen Ernährungsweise kontrovers diskutiert. Kritiker warnen davor, eine vegane Ernährung dauerhaft ohne ausreichendes Wissen durchzuführen. Befürworter führen eine Vielzahl gesundheitlicher Vorteile auf, die für die Durchführung einer veganen Ernährungsweise sprechen. In diesem Spannungsfeld übernimmt der Berater die Aufgabe, mit dem Klienten gemeinsam eine optimale Lösung zu finden.

7 Anhang

7.1 Lebensmitteltabellen

Tab. 7-1: Eisengehalt ausgewählter Lebensmittel pro Portion; [1] SOUCI, FACHMANN und KRAUT, 2008; [2] WAHRBURG und EGERT, 2009. [3] Angaben laut Hersteller.

Lebensmittel	Menge	Eisengehalt
Getreide und Getreideprodukte		
Amaranth	40 g (1 Portion)	3,6 mg[1]
Haferflocken	60 g (1 Portion)	3,5 mg[1]
Hirse	60 g (1 Portion)	4,1 mg[1]
Quinoa, trocken	60 g (1 Portion)	4,8 mg[1]
Roggenbrot	45 g (1 Scheibe)	1,0 mg[1]
Roggenvollkornbrot	50 g (1 Scheibe)	1,0 mg[1]
Weizenbrot	40 g (1 Scheibe)	0,3 mg[1]
Weizenvollkornbrot	50 g (1 Scheibe)	1,0 mg[1]
Weizenkeime	10 g (1 Esslöffel)	0,9 mg[1]
Weizenkleie	6 g (1 Esslöffel)	1,0 mg[1]
Hülsenfrüchte		
Augenbohnen, trocken	60 g (1 Portion)	4,0 mg[1]
Gartenbohnen, trocken	60 g (1 Portion)	3,9 mg[1]
Goabohnen, trocken	60 g (1 Portion)	9,0 mg[1]
Kichererbsen, trocken	60 g (1 Portion)	3,7 mg[1]
Limabohnen, trocken	60 g (1 Portion)	4,1 mg[1]
Linsen, trocken	60 g (1 Portion)	4,8 mg[1]
Tofu	100 g (1 Portion)	3,7 mg[1]
Gemüse/Obst		
Grünkohl	200 g (1 Portion)	3,8 mg[1]
Rosenkohl, roh	200 g (1 Portion)	1,8 mg[1]
Spinat, roh	200 g (1 Portion)	6,8 mg[1]
Himbeeren	125 g (1 Portion)	1,3 mg[1]
Johannisbeeren, schwarz	125 g (1 Portion)	1,6 mg[1]
Mangold, roh	200 g (1 Portion)	5,4 mg[1]
Feldsalat	50 g (1 Portion)	1 mg[2]

Lebensmittel	Menge	Eisengehalt
Nüsse/Samen		
Leinsamen	15 g (1 Esslöffel)	1,2 mg[1]
Haselnüsse	40 g (1 Portion)	1,5 mg[1]
Mandeln	40 g (1 Portion)	1,6 mg[1]
Paranüsse	40 g (1 Portion)	1,4 mg[1]
Sesam	15 g (1 Esslöffel)	1,5 mg[1]
Kürbiskerne	15 g (1 Esslöffel)	1,9 mg[2]
Sonnenblumenkerne	15 g (1 Portion)	0,9 mg[2]
Hanfsamen	15 g (1 Esslöffel)	1.8 mg[3]
Chiasamen	15 g (1 Esslöffel)	1 mg[3]

Tab. 7-2: Calciumgehalt verschiedener Lebensmittel pro Portion. [1] vgl. SOUCI, FACHMANN und KRAUT, 2008; [2] Angabe laut Hersteller; [3] üblicher Gehalt von mit Calcium angereicherten Sojadrinks; [4] vgl. WAHRBURG und EGERT, 2009; [5] vgl. HESEKER und HESEKER, 2013; [6] vgl. EFSA2009; [7] STRASSACKER 2015.

Lebensmittel	Menge	Calciumgehalt
Getreide und Getreideprodukte		
Amaranth	40 g (1 Portion)	85,6 mg[1]
Quinoa	40 g (1 Portion)	32 mg[5]
Hafer	40 g (1 Portion)	32 mg[5]
Hülsenfrüchte		
Augenbohnen, trocken	60 g (1 Portion)	57,6 mg[1]
Goabohnen, trocken	60 g (1 Portion)	31,8 mg[1]
Tofu	100 g (1 Portion)	87 mg[1]
Sojabohnen, trocken	60 g (1 Portion)	120,0 mg[1]
Gemüse		
Broccoli, roh	200 g (1 Portion)	116,0 mg[1]
Grünkohl	200 g (1 Portion)	424,0 mg[1]
Mangold	200 g (1 Portion)	206,0 mg[1]
Porree	200 g (1 Portion)	126,0 mg[1]
Rucola	50 g (1 Portion)	80,0 mg[1]
Schnittbohnen	200 g (1 Portion)	128,0 mg[1]
Schwarzwurzel	200 g (1 Portion)	106,0 mg[1]
Spinat	200 g (1 Portion)	234,0 mg[1]
Wirsingkohl	200 g (1 Portion)	128,0 mg[1]
Brennnessel	50 g (1 Portion)	355 mg[5]
Löwenzahnblätter	50 g (1 Portion)	85 mg[5]

Lebensmittel	Menge	Calciumgehalt
Nüsse/Samen		
Haselnüsse	40 g (1 Portion)	90,4 mg[1]
Mandeln	40 g (1 Portion)	100,1 mg[1]
Sesam	15 g (1 Esslöffel)	117,5 mg[1]
Mohn	15 g (1 Esslöffel)	219 mg[5]
Chiasamen	15 g (1 Esslöffel)	83,6–115,5 mg[6]
Leinsamen	15 g (1 Esslöffel)	30 mg[4]
Hanfsamen	15 g (1 Esslöffel)	21,7 mg[7]

Lebensmittel	Menge	Calciumgehalt
Getränke		
Forstetal Mineralquelle Medium	200 g (1 Glas)	117,2 mg[2]
Sojadrink Calcium	200 g (1 Glas)	240,0 mg[3]

Tab. 7-3: Vitamin B_2-Gehalt verschiedener Lebensmittel pro Portion (vgl. SOUCI, FACHMANN und KRAUT, 2008) (vgl. [1] HESEKER und HESEKER, 2013).

Lebensmittel	Menge	Vitamin B_2-Gehalt
Hülsenfrüchte		
Augenbohnen, trocken	60 g (1 Portion)	104,4 µg
Erbsen, trocken	60 g (1 Portion)	164,4 µg
Gartenbohnen, trocken	60 g (1 Portion)	106,2 µg
Limabohnen, trocken	60 g (1 Portion)	116,4 µg
Linsen, trocken	60 g (1 Portion)	159,0 µg
Sojabohnen, trocken	60 g (1 Portion)	276,0 µg
Tempeh	60 g (1 Portion)	390 µg[1]

Lebensmittel	Menge	Vitamin B_2-Gehalt
Gemüse		
Austernseitlinge	150 g (1 Portion)	427,5 µg
Broccoli, roh	200 g (1 Portion)	356,0 µg
Champignons, roh	150 g (1 Portion)	633,0 µg
Grünkohl, roh	200 g (1 Portion)	500,0 µg
Mangold, roh	200 g (1 Portion)	320,0 µg
Pastinaken, roh	200 g (1 Portion)	260,0 µg
Pfifferlinge, roh	150 g (1 Portion)	345,0 µg
Rosenkohl, roh	200 g (1 Portion)	268,0 µg
Schnittbohnen	200 g (1 Portion)	222,0 µg
Zuckermais	100 g (1 Portion)	120 µg

Lebensmittel	Menge	Vitamin B$_2$-Gehalt
Getreide		
Haferflocken	60 g (1 Portion)	90,0 µg
Roggenvollkornbrot	50 g (1 Scheibe)	75,0 µg
Weizenkeime	10 g (1 Esslöffel)	72,0 µg
Weizenkleie	6 g (1 Esslöffel)	30,6 µg
Weizenvollkornbrot	50 g (1 Scheibe)	75,0 µg
Nährhefe	5 g (1 Teelöffel)	115 µg[1]
Nüsse/Samen		
Mandeln, süß	40 g (1 Portion)	248 µg[1]
Cashewnuss	40 g (1 Portion)	104 µg[1]
Sesamsamen	15 g (1 Esslöffel)	37,5 µg[1]
Keimlinge		
Kichererbsen, gekeimt	15 g (1 Esslöffel)	22,5 µg[1]
Erbsen, gekeimt	15 g (1 Esslöffel)	22,5 µg[1]
Sojasprossen	15 g (1 Esslöffel)	24 µg[1]

Tab. 7-4: ω-3-Gehalt in Speiseölen (pro 100 g) (vgl. HESEKER und HESEKER 2013, S. 291), [1] (STRASSACKER 2015).

Lebensmittel (100g)	Linolsäure	α-Linolensäure	ernährungs-physiologische Bewertung der Öle
Leinöl	14,3 g	52,8 g	+++
Walnussöl	52,4 g	12,2 g	++
Rapsöl	15 g	8,6 g	++
Weizenkeimöl	55,7 g	7,8 g	+
Sojaöl	52,8 g	7,7 g	+
Maiskeimöl	55,5 g	1,0 g	+/−
Olivenöl	8,3 g	0,9 g	+/−
Distelöl	75,1 g	0,5 g	+/−
Sonnenblumenöl	50,2 g	0,2 g	+/−
Kürbiskernöl	49,2 g	0,5 g	+/−
Hanföl[1]	52 g	20 g	++
Chiasamenöl	24 g	63 g	+++

+++ = sehr gutes Verhältnis
++ = gutes Verhältnis
+ = gute Quelle für α-Linolensäure, Gesamtzufuhr für Verhältnis Linolsäure zu α-Linolensäure sollte nicht größer als 5:1 sein
+/− = gute Quelle für Linolsäure, Zufuhr an α-Linolensäure sollte durch weitere Lebensmittel ergänzt werden

Tab. 7-5: Fettsäuren (gesättigte, einfach ungesättigte und mehrfach ungesättigte Fettsäuren in verschiedenen Ölen) (vgl. WAHRBURG und EGERT 2009, S. 70ff).

Lebensmittel 12g (1Esslöffel)	Gesättigte FS	einfach ungesättigte FS	mehrfach ungesättigte FS
Leinöl	1	2	8
Walnussöl	1	2	8
Rapsöl	1	7	4
Weizenkeimöl	2	2	7
Sojaöl	2	3	7
Maiskeimöl	2	3	7
Olivenöl	2	9	1
Sonnenblumenöl	1	3	7
Kürbiskernöl	2	3	6

Tab. 7-6: ω-3-Gehalt ausgewählter Lebensmittel pro Portion (vgl. WAHRBURG und EGERT, 2009)
[1] Angabe laut Hersteller.

Lebensmittel	Menge	Linolensäure- Gehalt
Chiasamen	15 g (1 Esslöffel)	2,6–3,4 g[1]
Leinsamen, gemahlen	15 g (1 Esslöffel)	1,9–2,2 g
Walnüsse	20g (5 Stück)	1,6 g

Tab. 7-7: Carotingehalt verschiedener Lebensmittel pro 100 g (vgl. ELMADFA 2013, S. 93).

Lebensmittel (100g)	Gehalt an β-Carotin	Gesamtcarotingehalt
Avocado	35 µg	590 µg
Broccoli	300 µg	1560 µg
Brombeeren	120 µg	900 µg
Chicorée	3430 µg	–
Grapefruit	590 µg	3500 µg
Kopfsalat	1450 µg	8480 µg
Möhre	8480 µg	–
Orange	11 µg	400 µg
Papaya	380 µg	3440 µg
Paprika, rot	3500 µg	30370 µg
Pfirsich	90 µg	770 µg
Pflaume	80 µg	430 µg
Sauerkirschen	400 µg	1000 µg
Spinat	3250 µg	17310 µg
Stachelbeeren	70 µg	400 µg
Tomate	610 µg	12690 µg

Tab. 7-8: Proteingehalt verschiedener Lebensmittel pro Portion (vgl. NESTLÉ 2014, S. 94–97, 104f, 108, 118, 124–129). [1] (nach BLS 3.01), [2] (vgl. ANDERSEN und SOYAKA 2011, S. 281), [3] (HESEKER und HESEKER, 2013, S. 18–21, 65 f., 84, 121–124), *vgl. EFSA 2009).

Lebensmittel	Menge	Eiweißgehalt
Getreide und Getreideprodukte		
Buchweizen, geschält	20 g (1 Portion)	2 g
Bulgur	20 g (1 Portion)	2 g
Couscous	20 g (1 Portion)	2 g
Dinkel	20 g (1 Portion)	3 g
Grahambrot	40 g (1 Scheibe)	3 g
Hirse, geschält	20 g (1 Portion)	2 g
Amaranth	20 g (1 Portion)	3 g[3]
Quinoa	20 g (1 Portion)	3 g[3]
Hafer	20 g (1 Portion)	2 g[3]
Teff-Mehl	50 g (1 Portion)	5,5 g
Knäckebrot, Roggen	12 g (1 Stück)	1 g
Quinoa, roh	15 g (1 Portion)	2 g
Reis, Naturreis, roh	30 g (1 Portion)	2 g
Reis, parboiled, roh	30 g (1 Portion)	2 g
Roggenbrötchen	65 g (1 Portion)	7 g
Vollkornbrötchen	65 g (1 Portion)	5 g
Weißbrot 40 g	40 g (1 Scheibe)	3 g
Weizenkeime	10 g (1 Portion)	3 g
Weizenvollkornbrot	45 g (1 Scheibe)	3 g
Wildreis, roh	30 g (1 Portion)	4 g
Amaranth	20 g (1 Portion)	3 g
Gemüse/Wildpflanzen		
Melde	50 g (1 Portion)	1,5 g[3]
Löwenzahn	50 g (1 Portion)	1,5 g[3]
Okra	50 g (1 Portion)	1 g
Brennnessel	50 g (1 Portion)	4 g
Bambussprossen	100 g (1 Portion)	4 g
Broccoli	200 g (1 Portion)	8 g
Grünkohl	200 g (1 Portion)	9 g
Kartoffeln, roh	100 g (1 Portion)	2 g[2]
Rosenkohl	200 g (1 Portion)	9 g
Rotalgen	25 g (1 Portion)	10 g[1]
Spinat	200 g (1 Portion)	5 g
Steinpilze	200 g (1 Portion)	11 g

Lebensmittel	Menge	Eiweißgehalt
Nüsse/Samen		
Erdnüsse	50 g (1 Portion)	13 g
Kürbiskerne	15 g (1 Esslöffel)	5 g
Leinsamen	15 g (1 Esslöffel)	4 g
Mandeln, süß	15 g (10 Stk.)	4 g
Mandelmehl, entölt	20 g (1 Portion)	8 g
Sesamsamen	15 g (1 Esslöffel)	2,7 g³
Sonnenblumenkernmehl, teilweise entfettet	20 g (1 Portion)	10 g
Chiasamen	15 g (1 Portion)	3,2 g*
Hanfprotein	20 g (1 Portion)	10 g
Hanfsamen	15 g (1 Portion)	3,3 g
Kokosraspel	15 g (1 Esslöffel)	1 g³
Cashewnüsse	50 g (1 Portion)	11 g
Hülsenfrüchte/Sojaprodukte		
Bohnen, weiß	60 g (1 Portion)	16 g
Bohnensprossen	100 g (1 Portion)	4 g
Erbsen, grün	200 g (1 Portion)	12 g
Kichererbsen, getrocknet	60 g (1 Portion)	11 g
Linsen, getrocknet	60 g (1 Portion)	14 g
Sojabohne, getrocknet	60 g (1 Portion)	23 g
Sojabrot	45 g (1 Portion)	17 g
Sojaeiweiß (Fleischersatz)	50 g (1 Portion)	30 g
Sojamehl, halbfett	15 g (1 Portion)	7 g
Sojasprossen	100 g (1 Portion)	6 g
Tofu	100 g (1 Portion)	8 g³
Seidentofu	100 g (1 Portion)	4,6 g
Miso	100 g (1 Portion)	10 g³
Natto	100 g (1 Portion)	18 g³
Tempeh	100 g (1 Portion)	19 g³
Sojadrink	100 g (1 Portion)	3 g³
Seitan	100 g (1 Portion)	30 g
Süßlupine	20 g (1 Portion)	6,2 g

Tab. 7-9: Zink-Gehalt verschiedener Lebensmittel pro 100g (vgl. ELMADFA 2013, S. 88, 90, 92). [1] vgl. HESEKER und HESEKER, 2013, S. 18–23, 82, 124f.

Lebensmittel (100g)	Zink-Gehalt
Getreide und Getreideprodukte	
Weizenkeime, getrocknet	18000 μg
Quinoa	2500 μg
Haferflocken	4300 μg
Amaranth	3700 μg[1]
Buchweizen	2700 μg[1]
Hirse	2900 μg[1]
Weizenmehl Typ 405	700 μg[1]
Weizenmehl Vollkorn	2600 μg[1]

Nüsse/Samen	
Mohnsamen	8100 μg
Paranüsse	4000 μg
Walnusskerne	2700 μg[1]
Pinienkerne	4200 μg[1]
Cashewkerne	2100 μg
Erdnüsse	2800 μg
Kakaopulver, schwach entölt	8900 μg
Kürbiskerne	7030 μg
Leinsamen	5500 μg

Hülsenfrüchte/Soja	
Linsen, getrocknet	3400 μg
Kichererbsen, getrocknet	2400 μg[1]
Sojabohnen	4200 μg
Sojamehl, vollfett	4900 μg

Tab. 7-10: Jodgehalt verschiedener Algenarten pro Portion (vgl. MACARTAIN et al. 2007, S. 538).

Algenart	Menge	Jodgehalt
Dulse *(Palmaria palmata)*, getrocknet	8 g	5100 μg
Nori *(Porphyra umbilicalis)*, getrocknet	8 g	940 μg
Meeressalat *(Ulva lactuca)*, getrocknet	8 g	1300 μg
Wakame *(Undaria pinnatifida)*, getrocknet	8 g	3200 μg

Tab. 7-11: Jodgehalt pflanzlicher Lebensmittel (pro 100 g) (vgl. SOUCI, FACHMANN und KRAUT, 2008).

Lebensmittel (100g)	Jodgehalt µg
Broccoli	15 µg
Champignons	18 µg
Erdnüsse	13 µg
Feldsalat	62 µg
Karotten	15 µg
Spinat	12 µg
Jodsalz	15 bis 25 mg/kg

7.2 Vegane Tagespläne

Tag 1
- 80 g Haferflocken mit 150 g Sojajoghurt*, 100 g Erdbeeren, 15 g Sonnenblumenkernen und 15 g Kürbiskernen; 200 ml calciumreiches Mineralwasser**
- Fruchtbällchen, 1 Portion aus 53 g getrockneter Aprikose, 33 g Kokosnussraspeln, 5 g Fruchtsaft und 1 g Zimt
- Salat*** aus 100 g Kopfsalat und 100 g Tofu mit Dressing aus 50 g Senfsauce und 5 g Salatkräutern, 200 g Salzkartoffeln***; 200 ml calciumreiches Mineralwasser**
- Grüner Smoothie aus 30 g Spinat, 50 g Salatgurke, 30 g Banane, 30 g Ananas, 6 g Leinöl und 200 ml Wasser
- 50 g (Rohgewicht) Vollkornspaghetti mit Ratatouille*** aus 80 g Aubergine, 80 g Zucchini, 80 g Paprika, 100 g Tomaten, 20 g Gemüsezwiebel, 20 g Tomatenmark, 12 g Olivenöl und 15 g Knoblauch; 200 ml calciumreiches Mineralwasser**

	Sollwert nach D-A-CH	Ist-Wert nach Plan
Energie	1800–1900 kcal	1753,6 kcal
Eiweiß	47,2 g	69,4 g
Kohlenhydrate	> 214–266 g	196,3 g
Ballaststoffe	30 g	40,7 g
Fett	< 60–63 g	72,3 g
Jod	200/150 µg	112,3 µg
Eisen	15 mg	17,1 mg
Calcium	1000 mg	1005,6 mg
Vitamin D	20 µg	1,6 µg
Vitamin B_2	1,1 mg	0,6 mg
Vitamin B_{12}	3 µg	0,6 µg
Verhältnis LA zu ALA	5 zu 1	3,0 zu 1

Tag 2
- 60 g Vollkorn-Cornflakes mit 100 ml Sojadrink*, 10 g Kokosnussraspeln, 10 g Apfeldicksaft und 100 g Banane; 200 ml calciumreiches Mineralwasser**
- 48 g Fruchtriegel mit Beeren
- 50 g Pasta*** (Rohgewicht) mit 100 g Tofu, 200 g Champignons und 50 g Sojacreme; 200 ml calciumreiches Mineralwasser**
- Waffeln, 1 Portion aus 70 g Dinkelmehl Typ 630, 20 g Zucker, 6 g Stärke, 6 g Sojamehl, 70 g Sojadrink* und 15 g Rapsöl mit Fruchtpüree aus 100 g Mango
- Sushi*** aus 200 g gekochtem Reis, 50 g Salatgurke, 50 g Rote Beete, 50 g Avocado, 50 g Seitan aus 25 g Seitan Fix, 6 g Noriblatt, 15 g Sojasauce, 30 g Ingwer, 5 g Wasabipaste; 200 ml calciumreiches Mineralwasser**

	Sollwert nach D-A-CH	Ist-Wert nach Plan
Energie	1800–1900 kcal	2043,2 kcal
Eiweiß	47,2 g	88,0 g
Kohlenhydrate	> 214–266 g	279,4 g
Ballaststoffe	30 g	24,1 g
Fett	< 60–63 g	54,9 g
Jod	200/150 µg	140,5 µg
Eisen	15 mg	12,1 mg
Calcium	1000 mg	927,0 mg
Vitamin D	20 µg	6,0 µg
Vitamin B_2	1,1 mg	1,7 mg
Vitamin B_{12}	3 µg	0,3 µg
Verhältnis LA zu ALA	5 zu 1	4,8 zu 1

Tag 3

- 1 Scheibe Vollkornbrot mit Leinsamen (50 g) mit 15 g Mandelmus, 1 Vollkornbrötchen mit 25 g Avocado, 30 g Tomate und 5 g Küchenkräutern, 200 ml calciumreiches Mineralwasser**
- 30 g Studentenfutter mit Erdnüssen
- Blumenkohl-Kartoffel-Gulasch***, 1 Portion aus 250 g Kartoffeln, 150 g Blumenkohl, 60 g Gemüsezwiebel, 15 g Knoblauch, 10 g Petersilie, 12 g Olivenöl, 20 g Tomatenmark, 100 g Tomaten, 5 g Gemüsebrühe, 25 g Sojacreme und 5 g Currypulver
- Shake aus 300 ml Sojadrink*, 100 g Himbeeren und 50 g Banane
- 80 g (Rohgewicht) Vollkornspaghetti*** mit 100 g Tomatensauce und 15 g Pinienkernen; 150 g Sojadessert*; 200 ml calciumreiches Mineralwasser**

	Sollwert nach D-A-CH	Ist-Wert nach Plan
Energie	1800–1900 kcal	1752,0 kcal
Eiweiß	47,2 g	63,8 g
Kohlenhydrate	> 214–266 g	215,6 g
Ballaststoffe	30 g	40,1 g
Fett	< 60–63 g	66,0 g
Jod	200/150 µg	108,6 µg
Eisen	15 mg	14,7 mg
Calcium	1000 mg	1117,2 mg
Vitamin D	20 µg	2,1 µg
Vitamin B_2	1,1 mg	1,7 mg
Vitamin B_{12}	3 µg	1,2 µg
Verhältnis LA zu ALA	5 zu 1	7,6 zu 1

Tag 4
- 60 g Müsli Basismischung mit 30 g getrockneten Aprikosen, 15 g Kürbiskernen und 150 ml Sojadrink*; 200 ml calciumreiches Mineralwasser**
- 150 g Apfel
- Lasagne***, 1 Portion aus 50 g Lasagneplatten (Rohgewicht), 100 g Tomaten, 25 g (Rohgewicht) Sojagranulat, 5 g Gemüsebrühe, 5 g Apfeldicksaft, 50 g Zucchini, 50 g Aubergine, 30 g Gemüsezwiebel und 50 g Mais mit Hefeschmelz aus 2 g Hefeflocken, 5 g pflanzlicher Margarine, 2 g Senf und 10 g Dinkelmehl Typ 630; 200 ml calciumreiches Mineralwasser**
- Erdnussmuffins, 1 Portion aus 45 g Weizenmehl Typ 1050, 12 g Zucker, 2 g Backpulver, 4 g Rapsöl, 4 g Erdnussmus, 24 g Zartbitterschokolade, 6 g Sojacreme und 2 g Vanillezucker
- 150 g Süßkartoffeln***, 150 g Möhren, 80 g Tempeh, 6 g Olivenöl, 50 g Sojacreme und 5 g Currypulver; 200 ml calciumreiches Mineralwasser**

	Sollwert nach D-A-CH	Ist-Wert nach Plan
Energie	1800–1900 kcal	1860,3 kcal
Eiweiß	47,2 g	72,4 g
Kohlenhydrate	> 214–266 g	250,1 g
Ballaststoffe	30 g	40,9 g
Fett	< 60–63 g	60,5 g
Jod	200/150 µg	99,5 µg
Eisen	15 mg	19,6 mg
Calcium	1000 mg	945,1 mg
Vitamin D	20 µg	0,1 µg
Vitamin B_2	1,1 mg	1,5 mg
Vitamin B_{12}	3 µg	1,0 µg
Verhältnis LA zu ALA	5 zu 1	7,3 zu 1

Tag 5

- 1 Vollkornbrötchen mit 10 g Margarine und 25 g Tofu-Aufschnitt, 1 Scheibe Vollkornbrot mit Leinsamen (50 g) mit 20 g Hefepastete mit Kräutern und 30 g Salatgurke***; 200 ml calciumreiches Mineralwasser**
- 30 g Müsliriegel mit Beeren, 150 g Apfel
- 200 g Polenta*** mit 20 g Salbei„butter" aus pflanzlicher Margarine, 100 g gegrillte Aubergine, 100 g gegrillte Zucchini, 100 g gegrillte Champignons, 12 g Olivenöl; 200 ml calciumreiches Mineralwasser**
- Shake aus 300 ml Mandeldrink, 150 g Honigmelone und 10 g Apfeldicksaft
- Suppe*** aus 150 g Erbsen, 150 g Broccoli, 50 g Sojacreme und 5 g Petersilie, 150 g Sojadessert*; 200 ml calciumreiches Mineralwasser**

	Sollwert nach D-A-CH	Ist-Wert nach Plan
Energie	1800–1900 kcal	1625,7 kcal
Eiweiß	47,2 g	48,8 g
Kohlenhydrate	> 214–266 g	178,9 g
Ballaststoffe	30 g	31,4 g
Fett	< 60–63 g	73,4 g
Jod	200/150 µg	162,5 µg
Eisen	15 mg	11,7 mg
Calcium	1000 mg	879,4 mg
Vitamin D	20 µg	5,0 µg
Vitamin B_2	1,1 mg	1,9 mg
Vitamin B_{12}	3 µg	0,6 µg
Verhältnis LA zu ALA	5 zu 1	4,8 zu 1

Tag 6
- Pancakes***, 1 Portion aus 80 g Weizenmehl Typ 1050, 80 ml Sojadrink*, 2 g Backpulver, 40 g Banane, 60 g Apfel, 15 g Walnüssen, 20 g Ahornsirup, 2 g Zimt und 12 g Rapsöl; 200 ml calciumreiches Mineralwasser**
- 30 g Studentenfutter mit Erdnüssen
- Frühlingsrollen***, 1 Portion aus 5 Blättern Reispapier, 80 g Bambussprossen, 80 g Möhren, 30 g Lauchzwiebel, 50 g Reisnudeln (Rohgewicht), 80 g Shiitakepilzen und 6 g Sesamöl mit 15 g Sojasauce
- Eis aus 150 g Sojajoghurt*, 50 g Himbeeren, 50 g Brombeeren und 20 g Apfeldicksaft
- Kartoffelpuffer*** aus aus 200 g Kartoffeln, 50 g Zucchini, 50 g Möhre, 20 g Gemüsezwiebel, 20 g Sojamehl und 12 g Rapsöl mit Dip aus 150 g Sojajoghurt* mit 10 g Küchenkräutern; 200 ml calciumreiches Mineralwasser**

	Sollwert nach D-A-CH	Ist-Wert nach Plan
Energie	1800–1900 kcal	1867,9 kcal
Eiweiß	47,2 g	57,2 g
Kohlenhydrate	> 214–266 g	249,0 g
Ballaststoffe	30 g	31,7 g
Fett	< 60–63 g	68,6 g
Jod	200/150 µg	96,8 µg
Eisen	15 mg	13,4 mg
Calcium	1000 mg	1068,7 mg
Vitamin D	20 µg	3,1 µg
Vitamin B_2	1,1 mg	0,8 mg
Vitamin B_{12}	3 µg	1,3 µg
Verhältnis LA zu ALA	5 zu 1	4,3 zu 1

Tag 7

- 2 vegane Croissants zum Aufbacken mit 50 g Konfitüre (Geliermittel Pektin); 200 ml calciumreiches Mineralwasser**
- Obstsalat aus 50 g Honigmelone, 50 g Kiwi, 50 g Weintrauben, 50 g Banane mit 50 ml Kokosmilch
- 150 g Wildreis*** mit Linsenbällchen aus 200 g Linsen (Konserve, abgetropft), 20 g Gemüsezwiebel, 10 g Knoblauch, 1 g getrockneter Chilischote, 2 g getrockneten Fenchelsamen, 6 g Weizenmehl Type 1050, 2 g Backpulver und 12 g Sesamöl mit Sauce aus 50 ml Sojacreme, 50 g Banane, 5 g Currypulver und 15 g veganer Mayonnaise; 200 ml calciumreiches Mineralwasser**
- Green Smoothie aus 50 g Romanosalat, 50 g Kohlrabigrün, 50 g Banane, 60 g Apfel und 6 g Leinöl
- Gegrillte Spieße*** aus 100 g Tofu, 100 g Champignons, 50 g Zucchini, 50 g Tomaten und 50 g Paprika mit 150 g Backkartoffeln und 50 g Mangochutney; 200 ml calciumreiches Mineralwasser**

	Sollwert nach D-A-CH	Ist-Wert nach Plan
Energie	1800–1900 kcal	1887,2 g
Eiweiß	47,2 g	71,3 g
Kohlenhydrate	> 214–266 g	264,8 g
Ballaststoffe	30 g	33,5 g
Fett	< 60–63 g	68,0 g
Jod	200/150 µg	104,9 µg
Eisen	15 mg	18,5 mg
Calcium	1000 mg	795,1 mg
Vitamin D	20 µg	3,1 µg
Vitamin B_2	1,1 mg	1,3 mg
Vitamin B_{12}	3 µg	0,0 µg
Verhältnis LA zu ALA	5 zu 1	2,9 zu 1

Nährstoffanalyse aller 7 Tage im Durchschnitt

Tab. 7-12: vegane Tagesbeispiele mit optimierter Nährstoffzufuhr (berechnet mit EBISpro 2011, Herstellerangaben).

	Sollwert nach D-A-CH	Ist-Wert nach Plan
Energie	1800–1900 kcal	1827,1 kcal (98,9 %)
Eiweiß	47,2 g	67,3 g (142,6 %)
Kohlenhydrate	> 214–266 g	233,4 g (< 98,4 %)
Ballaststoffe	30 g	34,6 g (115,3 %)
Fett	< 60–63 g	66,2 g (> 107,7 %)
Jod	200/150 µg	117,9 µg (59,0/78,6 %)
Eisen	15 mg	15,3 mg (102 %)
Calcium	1000 mg	962,6 mg (96,3 %)
Vitamin D	20 µg	3,0 µg (15 %)
Vitamin B_2	1,1 mg	1,4 mg (127,3 %)
Vitamin B_{12}	3 µg	0,7 µg (23,3 %)
Verhältnis LA zu ALA	5 zu 1	5,0 zu 1

* angereichert mit Vitaminen und Mineralstoffen, i. d. R. 120 mg Calcium, 0,75 µg Vitamin D, 0,21 mg Vitamin B_2 und 0,38 µg Vitamin B_{12} auf 100 g/100 ml
** 58,6 mg Calcium auf 100 ml
*** unter Verwendung von jodiertem Speisesalz

Anmerkungen:
- Pflanzliches Eisen wird schlechter «verwertet» als tierisches, die Zufuhr sollte daher mehr als 100 % gegenüber dem Bedarf betragen.
- 2 unterschiedliche Empfehlungen für die Jodzufuhr: In Deutschland und Österreich werden nach DGE/ÖGE 200 µg, in der Schweiz nach WHO 150 µg pro Tag empfohlen.
- Die Zufuhr an Vitamin D erfolgt zu einem überwiegenden Teil durch endogene Synthese in den Sommermonaten.

Veganer-Wochenplan

Tab. 7-13: Mögliche Umsetzung eines veganen Wochenplans.

FRÜHSTÜCK	Haferflocken, Sojaghurt, frische Erdbeeren, Sonnenblumenkerne	Vollkornflakes mit Haferdrink, Kokosraspeln, Agavendicksaft und Banane	Brötchen mit Mandelmus oder Avocado, dazu Kräuter und Tomaten	Vollkorn-Basis-Müsli mit getrockneten Feigen und Aprikosen, Kürbiskernen und Sojadrink	Brötchen mit pflanzlichen Aufstrichen oder veganem Zwiebelschmalz, dazu Salatgurke	Pfannkuchen mit Apfel, Erdnussbutter, Ahornsirup und Zimt	Croissants aus veganem Blätterteig (Biohandel) mit Marmelade
ZWISCHEN-DURCH	selbst gemachte Fruchtbällchen	veganer Nuss-Früchte-Riegel	Studentenfutter	Getrocknete Feigen und Apfelchips	Müsliriegel	Nussmischung	Obstsalat mit Kokosmilch und Kürbiskernen
MITTAG-ESSEN	Blattsalat mit Räuchertofu, Brot, Kräutern und Senfsauce	Pasta mit Tofu-Würfeln und Pilzrahmsauce aus Sojacreme	Blumenkohl-Kartoffel-Gulasch mit Curry, Ingwer und Hafersahne	Vegane Lasagne mit viel Gemüse, Sojagranulat, Hefeschmelz und Mandelmus	Polenta mit Salbei«butter», gegrilltem Gemüse	Frühlingsrollen mit Möhren-, Frühlingszwiebel-, Reisnudeln-, Shiitake-Pilzfüllung	Basmati-Reis mit Linsenbällchen und Bananen-Curry-sauce
ZWISCHEN-DURCH	Grüner Smoothie mit Spinat, Banane, Ananas	Waffeln aus Soja- und Dinkelmehl, Sojadrink mit Fruchtpüree Mango	Hafer-Drink, Himbeeren, gefrorene Bananen, Avocado-Crème	Erdnussmuffins	Mandeldrink-Shake mit Honigmelone und Birnendicksaft	Beeren-Sojaghurteis mit Agavendicksaft	Grüner Smoothie mit Römersalat, Kohlrabigrün und Apfel
ABEND-ESSEN	Linsennudeln mit Ratatouille	Sushi mit Gurke, Rote Beete, Avocado und Seitan, dazu Sojasauce, Ingwer und Wasabi	Vollkornspaghetti mit Tomatensauce und gerösteten Pinienkernen	Süßkartoffeln mit Möhren und Tempeh	Kartoffelrösti mit Zwiebeln und Apfelmus	Erbsen-Broccoli-Suppe mit Sojasahne	Tofu-Gemüsespieße mit Backkartoffeln und Aprikosenchutney

7.3 Rezepte

Hauptmahlzeiten mit Fleischersatz

Zubereitung von TVP (TVP = textured vegetable protein)

TVP je nach Größe für fünf bis zehn Minuten in heißer Gemüsebrühe köcheln lassen und anschließend leicht auspressen. Danach kann TVP mit speziellen Gewürzzubereitungen oder Marinaden gewürzt und weiterverarbeitet werden. Gequollenes TVP kann z. B. wie Geschnetzeltes oder Medaillons in der Pfanne angebraten werden, es kann als Füllung genutzt werden oder als Zutat von Suppen, Eintöpfen und ähnlichen Gerichten, z. B. als veganes Gulasch.

Würzung durch Marinade

TVP nach dem Quellen für ein bis zwei Stunden in Marinade einlegen.
Dazu vier Esslöffel Sojasauce, vier Esslöffel Sesamöl und Essig, zwei Teelöffel Tomatenmark, je ein gestrichener Teelöffel Salz und Pfeffer, etwas Currypulver und etwa einen Esslöffel Agavendicksaft miteinander verrühren. Dazu werden eine Knoblauchzehe, etwa 2 cm einer Ingwer-Knolle und eine Chili-Schote fein gehackt. Alle Zutaten werden vermengt, und anschließend wird mit dem Pürierstab eine homogene Masse hergestellt.

Nährwerte pro 100 g TVP, unzubereitet
364,2 kcal, 49,2 g Eiweiß, 16,3 g Kohlenhydrate, davon 11,4 g Zucker, 7,6 g Fett, davon 1,3 g gesättigte Fettsäuren, 16,2 g Ballaststoffe, 0,3 g Kochsalz

Nährwerte Marinade, gesamt
355,8 kcal, 7,0 g Eiweiß, 19,5 g Kohlenhydrate, davon 18,1 g Zucker, 27,3 g Fett, davon 3,7 g gesättigte Fettsäuren, 4,4 g Ballaststoffe, 4,6 g Kochsalz

Freaky Patty
Rezept für 20 Pattys

200 g Grünkernschrot in 400 ml Gemüsebrühe mit etwas Salz und Pfeffer zunächst aufkochen und dann bei niedriger Temperatur unter Rühren für fünf Minuten weiterköcheln lassen. Bei ausgeschalteter Herdplatte die Masse für etwa zwanzig Minuten quellen lassen. 200 g Karotten fein raspeln, eine kleine Zwiebel fein hacken und eine halbe Stange Lauch in feine Ringe schneiden.

Eine Handvoll frische, gehackte Kräuter, z. B. Petersilie, Estragon, Thymian, oder Basilikum mit den Zutaten unter die abgekühlte Grünkernmasse geben. Anschließend zwei Esslöffel Hefeflocken, Speisestärke und Paniermehl unterrühren. Mit feuchten Händen Pattys formen, evtl. einen Eisportionierer verwenden und in Sesam wenden.

Die Pattys in einer Pfanne mit etwas Rapsöl von beiden Seiten bei mittlerer Temperatur knusprig anbraten.

Nährwerte pro Bratling
138,7 kcal, 5,2 g Eiweiß, 22,0 g Kohlenhydrate, davon 1,9 g Zucker, 3,4 g Fett, davon 0,4 g gesättigte Fettsäuren, 3,4 g Ballaststoffe, 0,8 g Kochsalz

Chili sin Carne
Rezept für 4 Portionen

60 g Sojaschnetzel in Gemüsebrühe und einem Esslöffel Sojasauce für zehn Minuten köcheln lassen und anschließend leicht auspressen. Danach zusammen mit je einer fein gehackten Zwiebel und fein gehackter Knoblauchzehe sowie zwei gehackten Peperoni in etwas Rapsöl anbraten, bis die Zwiebelstücke glasig werden. Zwei rote Paprikaschoten würfeln und ebenfalls kurz mitbraten. Anschließend 500 g passierte Tomaten und 250 g Mais (Dose) dazugeben und so lange ziehen lassen, bis das Gemüse weich wird. Danach etwa 250 g abgetropfte Kidneybohnen hinzufügen. Kidneybohnen warm werden lassen und mit Salz und Paprikapulver rosenscharf abschmecken.

Nährwerte pro Portion
256,5 kcal, 18,4 g Eiweiß, 36,6 g Kohlenhydrate, davon 11,2 g Zucker, 3,1 g Fett, davon 0,5 g gesättigte Fettsäuren, 13,7 g Ballaststoffe, 1,5 g Kochsalz

Weitere vegane Mahlzeiten

Linsen-Dal mit Batate und Spinat Rezept für 4 Portionen

500 g Batate (Süßkartoffel) schälen und in 1–2 cm große Würfel schneiden. Eine Stange Lauch putzen, in Ringe schneiden und waschen. 200 g rote Linsen (trocken) waschen und abtropfen lassen. Lauch und Batate in etwas Rapsöl in einem Topf andünsten. Danach die Linsen und 1 Liter Gemüsebrühe hinzugeben. Die Masse wird mit 1 TL Koriander-, 2 TL Curry und einer Prise Chilipulver gewürzt, anschließend aufkochen und bei mittlerer Hitze für etwa zehn Minuten zugedeckt köcheln lassen. 250 g frischen Spinat waschen und nach 10 Minuten dazugeben. Alternativ: aufgetauten Tiefkühl-Spinat verwenden. Wenn der Spinat gar ist, das Dal mit 100 ml Sojasahne verfeinern und mit Salz, Pfeffer, etwas Muskat und Zitronensaft abschmecken.

Nährwerte pro Portion
426,1 kcal, 18,6 g Eiweiß, 53,8 g Kohlenhydrate, davon 9,3 g Zucker, 12,7 g Fett, davon 1,8 g gesättigte Fettsäuren, 15,5 g Ballaststoffe, 3,7 g Kochsalz

Batatesticks mit Basilikum-Ketchup Rezept für 2 Portionen

Den Backofen auf 220° C vorheizen. 500 g Batate abbürsten und in Spalten schneiden. Aus 3 EL Olivenöl, je 1 TL Thymian, Rosmarin, Chiliflocken und Agavendicksaft eine Marinade herstellen. In einer Schüssel die Batate mit der Marinade vermengen und anschließend im Ofen 20 Minuten knusprig backen. Anschließend 350 g Cocktailtomaten vierteln, 3 getrocknete Tomaten würfeln, einen halben Bund Basilikum, 2 Schalotten und 1 Knoblauchzehe grob hacken. Etwas Olivenöl in einer Pfanne erhitzen und Knoblauch sowie Schalotten drei Minuten anschwitzen. Anschließend 1 EL Tomatenmark, kleingeschnittene, getrocknete und frische Tomaten zugeben und fünf Minuten erhitzen. Mit etwas Essig ablöschen, vom Herd nehmen, mit Basilikum, Salz und Pfeffer in einem Mixer bis zur gewünschten Konsistenz pürieren. Den Dip zur Batate servieren.

Nährwerte pro Portion
587,6 kcal, 7,8 g Eiweiß, 76,3 g Kohlenhydrate, davon 27,7 g Zucker, 26,6 g Fett, davon 4,3 g gesättigte Fettsäuren, 12,1 g Ballaststoffe, 0,6 g Kochsalz

Kichererbsen-Tajine

Rezept für 4 Portionen

250 g Möhren schälen und in Scheiben schneiden, eine Stange Lauch putzen, in Ringe schneiden und waschen. 200 g Kichererbsen (Dose) ebenfalls waschen und abtropfen lassen. Möhren und Lauch anschließend in etwas Rapsöl in einem Topf anbraten. Dazu etwa 4 EL Agavendicksaft geben und karamellisieren lassen. Die Kichererbsen, 400 g stückige Tomaten und 200 ml Gemüsebrühe hinzufügen. Alles mit je 1 TL getrocknetem Basilikum, Oregano und Thymian sowie 1 TL Paprikapulver und je einer Prise Chili- und Knoblauchpulver würzen. Danach das Gemüse 10 Minuten zugedeckt köcheln lassen. 2 Stiele frische Petersilie hacken, etwas Zitronensaft und 100 g grüne Oliven dazugeben und alles für ein paar Minuten ziehen lassen, bevor die Tajine mit Salz und Pfeffer abgeschmeckt wird.

Nährwerte pro Portion
250,6 kcal, 8,4 g Eiweiß, 26,4 g Kohlenhydrate, davon 16,9 g Zucker, 11,5 g Fett, davon 1,4 g gesättigte Fettsäuren, 10,2 g Ballaststoffe, 3,1 g Kochsalz

Gefüllte Cannelloni mit Béchamel-Topping

Rezept für 4 Portionen

Vor der Zubereitung den Backofen auf 200° C Ober-/Unterhitze vorheizen. Zu Beginn die Füllung herstellen. Dafür 600 g Naturtofu mit einer Gabel zerdrücken. Danach je 1 Zwiebel und Knoblauchzehe sowie 1 Bund Basilikum fein hacken. Den Tofu in etwas Olivenöl in einer Pfanne anbraten. Nach etwa 8 Minuten Zwiebel und Knoblauch dazugeben und für weitere 3 Minuten mitbraten. Die Füllung mit Basilikum und je 1 TL getrocknetem Oregano und Majoran, außerdem mit Salz und Pfeffer würzen, dann 100 ml Sojasahne unterheben. Anschließend eine Tomatensauce zubereiten. Dazu 400 ml passierte Tomaten, 1 EL Olivenöl und 1 EL Agavensirup verrühren, salzen und pfeffern. Zusätzlich die Béchamelsauce zubereiten: 1 EL pflanzliche Margarine in einem kleinen Topf erhitzen, 1 TL Mehl darin anschwitzen, 150 ml Sojasahne mit einem Schneebesen einrühren, andicken lassen und mit etwas Salz und etwas Pfeffer würzen. Die Füllung in Cannelloni (ohne Vorkochen) füllen und in eine Auflaufform legen, mit Tomatensauce übergießen und zusätzlich mit Béchamelsauce garnieren. Die Cannelloni für 30 Minuten im Ofen garen.

Nährwerte pro Portion
469,3 kcal, 27,6 g Eiweiß, 15,6 g Kohlenhydrate, davon 9,7 g Zucker, 33,1 g Fett, davon 5,7 g gesättigte Fettsäuren, 4,3 g Ballaststoffe, 0,7 g Kochsalz

Vegane Lasagne Rezept für 2 Portionen

Den Backofen auf 230° C vorheizen. 350 g Tofu zerbröseln, 2 Möhren, 2 Zwiebeln und 2 Knoblauchzehen fein hacken, 1 Stange Sellerie entfädeln und in Scheiben schneiden. 3 EL Olivenöl in einer Pfanne erhitzen und die Tofubrösel darin anbraten. Zunächst das Gemüse dazugeben und 4 Minuten mitbraten, anschließend 350 g passierte Tomaten. Diese Masse etwas reduzieren lassen. Dann mit 150 ml Rotwein ablöschen, kurz aufkochen lassen und mit 1 EL italienischen Kräutern, 1 EL Agavendicksaft, Salz und Pfeffer abschmecken und danach vom Herd nehmen. Für eine «Käsehaube» 40 g Cashewmus mit 20 ml Wasser vermischen und ebenfalls mit Salz und Pfeffer abschmecken. 2 kleine Zucchini waschen und der Länge nach in dünne Scheiben schneiden. Aus sich überlappenden Scheiben anschließend die erste Lasagne-Schicht bilden. Darüber 4 EL der Lasagne-Füllung geben, danach wieder Zucchini-Scheiben usw. Am Ende die Cashew-Sauce auftragen. Die Lasagne für 10 Minuten im Ofen backen.

Alternative zur Käsehaube: «Hefeschmelz» zubereiten aus 2 EL Hefeflocken, ½ TL Hefepaste, 100 ml Sojasahne, Salz, Pfeffer, ½ TL Senf, 1 EL Margarine und 1 ½ TL Mehl.

Nährwerte pro Portion

700,2 kcal, 38,5 g Eiweiß, 36,2 g Kohlenhydrate, davon 25,9 g Zucker, 39,6 g Fett, davon 6,8 g gesättigte Fettsäuren, 9,7 g Ballaststoffe, 0,7 g Kochsalz

Anhang

Vegane Desserts

Frozen Yo Apple Crumble Style   Rezept für 8 Portionen

Für vier Portionen 500 g Sojajoghurt Natur für mehrere Stunden (über Nacht) in einem Kaffeefilter oder Geschirrtuch abtropfen lassen. Für das Crumble 200 g Mehl, 150 g Margarine und 150 g braunen Zucker zu einem krümeligen Teig verkneten. 4 kleine Äpfel schälen, entkernen und klein schneiden, anschließend zusammen mit dem Crumble in eine gefettete Springform geben und für 20–25 Minuten bei 160° C (Umluft) im vorgeheizten Ofen backen. Während des Backens den abgetropften Sojajoghurt mit 2 EL Agavensirup süßen, dazu kommen 2 TL Zimt. Der Joghurt kommt danach für etwa 30 Minuten ins Gefrierfach. Zum Schluss das fertige Apfel-Crumble auf Schälchen verteilen und mit dem halb gefrorenen Joghurt garnieren.

Nährwerte pro Portion
366,3 kcal, 5,9 g Eiweiß, 46,3 g Kohlenhydrate, davon 27,6 g Zucker, 17,1 g Fett, davon 4,3 g gesättigte Fettsäuren, 3,3 g Ballaststoffe, 0,2 g Kochsalz

Ananas-Kokos-Rauten vom Blech   Rezept für 20 Stücke

Zunächst 200 g Mehl, 100 g Zucker, 50 g Speisestärke, das Mark einer Vanilleschote, 2 TL Backpulver und 1 Prise Salz vermischen. 150 ml Hafer-Drink und 125 g weiche Margarine hinzufügen, das Ganze zu einem glatten Teig verkneten und in eine gefettete eckige Backform (20x30 cm) geben. Den Teig für 15 Minuten bei 160° C (Umluft) im vorgeheizten Ofen backen. Währenddessen für die Creme 200 ml Kokosmilch, 300 ml Ananassaft und 150 g Zucker in einem Topf vermischen, 12 EL davon abnehmen und mit 2 Packungen Puddingpulver Vanille vermischen. Dieses anschließend mit einem Schneebesen wieder in die Flüssigkeit einrühren, kurz aufkochen und vom Herd nehmen. Ist die Creme abgekühlt, 125 g Margarine unterrühren. Eine halbe Ananas schälen, würfeln und unter die Creme heben. Zum Schluss die Creme auf dem fertigen Boden verteilen und eine Stunde im Kühlschrank erkalten lassen, anschließend in Rauten schneiden und mit Kokoschips dekorieren.

Nährwerte pro Stück
238,0 kcal, 1,7 g Eiweiß, 30,5 g Kohlenhydrate, davon 17,4 g Zucker, 12,0 g Fett, davon 4,2 g gesättigte Fettsäuren, 1,3 g Ballaststoffe, 0,1 g Kochsalz

Vegane Brotbeläge

Vegane Variante von Rührei Rezept für 2 Portionen

200 g Tofu, natur und 100 g Räuchertofu mit einer Gabel zerdrücken, mit etwa 50 g Schnittlauch vermengen und mit max. einem halben Teelöffel Kurkuma, Salz und Pfeffer würzen. Danach mit etwas Rapsöl wie Rührei in der Pfanne anbraten.

Der Räuchertofu sorgt hierbei für einen herzhaften Geschmack. Anstatt handelsüblichem Salz kann auch Kala-Namak, indisches Schwarzsalz, verwendet werden. Dieses besitzt ein leicht schwefeliges Aroma und erzeugt einen eiähnlichen Geschmack.

Nährwerte pro Portion
266,3 kcal, 25,7 g Eiweiß, 6,1 g Kohlenhydrate, davon 1,5 g Zucker, 15,5 g Fett, davon 2,2 g gesättigte Fettsäuren, 3,8 g Ballaststoffe, 0,5 g Kochsalz

Vegane Variante von Leberwurst

200 g Räuchertofu in kleine Würfelchen schneiden oder zerbröseln, 250 g Kidneybohnen aus der Dose hinzufügen. Eine kleine Zwiebel fein würfeln und in einer Pfanne mit etwas Öl anbraten, bis die Stückchen glasig werden. Mit einem Teelöffel Petersilie und zwei Teelöffeln Majoran würzen und abkühlen lassen. Anschließend das Ganze zum Tofu und den Bohnen in ein hohes Gefäß geben und mit einem Pürierstab eine cremige Masse herstellen. Zum Schluss nach Bedarf mit Salz, Pfeffer und Schnittlauch würzen.

Die Kidneybohnen erzeugen eine ähnliche Konsistenz und Farbe wie Leberwurst.

Nährwerte pro Portion (30 g)
37,4 kcal, 3,2 g Eiweiß, 2,8 g Kohlenhydrate, davon 0,3 g Zucker, 1,4 g Fett, davon 0,2 g gesättigte Fettsäuren, 1,6 g Ballaststoffe, 0,2 g Kochsalz

Smoothies

Green Smoothie
Götterfrucht-Smoothie Rezept für 2 Portionen

6 Blätter Romanasalat, 2 frische oder eingeweichte Datteln, ½ Kakis, 15 g Chiasamen, 15 g Hanfproteinpulver, 1 kleines Stück Ingwer und Wasser in einen Mixer geben und auf höchster Stufe pürieren.

Nährwerte pro Portion
207,3 kcal, 6,4 g Eiweiß, 32,2 g Kohlenhydrate, davon 30,6 g Zucker, 3,6 g Fett, davon 0,4 g gesättigte Fettsäuren, 8,0 g Ballaststoffe, 0,0 g Kochsalz

Green Smoothie
Der grüne Exot Rezept für 2 Portionen

¼ Limette mit 2 geschälten Bananen und Mangos, 100 g Brennnesselblättern und Wasser in einen Mixer geben und auf höchster Stufe pürieren.

Nährwerte pro Portion
230,5 kcal, 6,1 g Eiweiß, 45,7 g Kohlenhydrate, davon 42,7 g Zucker, 1,5 g Fett, davon 0,4 g gesättigte Fettsäuren, 7,0 g Ballaststoffe, 0,1 g Kochsalz

Frucht-Smoothie
Süß-saurer Smoothie Rezept für 2 Portionen

1 Zitrone entsaften, 4 Kiwis und 2 Bananen schälen, 2 Stängel Zitronenmelisse und Pfefferminze, 4 Datteln, 1 EL Sonnenblumenkerne, 2 EL Walnüsse, 1 EL Leinöl zusammen pürieren. Anschließend mit Wasser bis zur gewünschten Konsistenz und nach Geschmack auffüllen.

Nährwerte pro Portion
558,8 kcal, 9,4 g Eiweiß, 72,7 g Kohlenhydrate, davon 66,2 g Zucker, 24,0 g Fett, davon 2,5 g gesättigte Fettsäuren, 12,6 g Ballaststoffe, 0,1 g Kochsalz

Weizengras-Smoothie
Sunrise Rezept für 2 Portionen

2 gehäufte TL Weizengraspulver, 1 gefrorene Banane, 2 geschälte Orangen, etwas Zitronensaft und Wasser zusammen mixen.

Nährwerte pro Portion
138,7 kcal, 3,6 g Eiweiß, 26,1 g Kohlenhydrate, davon 23,3 g Zucker, 0,7 g Fett, davon 0,1 g gesättigte Fettsäuren, 7,3 g Ballaststoffe, 0,0 g Kochsalz

Pflanzliche Drinks und Brotaufstriche

Cashew-«Milch»

125 g Cashewnüsse

1 l Wasser

Erst mit ca. 0,5 l Wasser mixen. Restliches Wasser zugeben, erneut mixen.

Nährwerte pro 100 ml
65,8 kcal, 2,3 g Eiweiß, 2,5 g Kohlenhydrate, davon 0,7 g Zucker, 5,2 g Fett, davon 1,0 g gesättigte Fettsäuren, 0,3 g Ballaststoffe, 0,0 g Kochsalz

Mandel-«Milch»

100 g Mandeln

1 l Wasser

Mandeln 12 Stunden einweichen, Wasser weggießen. Erst mit ca. 0,5 l Wasser mixen. Restliches Wasser zugeben, erneut mixen. Durch ein Nussmilchsieb oder Stoff abseihen. Hält sich im Kühlschrank ca. 3–4 Tage.

Es können statt Mandeln auch andere Nussarten oder Mischungen, auch mit Hanf- und/ oder Sesamsamen, verwendet werden.

Nährwerte pro 100 ml
53,6 kcal, 2,2 g Eiweiß, 0,5 g Kohlenhydrate, davon 0,5 g Zucker, 4,8 g Fett, davon 0,4 g gesättigte Fettsäuren, 1,0 g Ballaststoffe, 0,0 g Kochsalz

Weißes Mandelmus

Geschälte Mandeln – die Grammzahl ist abhängig von der gewünschten Menge – und etwas Öl (geschmacksneutral) zusammen in einen Mixer geben und bei unterschiedlichen Geschwindigkeiten pürieren. Das Öl dabei nach und nach hinzugeben. Statt des Öls kann auch etwas Wasser hinzugefügt werden, dies reduziert die Haltbarkeit des Muses.

Nährwerte pro Portion (20 g)
123,3 kcal, 4,4 g Eiweiß, 1,0 g Kohlenhydrate, davon 1,0 g Zucker, 11,5 g Fett, davon 1,0 g gesättigte Fettsäuren, 2,1 g Ballaststoffe, 0,0 g Kochsalz

Veganer Schokoaufstrich

75 g Haselnussmus, 40 g Margarine, 1 Prise gemahlene Vanille, 10 g Apfel- oder Agavendicksaft und 10 g Kakao (schwach entölt), mit 1 Prise Salz zu einer cremigen Masse verrühren.

Nährwerte pro Portion (20 g)
125,2 kcal, 2,2 g Eiweiß, 2,2 g Kohlenhydrate, davon 1,9 g Zucker, 12,1 g Fett, davon 2,0 g gesättigtes Fett, 1,0 g Ballaststoffe, 0,2 g Kochsalz

Anhang

Rezepte mit Wildkräutern und Wildpflanzen

Fruchtiges Bärlauch-Limetten-Pesto   Rezept für 4 Portionen

80 g Walnüsse grob hacken und etwa drei Minuten in einer Pfanne rösten. 100 g Bärlauchblätter waschen und grob hacken. Beides zusammen mit 80 ml Olivenöl, einer fein gehackten Zehe Knoblauch, 2 EL Limettensaft, 10 g Hefeflocken sowie Salz und Pfeffer pürieren.

Nährwerte pro Portion
341,2 kcal, 4,7 g Eiweiß, 4,4 g Kohlenhydrate, davon 2,7 g Zucker, 34,5 g Fett, davon 4,3 g gesättigte Fettsäuren, 1,7 g Ballaststoffe, 0,3 g Kochsalz

Brennnessel-Radieschen-Suppe   Rezept für 2 Portionen

Zwei Zwiebeln und 4 mittelgroße Kartoffeln schälen und würfeln. Die Zwiebelwürfel in einem Topf in etwas Rapsöl anschwitzen. Danach die Kartoffeln vier Minuten mitbraten. Die Masse mit einem Liter Gemüsebrühe ablöschen und köcheln lassen, bis die Kartoffeln weich sind. 2 Bund Radieschenblätter und 2 Handvoll Brennnesselblätter grob zerkleinern und kurz mitkochen. Die übrigen Zwiebeln in einer Pfanne knusprig anbraten. Zum Schluss die Suppe mit Salz und Pfeffer abschmecken, mit 100 ml Mandel-Drink cremig rühren und zusammen mit dem Rest Zwiebel anrichten.

Nährwerte pro Portion
292,3 kcal, 8,4 g Eiweiß, 43,8 g Kohlenhydrate, davon 7,7 g Zucker, 8,5 g Fett, davon 0,9 g gesättigte Fettsäuren, 6,8 g Ballaststoffe, 3,6 g Kochsalz

Gänseblümchen-Salat Rezept für 2 Portionen

1 Kopfsalat waschen, trocknen und zerpflücken. 1 Avocado und 50 g Radieschen in Scheiben schneiden, 100 g Johannisbeeren vom Stängel zupfen und in eine Schüssel füllen. Für die Vinaigrette den Saft und etwas abgeriebene Schale einer Zitrone, 3 EL Olivenöl, 1 Zehe fein gehackter Knoblauch, 1 in Ringe geschnittene Frühlingszwiebel sowie Salz und Pfeffer vermengen. Die Vinaigrette zusammen mit 1 Handvoll Gänseblümchen unter den Salat heben.

Eventuell noch weitere Wildkräuter unter den Salat mischen wie Löwenzahnblätter, Kapuzinerkresse oder Gundermannblätter.

Nährwerte pro Portion
310,0 kcal, 3,7 g Eiweiß, 11,0 g Kohlenhydrate, davon 7,6 g Zucker, 28,0 g Fett, davon 4,7 g gesättigte Fettsäuren, 7,5 g Ballaststoffe, 0,6 g Kochsalz

Abkürzungsverzeichnis

25 (OH) D	Vitamin-D-Hormon (25-Hydroxyvitamin-D; 25(OH)D)
AA	Arachidonsäure
ADA	American Dietetic Association
AGEs	Advanced Glycation Products
AHS	Adventist Health Study
ALA	α-Linolensäure
AMS	Adventisten Mortalitäts-Studie
AND	Academy of Nutrition and Dieteties
AO	Antioxidantien
BCAA	Branched Chain Amino Acid
BfR	Deutsches Bundesinstitut für Risikobewertung
BLS	Bundeslebensmittelschlüssel (Deutschland)
BMD	bone mass density (Knochenmineraldichte)
BMEL	Deutsches Bundesministerium für Ernährung und Landwirtschaft
BMI	Body Mass Index (Körpermassenindex)
BMZ	Deutsches Bundesministerium für wirtschaftliche Entwicklung und Zusammenarbeit
BVE	Bundesverband der deutschen Ernährungsindustrie
BVN	Bio-veganen Netzwerk
BW	Biologische Wertigkeit
CI	Confidence interval (Konfidenzintervall)
CNI	Chronische Niereninsuffizienz
CPS	Canadian Paediatric Society
CR	Caloric Restriction
CRON	Caloric Restriction with Optimal Nutrition
CSA	Community Supported Agriculture
D-A-CH	Deutschland, Österreich und Schweiz
DAG	Deutsche Adipositas Gesellschaft
DASH	Dietary Approaches to Stop Hypertension
DASS	Depression Anxiety Stress Scale
DDG	Deutsche Diabetes Gesellschaft
DEGAM	Deutsche Gesellschaft für Allgemeinmedizin und Familienmedizin
DEGS	Studie zur Gesundheit Erwachsener in Deutschland

DGE	Deutsche Gesellschaft für Ernährung
DGEM	Deutsche Gesellschaft für Ernährungsmedizin
DGGG	Deutsche Gesellschaft für Gynäkologie und Geburtshilfe
DGG	Deutsche Gesellschaft für Geriatrie
DGK	Deutsche Gesellschaft für Kardiologie
DGKJ	Deutsche Gesellschaft für Kinder- und Jugendmedizin
DHA	Docosohexaensäure
DHL	Deutsche Hochdruckliga
DNA	Desoxiribonukleinsäure
DNAMT	DNA-Methyltransferase
E%	Energieprozent
EBF	Europäisches BürgerInnenforum
EGCG	Epigallocatechingallat
EPA	Eicosapentaensäure
EPIC	European Prospective Investigation into Cancer and Nutrition
ER-α	Östrogenrezeptor alpha
ER-ß	Östrogenrezeptor beta
ESPGHAN	European Society for Paediatric Gastroenterology Hepatology and Nutrition
FAD	Flavin-Adenin-Dinukleotids
FAO	Food and Agriculture Organization
FAOSTAT	Food and Agriculture Organization Statistics Division
FFQ	Food Frequency Questionnaire (Verzehrshäufigkeitsfragebogen)
FGF23	Fibroblast growth factor-23
FIMS	Fédération internationale de la Medécine du Sport
FKE	Forschungsinstitut für Kinderernährung
GFR	Glomeruläre Filtrationsrate
GL	Glykämische Last
GI	Glykämischer Index
GIM	Gesellschaft für innovative Marktforschung
HAT	Histon-Acetyltransferase
HDAC	Histon-Deacetylase
HDL	High density lipoprotein
HHcy	Hyperhomocysteinämie
HR	Hazard Ratio
IFAD	International Fund for Agricultural Development
IGF-1	Insulin-like growth factor 1 (insulinähnlicher Wachstumsfaktor-1)

Abkürzungsverzeichnis 299

IL	Interleukin
IPCC	Intergovernmental Panel on Climate Change
IWMI	International Water Management Institute
KHK	Koronare Herzkrankheit
LA	Linolsäuren
LA-MRSA	Livestock-assoziierter Methicillin-resistenter Staphylococcus aureus
LDL	Low density Lipoprotein
MAP	Mitogen-activated protein
MED	Minimale Erythem Dosis
miRNA	mirco RNA
MRSA	Methicillin-resistenter Staphylococcus aureus
MUFA	Monounsaturated Fatty Acid
NCEP	National Cholesterol Education Program
NEAP	Net endogenous acid production
NF-κB	nuclear factor «kappa-light-chain-enhancer» of activated B-cells
NO	Stickstoffmonoxid
NURMI	Nutrition and running high Mileage
ÖGE	Österreichische Gesellschaft für Ernährung
OR	Odds Ratio (Chancenverhältnis)
PAKs	Polyzyklische Aromatische Kohlenwasserstoffe
PAL	Physical Activity Level
PAVK	Periphere Arterielle Verschlusskrankheit
PCR	Polymerase-Kettenreaktion
PDAAS	Protein Digestibility corrected Amino Acid Score
PGIC	Patient's Global Impression of Change
POMS	Profile of Mood States
PUFA	Polyunsaturated Fatty Acid
RA	Retinoläquivalent
RA	Rheumatoide Arthritis
RCT	Randomised Controlled Trial (Randomisiserte kontrollierte Studie)
RDA	Recommended Daily Allowances
RKI	Robert Koch Institut
ROS	reaktive Sauerstoffspezies
RR	Relatives Risiko
S. aureus	Staphylococcus aureus
SAFA	Saturated Fatty Acid

SAM	S-Adenosylmethionin
SCFA	Short Chain Fatty Acids (kurzkettige Fettsäuren)
SD	Standard Deviation (Standardabweichung)
SFN	Sulforaphan
SGE	Schweizerische Gesellschaft für Ernährung
T2DM	Typ 2 Diabetes Mellitus
T3	Trijodthyronin
T4	Thyroxin
TAG	Triacylglycerin/Triglyceride
TMAO	Trimethylamin-N-Oxid
TNF-α	Tumornekrosefaktor alpha
TTIP	Transatlantic Trade and Investment Partnership
TVP	Textured Vegetable Protein
UBA	Umweltbundesamt
UL	tolerable upper intake level
UNEP	United Nations Environment Programme
VON	Vegan Organic Network
WHR	Waist-to-Hip-Ratio

Literaturverzeichnis

1 Einführung: vegane Ernährung – Entwicklung und Aspekte der pflanzlichen Ernährung

APPELBY P, THOROGOOD M, MANN J, KEY T (1999): The Oxford Vegetarian Study: an overview. Am J Clin Nutr, 70 (3 Suppl), 525–531.
ACUFF S (1989): Das Makrobiotische Gesundheitsbuch. 256 S. Wilhelm Goldmann Verlag, München, 1. Auflage.
BARONI L, CENCI L, TETTAMANTI M, BERATI M (2007): Evaluating the environmental impact of various dietary patterns combined with different food production systems. Eur J Clin Nutr, 61, 279–286.
BEARDSWORTH A, KEIL T (1991a): Health-related beliefs and dietary practices among vegetarians and vegans: a qualitative study. Health Education Journal, 50 (1), 38–42.
BEARDSWORTH A, KEIL T (1991b): Vegetarianism, Veganism and Meat Avoidance: Recent Trends and Findings. British Food Journal, 93 (4), 19–24.
BEARDSWORTH A, KEIL T (1992): The vegetarian option: varieties, conversions, motives and careers. The Sociological Review, 40 (2), 253–293.
BECVAR W, RADOJICIC N (2008): «How Vegan Are You?» Ein kultursoziologisches Portfolio der veganen Community im Wandel zwischen Konsumverweigerung und Lebensstilkonzepten. 192 S. Magisterarbeit, Universität Wien.
CAMPBELL C, CAMPBELL T (2011): The China Study – The Most Comprehensive Study of Nutrition Ever Conducted And the Startling Implications for Diet, Weight Loss, And Long-term Health. 417 S. Ben Bella Books, Dallas.
CONCISE OXFORD ENGLISH DICTIONARY (1995), 1728 S., Oxford University Press.
COYNE M (2011): From Production to Destruction to Recovery: Freeganism's Redefinition of Food Value and Circulation. Iowa Journal of Cultural Studies, 10 (11).
DYETT P, SABATÉ J, HADDAD E, RAJARAM S, SHAVLIK D (2013): Vegan lifestyle behaviors. An exploration of congruence with health-related beliefs and assessed health indices. Appetite, 67, 119–124.
EYMANN J (2014): GIM Trend Studie. http://www.g-i-m.com/unternehmen/presse-publikationen/news/news-detail/article/vom-neuen-chic-vegan-zu-leben.html (zuletzt eingesehen am 1.7.2015).
FOOD AND AGRICULTURE ORGANIZATION OF THE UNITED NATIONS (FAO) (2015): The State of Food Insecurity in the World 2015. http://www.fao.org/hunger/en/ (zuletzt eingesehen am 11.07.2015).
FOX N, WARD K (2008): Health, ethics and environment: A qualitative study of vegetarian motivations. Appetite, 50, 422–429.
GRUBE A (2006): Vegane Lebensstile: Diskutiert im Rahmen einer qualitativen/quantitativen Studie. 150 S. ibidem-Verlag, Stuttgart.
GUERIN K (2014): Where's the Beef? (With Vegans): A Qualitative Study of Vegan-Omnivore Conflict. 56 S. Undergraduate Honors Theses, University of Colorado, Boulder.
HAMILTON M (2000): Eating Ethically: «Spiritual» and «Quasi-religious» Aspects of Vegetarianism. Journal of Contemporary Religion, 15 (1), 65–83.
HAMILTON M (2006): Disgust Reactions To Meat Among Ethically and Health Motivated Vegetarians. Ecology of Food and Nutrition, 45 (2), 125–158.
HIRSCHFELDER G, WITTMANN B (2015): Was der Mensch essen darf – Thematische Hinführung. 405 S. Springer Fachmedien, Wiesbaden.
HOFFMANN S, STALLINGS S, BESSINGER R, BROOKS G (2013): Differences between health and ethical vegetarians. Strength of conviction, nutrition knowledge, dietary restriction, and duration of adherence. Appetite, 65, 139–144.

HORX M (2010): Trend-Definitionen. http://www.zukunftsinstitut.de/menschen/matthias-horx/?gclid=COXZnd38v8kCFRYUGwodywkEeQ (zuletzt eingesehen am 1.11.2015).
HUETHER G (2006): The Compassionate Brain: A Revolutionary Guide to Developing Your Intelligence to Its Full Potential: How Empathy Creates Intelligence. 160 S. Trumpeter Publishing.
JABS J, DEVINE C, SOBAL J (1998): Model of the Process of Adopting Vegetarian Diets: Health Vegetarians and Ethical Vegetarians. Journal of Nutrition Education, 30 (4), 196–202.
JOY M (2010): Why We Love Dogs, Eat Pigs, and Wear Cows: An Introduction to Carnism: The Belief System That Enables Us to Eat Some Animals and Not Others. 208 S. Conari Press, San Francisco.
KAMLESH K (2010): Portraits of a Nation: History of Ancient India. 637 S. Sterling Publishers.
KAPLAN H (2011): Leichenschmaus – Ethische Gründe für eine vegetarische Ernährung. 268 S. Books on Demand, Berlin, 3. Auflage.
KAPLAN H (2013): Vegan soll keine Religion sein: Für eine realistische Ethik. 160 S. Books on Demand, Berlin.
KERSCHKE-RISCH P (2015): Vegan diet: motives, approach and duration. Initial results of a quantitative sociological study. Ernährungsumschau, 62 (6), 98–103.
KOEBNICK C, STRASSNER C, LEITZMANN C (1997): Bewertung der Rohkost-Ernährung in der Ernährungsberatung. Ernährungsumschau, 44 (12), 444–8.
KÜHNE G (2014): «Clean Eating». Essen ohne Zusatzstoffe. http://www.deutschlandfunk.de/clean-eating-essen-ohne-zusatzstoffe.807.de.html?dram%3Aarticle_id=299521 (zuletzt eingesehen am 11.07.2015).
KUSHI M (2000): Das große Buch der Makrobiotik. Ein universeller Weg zu Gesundheit, Glück und Frieden. München, Knaur Verlag.
LARSSON C, RÖNNLUND U, JOHANSSON G, DAHLGREN L (2003): Veganism as status passage: The process of becoming a vegan among youths in Sweden. Appetite, 41, 61–67.
LEITZMANN C, SCHÖNHÖFER R (1988): Ernährung und Gesundheit von Vegetariern. Die Gießener Vegetarierstudie. Spiegel der Forschung 05, (H3/4), 16–18.
LEITZMANN C, KELLER M (2013): Vegetarische Ernährung. 380 S. Verlag Eugen Ulmer KG, Stuttgart
LINDQUIST A (2013): Beyond Hippies and Rabbit Food: The Social Effects of Vegetarianism and Veganism. Sociology & Anthropology Theses, paper 3.
MC DONALD B (2000): «Once You Know Something, You Can't Not Know It» An Empirical Look at Becoming Vegan. Society & Animals, 8 (1), 1–23.
MACNAIR RM (2001): McDonald's «Empirical Look at Becoming Vegan». Commentary. Society & Animals, 9, 63–69.
MEADOWS D, MEADOWS DL, RANDERS J (2004): Limits to Growth: The 30-Year Update. 368 S. Chelsea Green Publishing.
MORÉ C (2011): Dumpster Dinners: An Ethnographic Study of Freeganism. Journal for Undergraduate Ethnography, 1, 43.
NATH (2010): «God is a vegetarian»: The food, health and bio-spirituality of Hare Krishna, Buddhist and Seventh-Day Adventist devotees. Health Sociology Review, 19 (3), 356–368.
PAUL H, ANDERSONS S (2001): The Cultural Creatives. How 50 million people are Changing the world. 348 S. Broadway Books, New York.
PLETCHER K (2010): The History of India, 103 S. Rosen Education Service
PRIBIS P, PENCAK R, GRAJALES T (2010): Beliefs and Attitudes toward Vegetarian Lifestyle across Generations. Nutrients, 2 (5), 523–531.
RADNITZ C, BEEZHOLD B, DIMATTEO J (2015): Investigation of lifestyle choices of individuals following a vegan diet for health and ethical reasons. Appetite, 90, 31–36.
REFORMHAUS EG (2015): Vegane Kosmetik. http://www.reformhaus.de/naturkosmetik/vegane-kosmetik.html (zuletzt eingesehen am 22.07.2015).
RENO T (2011): The Eat-Clean Diet. Just the Rules: Tosca's Guide to Eating Right. 128 S. Robert Kennedy Publishing, 1. Auflage.
RIETHER E, WEISS M (2012): Tier – Mensch – Ethik. 232 S. LIT Verlag GmbH & Co KG, Wien, 1. Auflage.

ROTHGERBER H (2014): A comparison of attitudes toward meat an animals among strict and semi-vegetarians. Appetite, 72, 98–105.
RUBY M (2012): Vegetarianism. A blossoming field of study. Appetite, 58 (1), 141–150.
RUBY M, HEINE S, KAMBLE S, CHENG T, WADDAR M (2013): Compassion and contamination. Cultural differences in vegetarianism. Appetite, 71, 340–348.
SCHWINK A (2014): Gesundheitliche Risiken und Chancen. Ernährungsumschau, 6, 23.
SEELAY T (2010): Honeybee Democracy. 280 S. Princeton University Press.
SNEIJDER P, TE MOLDER H (2009): Normalizing ideological food choice and eating practices. Identity work in online discussions on veganism. Appetite, 52 (3), 621–630.
SPENCER C (2000): Vegetarianism – a history. 384 S. Grub Street, London.
SPIEKERMANN U (2001): Vollkorn für die Führer. Zur Geschichte der Vollkornbrotpolitik im Dritten Reich. Zeitschrift für Sozialgeschichte des 20. und 21. Jahrhunderts, 16, 91–128.
STATISTA – das Statistik Portal (2015): http://de.statista.com/ (zuletzt eingesehen am 1.7.2015).
STEPANIAK S, MESSINA V (2000): What's in a name? The Vegan Sourcebook. 368 S. McGraw-Hill Education, 2. Auflage
SWISS VEG (2015): Wie viele Vegetarier gibt es? http://www.swissveg.ch/node/268 (zuletzt eingesehen am 1.11.2015).
SZŰCS E, GEERS R, JEZIERSKI T, SOSSIDOU E, BROOM D (2012): Animal Welfare in Different Human Cultures, Traditions and Religious Faiths. Asian-Australasian Journal of Animal Sciences, 25 (11), 1499–1506.
VEGANE GESELLSCHAFT ÖSTERREICH (2015): Anzahl Vegetarier_Innen. http://www.vegan.at/inhalt/9-prozent-leben-vegetarisch-oder-vegan (zuletzt eingesehen am 1.11.2015).
VEGETARIERBUND DEUTSCHLAND (VEBU) (2015): vebu – Die Zukunft isst pflanzlich. https://vebu.de/vebu (zuletzt eingesehen am 25.06.2015).
VOIGT C (2008): Grüner wird`s nicht, KULTUR SPIEGEL. http://www.spiegel.de/spiegel/kulturspiegel/d-55600574.html (zuletzt eingesehen am 27.07.2005).
WALDMANN A, KOSCHIZKE JW, LEITZMANN C, HAHN A (2003): Dietary intakes and lifestyle factors of a vegan population in Germany: Results from the German Vegan Study. European Journal of Clinical Nutrition, 57 (8), 947–55.
WOLFF E (Hrsg.) (2010): Lebendige Kraft: Max Bircher Benner und sein Sanatorium im historischen Kontext. 198 S. Hier + Jetzt, Verlag für Kultur.
WORLD WATCH INSTITUTE (2004): Meat, now it's not personal. http://www.worldwatch.org/system/files/EP174A.pdf (zuletzt eingesehen am 11.07.2015).
WOSCHNAK M (2012): Die philosophische Begründung des Tierschutzes: Bentham, Kant, Shopenhauer. 59–79 S. In: RIETHER E, WEISS M (Hrsg): Tier – Mensch – Ethik. 232 S. LIT Verlag GmbH & Co KG, Wien, 1. Auflage.
YOUGOV (2014): Wer will's schon vegan? Bericht für Lebensmittelzeitung. http://www.lebensmittelzeitung.net/studien/pdfs/658_.pdf (zuletzt eingesehen am 19.07.2015).

2 Nährstoffversorgung im Lebenszyklus vegan lebender Menschen

ABRAMS A, GRUSAK MA, STUFF J, O'BRIEN KO (1997): Calcium and magnesium balance in 9–14 year old children. Am J Clin Nutr, 66, 1172–77.
ADA (AMERICAN DIETETIC ASSOCIATION), DIETITIANS OF CANADA, AND THE AMERICAN COLLEGE OF SPORTS MEDICINE (Hrsg.) (2009): Position of the American Dietetic Association, Dietitians of Canada and the American College of Sports Medicine: Nutrition and Athletic Performance. Journal of the American Dietetic Association, 109 (3), 509–27.
ADVENTIST HEALTH STUDIES (20015): Do the Diets of Different Adventists really Differ All that much? http://www.adventisthealthstudy.org (zuletzt eingesehen am 10.2.2016).
AGOSTONI C et al. (2006): Soy Protein Infant Formulae and Follow-On Formulae. Journal of Pediatric Gastroenterology and Nutrition, 42, 352–61.

AGOSTONI C et al. (2009): Breast-feeding: A commentary by the ESPGHAN Committee on Nutrition. Journal of Pediatric Gastroenterology and Nutrition, 49 (1), 112–25.
ALLEN LH (1994): Vitamin B12 metabolism and status during pregnancy, lactation and infancy. Adv Exp Med Biol, 352, 173–86.
AMIT M, CANADIAN PAEDIATRIC SOCIETY, COMMUNITY PAEDIATRICS COMMITTEE (2010): Positions Statement: Vegetarian diets in children and aldolescents. Paediatrics and Child Health, 15 (5), 303–8.
APPLEBY P, RODDAM A, ALLEN N, KEY T (2007): Comparative fracture risk in vegetarians and non-vegetarians in EPIC-Oxford. European Journal of Clinical Nutrition, 61 (12), 1400–6.
APPLEBY PN, THOROGOOD M, MANN JI, KEY TJ. (1999): The Oxford Vegetarian Study: an overview. Am J Clin Nutr, 70 (3), 525–31.
ARBEITSKREIS JODMANGEL E.V. (2015): Jod Versorgung Aktuell. Informationsschrift Herbstausgabe
ARCHER DF, STURDEE DW, BABER R, de Villiers et al. (2011): Menopausal hot flushes and night sweats: where are we now?, Climacteric : the journal of the International Menopause Society, 14(5), 515–28.
BAG KELLER U, BATTAGLIA RICHI E, BEER M, DARIOLI R, MEYER K (Hrsg) (2012): Sechster Schweizerischer Ernährungsbericht. 302 S. Bern.
BAIK HW, RUSSELL RM (1999): Vitamin B12 deficiency in the elderly. Annu Rev Nutr, 19, 357–77.
BARAŃSKI M et al. (2014): Higher antioxidant and lower cadmium concentrations and lower incidence of pesticide residues in organically grown crops: a systematic literature review and meta-analysis. The British Journal of Nutrition, 112 (5), 794–811.
BEAUFRÈRE B et al. (2000): Report of the IDECG Working Group on energy and macronutrient metabolism and requirements of the elderly. European Journal of Clinical Nutrition, 54 (3), 162–3.
BENSON JE, ENGELBERT-FENTON KA, EISENMAN PA (1996): Nutritional Aspects of Amenorrhea in the Female Athlete Triad. International Journal of Sport Nutrition, 6, 134–45.
BERKOW SE, BARNARD N (2006): Vegetarian Diets and Weight Status. Nutrition Reviews, 64 (4), 175–88.
BFR (BUNDESAMT FÜR RISIKOBEWERTUNG) (Hrsg.) (2007): Isolierte Isoflavone sind nicht ohne Risiko Aktualisierte Stellungnahme Nr. 039/2007. 1–24.
BFR (BUNDESINSTITUT FÜR RISIKOBEWERTUNG) (Hrsg.) (2007): Gesundheitliche Risiken durch zu hohen Jodgehalt in getrockneten Algen – Aktualisierte Stellungnahme Nr. 026/2007 des BfR vom 12. Juni 2007. 25
BFR (BUNDESINSTITUT FÜR RISIKOBEWERTUNG) (Hrsg.) (2012): Fragen und Antworten zur Jodversorgung und zur Jodmangelvorsorge Berlin.
BFR (BUNDESINSTITUT FÜR RISIKOBEWERTUNG) (Hrsg.) (2014): Jod, Folat/Folsäure und Schwangerschaft. Pressestelle BFR
BIESALSKI H UND ADOLPH M (2010): Ernährungsmedizin. 1132 S Georg Thieme, Stuttgart, 4. Auflage.
BISCHOFF-FERRARI HA (2008): Optimal Serum 25-Hydroxyvitamin D Levels for Multiple Health Outcomes. Adv Exp Med Bio, 624, 55–71.
BISCHOFF-FERRARI HA et al. (2007): Calcium intake and hip fracture risk in men and women: a meta-analysis of prospective cohort studies and randomized controlled trials. The American Journal of Clinical Nutrition, 86 (6), 1780–90.
BMEL (BUNDESMINISTERIUM FÜR ERNÄHRUNG UND LANDWIRTSCHAFT) (Hrsg.) (2015): Vegane Ernährung in der Schwangerschaft – Empfehlungen. http://www.gesund-ins-leben.de/fuer-fachkraefte/handlungsempfehlungen/schwangerschaft/vegane-ernaehrung-in-der-schwangerschaft/ (zuletzt eingesehen am 08.03.2015).
BÖCKER W, AGUZZI A (2008): Pathologie. XXX. 1362 S. Urban & Fischer München [etc.], 4. Auflage.
BORRIONE P, GRASSO L, QUARANTA F, PARISI A (2009): FIMS Position Statement 2009 Vegetarian diet and athletes. International SportMed Journal, 10 (1), 53–60.
BRENNA JT (2002): Efficiency of conversion of alpha-linolenic acid to long chain n-3 fatty acids in man. Curr Opin Clin Nutr Metab Care, 5 (2), 127–32.

BÜHRER C et al. (2014a): Ernährung gesunder Säuglinge, Empfehlungen der DGKJ. Monatsschrift Kinderheilkunde, 162(6), 527–38.
BÜHRER C et al. (2014b): Vitamin-K-Prophylaxe bei Neugeborenen, Empfehlung der DGKJ. Monatsschrift Kinderheilkunde, 162(1), 62–3.
BUSHINSKY D.A. (2001): Acid-base imbalance and the skeleton. Eur J Nutr, 40, 238–244.
CAPOZZI V, RUSSO P, DUEÑAS MT, LÓPEZ P, SPANO G (2012): Lactic acid bacteria producing B-group vitamins: a great potential for functional cereals products. Applied microbiology and biotechnology, 96 (6), 1383–94.
CASHMAN KD et al. (2008): Estimation of the dietary requirement for vitamin D in healthy adults. The American journal of clinical nutrition, 88 (6), 1535–42.
CHAN J, JACELDO-SIEGL K, FRASER GE (2009): Serum 25-hydroxyvitamin D status of vegetarians, partial vegetarians, and nonvegetarians: the Adventist Health Study-2. Am J Clin Nutr, 89 (5), 1686–92.
CHAVARRO JE, HU FB, HUANG CC, HUANG R (2015): Vegetarian Diets and Weight Reduction: a Meta-Analysis of Randomized Controlled Trials. Journal of General Internal Medicine, 1–8.
CHIU JF et al. (1997): Long-Term Vegetarian Diet and Bone Mineral Density in Postmenopausal Taiwanese Women. Calcified Tissue International, 60, 245–9.
CLARYS P et al. (2014): Comparison of nutritional quality of the vegan, vegetarian, semi-vegetarian, pesco-vegetarian and omnivorous diet. Nutrients, 6 (3), 1318–32.
COSGROVE MC, FRANCO OH, GRANGER SP, MURRAY PG, MAYES A (2007): Dietary nutrient intakes and skin-aging appearance among middleaged american women. The American Journal of Clinical Nutrition, 86, 1225–31.
CROFT MT, LAWRENCE AD, RAUX-DEERY E, WARREN MJ, SMITH AG (2005): Algae acquire vitamin B12 through a symbiotic relationship with bacteria. Nature, 483(7064), 90–93.
CROWE FL et al. (2011): Plasma concentrations of 25-hydroxyvitamin D in meat eaters, fish eaters, vegetarians and vegans: results from the EPIC-Oxford study. Public health nutrition, 14 (2), 340–6.
CUNNANE SC et al. (2009): Fish, docosahexaenoic acid and Alzheimer's disease. Prog Lipid Res, 48 (5), 239–56.
D-A-CH (DEUTSCHE GESELLSCHAFT FÜR ERNÄHRUNG, ÖSTERREICHISCHE GESELLSCHAFT FÜR ERNÄHRUNG, SCHWEIZERISCHE GESELLSCHAFT FÜR ERNÄHRUNG) (Hrsg.) (2015): Referenzwerte für die Nährstoffzufuhr. Neuer Umschau Buchverlag, Neustadt an der Weinstraße, 1. Auflage.
DAGNELIE PC (1990): Makrobiotische Kinderernährung. Ernährungsumschau, 37 (5), 194–201.
DAGNELIE PC, VAN STAVEREN WA, VERGOTE FJ, BUREMA J ET AL (1989c): Nutrional status of infants 4 to 18 months on macrobiotic diets and matched omnivorous control infants: a population-based mixed-longitudinal study. II. Growth and psychomotor development. European Journal of Clinical Nutrition, 43 (5), 325–38.
DAVEY GK et al. (2003): EPIC–Oxford: lifestyle characteristics and nutrient intakes in a cohort of 33 883 meat-eaters and 31 546 non meat-eaters in the UK // EPIC-Oxford: lifestyle characteristics and nutrient intakes in a cohort of 33 883 meat-eaters and 31 546 non meat-eaters in the UK. Public Health Nutrition, 6 (3), 259–69.
DAVIS BC, KRIS-ETHERTON PM (2003): Achieving optimal essential fatty acid status in vegetarians: current knowledge and practical implications. The American Journal of Clinical Nutrition, 78, 640–6.
DE BORTOLI MC, COZZOLINO SM (2009): Zinc and selenium nutritional status in vegetarians. Biological trace element research, 127 (3), 228–33.
DE GROOT RH, HORNSTRA G, VAN HOUWELINGEN AC, ROUMEN F (2004): Effect of alpha-linolenic acid supplementation during pregnancy on maternal and neonatal polyunsaturated fatty acid status and pregnancy outcome. Am J Clin Nutr, 79 (2), 251–60.
DGE (DEUTSCHE GESELLSCHAFT FÜR ERNÄHRUNG) (2016): Vegane Ernährung – Position der Deutschen Gesellschaft für Ernährung e.V. DGE Position, ErnährungsUmschau international, 4, 92–102.

DGE (DEUTSCHE GESELLSCHAFT FÜR ERNÄHRUNG) (Hrsg.) (2011): Vegane Ernährung: Nährstoffversorgung und Gesundheitsrisiken im Säuglings- und Kindesalter. DGEinfo, 4, 48–53.

DGGG (DEUTSCHE GESELLSCHAFT FÜR GYNÄKOLOGIE UND GEBURTSHILFE) (2009): Stufe-3-Leitlinie Hormontherapie in der Peri- und Postmenopause (HT), 1–18

DHONUKSHE-RUTTEN MSC, PLUIJM SMF, DE GROOT LC, LIPS P, SMIT JH (2005): Homocysteine and Vitamin B12 Status Relate to Bone Turnover Markers, Broadband Ultrasound Attenuation, and Fractures in Healthy Elderly People. Journal of Bone and Mineral Research, 20 (6), 921–9.

DOMKE A (2004): Verwendung von Mineralstoffen in Lebensmitteln. 323 S. BFR (Bundesinstitut für Risikobewertung) (Hrsg.), Berlin.

DORMIRE S und HOWHARN C (2007): The effect of dietary intake on hot flashes in menopausal women, Journal of obstetric, gynecologic, and neonatal nursing : JOGNN / NAACOG, 36(3), 255–62.

DROR DK, ALLEN LH (2008): Effect of vitamin B12 deficiency on neurodevelopment in infants: current knowledge and possible mechanisms. Nutrition reviews, 66 (5), 250–5.

DUNKELBERG H, GEBEL T, HARTWIG A (2012): Vitamine und Spurenelemente. 379 S. Wiley-VCH, Weinheim.

EFSA (EUROPEAN FOOD SAFETY AUTHORITHY) (Hrsg.) (2015): Risk assessment for peri- and post-menopausal women taking food supplements containing isolated isoflavones. http://www.efsa.europa.eu/en/efsajournal/pub/4246 (zuletzt eingesehen am 6.11.2015).

EKMEKCIOGLU C, MARKTL W (2006): Essenzielle Spurenelemente: Klinik und Ernährungsmedizin. 205 S. Springer Berlin.

ELMADFA I (HRSG.) (2012): Österreichischer Ernährungsbericht 2012. 424 S. Wien.

ELMADFA I, LEITZMANN C (2015): Ernährung des Menschen. 600 S. UTB Stuttgart, 5. Auflage.

ELORINNE A-L, ALFTHAN G, ERLUND I (2016): Food and Nutrient Intake and Nutritional Status of Finnish Vegans and Non-Vegetarians. Plos One 11 (2).

EU KOMMISSION: Verordnung (EG) Nr. 889/2008 der Kommission vom 5. September 2008 mit Durchführungsvorschriften zur Verordnung (EG) Nr. 834/2007 des Rates über die ökologische/biologische Produktion und die Kennzeichnung von ökologischen/biologischen Erzeugnissen hinsichtlich der ökologischen/biologischen Produktion, Kennzeichnung und Kontrolle. http://eur-lex.europa.eu/legal-content/DE/TXT/?uri=CELEX:32008R0889 (zuletzt eingesehen am: 01.08.2015).

FARNWORTH ER (2008): Handbook of fermented functional foods. 581 S. CRC Press Boca Raton, 2. Auflage.

FKE (FORSCHUNGSINSTITUT FÜR KINDERERNÄHRUNG) (Hrsg.) (2012): Empfehlung für die Ernährung von Kindern und Jugendlichen. 51 S. Dortmund, 8. Auflage.

FKE (FORSCHUNGSINSTITUT FÜR KINDERERNÄHRUNG) (Hrsg.) (2013): Empfehlung für die Ernährung von Mutter und Kind. 43 S. Dortmund, 7. Auflage.

FLEISCHER MICHAELSEN K, WEAVER L, BRANCA F, ROBERTSON A (2003): Feeding and nutrition of infants and young children: Guidelines for the WHO European Region, with emphasis on the former Soviet countries. WHO Regional Publication, European, 87, 1–288.

FONTANA L, SHEW JL, HOLLOSZY JO, VILLAREAL DT (2005): Low Bone Mass in Subjects on a Long-term Raw Vegetarian Diet. Arch Intern Med, 165, 684–89.

FOOD AND NUTRITION BOARD/INSTITUTE OF MEDICINE (2002): Dietary reference intakes for Vitamin A, vitamin K, arsenic, boron, chromium, copper, iodine, iron, manganese, nickel, silicon, vanadium and zinc. 800 S. National Academy Press, Washington.

FOSTER M, CHU A, PETOCZ P, SAMMAN S (2013): Effect of vegetarian diets on zinc status: a systematic review and meta-analysis of studies in humans. Journal of the science of food and agriculture, 93 (10), 2362–71.

FOTH D (2003): Der Stellenwert von Phytoöstrogenen in der Therapie des klimakterischen Syndroms. J Menopause, 10 (1), 13–20.

FUHRMAN J, FERRERI DM (2010): Fueling the vegetarian (vegan) athlete, Current sports medicine reports. 9 (4), 233–41.

GAHR M, SPEER C (2013): Pädiatrie. 1123 S. Springer, Berlin [u. a.], 4. Auflage.

GARCIA AL et al. (2008): Long-term strict raw food diet is associated with favourable plasma beta-carotene and low plasma lycopene concentrations in Germans. The British journal of nutrition, 99 (6), 1293–300.
GIBSON RS (2015): Dietary-induced Zinc Deficiency in low Income Countries: Challenges and Solutions The Avanelle Kirksey Lecture at Purdue University. Nutrition Today, 50 (1), 49–55.
GILSING AMJ et al. (2010): Serum concentrations of vitamin B12 and folate in British male omnivores, vegetarians and vegans: results from a cross-sectional analysis of the EPIC-Oxford cohort study. European Journal of Clinical Nutrition, 64 (9), 933–39.
GREEN R (2009): Is it time for vitamin B-12 fortification? What are the questions? American Journal of Clinical Nutrition, 89 (2), 712S–716.
HADDAD EH, BERK LS, KETTERING JD, HUBBARD RW, PETERS WR (1999): Dietary intake and biochemical, hematologic, and immune status of vegans compared with nonvegetarians. Am J Clin Nut, 70 (3), 586–93.
HAHN A (2001): Nahrungsergänzungsmittel. Wissenschaftliche Verlagsgesellschaft GmbH, Stuttgart.
HAHN A, STRÖHLE A, WOLTERS M (2006): Ernährung: Physiologische Grundlagen, Prävention, Therapie. Dtsch Arztebl, 102 (48), A–3332.
HANLEY DA, WHITING SJ (2013): Does a high dietary acid content cause bone loss, and can bone loss be prevented with an alkaline diet?, Journal of clinical densitometry. The official journal of the International Society for Clinical Densitometry, 16 (4), 420–5.
HEANEY RP (2006): Absorbability and utility of calcium in mineral waters. Am J Clin Nutr, 84 (2), 371–74.
HEANEY RP, DAVIES KM, CHEN TC, HOLICK MF, BARGER-LUX MJ (2003): Human serum 25-hydroxycholecalciferol response to extended oral dosing with cholecalciferol. Am J Clin Nutr, 77 (1), 204–10.
HEBBELINCK M, CLARYS P (2001): Physical growth and development of vegetarian children and adolescents. Sabate'J (ed). Vegetarian nutrition, CRC Press Boca Raton, 173–93.
HERRMANN W, OBEID R (2008): Causes and early diagnosis of vitamin B12 deficiency. Deutsches Ärzteblatt international, 105 (40), 680–85.
HERRMANN W, SCHORR H, OBEID R, GEISEL J (2003): Vitamin B-12 status, particularly holotranscobalamin II and methylmalonic acid concentrations, and hyperhomocysteinemia in vegetarians. Am J Clin Nutr, 78 (1), 131–36.
HOLICK MF (2007): Vitamin D deficiency. The New England journal of medicine, 357 (3), 266–81.
HOODA J, SHAH A, ZHANG L (2014): Heme, an Essential Nutrient from Dietary Proteins, Critically Impacts Diverse Physiological and Pathological Processes. Nutrients, 6 (3), 1080–102.
HO-PHAM LT et al. (2009): Veganism, bone mineral density, and body composition: a study in Buddhist nuns. Osteoporosis international : a journal established as result of cooperation between the European Foundation for Osteoporosis and the National Osteoporosis Foundation of the USA, 20 (12), 2087–93.
HO-PHAM LT, VU BQ, LAI TQ, NGUYEN ND, NGUYEN TV (2012): Vegetarianism, bone loss, fracture and vitamin D: a longitudinal study in Asian vegans and non-vegans. European journal of clinical nutrition, 66 (1), 75–82.
HORN F (2012): Biochemie des Menschen. 664 S. Georg Thieme Verlag, Stuttgart, 5. Auflage.
HUANG AJ et al. (2010): An intensive behavioral weight loss intervention and hot flushes in women. Archives of internal medicine, 170 (13), 1161–7.
HUANG Y et al. (2014): Vegan diet and blood lipid profiles: a cross-sectional study of pre and postmenopausal women. BMC Womens Health, 14 (55).
HUGENHOLTZ J, SMID EJ (2002): Nutraceutical production with food-grade microorganisms. Curr Opin Biotechnol, 13(5), 497–507.
IOM (2002): Institute of Medicine, Food and Nutrition Board. Dietary Reference Intakes for Vitamin A, Vitamin K, Arsenic, Borone, Chromium, Copper, Iodine, Iron, Manganese, Molybdenum, Nickel, Silicon, Vanadium, and Zinc. National Academy Press, Washington, USA.
JARGIN V (2014): Soy and phytoestrogens: possible side effects. Ger Med Sci, 12 (18).

JENKINS DJ et al. (2002): Glycemic index: overview of implications in health and disease. Am J Clin Nutr, 76 (1), 66–73.
KASPER H (2014): Ernährungsmedizin und Diätetik. 672 S. Urban & Fischer Verlag, München, 12. Auflage.
KELLER U, BEER M (2012): Sechster schweizerischer Ernährungsbericht. 302 S. Bundesamt für Gesundheit, Bern.
KNISKERN MA, JOHNSTON CS (2011): Protein dietary reference intakes may be inadequate for vegetarians if low amounts of animal protein are consumed. Nutrition, 27 (6), 727–30.
KOFRANYI E, WIRTHS W (2013): Einführung in die Ernährungslehre. 539 S. Neuer Umschau Buchverlag, Neustadt. 13. Aktualisierte Auflage.
KOLETZKO B (2006): Stellungnahme der DGKJ und der SGP zur Verwendung von Säuglingsnahrungen auf Sojaeiweißbasis. Monatsschrift Kinderheilkunde, 154 (9), 913–6.
KOLETZKO B et al. (2013): Ernährung und Bewegung im Kleinkindalter Handlungsempfehlungen des Netzwerks «Gesund ins Leben – Netzwerk Junge Familie», ein Projekt von IN FORM. Monatsschrift Kinderheilkunde, 12, 1187–200.
KOLETZKO B, PETRZIK K (2004): Deutsches Ärzteblatt. 101(23)
KOLETZKO B et al. (2012): Ernährung in der Schwangerschaft. Handlungsempfehlungen des Netzwerks «Gesund ins Leben – Netzwerk Junge Familie», ein Projekt von IN FORM. Deutsche medizinische Wochenzeitschrift, 137, 1309–13, 1366–72.
KOLETZKO B, LIEN E, AGOSTONI C et al. (2008): The roles of long-chain polyunsaturated fatty acids in pregnancy, lactation and infancy: review of current knowledge and consensus recommendations. Journal of Perinatal Medicine ;36(1):5–14.
KOOPMAN R, VAN LOON LJ (2009): Aging, exercise, and muscle protein metabolism. Journal of Applied Physiology, 106 (6), 2040–8.
KÖRNER U, RÖSCH R (2014): Ernährungsberatung in Schwangerschaft und Stillzeit. 192 S. Hippokrates, Stuttgart, 3. Auflage.
KRAUT H, KOFRANYI E (1981): Proteinbedarf. In: KRAUT H (Hrsg): Der Nahrungsbedarf des Menschen. Bd.1 Steinkopff, Darmstadt.
KULLING SE, WATZL B (2003): Phytoöstrogene. Ernährungsumschau, 50 (6), 234–9.
LARSSON CH, JOHANSSON GK (2002): Dietary intake and nutritional status of young vegans and omnivores in Sweden. The American Journal of Clinical Nutrition, 76 (1), 100–6.
LAU E, KWOK T, WOO J, HO SC (1998): Bone mineral density in Chinese elderly female vegetarians, vegans, lacto-vegetarians and omnivores. European Journal of Clinical Nutrition, 52, 60–4.
LEIDENBERGER F, STROWITZKI T, ORTMANN O (2009): Klinische Endokrinologie für Frauenärzte, 778 S Springer Medizin, Heidelberg, 4. Auflage.
LEITZMANN C, Keller M (2013): Vegetarische Ernährung. 380 S. Ulmer Stuttgart. 3. Auflage.
LEITZMANN C, MÜLLER C, MICHEL P, BREHME, U, HAHN, A (2009): Ernährung in Prävention und Therapie. 584 S. Hippokrates-Verlag, Stuttgart, 3. Auflage.
LEVIS S, LAGARI VS (2012): The role of diet in osteoporosis prevention and management. Current osteoporosis reports, 10 (4), 296–302.
LINSENEISEN J et al. (2011): Stellungnahme Vitamin D und Prävention ausgewählter chronischer Krankheiten. Deutsche Gesellschaft für Ernährung e.V. (Hrsg.), Bonn, 1–44.
LÖFFLER G, PETRIDES PE (2002): Biochemie und Pathobiochemie. 1267 S. Springer Verlag, Heidelberg, 7., völlig neu bearbeitete Auflage.
MA DF, QIN L, WANG PY, KATOH R (2008a): Soy isoflavone intake increases bone mineral density in the spine of menopausal women: meta-analysis of randomized controlled trials. Clin Nutr, 27 (1), 57–64.
MACLAUGHLIN J, HOLICK MF (1985): Aging decreases the capacity of human skin to produce vitamin D3. J Clin Invest, 76, 1536–38.
MAJCHRZAK D et al. (2006): B-vitamin status and concentrations of homocysteine in Austrian omnivores, vegetarians and vegans. Ann Nutr Metab, 50 (6), 485–91.

MALTAIS ML, DESROCHES J, DIONNE IJ (2009): Changes in muscle mass and strength after menopause. Journal of Musculoskeletal and Neuronal Interactions, 9 (4), 186–97.
MANGELS AR (2014): Bone nutrients for vegetarians. The American Journal of Clinical Nutrition, 100 (4), 469–75.
MARTINS Y, PLINER P ET AL. (1999): Restrained eating among vegetarians: does a vegetarian eating style mask concerns about weight? Appetite, 32(1), 145–54.
MATCOVIC V (1991): Calcium metabolism and calcium requirements during skeletal modeling and consolidation of bone mass. Am J Clin Nutr, 54(1), 245–60.
MCLEAN RR et al. (2008): Plasma B vitamins, homocysteine, and their relation with bone loss and hip fracture in elderly men and women. J Clin Endocrinol Metab, 93(6), 2206–12.
MESSINA V, MANGELS AR (2001): Considerations in planning vegan diets: children. Journal of American Dietetic Association, 101 (6), 661–9.
MOORE E et al. (2012): Cognitive impairment and vitamin B12: a review. International psychogeriatrics / IPA, 24 (4), 541–56.
MORTENSEN A et al. (2009): Analytical and compositional aspects of isoflavones in food and their biological effects. Molecular nutrition & food research, 53 (2), S266–309.
MRI (Max Rubner-Institut) (Hrsg.) (2008): Nationale Verzehrsstudie II Karlsruhe.
MUSKIET FA, FOKKEMA MR, SCHAAFSMA A, BOERSMA ER, CRAWFORD MA (2004): Is Docosahexaenoic Acid (DHA) Essential? Lessons from DHA Status Regulation, Our Ancient Diet, Epidemiology and Randomized Controlled Trials. J Nutr, 134 (1), 183–6.
NAGATA C (2001): Soy Product Intake and Hot Flashes in Japanese Women: Results from a Community-based Prospective Study. American Journal of Epidemiology, 153 (8), 790–3.
NAGATA C et al. (1999): Hot flushes and other menopausal symptoms in relation to soy product intake in Japanese women. Climacteric : the journal of the International Menopause Society, 2 (1), 6–12.
NEGRO M, GIARDINA S, MARZANI B, MARZATICO F (2008): Branched-chain amino acid supplementation does not enhance athletic performance but affects muscle recovery and the immune system. The Journal of sports medicine and physical fitness, 48 (3), 347–51.
NEXO E, HOFFMANN-LÜCKE E (2011): Holotranscobalamin, a marker of vitamin B-12 status: analytical aspects and clinical utility. The American journal of clinical nutrition, 94 (1), 359–365
NIESS AM, FEHRENBACH E, NORTHOFF H, DICKHUTH HH (2002): Freie Radikale und oxidativer Stress bei körperlicher Belastung und Trainingsanpassung – Eine aktuelle Übersicht. Deutsche Zeitschrift für Sportmedizin, 53 (12), 345–53
NISTROIJ I (2000): Praxis der Orthomolekularen Medizin. Hippokrates Verlag GmbH, Stuttgart 1999.
NURMI T, MAZUR W, HEINONEN S, KOKKONEN J, ADLERCREUTZ H (2002): Isoflavone content of the soy based supplements. Journal of Pharmaceutical and Biomedical Analysis, 28 (1), 1–11.
O'CONELL JM et al. (1989): Growth of vegetarian children: the Farm Study. Pediatrics, 84, 475–81.
ORLICH MJ et al. (2013): Vegetarian dietary patterns and mortality in Adventist Health Study 2. JAMA Intern Med, 173(13), 1230–8.
PATISAUL HB, JEFFERSON W (2010): The pros and cons of phytoestrogens. Front Neuroendocrinol, 31(4), 400–19.
PAWLAK R, PARROTT SJ, RAJ S, CULLUM-DUGAN D, LUCUS D (2013): How prevalent is vitamin B(12) deficiency among vegetarians? Nutrition reviews, 71(2), 110–7.
PEPPER MR, BLACK MM (2011): B12 in fetal development. Seminars in cell & developmental biology, 22 (6), 619–23.
PICCOLI GB et al. (2015): Vegan–vegetarian diets in pregnancy: danger or panacea? A systematic narrative review. An International Journal of Obestrics & Gynaecology, 122, 623–33.
PIETZRIK K, GOLLY I, LOEW D (2008): Handbuch Vitamine. Für Prophylaxe, Beratung und Therapie. Urban & Fischer Verlag, München.
PORTILLO-REYES V, PÉREZ-GARCÍA M, LOYA-MÉNDEZ Y, PUENTE AE (2014): Clinical significance of neuropsychological improvement after supplementation with omega-3 in 8–12 years old malnourished Mexican children: a randomized, double-blind, placebo and treatment clinical trial. Research in developmental disabilities, 35 (4), 861–70.

POTGIETER S (2013): Sport nutrition: A review of the latest guidelines for exercise and sport nutrition from the American College of Sport Nutrition, the International Olympic Committee and the International Society for Sports Nutrition. South African Journal of Clinical Nutrition, 26 (1), 6–16.

POWERS SK, NELSON WB, HUDSOB MB (2011): Exercise-induced oxidative stress in humans: Cause and consequences. Free Rad Biol Med, 51, 942–950.

RASCHKA C, HAJAK G, LANDGREBE M, RUF S (2012): Sport und Ernährung. 200 S. Thieme, Stuttgart, 1. Auflage.

RENSING L, RIPPE V (2014): Altern. 321 S. Springer, Berlin, Heidelberg, 1. Auflage.

RISTOW M et al. (2009): Antioxidants prevent health-promoting effects of physical exersice in humans. Proceedings oft he National Academy of Sciences, 106 (21), 8665–70.

RIZZO N, JACELDO-SIEGL K, SABATE J, FRASER GE (2013): Nutrient profiles of vegetarian and nonvegetarian dietary patterns. J Acad Nutr Diet, 113 (12), 1610–9.

ROSSI M, AMARETTI A, RAIMONDI S (2011): Folate production by probiotic bacteria. Nutrients, 3 (1), 118–34.

SANDERS TA und MANNING J (1992): The growth and development of vegan children. Journal of Human Nutrition and Dietetics, 5 (1), 11–21.

SANDERS TAB (2009) b: DHA status of vegetarians. Prostaglandins. Leukot Essent Fatty Acids, 81 (2–3), 137–41.

SAUNDERS AV (2014): Busting the myths about vegetarian and vegan diets. Journal of the HEIA, 21 (1).

SCHAEFER EJ et al. (2006): Plasma phosphatidylcholine docosahexaenic acid content and risk of dementia and Alzheimer disease: the Framingham Heart Study. Archives of neurology, 63 (11), 1545–50.

SCHEK A (2013): Ernährung im Top-Sport. 168 S. Umschau Zeitschriften Verlag, Wiesbaden.

SCHEK A (2014): Ernährung des Leistungssportlers in Training und Wettkampf. Ernährungsumschau, 7, 370–79.

SCHLEMMER U (2009): Eine einfache und spezifische Methode zur Bestimmung der Phytinsäure und anderer Inositolphosphate in Lebens- und Futtermitteln. Kongressband 2010, MRI (Max Rubner Institut), Karlsruhe.

SCHMIDT E, SCHMIDT N (2004) Leitfaden Mikronährstoffe. Orthomolekulare Prävention und Therapie. Urban & Fischer Verlag, München, 1. Auflage.

SHAIKH MG, ANDERSON JM, HALL SK, JACKSON MA (2003): Transient Neonatal Hypothyroidism Due to a Maternal Vegan Diet. J Pediatr Endocrinol Metab, 16 (1), 111–3.

SHIFREN JL und GASS M (2014): The North American Menopause Society recommendations for clinical care of midlife women, Menopause (New York, N.Y.), 21(10), 1038–62.

SMITH AM (2006): Veganism and osteoporosis: a review of the current literature. International journal of nursing practice, 12 (5), 302–06.

SPECKER BL, BLACK A, ALLEN L, MORROW F (1990): Vitamin B-12: low milk concentrations are related to low serum concentrations in vegetarian women and to methylmalonic aciduria in their infants. American Journal of Clinical Nutrition, 52 (6), 1073–6.

STEHLE P (2012): 12. Ernährungsbericht 2012. 427 S. DGE Bonn.

STREULING I, BEYERLEIN A, ROSENFELD E, SCHUKAT B, VON KRIES R (2011): Weight gain and dietary intake during pregnancy in industrialized countries – a systematic review of observational studies. Journal of Peronatal Medicine, 39, 123–9.

STRÖHLE A (2009): Vitamin D – darf es ein bisschen mehr sein? UGB-Forum, 26, 68–71.

STUTE P (2011): Veränderungen in der Menopause, Gynäkologische Endokrinologie, 9 (3), 144–50.

SWAIN MR, ANANDHARAJ M, RAY RC, PARVEEN RANI R (2014): Fermented fruits and vegetables of Asia: a potential source of probiotics. Biotechnology research international, 1–19.

TANG AL et al. (2010): Calcium absorption in Australian osteopenic postmenopausal women: an acute comparative study of fortified soymilk to cows' milk. Asia Pacific Journal of Clinical Nutrition, 19 (2), 243–9.

THREAPLETON DE et al. (2013): Dietary fibre intake and risk of cardiovascular disease: systematic review and meta-analysis. BMJ, 347, f6879.

THURSTON RC (2009): The skinny on body fat and vasomotor symptoms. Menopausal Medicine, 17 (1), 1–10.
TURNER-MCGRIEVY GM, BARNARD ND, SCIALLI AR (2007): A two-year randomized weight loss trial comparing a vegan diet to a more moderate low-fat diet. Obesity, 15 (9), 2276–81.
TURNER-MCGRIEVY GM, BARNARD ND, SCIALLI AR, LANOU AJ (2004): Effects of a low-fat vegan diet and a Step II diet on macro- and micronutrient intakes in overweight postmenopausal women. Nutrition (Burbank, Los Angeles County, Calif.), 20 (9), 738–46.
TYSSANDIER V et al. (2003): Processing of vegetable-borne carotenoids in the human stomach and duodenum. American journal of physiology, Gastrointestinal and liver physiology, 284 (6), G913–23.
VAN WINCKEL M, VANDE VELDE S, BRUYNE R DE, VAN BIERVLIET S (2011): Clinical practice: vegetarian infant and child nutrition. European journal of pediatrics, 170 (12), 1489–94.
VANDENPLAS Y et al. (2014): Safety of soya-based infant formulas in children. The British journal of nutrition, 111 (8), 1340–60.
VARVARIGOU AA (2010): Intrauterine Growth Restriction as a Potential Risk Factor for Disease Onset in Adulthood. Journal of Pediatric Endocrinology and Metabolism, 23 (3), 2015–224.
VOLKERT D (2004): Leitlinie Enterale Ernährung der DGEM und DGG Ernährungszustand, Energie und Substratstoffwechsel im Alter. Aktuelle Ernährungsmedizin, 29, 190–7.
WALDMANN A, DÖRR B, KOSCHIZKE JW, LEITZMANN C, HAHN A (2006): Dietary intake of vitamin B6 and concentration of vitamin B6 in blood samples of German vegans. Public Health Nutr, 9 (6), 779–84.
WALDMANN A, KOSCHIZKE JW, LEITZMANN C, HAHN A (2003): Dietary intakes and lifestyle factors of a vegan population in Germany: results from the German Vegan Study. Eur J Clin Nutr, 57 (8), 947–55.
WALDMANN A, KOSCHIZKE JW, LEITZMANN C, HAHN A (2004a): Dietary Iron Intake and Iron Status of German Female Vegans: Results of the German Vegan Study. Annals of Nutrition and Metabolism, 48 (2), 103–08.
WALDMANN A, KOSCHIZKE JW, LEITZMANN C, HAHN A (2004b): Homocysteine and cobalamin status in German vegans. Public Health Nutrition, 7(03).
WATANABE F (2007): Vitamin B12 Sources and Bioavailability. Exp Biol Med, 232, 1266–74.
WATANABE F, YABUTA Y, TANIIOKA Y, BITO T (2013): Biologically active vitamin B12 compounds in foods for preventing deficiency among vegetarians and elderly subjects. Journal of Agricultural and Food Chemistry; 61(28). 6769-75.
WATANABE F, TAKENAKA S, KITTAKA-KATSURA H, EBARA S, MIYAMOTO E (2002): Characterization and bioavailability of vitamin B12-compounds from edible algae. J Nutr Sci Vitaminol, 48 (5), 325–31.
WATZL B (2001): Saponine. Ernährungsumschau, 48 (6), 252–53.
WATZL B, LEITZMANN C (2005): Bioaktive Substanzen in Lebensmitteln, 253 S. Hippokrates, Stuttgart, 3. Auflage.
WATZL B, RECHKEMMER G (2001): Phenolsäuren. Ernährungsumschau, 48 (10), 413.
WEAVER C, HEANEY RP (2006): Calcium in human health. 450 S. Humana Press Totowa, N.J.
WEAVER CM (2001): Calcium. Present Knowledge and Nutrition, 8th Edition, Bowman B.A., Russell R.M. (Eds.) ILSI Press, Washington DC, 273–280.
WEBB AR, ENGELSEN O (2006): Calculated ultraviolet exposure levels for a healthy vitamin D status. Photochemistry and photobiology, 82 (6), 1697–703.
WEISS C (2009): Oxalsäure. Ernährungsumschau, 56 (11), 636–9.
WELCH AA et al. (2010): Dietary intake and status of n-3 polyunsaturated fatty acids in a population of fish-eating and non-fish-eating meat-eaters, vegetarians, and vegans and the precursor-product ratio of a-linolenic acid to long-chain n-3 polyunsaturated fatty acids: results from the EPIC-Norfolk cohort. American Journal of Clinical Nutrition, 92 (10), 1040–51.
WILLETT W, MANSON J, LIU S (2002): Glycemic index, glycemic load, and risk of type 2 diabetes. Am J Clin Nutr, 76 (1), 274–80.

WILLIAMS CM, BURDGE G (2006): Long-chain n-3 PUFA: plant v. marine sources. Proceedings of the Nutrition Society, 65 (01), 42-50.
WOO K, KWOK T, CELERMAJER D (2014): Vegan Diet, Subnormal Vitamin B-12 Status and Cardiovascular Health. Nutrients, 6 (8), 3259-73.
WORLD HEALTH ORGANIZATION [WHO] (2015): Definition of an older or elderly person. http://www.who.int/healthinfo/survey/ageingdefnolder/en/ (zuletzt eingesehen am 25.01.2015).
YAJNIK CS et al. (2008): Vitamin B12 and folate concentrations during pregnancy and insulin resistance in the offspring: the Pune Maternal Nutrition Study. Diabetologia, 51 (1), 29-38.
YOUNG VR, PELLETT PL (1994): Plant proteins in relation to human protein and amino acid nutrition. Am J Clin Nutr, 59, 1203-12.
ZHANG H, TAO X, WU J (2014): Association of homocysteine, vitamin B12, and folate with bone mineral density in postmenopausal women: a meta-analysis. Archives of gynecology and obstetrics, 289 (5), 1003-9.
ZLOTKIN S (2002): Adolescent Vegetarians. Archives of Pediatrics & Adolescent Medicine, 156 (5), 426.

3 Einfluss der veganen Ernährung auf Gesundheit und Krankheit

ABBOTT RD et al. (1996): Effect of Dietary Calcium and Milk Consumption on Risk of Thromboembolic Stroke in Older Middle-aged Men: The Honolulu Heart Program. Stroke, 27 (5), 813-18.
ADA (AMERICAN DIABETES ASSOCIATION) (2013): Diagnosis and classification of diabetes mellitus. Diabetes Care, 36 (1), 67-74.
ADA (American Diabetes Association) (Hrsg.) (2003): Evidence-Based Nutrition Principles and Recommendations for the Treatment and Prevention of Diabetes and Related Complications. Diabetes Care, 26 (1), 51-61.
ADA (AMERICAN DIETETIC ASSOCIATION) (Hrsg.) Vegetarian Nutrition - a work group of the American Dietetic Association (2010): Vegetarian Diets in Chronic Kidney Disease. https://www.google.de/url?sa=t&rct=j&q=&esrc=s&source=web&cd=5&ved=0CEkQFjAEahUKEwjL2NKLxLLIAhUok3IKHZZJBY0&url=http%3A%2F%2Fvegetariannutrition.net%2Fdocs%2FRenal-Vegetarian-Nutrition.pdf&usg=AFQjCNElOhiuW-8bESPdLY-wYznJ8gwkYfw&bvm=bv.104615367,d.bGQ&cad=rja (zuletzt eingesehen am 08.10.2015).
AGGARWAL BB, SUNG B (2009): Pharmacological basis for the role of curcumin in chronic diseases: an age-old spice with modern targets, Trends Pharmacol Sci, 30 (2), 85-94.
ALLEN NE (2008): Causes of vitamin B12 and folate deficiency. Food Nutr Bull, 29 (2), 20-34.
ALLEN NE et al. (2002): The associations of diet with serum insulin-like growth factor I and its main binding proteins in 292 women meat-eaters, vegetarians, and vegans. Cancer Epidemiol Biomarkers Prev, 11 (11), 1441-8.
ALLEN NE, APPLEBY PN, DAVEY GK, KEY T TJ (2001): Soy milk intake in relation to serum sex hormone levels in British men. Nutr Cancer, 41 (2), 41-6.
ALLEN NE, APPLEBY PN, DAVEY GK, KEY TJ (2000): Hormones and diet: low insulin-like growth factor-I but normal bioavailable androgens in vegan men. Br J Cancer, 83 (2), 95-7.
ALLEN NE et al. (2008): Animal foods, protein, calcium and prostate cancer risk: the European Prospective Investigation into Cancer and Nutrition. Br J Cancer, 98 (9), 1574-81.
ALLRED CD et al. (2004): Soy processing influences growth of estrogen-dependent breast cancer tumors. Carcinogenesis, 25 (9), 1649-57.
ANDERSON JW, RANDLES KM, KENDALL CWC, JENKINS D A (2004): Carbohydrate and Fiber Recommendations for Individuals with Diabetes: A Quantitative Assessment and Meta-Analysis of the Evidence. J Am Coll Nutr, 23 (1), 5-17.
APPLEBY PN, DAVEY GK, KEY TJ (2002): Hypertension and blood pressure among meat eaters, fish eaters, vegetarians and vegans in EPIC-Oxford. Public Health Nutr, 5 (5), 645-54.
APPLEBY PN, RODDAM A, ALLEN N, KEY TJ (2007): Comparative fracture risk in vegetarians and nonvegetarians in EPIC-Oxford. Eur J Clin Nutr, 61 (12), 1400-06.

Literaturverzeichnis

APPLEBY PN, THOROGOOD M, MANN JI, KEY TJ. (1999): The Oxford Vegetarian Study: an overview. Am J Clin Nutr, 70 (3), 525–31.

ARMSTRONG B et al. (1979): Urinary sodium and blood pressure in vegetarians. Am J Clin Nutr, 32 (12), 2472–76.

ARUMUGAM M et al. (2011): Enterotypes of the human gut microbiome. Nature, 473 (7346), 174–80.

ASSARI S (2013): Race and ethnicity, religion involvement, church-based social support and subjective health in United States: A case of moderated mediation. Int J Prev Med, 4 (2), 208–17.

AUNE D, URSIN G, VEIERØD MB (2009): Meat consumption and the risk of type 2 diabetes: a systematic review and meta-analysis of cohort studies. Diabetologia, 52 (11), 2277–87.

AVILA CURIEL A, WCRF (World Cancer Research Fund), AICR (American Institute for Cancer Research) (Hrsg.) (2007): Food, nutrition and the prevention of cancer: a global perspective. Washington DC, AICR.

BAER HJ et al. (2011): Risk factors for mortality in the nurses' health study: A competing risks analysis. Am J Epidemiol, 173 (3), 319–29.

BAMIA C et al. (2007): Dietary patterns and survival of older Europeans: the EPIC-Elderly Study (European Prospective Investigation into Cancer and Nutrition). Public Health Nutr, 10 (6), 590–8.

BAO B et al. (2012): Curcumin analogue CDF inhibits pancreatic tumor growth by switching on suppressor microRNAs and attenuating EZH2 expression. Cancer Res, 72 (1), 335–45.

BARCLAY AW et al. (2008): Glycemic index, glycemic load, and chronic disease risk – a meta-analysis of observational studies. Am J Clin Nutr, 87 (3), 627–37.

BARDONE-CONE AM et al. (2012): The inter-relationships between vegetarianism and eating disorders among females. J Acad Nutr Diet, 112 (8), 1247–52.

BARNARD ND et al. (2009) a: A low-fat vegan diet and a conventional diabetes diet in the treatment of type 2 diabetes: a randomized, controlled, 74-wk clinical trial. Am J Clin Nutr, 89 (5), 1588–96.

BARNARD ND et al. (2006): A low-fat vegan diet improves glycemic control and cardiovascular risk factors in a randomized clinical trial in individuals with type 2 diabetes. Diabetes Care, 29 (8), 1777–83.

BARNARD ND et al. (2009) b: A low-fat vegan diet elicits greater macronutrient changes, but is comparable in adherence and acceptability, compared with a more conventional diabetes diet among individuals with type 2 diabetes. J Am Diet Assoc, 109 (2), 263–72.

BARNARD ND, KATCHER HI, JENKINS DJ, COHEN J, TURNER-MCGRIEVY G (2009) c: Vegetarian and vegan diets in type 2 diabetes management. Nutr Rev, 67 (5), 255–63.

BARNARD ND et al. (2000): Effectiveness of a low-fat vegetarian diet in altering serum lipids in healthy premenopausal women. Am J Cardiol, 85 (8), 969–72.

BAZELMANS C et al. (2006): Healthy food and nutrient index and all cause mortality. Eur J Epidemiol, 21 (2), 145–52.

BEAGLEHOLE R, BONITA R, KJELLSTRÖM T, PAUSE ANETTE (2013): Einführung in die Epidemiologie. 312 S. Hans Hube Verlag, Bern, 3. Auflage.

BEATON LK, MCVEIGH BL, DILLINGHAM BL, LAMPE JW, DUNCAN AM (2010): Soy protein isolates of varying isoflavone content do not adversely affect semen quality in healthy young men. Fertil Steril, 94 (5), 1717–22.

BEEZHOLD BL, JOHNSTON C, DAIGLE DR (2010): Vegetarian diets are associated with healthy mood states: a cross-sectional study in seventh day adventist adults. Nutr J, 9 (26), doi: 10.1186/1475-2891-9-26.

BENDINELLI B et al. (2013): Association between dietary meat consumption and incident type 2 diabetes: the EPIC-InterAct study. Diabetologia, 56 (1), 47–59.

BERG A et al. (2014): Interdisziplinäre Leitlinie der Qualität S3 zur Prävention und Therapie der Adipositas. Martinsried, 2. Version.

BERKEY CS (2000): Relation of Childhood Diet and Body Size to Menarche and Adolescent Growth in Girls. Am J Epidemiol, 152 (5), 446–52.

BERNHARD J, VILLIGER P M (2001): Rheumatoide Arthritis: Pathogenese und Pathologie. Schweiz Med Forum, 23 (8), 179–83.

BERNSTEIN AM, TREYZON L, LI Z (2007): Are High-Protein, Vegetable-Based Diets Safe for Kidney Function? A Review of the Literature. J Am Diet Assoc, 107 (4), 644–50.
BIB (BUNDESINSTITUT FÜR BEVÖLKERUNGSFORSCHUNG) (Hrsg.) (2015): Lebenserwartung. http://www.bib-demografie.de/SharedDocs/Glossareintraege/DE/L/lebenserwartung.html (zuletzt eingesehen am 08.10.2015)
BILZ S, KELLER U (2007): Fettleber und Lipidstoffwechsel. Der Diabetol, 3 (3), 184–91.
BOEING H et al. (2007): Stellungnahme der Deutschen Gesellschaft für Ernährung e. V. Obst und Gemüse in der Prävention chronischer Krankheiten. 1–43, https://www.google.de/url?sa=t&rct=j&q=&esrc=s&source=web&cd=1&cad=rja&uact=8&ved=0CCEQFjAAahUKEwjyxvqc6rLIAhVqpnIKHQ7fBI4&url=https%3A%2F%2Fwww.dge.de%2Ffileadmin%2Fpublic%2Fdoc%2Fws%2Fstellungnahme%2FStellungnahme-OuG-Praevention-chronischer-Krankheiten-2007-09-29.pdf&usg=AFQjCNEWO9aLssNQBw7ni3UwicsdK1GM8Q (zuletzt eingesehen am 08.10.2015).
BONN SE et al. (2014): Body mass index and weight change in men with prostate cancer: progression and mortality. Cancer Causes Control, 25 (8), 933–43.
BOOTH SL et al. (2000): Dietary vitamin K intakes are associated with hip fracture but not with bone mineral density in elderly men and women. Am J Clin Nutr, 71 (5), 1201–8.
BOSETTI C et al. (2007): Flavonoids and the risk of renal cell carcinoma. Cancer Epidemiol Biomarkers Prev, 16 (1), 98–101.
BOSTICK RM et al. (1999): Relation of calcium, vitamin D, and dairy food intake to ischemic heart disease mortality among postmenopausal women. Am J Epidemiol, 149 (2), 151–61.
BUCLIN T et al. (2001): Diet acids and alkalis influence calcium retention in bone. Osteoporos Int, 12 (6), 493–9.
BUNNER AE, AGARWAL U, GONZALES JF, VALENTE F, BARNARD ND (2014): Nutrition intervention for migraine: a randomized crossover trial. J Headache Pain, 15 (1), doi: 10.1186/1129-2377-15-69.
BUTLER TL et al. (2008): Cohort profile: The Adventist Health Study-2 (AHS-2). Int J Epidemiol, 37 (2), 260–5.
CAI H et al. (2007): A prospective study of dietary patterns and mortality in Chinese women. Epidemiology, 18 (3), 393–401.
CAO JJ, JOHNSON LK, HUNT JR (2011): A diet high in meat protein and potential renal acid load increases fractional calcium absorption and urinary calcium excretion without affecting markers of bone resorption or formation in postmenopausal women. J Nutr, 141 (3), 391–7.
CARMODY RN, WEINTRAUB GS, WRANGHAM RW (2011): From the Cover: Energetic consequences of thermal and nonthermal food processing. Proc Natl Acad Sci, 108 (48), 199–203.
CHAN JM et al. (2001): Dairy products, calcium, and prostate cancer risk in the Physicians' Health Study. Am J Clin Nutr, 74 (4), 549–54.
CHANG ET et al. (2007): Diet and risk of ovarian cancer in the California Teachers Study cohort. Am J Epidemiol, 165 (7), 802–13.
CHANG-CLAUDE J, HERMANN S, EILBER U, STEINDORF K (2005): Lifestyle determinants and mortality in German vegetarians and health-conscious persons: Results of a 21-year follow-up. Cancer Epidemiol Biomarkers Prev, 14 (4), 963–8.
CHAUVEAU P, COMBE C, FOUQUE D, APARICIO M (2013): Vegetarianism: Advantages and drawbacks in patients with chronic kidney diseases. J Ren Nutr, 23 (6), 399–405.
CHAVARRO J, TOTH T L, SADIO SM, HAUSER R (2008): Soy food and isoflavone intake in relation to semen quality parameters among men from an infertility clinic. Hum Reprod, 23 (11), 2584–90.
CHEN MU et al. (2014): Dairy consumption and risk of type 2 diabetes: 3 cohorts of US adults and an updated meta-analysis. BMC Med, 12 (1), 215.
CHIU JF et al. (1997): Long-term vegetarian diet and bone mineral density in postmenopausal Taiwanese women. Calcif Tissue Int, 60 (3), 245–9.
CHIU TH et al. (2014): Taiwanese Vegetarians and Omnivores: Dietary Composition, Prevalence of Diabetes and IFG. PLoS One, 9 (2), e88547.

CHOBANIAN AV et al. (2003): Seventh report of the Joint National Committee on Prevention, Detection, Evaluation, and Treatment of High Blood Pressure. Hypertension, 42 (6), 1206–52.
CLARYS P et al. (2014): Comparison of nutritional quality of the vegan, vegetarian, semi-vegetarian, pesco-vegetarian and omnivorous diet. Nutrients, 6 (3), 1318–32.
CLEMENTE JC, URSELL LK, PARFREY LW, NIGHT R (2012): The impact of the gut microbiota on human health: an integrative view. Cell, 148 (6), 1258–70.
CRAIG W (2009): Health effects of vegan diets. Am J Clin Nutr, 89 (5), 1627–33.
CROWE FL, APPLEBY PN, ALLEN NE, KEY TJ (2011): Diet and risk of diverticular disease in Oxford cohort of European Prospective Investigation into Cancer and Nutrition (EPIC): prospective study of British vegetarians and non-vegetarians. BMJ, doi: 10.1136/bmj.d4131.
DAVEY GK et al. (2003): EPIC-Oxford: lifestyle characteristics and nutrient intakes in a cohort of 33 883 meat-eaters and 31 546 non meat-eaters in the UK. Public Health Nutr, 6 (3), 259–69.
DAVID L A et al. (2014): Diet rapidly and reproducibly alters the human gut microbiome. Nature, 505 (7484), 559–63.
DE BIASE SG, FERNANDES SF, GIANINI RJ, DUARTE JL (2007): Vegetarian diet and cholesterol and triglycerides levels. Arq Bras Cardiol, 88 (1), 35–9.
DE FILIPPO C et al. (2010): Impact of diet in shaping gut microbiota revealed by a comparative study in children from Europe and rural Africa. Proc Natl Acad Sci USA, 107 (33), 14691–6.
DE MUNTER JSL, HU FB, SPIEGELMAN D, FRANZ M, VAN DAM RM (2007): Whole grain, bran, and germ intake and risk of type 2 diabetes: a prospective cohort study and systematic review. PLoS Med, 4 (8), e261.
DE PERGOLA G, SILVESTRIS F (2013): Obesity as a major risk factor for cancer. J Obes, doi: 10.1155/2013/291546.
DESHMUKH U, KATRE P, YAJNIK CS (2013): Influence of maternal vitamin B12 and folate on growth and insulin resistance in the offspring. Nestle Nutr Inst Workshop Ser, 74, 145–56.
DEWELL A, WEIDNER G, SUMNER MD, CHI CS, ORNISH D (2008): A Very-Low-Fat Vegan Diet Increases Intake of Protective Dietary Factors and Decreases Intake of Pathogenic Dietary Factors. J Am Diet Assoc, 108, 347–56.
DGE (DEUTSCHE GESELLSCHAFT FÜR ERNÄHRUNG) (2015): Richtwerte für die durchschnittliche Energiezufuhr. https://www.dge.de/wissenschaft/referenzwerte/energie/ (zuletzt eingesehen am 08.10.2015).
DGK (DEUTSCHE GESELLSCHAFT FÜR KARDIOLOGIE), DHL (Deutsche Hochdruckliga) (Hrsg.) (2013): Leitlinien für das Management der arteriellen Hypertonie. 51 S. Börm Bruckheimer Verlag GmbH.
DJOUSSÉ L et al. (2004): Fruit and vegetable consumption and LDL cholesterol: the National Heart, Lung, and Blood Institute Family Heart Study. Am J Clin Nutr, 79 (2), 213–7.
DORNER T, WEICHSELBAUM E, LAWRENCE K, VIKTORIA SK, RIEDER A (2009): Austrian osteoporosis report: epidemiology, lifestyle factors, public health strategies. Wiener Medizinische Wochenschrift, 159 (9–10), 221–9.
EATON NE, REEVES GK, APPLEBY PN, KEY TJ (1999): Endogenous sex hormones and prostate cancer: a quantitative review of prospective studies. Br J Cancer, 80 (7), 930–4.
EGGER G, DIXON J (2010): Inflammatory effects of nutritional stimuli: further support for the need for a big picture approach to tackling obesity and chronic disease. Obes Rev, 11 (2), 137–49.
ELWOOD PC (2005): Milk consumption, stroke, and heart attack risk: evidence from the Caerphilly cohort of older men. J Epidemiol Community Heal, 59 (6), 502–5.
ELWOOD PC, PICKERING JE, HUGHES J, FEHILY AM, ESS AR (2004): Milk drinking, ischaemic heart disease and ischaemic stroke II. Evidence from cohort studies. Eur J Clin Nutr, 58 (5), 718–24.
EMOTO M et al. (2001): Impact of Insulin Resistance and Nephropathy on Homocysteine in Type 2 Diabetes. Diabetes Care, 24 (3), 533–8.
ESSELSTYN CB, GENDY G, DOYLE J, GOLUBIC M, OIZEN M (2014): A way to reverse CAD? J Fam Pract 63 (7), 356–64b.

ESSER N, LEGRAND-POELS S, PIETTE J, SCHEEN AJ, PAQUOT N (2014): Inflammation as a link between obesity, metabolic syndrome and type 2 diabetes. Diabetes Res Clin Pract, 105 (2), 141–50.
EYMANN J, SCHMID S (2014): GIM Trend Studie – New Veganism. Gesellschaft für Innovative Marktforschung (GIM), Heidelberg.
FAQI AS, JOHNSON WD, MORRISSEY RL, MCCORMICK DL (2004): Reproductive toxicity assessment of chronic dietary exposure to soy isoflavones in male rats. Reprod Toxicol, 18 (4), 605–11.
FARDET A,CHARDIGNY JM (2013): Plant-based foods as a source of lipotropes for human nutrition: a survey of in vivo studies. Crit Rev Food Sci Nutr, 53 (6), 535–90.
FAROOQUI AA, HORROCKS LA, FAROOQUI T (2006): Modulation of inflammation in brain: a matter of fat. J Neurochem, 101 (3), 577–99.
FENTON TR, ELIASZIW M, LYON AW, TOUGH SC, HANLEY DA (2008): Meta-analysis of the quantity of calcium excretion associated with the net acid excretion of the modern diet under the acid-ash diet hypothesis. Am J Clin Nutr, 88 (4), 1159–66.
FERDOWSIAN HR, BARNARD ND (2009): Effects of plant-based diets on plasma lipids. Am J Cardiol, 104 (7), 947–56.
FESKANICH D et al. (1999): Vitamin K intake and hip fractures in women: a prospective study. Am J Clin Nutr, 69 (1), 74–9.
FISAK B, PETERSON RD, TANTLEFF-DUNN, MOLNAR JM (2006): Challenging previous conceptions of vegetarianism and eating disorders. Eat Weight Disord, 11 (4), 195–200.
FONTANA L, MEYER TE, KLEIN S, HOLLOSZY JO (2004): Long-term calorie restriction is highly effective in reducing the risk for atherosclerosis in humans. Proc Natl Acad Sci USA, 101 (17), 6659–63.
FONTANA L, WEISS EP, VILLAREAL DT, KLEIN S, HOLLOSZY JO (2008): Long-term effects of calorie or protein restriction on serum IGF-1 and IGFBP-3 concentration in humans. Aging Cell, 7 (5), 681 7.
FOSTER GD et al. (2010): Weight and metabolic outcomes after 2 years on a low-carbohydrate versus low-fat diet: a randomized trial. Ann Intern Med, 153 (3), 147–57.
FRASER GE (1999): Diet as primordial prevention in Seventh-Day Adventists. Prev Med, 29:6 (2), 18–23.
FRASER GE, SABATÉ J, BEESON WL, STRAHAN TM (1992) A possible protective effect of nut consumption on risk of coronary heart disease. The Adventist Health Study. Arch Intern Med, 152 (7), 1416–24.
FRASER GE, SHAVLIK DJ (2001): Ten years of life: Is it a matter of choice? Arch Intern Med, 161 (13), 1645–52.
FREEMAN MP (2000): Omega-3 fatty acids in psychiatry: A review. Ann Clin Psychiatry, 12 (3), 159–65.
FUNG TT et al. (2011): Low-carbohydrate diets and all-cause and cause-specific mortality: two cohort studies. Ann Intern Med, 153 (5), 289–98.
GALLINETTI J, HARPUTLUGIL E, MITCHELL JR (2013): Amino acid sensing in dietary-restriction-mediated longevity: roles of signal-transducing kinases GCN2 and TOR. Biochem J, 449 (1), 1–10.
GAO D et al. (2013): Dairy Products Consumption and Risk of Type 2 Diabetes: Systematic Review and Dose-Response Meta-Analysis. PLoS One, 8 (9), e73965.
GARDNER CD et al. (2007): Comparison of the Atkins, Zone, Ornish, and LEARN diets for change in weight and related risk factors among overweight premenopausal women: the A TO Z Weight Loss Study: a randomized trial. JAMA, 297 (9), 969–77.
GEISEL J et al. (2005): The vegetarian lifestyle and DNA methylation. Clin Chem Lab Med, 43 (10), 1164–9.
GLICK-BAUER M, YEH MC (2014): The Health Advantage of a Vegan Diet: Exploring the Gut Microbiota Connection. Nutrients, 6, 4822–38.
GOFF LM, BELL JD, SO PW, DORNHORST A, FROST GS (2005): Veganism and its relationship with insulin resistance and intramyocellular lipid. Eur J Clin Nutr, 59 (2), 291–8.
GONZÁLEZ S, HUERTA JM, FERNÁNDEZ S, PATTERSON ÁM, LASHERAS C (2008): Differences in overall mortality in the elderly may be explained by diet. Gerontology, 54, 232–7.

Literaturverzeichnis

GOPINATH B et al. (2011): Consumption of polyunsaturated fatty acids, fish, and nuts and risk of inflammatory disease mortality. Am J Clin Nutr, 93 (5), 1073–9.

GORDON T (1957): Mortality experience among the Japanese in the United States, Hawaii, and Japan. Public Health Rep, 72 (6), 543–53.

GÖSSWALD A, SCHIENKIEWITZ A, NOWOSSADECK E, BUSCH MA (2013): Prävalenz von Herzinfarkt und koronarer Herzkrankheit bei Erwachsenen im Alter von 40 bis 79 Jahren in Deutschland: Ergebnisse der Studie zur Gesundheit Erwachsener in Deutschland (DEGS1). Bundesgesundheitsblatt – Gesundheitsforsch – Gesundheitsschutz, 56 (5/6), 650–5.

HADDAD EH, BERK LS, KETTERING JD, HUBBARD RW, PETERS WR (1999): Dietary intake and biochemical, hematologic, and immune status of vegans compared with nonvegetarians. Am J Clin Nut, 70 (3), 586–93.

HAFSTROM I (2001): A vegan diet free of gluten improves the signs and symptoms of rheumatoid arthritis: the effects on arthritis correlate with a reduction in antibodies to food antigens. Rheumatology, 40 (10), 1175–9.

HAMILTON-REEVES JM et al. (2010): Clinical studies show no effects of soy protein or isoflavones on reproductive hormones in men: results of a meta-analysis. Fertil Steril, 94 (3), 997–1007.

HÄNNINEN O (2000): Antioxidants in vegan diet and rheumatic disorders. Toxicology, 155 (1–3), 45–53.

HARTOJO W et al. (2010): Curcumin Promotes Apoptosis, Increases Chemosensitivity, and Inhibits Nuclear Factor κB in Esophageal Adenocarcinoma. Transl Oncol, 3 (2), 99–108.

HÄUSSLER B et al. (2007): Epidemiology, treatment and costs of osteoporosis in Germany – the BoneEVA Study. Osteoporos Int, 18 (1), 77–84.

HE J (2005): Effect of Soybean Protein on Blood Pressure: A Randomized, Controlled Trial. Ann Intern. Med, 143 (1), 1–9.

HEANEY RP et al. (1999): Dietary changes favorably affect bone remodeling in older adults. J Am Diet Assoc, 99 (10), 1228–33.

HEARNSHAW H, BROWN JM, CUMMING IA, GODING JR, NAIRN M (1972): Endocrinological and histopathological aspects of the infertility in the ewe caused by oetrogenic clover. J Reprod Fertil, 28 (1), 160–1.

HELFERICH WG, ANDRADE JE, HOAGLAND MS (2008): Phytoestrogens and breast cancer: a complex story. Inflammopharmacology, 16 (5), 219–26.

HENEKA MT, O'BANION MK, TERWEL D, KUMMER MP (2010): Neuroinflammatory processes in Alzheimer's disease. J Neural Transm, 117 (8), 919–47.

HESTER CM (2015): Fecal microbes, short chain fatty acids, and colorectal cancer across racial/ethnic groups. World J Gastroenterol, 21 (9), 2759–69.

HORN F (2012): Biochemie des Menschen. 664 S. Georg Thieme Verlag, Stuttgart, 5. Auflage.

HU FB et al. (1999): Dietary saturated fats and their food sources in relation to the risk of coronary heart disease in women. Am J Clin Nutr, 70 (6), 1001–8.

HUA NW, STOOHS RA, FACCHINI FS (2007): Low iron status and enhanced insulin sensitivity in Ovo-Lacto vegetarians. Br J Nutr, 86 (4), 515–9.

HUMMER RA, ELLISON CG, ROGERS R, MOULTON BE, ROMERO RR (2004): Religious involvement and adult mortality in the United States: review and perspective. South Med J, 97 (12), 1223–30.

ICKS A, RODEN M (2010): Diabetes mellitus in Deutschland. Public Health Forum, 18 (1), 4–6.

JACOBSEN BK et al. (2014): Soy isoflavone intake and the likelihood of ever becoming a mother: the Adventist Health Study-2. Int J Womens Health, 6 (4), 377–84.

JACOBSEN BK, KNUTSEN SF, FRASER GE (1998): Does high soy milk intake reduce prostate cancer incidence? The Adventist Health Study (United States). Cancer Causes Control, 9 (6), 553–7.

JARGIN V (2014): Soy and phytoestrogens: possible side effects. Ger Med Sci, 12 (18), doi: 10.3205/000203.

JEFFERSON WN, WILLIAMS CJ (2011): Circulating levels of genistein in the neonate, apart from dose and route, predict future adverse female reproductive outcomes. Reprod Toxicol, 31 (3), 272–9.

JEFFERY IAN B, CLAESSON MJ, O'TOOLE PW, SHANAHAN F (2012): Categorization of the gut microbiota: enterotypes or gradients? Nat Rev Microbiol, 10 (9), 591-2.
JEFFERY IAN B, O'TOOLE PW (2013): Diet-microbiota interactions and their implications for healthy living. Nutrients, 5 (1), 234-52.
JENKINS DJ et al. (2003): The effect of combining plant sterols, soy protein, viscous fibers, and almonds in treating hypercholesterolemia. Metabolism, 52 (11), 1478-83.
JENKINS DJ et al. (2003): Effects of a dietary portfolio of cholesterol-lowering foods vs lovastatin on serum lipids and C-reactive protein. JAMA, 290 (4), 502-10.
JENKINS DJ et al. (2005): Direct comparison of a dietary portfolio of cholesterol-lowering foods with a statin in hypercholesterolemic participants. Am J Clin Nutr, 81 (2), 380-7.
JENKINS DJ et al. (2006): Assessment of the longer-term effects of a dietary portfolio of cholesterol-lowering foods in hypercholesterolemia. Am J Clin Nutr, 83 (3), 582-91.
JENKINS DJ et al. (2014): Effect of a 6-month vegan low-carbohydrate («Eco-Atkins») diet on cardiovascular risk factors and body weight in hyperlipidaemic adults: a randomised controlled trial. BMJ Open, 4 (2):e003505 doi: 10.1136/bmjopen-2013-003505.
JOHN JH, ZIEBLAND S, YUDKIN P, ROE LS, NEIL H (2002): Effects of fruit and vegetable consumption on plasma antioxidant concentrations and blood pressure: a randomised controlled trial. Lancet, 359 (9322), 1969-74.
JOOST HG (2010): Metabolisches Syndrom. In: BIESALSKI HK, BISCHOFF SC, PUCHSTEIN C (Hrsg.): Ernährungsmedizin, (S. 550-62), Georg Thieme Verlag, Stuttgart, 4. Auflage.
KAHLEOVA H et al. (2011): Vegetarian diet improves insulin resistance and oxidative stress markers more than conventional diet in subjects with Type 2 diabetes. Diabet Med, 28 (5), 549-59.
KAHN HA, PHILLIPS RL, SNOWDO DA, CHOI W (1984): Association between reported diet and all-cause mortality. Twenty-one-year follow-up on 27,530 adult Seventh-Day Adventists. Am J Epidemiol, 119 (5), 775-87.
KATCHER HI, FERDOWSIAN HR, HOOVER VJ, COHEN JL, BARNARD ND (2010): A worksite vegan nutrition program is well-accepted and improves health-related quality of life and work productivity. Ann Nutr Metab, 56 (4), 245-52.
KATIYAR S K, SINGH T, PRASAD R, SUN Q, VAID M (2012). Epigenetic alterations in ultraviolet radiation-induced skin carcinogenesis: interaction of bioactive dietary components on epigenetic targets. Photochem Photobiol, 88 (5), 1066-74.
KATO K et al. (2008): Effects of green tea polyphenol on methylation status of RECK gene and cancer cell invasion in oral squamous cell carcinoma cells. Br J Cancer, 99 (4), 647-54.
KELEMEN L, KUSHI LH, JACOBS DR, CERHAN J (2005): Associations of dietary protein with disease and mortality in a prospective study of postmenopausal women. Am J Epidemiol, 161 (3), 239-49.
KEY TJ, APPLEBY PN, ROSELL MS (2006): Health effects of vegetarian and vegan diets. Proc Nutr Soc, 65 (1), 35-41.
KEY TJ et al. (1999a): Mortality in vegetarians and nonvegetarians: Detailed findings from a collaborative analysis of 5 prospective studies 1-3. Am J Clin Nutr, 70 (3), 516-24.
KEY TJ et al. (2007): Diet, nutrition and the prevention of cancer. Public Health Nutr, 7 (1a), 187-200.
KEY TJ et al. (1999b): Soya foods and breast cancer risk: a prospective study in Hiroshima and Nagasaki. Japan Br J Cancer, 81 (7), 1248-56.
KHAN N, MUKHTAR H (2013): Modulation of signaling pathways in prostate cancer by green tea polyphenols. Biochem Pharmacol, 85 (5), 667-72.
KIKUNO N (2008): Genistein mediated histone acetylation and demethylation activates tumor suppressor genes in prostate cancer cells. Int J Cancer, 123 (3), 552-60.
KIM SO, KIM MR (2013): Epigallocatechin 3-gallate inhibits invasion by inducing the expression of Raf kinase inhibitor protein in AsPC 1 human pancreatic adenocarcinoma cells through the modulation of histone deacetylase activity. Int J Oncol, 42 (1), 349-58.
KLOPP SA, HEISS CJ, SMITH HS (2003): Self-reported vegetarianism may be a marker for college women at risk for disordered eating. J Am Diet Assoc, 103 (6), 745-47.

KNASMÜLLER S , MIŠIK M, PARZEFALL W, WAGNER KH. (2014): Krebs und Ernährung. 440 S. Georg Thieme Verlag, Stuttgart, 1. Auflage.
KNOOPS KTB et al. (2006): Comparison of three different dietary scores in relation to 10-year mortality in elderly European subjects: the HALE project. Eur J Clin Nutr, 60 (6), 746–55.
KNURICK J, JOHNSTON C, WHERRY S, AGUAYO I (2015): Comparison of Correlates of Bone Mineral Density in Individuals Adhering to Ovo-Lacto, Vegan, or Omnivore Diets: A Cross-Sectional Investigation. Nutrients, 7 (5), 3416–26.
KOEBNICK C et al. (2005): Long-Term Consumption of a Raw Food Diet Is Associated with Favorable Serum LDL Cholesterol and Triglycerides but Also with Elevated Plasma Homocysteine and Low Serum HDL Cholesterol in Humans. J Nutr, 135 (10), 2372–78.
KOETH RA et al. (2013): Intestinal microbiota metabolism of L-carnitine, a nutrient in red meat, promotes atherosclerosis. Nat Med, 19 (5), 576–85.
KORDE LA et al. (2009): Childhood soy intake and breast cancer risk in Asian American women. Cancer Epidemiol Biomarkers Prev, 18 (4), 1050–9.
KORNSTEINER M, SINGER I, ELMADFA I (2008): Very low n-3 long-chain polyunsaturated fatty acid status in Austrian vegetarians and vegans. Ann Nutr Metab, 52 (1), 37–47.
KRAFT TE, PARISOTTO D, SCHEMPP C, EFFERTH T(2009): Fighting cancer with red wine? Molecular mechanisms of resveratrol. Crit Rev Food Sci Nutr, 49 (9), 782–99.
KWOK CS, UMAR S, MYINT PK, MAMAS MA, LOKE YK (2014): Vegetarian diet, Seventh Day Adventists and risk of cardiovascular mortality: a systematic review and meta-analysis. Int J Cardiol, 176 (3), 680–6.
LAMON BD, HAJJAR DP (2008): Inflammation at the molecular interface of atherogenesis: an anthropological journey. Am J Pathol, 173 (5), 1253–64.
LANHAM-NEW SA (2008): The balance of bone health: tipping the scales in favor of potassium-rich, bicarbonate-rich foods. J Nutr, 138 (1), 172–7.
LARSSON CL, JOHANSSON GK (2005): Young Swedish vegans have different sources of nutrients than young omnivores. J Am Diet Assoc, 105 (9), 1438–41.
LARSSON SC et al. (2009): Dairy foods and risk of stroke. Epidemiology, 20 (3), 355–60.
LARSSON SC, ORSINI N (2014): Red meat and processed meat consumption and all-cause mortality: a meta-analysis. Am J Epidemiol, 179 (3), 282–9.
LAU EM, KWOKT, WOO J, HO SC (1998): Bone mineral density in Chinese elderly female vegetarians, vegans, lacto-vegetarians and omnivores. Eur J Clin Nutr, 52 (1), 60–4.
LE T, SABATÉ JOAN (2014): Beyond meatless, the health effects of vegan diets: findings from the Adventist cohorts. Nutrients, 6 (6), 2131–47.
LEITZMANN C, KELLER M (2013): Vegetarische Ernährung, 380 S. UTB Verlag, Stuttgart, 3. Auflage.
LENTZ SR et al. (1996): Vascular dysfunction in monkeys with diet-induced hyperhomocyst(e)inemia. J Clin Invest, 98 (1), 24–9.
LEY RE, TURNBAUGH PJ, KLEIN S, GORDON JI (2006): Microbial ecology: human gut microbes associated with obesity. Nature, 444 (7122), 1022–3.
LI Y, LIU L, ANDREWS LG, TOLLEFSBOL TO (2009): Genistein depletes telomerase activity through cross-talk between genetic and epigenetic mechanisms. Int J Cancer, 125 (2), 286–96.
LI Y et al. (2013): Epigenetic reactivation of estrogen receptor-α (ERα) by genistein enhances hormonal therapy sensitivity in ERα-negative breast cancer. Mol Cancer, 12 (9), 1–17.
LINDAHL O, LINDWALL L, SPÅNGBERG A, STENRAM Å, ÖCKERMAN P (1984): A vegan regimen with reduced medication in the treatment of hypertension. Br J Nutr, 52 (01), 11–20.
LINDSTRÖM J et al. (2010): Take action to prevent diabetes – the IMAGE toolkit for the prevention of type 2 diabetes in Europe. Horm Metab Res, 42 (1), 37–55.
LING WH, HÄNNINEN O (1992): Shifting from a conventional diet to an uncooked vegan diet reversibly alters fecal hydrolytic activities in humans. J Nutr, 122 (4), 924–30.
LINK LB, HUSSAINI NS, JACOBSON JS (2008): Change in quality of life and immune markers after a stay at a raw vegan institute: a pilot study. Complement Ther Med, 16 (3), 124–30.

LIPPUNER K (2012): Epidemiologie und Stellenwert der Osteoporose in der Schweiz. Ther Umschau, 69 (3), 137-144.
LIU PL et al. (2010): Resveratrol inhibits human lung adenocarcinoma cell metastasis by suppressing heme oxygenase 1-mediated nuclear factor-kappaB pathway and subsequently downregulating expression of matrix metalloproteinases. Mol Nutr Food Res, 54 (2), 196-204.
LIU RH (2003): Health benefits of fruit and vegetables are from additive and synergistic combinations of phytochemicals. Am J Clin Nutr, 78 (3), 517-20.
LIU RH (2004): Potential Synergy of Phytochemicals in Cancer Prevention: Mechanism of Action. J Nutr, 134 (12), 3479-85.
MA J et al. (2001): Milk Intake, Circulating Levels of Insulin-Like Growth Factor-I, and Risk of Colorectal Cancer in Men. J Nat Cancer Inst, 93 (17), 1330-6.
MANN JI, APPLEBY PN, KEY TJ, THOROGOOD M (1997): Dietary determinants of ischaemic heart disease in health conscious individuals. Heart, 78 (5), 450-5.
MAO QQ et al. (2010): Resveratrol confers resistance against taxol via induction of cell cycle arrest in human cancer cell lines. Mol Nutr Food Res, 54(11), 1574-84.
MASSEY LK (2003): Dietary animal and plant protein and human bone health: a whole foods approach. J Nutr, 133(3), 862-65.
MATIJAŠIĆ BB et al. (2013): Association of dietary type with fecal microbiota in vegetarians and omnivores in Slovenia. Eur J Nutr, 53(4), 1051-64.
MCCARTY MF (2003): A low-fat, whole-food vegan diet, as well as other strategies that down-regulate IGF-I activity, may slow the human aging process. Med Hypotheses, 60 (6), 784-92.
MCDOUGALL J, LITZAU K, HAVER E, SAUNDERS V, SPILLER G A (1995): Rapid reduction of serum cholesterol and blood pressure by a twelve-day, very low fat, strictly vegetarian diet. J Am Col Nutr, 14 (5), 491-6.
MCEVOY CT, TEMPLE N, WOODSIDE JV (2012): Vegetarian diets, low-meat diets and health: a review. Public Health Nutr, 15 (12), 2287-94.
MCLEAN RR (2008): Plasma B vitamins, homocysteine, and their relation with bone loss and hip fracture in elderly men and women. J Clin Endocrinol Metab, 93 (6), 2206-12.
MELNIK BC (2012): Leucine signaling in the pathogenesis of type 2 diabetes and obesity. World J Diabetes, 3 (3), 38-53.
MERCKEN EM et al. (2013): Calorie restriction in humans inhibits the PI3K/AKT pathway and induces a younger transcription profile. Aging Cell, 12 (4), 645-51.
MESSINA M (2010): Soybean isoflavone exposure does not have feminizing effects on men: a critical examination of the clinical evidence. Fertil Steril, 93 (7), 2095-104.
MESSINA M, HILAKIVI-CLARKE L (2009): Early intake appears to be the key to the proposed protective effects of soy intake against breast cancer. Nutr Cancer, 61 (2), 792-8.
MESSINA M, NAGATA C, WU AH (2006): Estimated Asian adult soy protein and isoflavone intakes. Nutr Cancer, 55 (1), 1-12.
MEYER TE et al. (2006): Long-term caloric restriction ameliorates the decline in diastolic function in humans. J Am Coll Cardiol, 47 (2), 398-402.
MICHALAK J, ZHANG X, JACOBI F (2012): Vegetarian diet and mental disorders: results from a representative community survey. Int J Behav Nutr Phys Act, 9 (1), doi: 10.1186/1479-5868-9-67.
MIRMIRAN P, BAHADORAN Z, GOLZARAND M, SHIVA N, AZIZI F (2012): Association between dietary phytochemical index and 3-year changes in weight, waist circumference and body adiposity index in adults: Tehran Lipid and Glucose study. Nutr Metab (Lond), 9 (1), 108, doi: 10.1186/1743-7075-9-108.
MISHRA S, XU J, AGARWAL U, GONZALES J, LEVIN S, BARNARD ND (2013): A multicenter randomized controlled trial of a plant-based nutrition program to reduce body weight and cardiovascular risk in the corporate setting: the GEICO study. Eur J Clin Nutr, 67 (4), 718-24.
MOE SM et al. (2011): Vegetarian compared with meat dietary protein source and phosphorus homeostasis in chronic kidney disease. Clin J Am Soc Nephrol, 6 (2), 257-64.

NAKAGAWA S, LAGISZ M, HECTOR KL, SPENCER HG (2012): Comparative and meta-analytic insights into life extension via dietary restriction. Aging Cell, 11 (3), 401–9.

NENONEN MT, HELVE TA, RAUMA AL, HÄNNINEN OO (1998): Uncooked, lactobacilli-rich, vegan food and rheumatoid arthritis. Br J Rheumatol, 37 (3), 274–81.

NESS AR (2001): Milk, coronary heart disease and mortality. J Epidemiol Community Heal, 55 (6), 379–82.

NICHOLS M, TOWNSEND N, SCARBOROUGH P, RAYNER M (2014): Cardiovascular disease in Europe 2014: epidemiological update. Eur Heart J, 35 (42), 2950–9.

NILSSON AC, OSTMAN EM, HOLST JJ, BJÖRCK IME (2008): Including indigestible carbohydrates in the evening meal of healthy subjects improves glucose tolerance, lowers inflammatory markers, and increases satiety after a subsequent standardized breakfast. J Nutr, 138 (4), 732–9.

NORAT T et al. (2005): Meat, fish, and colorectal cancer risk: the European Prospective Investigation into cancer and nutrition. J Nat Cancer Inst, 97 (12), 906–16.

NOVOTNY JA, GEBAUER SK, BAER DJ (2012): Discrepancy between the Atwater factor predicted and empirically measured energy values of almonds in human diets. Am J Clin NutrClin Nutr, 96 (2), 296–301.

OMAN D, KURATA JH, STRAWBRIDGE WJ, COHEN RD (2002): Religious attendance and cause of death over 31 years. Int J Psychiatry Med, 32 (1), 69–89.

ORLICH MJ (2013): Vegetarian dietary patterns and mortality in Adventist Health Study 2. JAMA Intern Med, 173 (13), 1230–8.

ORNISH D et al. (1990): Can lifestyle changes reverse coronary heart disease? Lancet, 336 (8708), 129–33.

PAN A et al. (2012): Red meat consumption and mortality: results from 2 prospective cohort studies. Arch Intern Med, 172 (7), 555–63.

PAN A, XIA X, FENG Y, JIANG C, HUANG Y (2007): Exposure to the phytoestrogen daidzein attenuates apomorphine-induced penile erection concomitant with plasma testosterone level reduction in dose- and time-related manner in adult rats. Urology, 70 (3), 613–7.

PASQUALI R et al. (2002): Cortisol and ACTH response to oral dexamethasone in obesity and effects of sex, body fat distribution, and dexamethasone concentrations: a dose-response study. J Clin Endocrinol Metab, 87 (1), 166–75.

PELTONEN R et al. (1997): Faecal microbial flora and disease activity in rheumatoid arthritis during a vegan diet. Br J Rheumatol, 36 (1), 64–8.

PROMRAT K (2010): Randomized controlled trial testing the effects of weight loss on nonalcoholic steatohepatitis. Hepatology, 51 (1), 121–9.

QIN LQ, XU JY, WANG PY, TONG J, HOSHI K (2007): Milk consumption is a risk factor for prostate cancer in Western countries: evidence from cohort studies. Asia Pac J Clin Nutr, 16 (9), 467–76.

REED D, YANO K (1997): Racial and Ethnic Differences in the Health of Older Americans. In Martin LG (Hrsg.): Cover of Racial and Ethnic Differences in the Health of Older Americans (S. 270–84), National Academies Press (US), Washington (DC).

REEVES GK et al. (2007): Cancer incidence and mortality in relation to body mass index in the Million Women Study: cohort study. BMJ 335(7630),1134, doi:http://dx.doi.org/10.1136/bmj.39367.495995.AE.

RENEHAN AG, TYSON M, EGGER M, HELLER RF, ZWAHLEN M (2008): Body-mass index and incidence of cancer: a systematic review and meta-analysis of prospective observational studies. Lancet, 371 (9612), 569–78.

RENEHAN AG et al. (2004): Insulin-like growth factor (IGF)-I, IGF binding protein-3, and cancer risk: systematic review and meta-regression analysis. Lancet, 363 (9418), 1346–53.

RÈVILLION F (2006): Messenger RNA expression of leptin and leptin receptors and their prognostic value in 322 human primary breast cancers. Clin Cancer Res, 12 (11), 2088–94.

RIZZA W, VERONESE N, FONTANA L (2014): What are the roles of calorie restriction and diet quality in promoting healthy longevity? Ageing Res Rev, 13 (1), 38–45.

RIZZO N, FRASER GE (2014): Vegetarian and non-vegetarian dietary patterns and nutrient profile differentials between the sexes and Blacks and Whites. FASEB J, 28 (1), 130–7.
RIZZO N, JACELDO-SIEGL K, SABATE J, FRASER GE (2013): Nutrient profiles of vegetarian and nonvegetarian dietary patterns. J Acad Nutr Diet, 113 (12), 1610–9.
RKI (ROBERT KOCH INSTITUT) (Hrsg.), Zentrum für Krebsregisterdaten im Robert Koch-Institut (2015): Krebs in Deutschland 2011/2012. Berlin, 10. Ausgabe.
ROBINSON-O'BRIEN R, PERRY CL, WALL MM, STORY M, NEUMARK-SZTAINER D (2009): Adolescent and young adult vegetarianism: better dietary intake and weight outcomes but increased risk of disordered eating behaviors. J Am Diet Assoc, 109 (4), 648–55.
ROHR UD, METKA M, NADJAFI C, CLEMENTI W (2008): Wirkungen von Isoflavonen beim Menschen – Überblick und Diskussion. J Für Gynakologische Endokrinol, 2 (3), 1–12.
ROSELL M, APPLEBY P, SPENCER E, KEY TJ (2006): Weight gain over 5 years in 21,966 meat-eating, fish-eating, vegetarian, and vegan men and women in EPIC-Oxford. Int J Obes, 30 (9), 1389–96.
ROUSE IL et al. (1986): Nutrient intake, blood pressure, serum and urinary prostaglandins and serum thromboxane B2 in a controlled trial with a Ovo-Lacto-vegetarian diet. J Hypertens, 4 (2), 241–50.
RUENGSOMWONG S et al. (2014): Senior Thai Fecal Microbiota Comparison Between Vegetarians and Non-Vegetarians Using PCR-DGGE and Real-Time PCR. J Microbiol Biotechnol, 24 (8), 1026–33.
SAINI S et al. (2011): Curcumin Modulates MicroRNA-203-Mediated Regulation of the Src-Akt Axis in Bladder Cancer. Cancer Prev Res, 4 (10), 1698–1709.
SASAMURA H et al. (2004): Antiproliferative and antiangiogenic activities of genistein in human renal cell carcinoma. Urology, 64 (2), 389–93.
SAUVAGET C (2003): Intake of animal products and stroke mortality in the Hiroshima/Nagasaki Life Span Study. Int J Epidemiol, 32 (4), 536–43.
SEAWELL AH, TOUSSAINT LL, CHEADLE AC (2014): Prospective associations between unforgiveness and physical health and positive mediating mechanisms in a nationally representative sample of older adults. Psychol Heal, 29 (4), 375–89.
SEBASTIAN A, HARRIS ST, OTTAWAY JH, TODD KM, MORRIS RC (1994): Improved Mineral Balance and Skeletal Metabolism in Postmenopausal Women Treated with Potassium Bicarbonate. N Engl J Med, 330 (25), 1776–81.
SELHUB J (2008): Public health significance of elevated homocysteine. Food Nutr Bull, 29 (2), 116–25.
SELHUB J, JACQUES PF, DALLAL G, CHOUMENKOVITCH S, ROGERS G (2008): The use of blood concentrations of vitamins and their respective functional indicators to define folate and vitamin B12 status. Food Nutr Bull, 29 (2), 67–73.
SEVERSON RK, NOMURA AMY, GROVE JS, STEMMERMANN GN (1989): A Prospective Study of Demographics, Diet, and Prostate Cancer among Men of Japanese Ancestry in Hawaii A Prospective Study of Demographics, Diet, and Prostate Cancer among Men of Japanese Ancestry in Hawaii. Cancer Res, 49 (26), 1857–60.
SHAPER AG, PHILLIPS AN, POCOCK S J, WALKER M, MACFARLANE PW (1991): Risk factors for stroke in middle aged British men. BMJ, 302 (6785), 1111–5.
SHAUL PW, MINEO C (2004): HDL action on the vascular wall: is the answer NO? J Clin Invest, 113 (4), 509–13.
SHUKLA S, MEERAN SM, KATIYAR SK (2014): Epigenetic regulation by selected dietary phytochemicals in cancer chemoprevention. Cancer Lett, 355 (1), 9–17.
SIERVO M et al. (2015): Effects of the Dietary Approach to Stop Hypertension (DASH) diet on cardiovascular risk factors: a systematic review and meta-analysis. Br J Nutr, 113 (1), 1–15.
SIMPSON SJ, RAUBENHEIMER D (2009): Macronutrient balance and lifespan. Aging, 1 (10), 875–80.
SINGH AV, FRANKE AA, BLACKBURN GL, ZHOU J (2006): Soy phytochemicals prevent orthotopic growth and metastasis of bladder cancer in mice by alterations of cancer cell proliferation and apoptosis and tumor angiogenesis. Cancer Res, 66 (3), 1851–8.
SINHA R, CROSS AJ, GRAUBARD BI, LEITZMANN MF (2010): Meat intake and mortality: a prospective study of over half a million people. Arch Intern Med, 169 (6), 562–571.

SMEDSLUND G, BYFUGLIEN MG, OLSEN SU, HAGEN KB (2010): Effectiveness and safety of dietary interventions for rheumatoid arthritis: a systematic review of randomized controlled trials. J Am Diet Assoc, 110 (5), 727–35.
SMITH AD, KIM YI, REFSUM H (2008): Is folic acid good for everyone? Am J Clin Nutr, 87 (3), 517–33.
SNOWDON DA, PHILLIPS RL, FRASER GE (1984): Meat consumption and fatal ischemic heart disease. Prev Med, 13 (5), 490–500.
SOEDAMAH-MUTHU SS et al. (2011): Milk and dairy consumption and incidence of cardiovascular diseases and all-cause mortality : dose-response meta-analysis of prospective cohort studies. Am J Clin Nutr, 93 (3), 158–71.
SOLIMAN PT et al. (2006): Association between adiponectin, insulin resistance, and endometrial cancer. Cancer, 106 (4), 2376–81.
SONESTEDT E et al. (2011): Dairy products and its association with incidence of cardiovascular disease: The Malmö diet and cancer cohort. Eur J Epidemiol, 26 (8), 609–18.
SONG Y, MANSON JE, BURING JE, LIU S (2004): A Prospective Study of Red Meat Consumption and Type 2 Diabetes in Middle-Aged and Elderly Women: The Women's Health Study. Diabetes Care, 27 (9), 2108–15.
SPENCER E A, APPLEBY PN, DAVEY GK, KEY TJ (2003): Diet and body mass index in 38000 EPIC-Oxford meat-eaters, fish-eaters, vegetarians and vegans. Int J Obes Relat Metab Disord, 27 (6), 728–34.
STACEWICZ-SAPUNTZAKIS M, BORTHAKUR GI, BURNS JL, BOWEN PE (2008): Correlations of dietary patterns with prostate health. Mol Nutr Food Res, 52 (1), 114–30.
STAHL LA, BEGG DP, WEISINGER RS, SINCLAIR AJ. (2008): The role of omega-3 fatty acids in mood disorders. Curr Opin Investig Drugs, 9 (1), 57–64.
STEFFEN LM et al. (2005): Associations of plant food, dairy product, and meat intakes with 15-y incidence of elevated blood pressure in young black and white adults: The Coronary Artery Risk Development in Young Adults (CARDIA) Study. Am J Clin Nutr, 82 (2), 1169–77.
STEIN PK et al. (2012): Caloric restriction may reverse age-related autonomic decline in humans. Aging Cell, 11 (4), 644–50.
STONEHOUSE, WELMA (2014): Does consumption of LC omega-3 PUFA enhance cognitive performance in healthy school-aged children and throughout adulthood? Evidence from clinical trials. Nutrients, 6 (7), 2730–58.
STRÖHLE A, WALDMANN A, KOSCHIZKE J, LEITZMANN C, HAHN A (2011). Diet-Dependent Net Endogenous Acid Load of Vegan Diets in Relation to Food Groups and Bone Health-Related Nutrients: Results from the German Vegan Study. Ann Nutr Metab, 59 (2–4), 117–26.
SU SJ et al. (2005): The novel targets for anti-angiogenesis of genistein on human cancer cells. Biochem Pharmacol, 69 (2), 307–18.
SZETO YT, KWOK TY, BENZIE IFF (2004): Effects of a long-term vegetarian diet on biomarkers of antioxidant status and cardiovascular disease risk. Nutrition, 20 (10), 863–6.
TAMAYO T et al. (2013): Prävalenz des unentdeckten Typ-2-Diabetes, der abnormen Nüchternglukose und der gestörten Glukosetoleranz in zwei Regionen Deutschlands. Diabetol und Stoffwechsel, 8(S01), doi: 10.1055/s-0033-1341772.
TANTAMANGO-BARTLEY Y, JACELDO-SIEGL K, FAN J, FRASER GE (2013): Vegetarian diets and the incidence of cancer in a low-risk population. Cancer Epidemiol Biomarkers Prev, 22 (2), 286–94.
TERÉS S et al. (2008): Oleic acid content is responsible for the reduction in blood pressure induced by olive oil. Proc Natl Acad Sci USA, 105 (37), 13811–6.
THOMAS HV, DAVEY GK, KEY TJ (1999): Oestradiol and sex hormone-binding globulin in premenopausal and post-menopausal meat-eaters, vegetarians and vegans. Br J Cancer, 80 (9), 1470–5.
THORBURN AN et al. (2015): Evidence that asthma is a developmental origin disease influenced by maternal diet and bacterial metabolites. Nat Commun, 6:7320, doi: 10.1038/ncomms8320.
TIMKO CA, HORMES JM, CHUBSKI J (2012): Will the real vegetarian please stand up? An investigation of dietary restraint and eating disorder symptoms in vegetarians versus non-vegetarians. Appetite, 58 (3), 982–90.

TOELLER M (2005): Evidenz-basierte Ernährungsempfehlungen zur Behandlung und Prävention des Diabetes mellitus. Autorisierte deutsche Version nach der DNSG der EASD. In Abstimmung mit der Deutschen Diabetes-Gesellschaft (DDG), der Deutschen Adipositas-Gesellschaft (DAG), Diabetes und Stoffwechsel, 14, 75–94.

TOELLER M (2009): Ernährungsempfehlung bei Diabetes und deren Implementierung. Update anhand ausgewählter aktueller Publikationen. Diabetologe, 5, 442–52.

TONSTAD S, BUTLER T, YAN R, FRASER GE (2009): Type of vegetarian diet, body weight, and prevalence of type 2 diabetes. Diabetes Care, 32 (5), 791–6.

TONSTAD S, STEWART K, ODA K (2013): Vegetarian diets and incidence of diabetes in the Adventist Health Study-2. Nutr Metab, 23 (4), 292–9.

TRAPPE HJ (2010): Herz- und Gefäßkrankheiten. In: BIESALSKI HK, BISCHOFF SC, PUCHSTEIN C (Hrsg.): Ernährungsmedizin, (S. 550–62), Georg Thieme Verlag, Stuttgart, 4. Auflage.

TURNER-MCGRIEVY GM, BARNARD ND, SCIALLI AR (2007): A two-year randomized weight loss trial comparing a vegan diet to a more moderate low-fat diet. Obesity, 15 (9), 2276–81.

TURNER-MCGRIEVY GM, DAVIDSON CR, WILCOX S (2014): Does the type of weight loss diet affect who participates in a behavioral weight loss intervention? A comparison of participants for a plant-based diet versus a standard diet trial. Appetite, 73 (2), 156–62.

TURNER-MCGRIEVY GM, DAVIDSON CR, WINGARD EE, WILCOX S, FRONGILLO EA (2015): Comparative effectiveness of plant-based diets for weight loss: a randomized controlled trial of five different diets. Nutrition, 31 (2), 350–8.

TZOULAKI I et al. (2008): Relation of iron and red meat intake to blood pressure: cross sectional epidemiological study. BMJ, 337, a258, doi: 10.1136/bmj.a258.

UESHIMA H et al. (2007): Food omega-3 fatty acid intake of individuals (total, linolenic acid, long-chain) and their blood pressure: INTERMAP study. Hypertension, 50 (2), 313–9.

VALACHOVICOVÁ M, KRAJCOVICOVÁ-KUDLÁCKOVÁ M, BLAZICEK P, BABINSKÁ K (2006): No evidence of insulin resistance in normal weight vegetarians. A case control study. Eur J Nutr, 45 (1), 52–4.

VAN DER POLS JC et al. (2007): Childhood dairy intake and adult cancer risk: 65-y follow-up of the Boyd Orr cohort. Am J Clin Nutr, 86 (6), 1722–9.

VAN KRUIJSDIJK RCM, VAN DER WALL E, VISSEREN FLJ (2009): Obesity and cancer: The role of dysfunctional adipose tissue. Cancer Epidemiol Biomarkers Prev, 18 (10), 2569–78.

VANAMALA J, REDDIVARI L, RADHAKRISHNAN S, TARVER C (2010): Resveratrol suppresses IGF-1 induced human colon cancer cell proliferation and elevates apoptosis via suppression of IGF-1R/Wnt and activation of p53 signaling pathways. BMC Cancer, 10 (1), 238, doi: 10.1186/1471-2407-10-238.

VANG A, SINGH PN, LEE JW, HADDAD EH, BRINEGAR CH (2008): Meats, processed meats, obesity, weight gain and occurrence of diabetes among adults: findings from Adventist Health Studies. Ann Nutr Metab, 52 (2), 96–104.

VERKASALO PK, APPLEBY PN, DAVEY K, KEY TJ (2001): Soy milk intake and plasma sex hormones: a cross-sectional study in pre- and postmenopausal women (EPIC-Oxford). Nutr Cancer, 40 (2), 79–86.

WADA TT et al. (2014): Aberrant histone acetylation contributes to elevated interleukin-6 production in rheumatoid arthritis synovial fibroblasts. Biochem Biophys Res Commun, 444 (4), 682–6.

WAIJERS PM et al. (2006): Dietary patterns and survival in older Dutch women. Am J Clin NutrClin Nutr, 83 (2), 1170–6.

WALDMANN A, KOSCHIZKE JW, LEITZMANN C, HAHN A (2003): Dietary intakes and lifestyle factors of a vegan population in Germany: results from the German Vegan Study. Eur J Clin Nutr, 57 (8), 947–55.

WANG X, MANSON J, BURING JE, SESSO HD (2008): Meat intake and the risk of hypertension in middle-aged and older women. J Hypertens, 26 (2), 215–22.

WANG X, PROUD CHG (2009): Nutrient control of TORC1, a cell-cycle regulator. Trends Cell Bio, 19 (6), 260–7.

WCRF (World Cancer Research Fund), AICR American Institute for Cancer Research (2009): Food, Nutrition, Physical Activity, and the Prevention of Cancer: a Global Perspective. 537 S. Washington DC.
WEISS N, KELLER C, HOFFMANN U, LOSCALZO J (2002): Endothelial dysfunction and atherothrombosis in mild hyperhomocysteinemia. Vasc Med, 7 (3), 227–39.
WESTLEY R, MAY F E B (2013): A twenty-first century cancer epidemic caused by obesity: The involvement of insulin, diabetes, and insulin-like growth factors. Int J Endocrinol, 2013:632461, doi: 10.1155/2013/632461.
WHO (WORLD HEALTH ORGANISATION) (Hrsg.) (2002): Recommendations for preventing osteoporosis. http://www.who.int/dietphysicalactivity/publications/trs916/en/gsfao_osteo.pdf?ua=1 (zuletzt eingesehen am 08.10.2015).
WHO (WORLD HEALTH ORGANIZATION) (Hrsg.) (2012): Cardiovascular diseases (CVDs). www.who.int/mediacentre/factsheets/fs317/en/ (zuletzt eingesehen: 08.10.2015).
WHO (WORLD HEALTH ORGANIZATION) (Hrsg.) (2014): Global Status Report On Noncommunicable Diseases 2014. http://www.who.int/nmh/publications/ncd-status-report-2014/en/ (zuletzt eingesehen: 08.10.2015).
WILKE T et al. (2013): Incidence and prevalence of type 2 diabetes mellitus in Germany: an analysis based on 5.43 million patients. Dtsch Medizinische Wochenschrift, 138 (3), 69–75.
WILLCOX BJ et al. (2004): How much should we eat? The association between energy intake and mortality in a 36-year follow-up study of Japanese-American men. J Gerontol A Biol Sci Med Sci, 59 (8), 789–95.
WOLF-MAIER K et al. (2003): Hypertension prevalence and blood pressure levels in 6 European countries, Canada, and the United States. JAMA, 289 (18), 2363–9.
WONG JM, JENKINS DJ (2007): Carbohydrate digestibility and metabolic effects. J Nutr, 137 (11), 2539–46.
WOO K, KWOK T, CELERMAJER D (2014): Vegan Diet, Subnormal Vitamin B-12 Status and Cardiovascular Health. Nutrients, 6 (8), 3259–73.
WU GD et al. (2011): Linking long-term dietary patterns with gut microbial enterotypes. Science, 334 (6052), 105–8.
WYNN E, KRIEG MA, AESCHLIMANN JM, BURCKHARDT P (2009): Alkaline mineral water lowers bone resorption even in calcium sufficiency: alkaline mineral water and bone metabolism. Bone, 44 (1), 120–4.
YAJNIK CS et al. (2008): Vitamin B12 and folate concentrations during pregnancy and insulin resistance in the offspring: the Pune Maternal Nutrition Study. Diabetologia, 51(1), 29–38.
YAJNIK CS et al. (2006): Vitamin B12 Deficiency and Hyperhomocysteinemia in Rural and Urban Indians. J Assoc Physicians India, 54 (10), 775–82.
YAJNIK CS et al. (2005): Maternal total homocysteine concentration and neonatal size in India. Asia Pac J Clin Nutr, 14 (1), 179–181.
YANG G et al. (2005): Longitudinal study of soy food intake and blood pressure among middle-aged and elderly Chinese women. Am J Clin NutrClin Nutr, 81 (5), 1012–7.
YOKOYAMA Y, BARNARD ND, LEVIN SM, WATANABE M (2014): Vegetarian diets and glycemic control in diabetes: a systematic review and meta-analysis. Cardiovasc Diagn Ther, 4 (5), 373–82.
YOKOYAMA Y et al. (2014): Vegetarian diets and blood pressure: a meta-analysis. JAMA Intern Med, 174 (4), 577–87.
ZIMMER J et al. (2012): A vegan or vegetarian diet substantially alters the human colonic faecal microbiota. Eur J Clin Nutr, 66 (1), 53–60.

4 Integrative Therapiekonzepte und Best Practice-Beispiele auf der Basis veganer Ernährung

ACLM (AMERICAN COLLEGE OF LIFESTYLE MEDICINE) (2015): Lifestyle Medicine Evidence Review. http://www.lifestylemedicine.org; http://c.ymcdn.com/sites/www.acpm.org/resource/resmgr/lmi-files/lifestylemedicine-literature.pdf (zuletzt eingesehen 15.07.2015).

ALDANA S, GREENLAW R, DIEHL H, ENGLERT H, JACKSON R (2002): Impact of the coronary health improvement project (CHIP) on several employee populations. J Occup Environ Med, 44 (9), 831–9.

ANTONOVSKY A (1997): Salutogenese – Zur Entmystifizierung der Gesundheit. 222 S. DGVT Verlag, Tübingen.

ASTIN J, SHAPIRO S, EINSENBERG D, FORYS K (2003): Mind-Body-Medicine: State of the Science, Implications for Practice. J Am Board Fam Pract, 16 (2), 131–47.

BENSON H, GREENWOOD M, KLEMSCHUK H (1975): The relaxation response: Psychophysiologic aspects and clinical applications. Int J Psychiatry Med, 6 (1), 87–98.

BIRCHER-BENNER M (2008): Ordnungsgesetze des Lebens. 132 Seiten, Bircher-Benner-Verlag, unveränderte Sonderauflage.

DOBIS G et al. (2006): Mind-Body-Medicine als Bestandteil der Integrativen Medizin. Bundesgesundheitsblatt-Gesundheitsforschung – Gesundheitsschutz, 49, 722–8.

DROZEK D et al. (2014): Short-term effectiveness of a lifestyle intervention program for reducing selected chronic disease risk factors in individuals living in rural appalachia: a pilot cohort study. Adv Prev Med, 2014:798184. doi: 10.1155/2014/798184.

EGGER G, BINNS A & ROSSNER S (Hrsg.) (2011): Lifestyle medicine – managing diseases of lifestyle in the 21st century, 320 S. McGraw-Hill, North Ryde, NSW, 2. Auflage.

ENGLERT H, DIEHL H, GREENLAW R (2004): Rationale and design of the Rockford CHIP, a community-based coronary risk reduction program: results of a pilot phase. Prev Med, 38 (4), 432–41.

ENGLERT H, DIEHL H, GREENLAW R, WILLICH S, ALDANA S (2007): The effect of a community-based coronary risk reduction: the Rockford CHIP. Prev Med, 44 (6), 513–9.

ERNST E (2003): Systematic reviews of biofeedback. Phys Rehab Kur Med, 13 (06), 321–4.

FALTERMEIER T (2012): Salutogenese – Resilienz. Theoretische Grundlagen einer psychosozialen Gesundheitsförderung. Kerbe (Forum für soziale Psychiatrie), 4, 4–7.

HERMAN W, HOERGER T, BRANDLE M (2005): The cost-effectiveness of lifestyle modification or metformin in preventing type 2 diabetes in adults with impaired glucose tolerance. Ann Int Med, 142 (5), 323–32.

HOLLINGHURST S, SHARP D, BALLARD K, BARNETT J (2008): Randomised controlled trial of Alexander technique lessons, exercise and massage (ATEAM) for chronic and recurrent back pain: economic evaluation. BMJ, 337: a2656.

JAHNKE R, LARKEY L, ROGERS C, ETNIER J, LIN F (2010): A comprehensive review of health benefits of qi gong and tai chi. Am J Heath Promot, 24(6):e1–e25.

KENT L et al. (2013) a: Long-term effectiveness of the community-based Complete Health Improvement Program (CHIP) lifestyle intervention: a cohort study. BMJ Open, 3(11):e003751.

KENT L et al. (2013) b: The effect of a low-fat, plant-based lifestyle intervention (CHIP) on serum HDL levels and the implications for metabolic syndrome status – a cohort study. Nutr Metab (Lond), 10 (1), 58.

KENT LM, MORTON DP, RANKIN PM, GOBBLE JE, DIEHL HA (2015): Gender differences in effectiveness of the Complete Health Improvement Program (CHIP). J Nutr Educ Behav, 47 (1), 44–52.

KENT LM et al. (2014): Gender differences in effectiveness of the Complete Health Improvement Program (CHIP) lifestyle intervention: an Australasian study. Health Promot J Austr, 25 (3), 222–9.

KOERTGE J et al. (2003): Improvement in medical risk factors and quality of life in women and men with coronary artery disease in the Multicenter Lifestyle Demonstration Project. Am J Cardiol, 91 (11), 1316–22.

KRAFT K und STANGE R (2010): Lehrbuch Naturheilverfahren, 819 S. Georg Thieme Verlag Stuttgart.

LIANOV L, JOHNSON M (2010): Physician Competencies for Prescribing Lifestyle Medicine. JAMA, 304 (2), 202–3.
MCCALLIE M, BLUM C, HOOD C (2006): Progressive Muscle Relaxation. J Hum Behav soc Environ 13(3), 51–66.
MEISSNER K, KOHLS N, COLLOCA L (Hrsg.) (2011): Introduction to placebo effects in medicine: mechanism and clinical implications. Philos Trans R Soc Lond B Biol Sci, 366 (1572), 1783–9.
MERRILL R et al. (2007): Can newly acquired healthy behaviors persist? An analysis of health behavior decay. Prev Chronic Dis, 5 (1), 13.
MERRILL R et al. (2008): C-reactive protein levels according to physical activity and body weight for participants in the coronary health improvement project. Prev Med, 46 (5), 425–30.
MINICH D, BLAND J (2013): Personalized Lifestyle Medicine: Relevance for Nutrition and Lifestyle Recommendations. Scientific World Journal, doi:10.1155/2013/129841 (zuletzt eingesehen 15.07.2015).
MORTON D et al. (2014): The Complete Health Improvement Program (CHIP) and reduction of chronic disease risk factors in Canada. Can J Diet Pract Res, 75 (2), 72–7.
NCCAM (NATIONAL CENTER FOR COMPLEMENTARY AND ALTERNATIVE MEDICINE) (Hrsg.) (2000): Integrative Medicine Statement by Stephen E. Straus before the Senate Appropriations Subcommittee on Labor, DHHS, Education, and Related Agencies. http://nccam.nih.gov/about/offices/od/directortestimony/032800.htm (zuletzt eingesehen am 15.7.2015).
NCCAM (National Center for complementary and alternative medicine) (Hrsg.) (2015): Report Mind-Body-Medicine. http://report.nih.gov/nihfactsheets/pdf/mindbodymedicinepracticesincomplementaryandalternativemedicine(nccam).pdf (zuletzt eingesehen am 13.11.2015).
ORNISH D (1998a): Avoiding revascularization with lifestyle changes: The Multicenter Lifestyle Demonstration Project. Am J Cardiol, 82 (10B), 72T–76T.
ORNISH D et al. (1990): Can lifestyle changes reverse coronary heart disease? The Lifestyle Heart Trial. Lancet, 336 (8708), 129–33.
ORNISH D et al. (1995): Changes in myocardial perfusion abnormalities by positron emission tomography after long-term, intense risk factor modification. JAMA 20, 274 (11), 894–901.
ORNISH D et al. (1983): Effects of stress management training and dietary changes in treating ischemic heart disease. JAMA, 249 (1), 54–9.
ORNISH D et al. (1998b): Intensive lifestyle changes for reversal of coronary heart disease. JAMA, 280 (23), 2001–7.
ORNISH D (2015): Ornish lifestyle medicine – the proven lifestyle. http://www.ornish.com (eingesehen am: 01.11.2015)
PAULSON S, DAVIDSON R, KABAT-ZINN J (2013): Becoming conscious: the science of mindfulness. Ann N Y Acad Sci, 13 (03), 87–104.
PETZOLD TD (2013): Qualitätsentwicklung und-kriterien aus salutogenetischer Perspektive. Der Mensch, 46, 28–31.
PISCHKE CR, SCHERWITZ L, WEIDNER G, ORNISH D (2008): Long-term effects of lifestyle changes on well-being and cardiac variables among coronary heart disease patients. Health Psychol, 27 (5), 584–92.
RYFF C, SINGER B (2003): Flourishing under fire: Resilience as a prototype of challenged thriving. In: C Keyes & J Haidt (Hrsg.): Flourishing: Positive psychology and the life well-lived (S. 15–36), American Psychological Association, Washington, DC.
SCHNEIDER R, WALTON K, SALERNO J, NIDICH S (2006): Cardiovascular disease prevention and health promotion with the transcendental meditation program and Maharishi consciousness-based health care. Ethnicity & disease, 16 (3, Suppl 4), 15–26.
SCHULTE C. OSTERKAMP N (2012): Der Einfluss der demografischen Entwicklung auf die Gesundheitsausgaben in Deutschland. Gesundheitswesen aktuell 2012, BKK Deutschland.
SHURNEY D (2011): Bringing lifestyle into the Equation. J Managed Care Med, 14 (2), 5.
TEMPLE N (1994): Organized Medicine: An Ounce of Prevention or a pound of Cure. In; TEMPLE N und BURKITT D (Hrsg.): Western Diseases (S. 381–98), Humana Press, Totowa, New Jersey.

THIESZEN C et al. (2011): The Coronary Health Improvement Project (CHIP) forlowering weight and improving psychosocial health. Psychol Rep, 109 (1), 338–52.

WALSCH H, GANDER M, SAUER S, KOHLS N (2012): Mind-Body-Practices in Integrative Medicine. Religions, 3, 50–81.

WHO (WORLD HEALTH ORGANIZATION) (Hrsg.) (2014a): Noncommunicable diseases (NCD) Country Profiles, 2014. http://www.who.int/nmh/countries/deu_en.pdf?ua=1 (zuletzt eingesehen am 08.07.2015).

WHO (WORLD HEALTH ORGANIZATION) (Hrsg.) (2014b): Noncommunicable diseases (NCD) Country Profiles, 2014. http://www.who.int/nmh/countries/aut_en.pdf?ua=1 (zuletzt eingesehen am 08.07.2015).

WHO (WORLD HEALTH ORGANIZATION) (Hrsg.) (2014c): Noncommunicable diseases (NCD) Country Profiles, 2014. http://www.who.int/nmh/countries/che_en.pdf?ua=1 (zuletzt eingesehen am 08.07.2015).

WHO (WORLD HEALTH ORGANIZATION) (Hrsg.) (2014a): Media Centre – Fact Sheet Noncommunicable diseases. http://www.who.int/mediacentre/factsheets/fs355/en/ (zuletzt eingesehen am 08.07.2015).

WHO (WORLD HEALTH ORGANIZATION) (Hrsg.) (2015b): World Health Statistics, 2015. http://www.who.int/gho/publications/world_health_statistics/2015/en/ (zuletzt eingesehen am 08.07.2015).

YANG K (2007): A review of yoga programs for four leading risk factors of chronic diseases. Evid Based Complement Alternat Med, 4(4), 487–91.

5 Vegane Lebensmittel/funktionale Lebensmittel – lebensmittelrechtliche Aspekte, Kennzeichnungen und Zertifizierungen

AMTSBLATT DER EUROPÄISCHEN UNION, 20.12.2006, Verordnung (EG) Nr. 1924/2006 Verordnung des Europäischen Parlaments und des Rates über nährwert- und gesundheitsbezogene Angaben über Lebensmittel (HCVO).

AMTSBLATT DER EUROPÄISCHEN UNION, 20.12.2006, Verordnung (EG) Nr. 1925/2006 des europäischen Parlamentes und des Rates vom 20. Dezember 2006 über den Zusatz von Vitaminen und Mineralstoffen sowie bestimmten anderen Stoffen zu Lebensmitteln.

AMTSBLATT DER EUROPÄISCHEN UNION, 22.11.2011, Verordnung (EU) Nr. 1169/2011 des Europäischen Parlaments und des Rates vom 25. Oktober 2011 betreffend die Information der Verbraucher über Lebensmittel und zur Änderung der Verordnungen (EG) Nr. 1924/2006 und (EG) Nr. 1925/2006 des Europäischen Parlaments und des Rates und zur Aufhebung der Richtlinie 87/250/EWG der Kommission, der Richtlinie 90/496/EWG des Rates, der Richtlinie 1999/10/EG der Kommission, der Richtlinie 2000/13/EG des Europäischen Parlaments und des Rates, der Richtlinien 2002/67/EG und 2008/5/EG der Kommission und der Verordnung (EG) Nr. 608/2004 der Kommission (LMIV).

BFR (BUNDESINSTITUT FÜR RISIKOBEWERTUNG) (2011): Gesundheitliche Risikobewertung von angereicherten Lebensmitteln. http://www.bfr.bund.de/de/gesundheitliche_risikobewertung_von_angereicherten_lebensmitteln-54492.html (zuletzt eingesehen am 09.04.2015).

BFR (BUNDESINSTITUT FÜR RISIKOBEWERTUNG) (2004): Verwendung von Mineralstoffen in Lebensmitteln. http://www.bfr.bund.de/cm/350/verwendung_von_mineralstoffen_in_lebensmitteln_bfr_wissen-schaft_4_2004.pdf, 93–S. 259 (zuletzt eingesehen am 09.04.2015).

BFR (BUNDESINSTITUT FÜR RISIKOBEWERTUNG) (2004): Verwendung von Vitaminen in Lebensmitteln. http://www.bfr.bund.de/cm/350/verwendung_von_vitaminen_in_lebensmitteln.pdf (zuletzt eingesehen am 09.04.2015).

DIPLOCK A T et al. (eds) (1999): Scientific Concepts of Functional Foods in Europe – Consensus Document. British Journal of Nutrition, 81 (1), 6.

E. A. TRAUTWEIN (2002): Ballaststoffe (dietary fibre) und Herz-Kreislauf-Erkrankungen. Praxishandbuch Functional Food, 25–32 S. B. Behr's Verlag GmbH und Co. AG, Hamburg, 62. Aktualisierungs-Lieferung, 03/2014, Ordner 2.
ERBERSDOBLER H F (2014): Health Claims. Praxishandbuch Functional Food, 8-10 S. B. Behr's Verlag GmbH und Co. AG, Hamburg, 62. Aktualisierungs-Lieferung, 03/2014, Ordner 1.
EUFIC (Europäisches Informationszentrum für Lebensmittel) (2012): Superfood: Was verbirgt sich wirklich dahinter? FOOD TODAY, 11/2012, http://www.eufic.org/article/de/artid/The-science-behind-superfoods/ (zuletzt eingesehen am 01.07.2015).
EUROPÄISCHE VEGETARIER UNION (2014): Das Europäische Vegetarismus-Label. http://www.euroveg.eu/lang/de/events/v-label.php (zuletzt eingesehen am 09.04.2015).
EUROPÄISCHE VEGETARIER UNION (2014): Leichter leben mit dem V-Label. http://www.v-label.info/de/home/evu.html (zuletzt eingesehen am 09.04.2015).
EUROPÄISCHE VEGETARIER UNION (2014): V-Label, Sicherheit für Konsumenten. http://www.v-label.info/de/consumers/cguaranty.html (zuletzt eingesehen am 09.04.2015).
EUROPEAN COMMISSION (EC), DEPARTMENTS (DIRECTORATES-GENERALL) AND SERVICES (DG) (2013): EU Register on nutrition and health claims, Health and Consumers – Food and Feed Safety. http://www.ec.europa.eu/nuhclaims, Stand: 12/06/2013 (zuletzt eingesehen am 06.03.2015).
MERRIAM-WEBSTER DICTIONARY: Online-Ausgabe, Eintrag «superfood», http://www.merriam-webster.com/(eingesehen am 30.06.2015).
NIEDZWEZKY K (2014): Lücken bei der Kennzeichnung. Wann ist ein Lebensmittel wirklich vegan? aid Newsletter, 12, 19.03.2014.
OXFORD ENGLISH DICTIONARY: Online-Ausgabe, Eintrag «superfood», www.oxforddictionaries.com/ (eingesehen am 30.06.2015).
PETA DEUTSCHLAND (2012): Versorgung mit Vitamin B12 bei veganer Ernährung. http://www.peta.de/b12#.VPlqNOI6JvA, Stand: Februar 2012 (zuletzt eingesehen am 06.03.2015).
VEGETARIERBUND DEUTSCHLAND – VEBU Presse (2014): http://www.vebu.de/lifestyle/essen-a-trinken/v-label (eingesehen am 06.03.2015)
VEBU (VEGETARIERBUND DEUTSCHLAND) (2015): Vitamin B12. http://www.vebu.de/themen/gesundheit/naehrstoffe/vitamin-b12 (zuletzt eingesehen am 06.03.2015).
VEBU (VEGETARIERBUND DEUTSCHLAND) (2015): V-Label. http://www.vebu.de/v-label (zuletzt eingesehen am 30.06.2015).
VERBRAUCHERZENTRALE HAMBURG (2014): Vegane Lebensmittel: http://www.vzhh.de/upload/verbraucherzentralehamburg/images/ernaehrung/vegan-logos (eingesehen am 30.06.2015).
VERORDNUNG ÜBER NAHRUNGSERGÄNZUNGSMITTEL, «Nahrungsergänzungsmittelverordnung vom 24. Mai 2004 (BGBl. I S. 1011), die zuletzt durch Artikel 2 der Verordnung vom 23. Oktober 2013 (BGBl. I S. 3889) geändert worden ist» (NemV), http://www.gesetze-im-internet.de/bundesrecht/nemv/gesamt.pdf (zuletzt eingesehen am 09.05.2015)

6 Vegane Ernährung in der Beratungspraxis

AID INFODIENST (2012): Convenience in der Küche – Schnell – bequem – gesund? 48 S. aid Infodienst, Bonn. 2. Auflage.
AID INFODIENST (2015): Grüne Smoothies. https://www.aid.de/verbraucher/trends_gruene_smoothies.php.
AID INFODIENST (2015): Zusatzstoffe nach ihren E-Nummern. http://www.aid.de/downloads/1135_2015_e_nummern_liste_zusatzstoffe.pdf (zuletzt eingesehen am 18.01.2015).
BALTES W, MATISSEK R (2011): Lebensmittelchemie. 613 S. Springer Verlag, Berlin u. a., 7., vollständig überarbeitete Auflage.
BARANSKI M et al. (2014): Higher antioxidant and lower cadmium concentrations and lower incidence of pesticide residues in organically grown crops: a systematic literature review and meta-analyses. The British Journal of Nutrition, 112 (5), 794–811.

BFR (BUNDESINSITUTFÜR RISIKOBEWERTUNG) (Hrsg.) (2013): Risikobewertung von Pflanzen und pflanzlichen Zubereitungen. http://www.bfr.bund.de/cm/350/risikobewertung-von-pflanzen-und-pflanzlichen-zubereitungen.pdf (zuletzt eingesehen am 6.10.2015).
BURGERSTEIN L (2007): Handbuch der Nährstoffe. 640 S. Trias Verlag, 11. Überarbeitete Auflage.
CLAUSEN A (2015): Wie super sind Superfoods? UGBforum, 4, 193–196.
DGE (DEUTSCHE GESELLSCHAFT FÜR ERNÄHRUNG) (Hrsg.) (2013): Vollwertig essen und trinken nach den 10 Regeln der DGE. http://www.dge.de/fileadmin/public/doc/fm/10-Regeln-der-DGE.pdf (zuletzt eingesehen am 17.01.2015).
DGE, ÖGE SGE, SVE (Hrsg.) (2015): Referenzwerte für die Nährstoffzufuhr. 215 S. Neuer Umschau Verlag GmbH, Neustadt, 2. Auflage.
DÜMMER E (1984): Über den Gehalt an Protein und dessen Aminosäurezusammensetzung von verschiedenen heimischen Wildgemüsearten. Dissertation, Bonn.
EBERMANN R, ELMADFA I (2011): Lehrbuch Lebensmittelchemie und Ernährung. 806 S. Springer Verlag, Wien. 2. Auflage.
EUFIC (EUROPÄISCHES INFORMATIONSZENTRUM FÜR LEBENSMITTEL) (Hrsg.) (2015): Superfood: Was verbirgt sich dahinter? FOOD TODAY 11/2012 www.eufic.org/article/de/artid/The-Science-behind-Superfoods (zuletzt eingesehen am 20.07.2015).
FLEISCHAUER, S G, GUTHMANN J, SPIEGELBERGER R (2015): Essbare Wildpflanzen. 256 S. AT-Verlag Aarau/München.
FRANKE W (1985): Vergleichende Qualitätsbewertung von Wild- und Kulturgemüse, 38. Hochschultagung der Landwirtschaftlichen Fakultät der Universität Bonn am 5.+ 6. März 1985.
FRANKE W, KENSBOCK A (1981): Vitamin-C-Gehalte von heimischen Wildgemüse- und Wildsalatarten. Ernährungsumschau, 28, 187–191.
FRANKE W, LAWRENZ M (1980): On the contents of protein and its composition of amino acids in leaves of some medicinal spice plants, edible as greens. Acta Horticulturae, 96, 71–82.
FSA (FOOD STANDARDs AGENCY) (2013): Guide to creating a front of pack (FoP) nutrition label for pre-packed products sold through retail outlets. https://www.food.gov.uk/government/uploads/system/uploads/attachment_data/file/300886/2902158_FoP_Nutrition_2014.pdf (zuletzt eingesehen am 18.01.2015).
HADDAD EH (1999): Vegetarian food guide pyramid. Loma Linda University 2008, AmJ Clin Nutr.)
HERR I (2015): Was ist bei der Aufnahme von Sulfouraphan über Kohlgemüse zu beachten- Patienteninformation, Universitätsklinikum Heidelberg, Sektion Pankreaskarzinomforschung. https:www.klinikum.uni-heidelberg.de/Was-ist-bei-der-Aufnahme-zu-beachten.138794.0.html (zuletzt eingesehen am 24.06.2015).
HIRSCH S, GRÜNBERGER F (2012): Die Kräuter in meinem Garten. 792 S. Freya Verlag, Linz.
HOFMANN L (2014): Chlorophylle in der menschlichen Ernährung. Ernährungsumschau, 28, 187–191.
IGV TESTLAB GmbH (2015): IGV Biotech Prüfbericht BT 1405-2481/1–2 vom 28.05.2015. Nuthetal.
KLADE M, KELLNER J (2007): Grundlagenstudie zu Fleischersatzprodukten. Interuniversitäres Forschungszentrum für Technik, Arbeit und Kultur (Ifz), Wien. https://www.wien.gv.at/umweltschutz/oekokauf/pdf/fleischersatz.pdf (zuletzt eingesehen am 18.01.2015).
KOERBER v K, LEITZMANN C, MÄNNLE T (2012): Vollwert-Ernährung-Konzeption einer zeitgemäßen und nachhaltigen Ernährung. 420 S., Haug Verlag Stuttgart, 11., unveränderte Auflage, der 10., vollständig neu bearbeiteten und erweiterten Auflage von 2004.
KOFRANYI E, WIRTHS W (2013): Einführung in die Ernährungslehre. 539 S. Neuer Umschau Verlag GmbH, Neustadt. 13. Aktualisierte Auflage.
KUHNERT P (2014). Lexikon Lebensmittelzusatzstoffe. 392 S. B. Behr's Verlag, Hamburg. 4., vollständig überarbeitete Auflage.
LEITZMANN C, KELLER M (2013): Vegetarische Ernährung. 380 S. Verlag Eugen Ulmer KG, Stuttgart.
LUTZ R, SUNDHEIM D (2002): Das Euthyme Konzept: Genuss zum Wohle der Gesundheit – Psychologische Aspekte gesundheitsfördernder Ernährung. Internationaler Arbeitskreis für Kulturforschung des Essens – Mitteilungen, 9, 14–24
MABEY R (2013): Essbar. 464 S. Haupt Verlag Bern, 1. Auflage.

MASSHOLDER F (o. J.) Pfeilwurzelmehl. http://www.lebensmittellexikon.de/s00001280.php (zuletzt eingesehen am 29.10.2014).
METHFESSEL B, SCHLEGEL-MATTHIES, K (2011): Ernährung und Diätetik – Gesunde Lebensführung. 310 S. Hans Huber Verlag, Bern, 1. Auflage.
MRI (MAX RUBNER-INSTITUT) (Hrsg.) (2008): Nationale Verzehrsstudie II – Ergebnisbericht Teil 2. 308 S. Max Rubner-Institut, Karlsruhe.
NÖCKER R M (1992): Das große Buch der Keime und Sprossen. 320 S. Wilhelm Heyne Verlag, München.
RIAZ M N (2006): Soy Applications in Food. 304 S. Taylor & Francis Group, Boca Raton. 1. Edition.
RIMBACH G, MÖHRING J, ERBERSDOBLER H F (2010): Lebensmittelwarenkunde für Einsteiger. 412 S. Springer-Verlag, Heidelberg. Auflage 2010.
SCHNEIDER V (1984): Vitamin-C-Gehalte von heimischen Wildgemüse- und Wildsalatarten. Ernährungsimschau, 31, 54–57.
SCHUPHAN W (1976): Mensch und Nahrungspflanze. Edenstiftung, Den Haag.
SHURTLEFF W, AOYAGI A (1986): Tempeh Production: A Craft and Technical Manual. 176 S. Lafayette: Soyinfo Center.
SHURTLEFF W, AOYAGI A (2000): Tofu & Soymilk Production: A Craft and Technical Manual. 336 S. Lafayette: Soyinfo Center.
SOUCI S W ; FACHMANN W, KRAUT H (1981/82): Die Zusammensetzung der Lebensmittel. Wissenschaftliche Verlagsanstalt mbh, Stuttgart.
SOUCI S W, FACHMANN W, KRAUT H (2008): Food Compositions and Nutrition Tables. Wissenschaftliche Verlagsgesellschaft mbH, Stuttgart, 7. revidierte und ergänzte Auflage.
STATISTA – das Statistik Portal (2015): http://de.statista.com/statistik/daten/studie/426592/umfrage/umsatz-mit-fleischersatzprodukten-in-deutschland/ (zuletzt eingesehen am: 01.08.2015).
STEHLE P, OBERRITTER H, BÜNING-FESEL M, HESEKER H (2005): Grafische Umsetzung von Ernährungsrichtlinien – traditionelle und neue Ansätze. Ernährungsumschau, 52 (4), 128–35.
STIFTUNG REFORMHAUS FACHAKADEMIE: http: www.reformhaus-fachlexikon.de/lexikoneinträge/warenkunde-sonstiges/eintrag/hefe/ (zuletzt eingesehen am 18.07.2015).
TERNES W, TÄUFEL A, TUNGER L, ZOBEL M (2005): Lebensmittel-Lexikon. 2134 S. B. Behr's Verlag, Hamburg, 4. umfassend überarbeitete Auflage.
VERORDNUNG (EG) (2008): Nr. 1333/2008 des Europäischen Parlamentes und des Rates.
VZBV (2007): Was ist die «Ampelkennzeichnung»? http://www.vzbv.de/pressemeldung/mehrwert-durch-naehrwert-ampel-gegen-fehlernaehrung (zuletzt eingesehen am 18.01.2015).
WAHRBURG U, EGERT S (2014/15): Die große Wahrburg/Egert Kalorien- & Nährwerttabelle. 184 S. Trias-Verlag, Stuttgart, 2. Auflage.

7 Anhang

ANDERSEN G, Soyka K (2011): Lebensmitteltabelle für die Praxis. 483 S. Wissenschaftliche Verlagsgesellschaft mbH Stuttgart, 5. Auflage.
EFSA (European Food Dafety Authority) (2009): Opinion on the safety of Chia seeds (Salvia hispanica L.) and ground whole Chia seeds as a food ingredient. EFSA Journal 996.1-26.
ELMADFA L, AIGN W, MUSKAT E, FRITSCHE D (2013): Die große GU Nährwert-Kalorien-Tabelle 2014/15. 128 S. Gräfe und Unzer.
HESEKER B, HESEKER H (2013): Nährstoffe in Lebensmitteln. 320S. Umschau Zeitschriftenverlag Sulzbach im Taunus. 4. Auflage.
MACARTAIN P, GILL C I R, BROOKS M, CAMPELL R, ROWLAND I R (2007). Nutritional value of edible seaweeds. Nutrition Reviews, 65(12), 535–43.
NESTLÉ (HRSG)(2014): KALORIEN MUNDGERECHT, 296 S. NEUER UMSCHAU BUCHVERLAG NEUSTADT,. 15. AUFLAGE.
SOUCI S W, FACHMANN, W & KRAUT H (2008): Food Compositions and Nutrition Tables. Wissenschaftliche Verlagsgesellschaft mbH, Stuttgart, 7. revidierte und ergänzte Auflage.

STRASSACKER S (2015): Hanföl http://www.cysticus.de/hanf.htm (eingesehen am 16.07.2015)
WAHRBURG U & EGERT S (2009): Die große Wahrburg/Egert Kalorien- & Nährwerttabelle. 184 S. Thieme, Stuttgart.

Register

A
α-Linolensäure (ALA) 36, 40, 75, 83, 89, 179
Achtsamkeitsmeditation 210
Adiponektin 151
Adventist Health Study 2 110
AHS 112, 148
AHS-2 145, 178
Alexander-Technik/Feldenkrais 210
Algen 46, 258
Antioxidantien 71, 176, 181
Antioxidativer Status 133
Arachidonsäure 36, 192

B
β-Carotin 52
Ballaststoffe 34
Beikost 75, 82
Bindemittel 253
Biofeedback 210
biologische Wertigkeit 40
Blue Zones 108
Blutdruck 139
Body Mass Index (BMI) 95, 115, 131, 148, 150, 167

C
Calcium 55, 79, 84, 90, 94, 101, 186, 226
Carotinoide 52, 63
Chlorophyll 258
Clean Eater 18
Cobalamin 131
Comprehensibility 203
Confounder 111
CRONies 119
Curcumin 174

D
DASH-Diät 135
Demenz 99, 100
Depressionen 100
Docosahexaensäure (DHA) 36, 39, 75, 83, 89, 99, 192, 230

E
EGCG 174
Eicosapentaensäure (EPA) 36, 39, 89, 192, 230
Ei-Ersatz 252
Eisen 70, 79, 84, 90
Energie 29, 67, 74, 93, 98
Energiebedarf 236
Energiezufuhr 117
Entspannungsantworten 209
EPIC Oxford Study 110, 112, 167
EPIC-Studie 109, 148, 170, 186
Epigallocatechin-3-Gallat 174
Essenzielle Aminosäuren 166

F
Fairer Handel 242
Fehl- oder Frühgeburten 77, 79
Fermentierte Lebensmittel 66
Fertiggerichte 247, 259
Fertilität 177
Fette 35, 68, 83, 236
Fettsäuren 35, 36, 37, 75, 89, 99
Fleischersatz 244
Flexiganer 16
Flüssigkeit 235
Folat 31, 77, 89, 131, 132

Freeganer 17
Fruganer 15

G
Gastritis 100
Geburtsgewicht 75, 78
Geliermittel 253
Gemüse 235
Gentechnik 243, 247
Genuss 241
Gesamtcholesterin 132
Gesamtmortalität 130, 137
Getreideprodukte 235
Gewichtsreduktion 122, 123, 138
Glomeruläre Filtrationsrate 188
Glykämischer Index (GI) 33, 113, 121, 148, 152

H
HDL-Cholesterin 94, 130, 133
Health-Claims-Verordnung 221
Healthy Life Expectancy 200
Herzkrankheit 137
Hülsenfrüchte 236
Hyperhomocysteinämie 131
Hypertonie 134

I
IGF-1 165, 169, 172
Integrative Therapiekonzepte 201
Interventionsstudien 109
Isoflavone 95, 136, 168, 176

J
Jod 46, 61, 80, 85, 227
Joghurt 248
Johannisbrotkernmehl 253

K
Kalium 190
Kalorienrestriktion 118, 120, 121
Kartoffeln 235
Keimlinge 256
Kohärenzgefühl 203
Kohlenhydrate 32, 82
Konjakpulver 254
Konsequente Veganer 15
Konstitutionstypen 241
Koronare Herzkrankheit 137, 141
Körpergewicht 117, 139, 150
Kreatin 72
Yoga 210

L
LA 40, 89
L-Carnitin 159
LDL 132
LDL-Cholesterin 139, 150
LDL-Cholesterinspiegel 130, 133
Lebenserwartung 118
Lebensmittelauswahl 240
Lebensmittelinformationsverordnung 221
Lebensmittelzusatzstoffe 217
Lebensstileinflüsse 196
Lebensstilmedizin 201
Leptin 151
Lifestyle-Veganer 197
Linolsäure (LA) 36, 83
LOHAS 17

M
Magnesium 31
Manageability 204
Margarine 247
Meaningfulness 204

Mikrobiom 138
Mikroorganismen 46
Milchprodukte 149, 172, 181
Milch und Milchprodukte 137, 169, 170, 187
Mind-Body-Medizin 208
Mineralstoffe 225
Mortalitätsrate 106

N
Niacin 31
Nüsse 236
Nussmuse 251

O
Obst 235
Öle 236
ORAC-Wert 260
Ordnungstherapie 208
Oxalate 54
Oxalsäure 56, 58
Oxidativer Stress 120, 151, 152, 179
oxLDL 126

P
Pathogenetische Orientierung 204
Pfeilwurzelmehl 253
Pflanzliche Milch 247
Pflanzlicher Käse 248
Phosphat 189
Phytinsäure (Phytat) 54, 56, 58, 60, 65, 257
Phytoöstrogen 64, 95, 168, 176
Polyphenole 174
Portfolio-Diät 134, 139, 140
Progressive Muskelentspannung 210
Prospektive Kohortenstudien 107

Proteine 40, 68, 76, 83, 89, 94, 95, 100, 231
Pudding-Veganer 16
Pyridoxin 131

Q
Qi Gong/Tai Chi 210

R
Referenzwerte 28
Regionale Produkte 242
Resilienz 205
Resveratrol 175
Riboflavin 43
Roh-Veganer 15

S
Sago 253
Sahne 249
Saisonale Produkte 242
Salutogenese 203
Salz 61
Samen 236
Säuglingsnahrung 80, 81, 82
Säure-Base-Homöostase 187
Säure-Basen-Haushalt 191
Schutzfaktoren 205
Seitan 245
Sekundäre Pflanzenstoffe 63
Siebenten-Tags-Adventisten 108, 112, 131
Smoothies 258
Soja 236, 245
Sojabohne 95
Sojaprodukte 167, 172, 177
Sojaprotein 41, 136, 168
Sonnenexposition 50, 51
Spurenelemente 225

Sulforaphan 175
Superfoods 228, 260, 261
Supplemente 236
Süßigkeiten 236
Süßlupine 236, 244
Süßlupinenprotein 41

T

Tapiokamehl 253
Teilzeit-Veganer 197
Tofu 244
Trimethylamin-N-Oxid (TMAO) 159

U

Übergewicht 127, 135, 149, 154, 164
Untergewicht 74, 78
Urämische Toxizität 190

V

Verarbeitungsgrad 243
Verträglichkeit 240
Verweiblichung 177
Viszerale Fettgewebe 115
Vitamin A 51, 223
Vitamin B_1 31
Vitamin B_2 69, 221
Vitamin B_6 31, 76
Vitamin B_{12} (Cobalamin) 45, 70, 77, 83, 89, 94, 100, 131, 132, 192, 222
Vitamin C 31, 54
Vitamin D 49, 78, 84, 90, 101, 184, 186, 224
Vitamin E 31

W

ω-3-Fettsäuren 136, 179, 229
Weizen 236

Westliche Ernährung 114
Widerstandsressourcen 205
Wildpflanzen 261

Z

Zink 59, 71, 102, 227
Zusatzstoffe 243, 263